高等医学院校系列教材

药学核心课程概述

主　编　黄　凌　黄　艳　张俊清
副主编　刘　侠　钟　霞
编　委　钟　霞（第一篇　药物化学）
　　　　黄　凌（第二篇　药理学）
　　　　刘　侠（第三篇　药剂学）
　　　　黄　艳（第四篇　药物分析学）
　　　　张俊清（统稿、审阅全书）

科学出版社
北　京

内 容 简 介

本教材共四篇。第一篇为药物化学，系统而简明地介绍各类药物的结构特点、理化性质、发现过程、研究现状及构效关系；第二篇为药理学，介绍了药理学的基本理论以及常用药物的作用特点、作用机制、不良反应和临床应用；第三篇为药剂学，介绍了药物各种常见剂型的特点、制剂的制备原理、处方设计、制备工艺；第四篇为药物分析学，通过介绍药物的鉴别、检查和含量测定的基本规律与基本方法，让学生树立起药品质量的意识及理解药品全面质量控制的概念。

本教材适用于医药市场营销、药事管理、药物经济学及药学工商管理等药学管理类专业的学生。

图书在版编目（CIP）数据

药学核心课程概述 / 黄凌，黄艳，张俊清主编. —北京：科学出版社，2015.12

高等医学院校系列教材

ISBN 978-7-03-048221-1

Ⅰ. ①药… Ⅱ. ①黄… ②黄… ③张… Ⅲ. ①药物学–高等学校–教材 Ⅳ. ①R9

中国版本图书馆 CIP 数据核字（2016）第 095313 号

责任编辑：胡治国 王 超 / 责任校对：张小霞

责任印制：李 彤 / 封面设计：陈 敬

科学出版社 出版

北京东黄城根北街 16 号

邮政编码：100717

http://www.sciencep.com

北京凌奇印刷有限责任公司印刷

科学出版社发行 各地新华书店经销

*

2015 年 12 月第 一 版 开本：787×1092 1/16

2025 年 1 月第七次印刷 印张：20

字数：470 000

定价：79.80 元

(如有印装质量问题，我社负责调换)

前　言

在药物的研发、生产、临床应用及销售等各个环节中不仅需要药学专业人才，还需要药学管理人才。因此，许多院校兴办了医药市场营销、药事管理、药物经济学及药学工商管理等药学管理类专业，将这类专业培养定位为：在掌握一定药学专业知识的前提下突出“管理型”的培养特色。然而，这些专业的招生范围大多数为文理兼招，学生基础参差不齐，特别是文科学生化学基础较差，对于这类专业学生开设的药学相关课程没有配套的教材使用，用的是药学专业的配套教材，实际使用过程中发现，对于管理类专业的学生来说内容繁多且难度很大。

为了促进药学管理类专业教学体系建设的完善，改善教学效果，编写委员会在广泛听取教学第一线教师的意见的基础上编写了《药学核心课程概述》一书。本教材包括药物化学、药理学、药剂学和药物分析学四门药学核心课程的内容，在内容的编写上力求做到整体优化、简明精要、重点突出、联系实际，高度概括药学各门核心课程的基本知识，层次分明。在教材编写内容上，我们力求体现知识的概念性、新颖性和交叉性。全书辅以较多图片和表格，使教材特点更鲜明，学生好学易懂。

本教材分为药物化学、药理学、药剂学和药物分析学四篇，每篇分别概述，系统而简明地介绍各类药物的结构特点、理化性质、发现过程、研究现状及构效关系；介绍了药理学的基本理论以及常用药物的作用特点、作用机制、不良反应和临床应用；介绍了药物各种常见剂型的特点、制剂的制备原理、处方设计、制备工艺；通过介绍药物的鉴别、检查和含量测定的基本规律与基本方法，让学生树立起药品质量的意识及理解药品全面质量控制的概念。

由于编者的水平有限，书中定有不妥和疏漏之处，切望使用本教材的同学、教师及读者斧正。

编　者

2015年12月

目　　录

第一篇　药物化学

第二篇 药 理 学

第三篇 药 剂 学

第四篇　药物分析学

第一篇　药 物 化 学

第一章　药物化学绪论

药物通常是指对疾病有预防、治疗或诊断作用或用以调节机体生理功能的物质。根据药物的来源及性质不同，可以分为天然药物、化学合成药物、生物药物等。其中化学药物是目前临床上使用的主要药物，也是药物化学研究的主要对象。化学药物可以是无机的矿物质、合成的有机化合物，也可以是从天然药物中提取的有效成分或单体，或者是通过发酵方法得到的抗生素和半合成抗生素，总之，它是一类既具有药物功效，同时又有确切化学组成与结构的物质。因此可以看出化学药物是以化合物作为其物质基础，以药物发挥的功效(生物效应)作为其应用基础。同时也可以认识到，以化学药物作为其研究对象的药物化学是多种化学学科和生命科学相互渗透的一门综合性学科。

第一节　药物化学的发展简史

药物化学在人类与疾病斗争的过程中取得了辉煌的成就，许多严重疾病如烈性传染病、精神病、过敏症、高血压、消化道溃疡等被攻克或控制。药物化学的发展历程，可概括为几个阶段：以天然产物为主的发现阶段、以合成药物为主的发展阶段以及现代的药物分子设计阶段。

人类早期主要使用植物的草、叶、根、茎和皮等，或者动物的甲壳、内脏和分泌物用于疾病的治疗。随着科学技术的不断进步，多种技术的应用使动植物中分离出有效的活性成分成为可能。具有代表性的药物有吗啡、奎宁、地高辛和麻黄碱等，这一时期主要采用天然来源的物质，并且不进行修饰直接用于临床。

随着化学工业的兴起，特别是煤化学工业、染料化学工业等的发展，为药物的合成提供了从简单化合物到杂环化合物等复杂化学物质的合成方法，结果出现了化学物质结构的多样性，使药物筛选的范围空前扩大。20 世纪 30 年代中期发现百浪多息和磺胺后，合成了一系列磺胺类药物。1940 年青霉素疗效得到肯定，β-内酰胺类抗生素得到飞速发展。化学治疗的范围日益扩大，已不局限于细菌感染的疾病。30～40 年代发现的化学药物最多，此时期是药物化学发展史上的丰收时代。1952 年发现治疗精神分裂症的氯丙嗪后，使精神神经疾病的治疗取得突破性的进展。非甾体抗炎药是 60 年代中期以后研究的活跃领域，一系列抗炎新药先后上市。80 年代初诺氟沙星用于临床后，迅速掀起喹诺酮类抗菌药的研究热潮，相继合成了一系列抗菌药物，这类抗菌药和一些新抗生素的问世，认为是合成抗菌药发展史上的重要里程碑。

随着 1940 年 Woods 和 Fildes 抗代谢学说的建立，不仅阐明抗菌药物的作用机理，也为寻找新药开拓了新的途径。药物结构与生物活性关系的研究也随之开展，为创制新药和先导化合物提供了重要依据。进入 50 年代后，新药数量不及初始阶段，药物在机体内的作用机理和代谢变化逐步得到阐明，导致联系生理、生化效应和针对病因寻找新药，改进了单纯从药物的显效基团或基本结构寻找新药的方法。由于光谱和色谱技术的发展，化合物的结构确证得到了技术的支持，也极大地推动化合物的结构和药效的关系研究。

60 年代以后构效关系研究发展很快，已由定性转向定量方面。定量构效关系(QSAR)是将化合物的结构信息、理化参数与生物活性进行分析计算，建立合理的数学模型，研究构效之间的量变规律，为药物设计、指导先导化合物结构改造提供理论依据。

70～90 年代，药物研究的方法和技术不断进步，如计算机辅助药物设计、组合化学和高通量药物筛选等技术，药物靶点的发现，如受体、酶、离子通道和核酸等都极大地促进了药物化学的发展，被认为是药物化学承前启后、继往开来的关键时代。

在药物的研究过程中，药物化学承担的主要研究内容：一是关于已知药理作用并在临床上应用的药物，它们的制备方法、分析确证、质量控制、结构变换以及研究化学结构与药理活性的关系等。研究药物的化学结构与理化性质、化学稳定性、体内代谢、药效之间的关系及变化规律，可为药物的储存与保管、剂型选择与制备、药物分析方法确立、临床合理用药及配伍、药物化学结构修饰等奠定必要的基础。二是基于生物学科研究揭示的潜在药物作用靶点，参考其内源性配体或已知活性物质的结构特征，从化学的角度设计和创制新药。

药物化学的主要任务：一是探索新药开发的途径和方法，创制安全高效的新药，以满足临床的需要。开发有价值的先导化合物(lead compound)，对其进行结构改造和优化，创造出疗效好、毒副作用小的新药；改造现有的药物或有效化合物以期获得更为有效、安全的药物。近年来已形成新的分支学科“药物设计”(drug design)。二是为生产化学药物提供经济合理的方法和工艺。在新药研究的初期阶段，对研究中新药(investigational new drug，IND)的成本等经济问题考虑较少，化学合成工作一般以实验室规模进行，最初的合成路线主要是满足药物筛选的需要，可能采用柱层析等不适合大生产的方法，这就需要对其工艺进行革新。当 IND 在临床试验中显示出优异性质之后，便要加紧进行生产工艺研究，并根据社会的潜在需求量确定生产规模。这时必须把药物工艺路线的工业化、最优化和降低生产成本放在首位。近年来已形成新的分支学科“化学制药工艺学”。三是为合理有效地应用现有化学药物提供理论依据。

第二节　药物的命名

药物名称可分为非专有名(nonproprietary name)或通用名(general name)、化学名(chemical name)和商品名(trade name)，非专有名源自化学名。

英文化学名的命名原则现在多以美国化学文摘(Chemical Abstracts Service，CAS)为依据，对药物认定其基本母核(常常是最简单的部分)，其他部分均将其看成是取代基，再根据母核优先原则确定主链的编号和取代基编号。

中文化学名的命名原则可参考《英汉化学化工辞典》(科学出版社)，其中有关取代基排列先后次序问题，中文命名法和英文命名法不完全不一致。中文命法中，在母核前的基团次序应按立体化学中的次序规则(Sequence Rule)进行命名，小的原子或基团在先，大的在后。英文命名中，按基团的英文字母顺序排列。

现在许多公司在非专有名制定之前给予他们的新化合物以编码号码。这种编码的前缀是药物开发方的鉴别字母或几个字母，随后是一个数字来确定试验的这个化合物(例如 SQ14225，卡托普利研究时的编码，最初由 Squibb 公司开发)。编码通常在临床前实验室研究阶段到人体临床研究阶段使用。当试验结果显示一个化合物有足够的希望成为一个药物时，由于化学名通常情况下太长，开发方可以正式提出一个非专有名并向世界卫生组织(WHO)提出申请。WHO 审核后再公布其国际非专有药名(International non-proprietary names for pharmaceutical substances，INN)，目前 INN 名称已被世界各国采用。

非专有名不能取得任何专利及行政保护，任何该产品的生产者都可使用的名称；文献、教材及资料中以及在药品说明书中标明的有效成分的名称；在复方制剂中只能用作使用的复方组分的名称。而 INN 还采用相同词干(词头或词尾)来表明它们是同类药物。这种命名方法给医生或药学工作者记忆及使用带来了方便。INN 的命名原则：①发音拼法清晰明了，名词不宜太长；②同属一类药理作用的相似药物，适当表明其关系；③应避免可能给患者有关解剖学、生理学、病理学、治疗学的暗示。

中华人民共和国卫生部药典委员会编写的《中国药品通用名称(CADN)》(化学工业出版社 1997)是中国药品命名的依据。它是以世界卫生组织推荐使用的国际非专有药品名称(INN)为依据，结合我国具体情况而制定的。

药品具有商品的属性。生产厂家为了保护自己利益，在通用名不能得到保护的情况下，利用商品名来保护自己并努力提高产品的声誉。商品名是经国家药品监督管理部门批准的特定企业使用的药品名称。与药品的通用名不同，商品名可由企业经商标注册，具有专有权。商品名要求高雅、规范、不庸俗，不能暗示药品的作用、用途，简易顺口等。

（钟　霞）

第二章　镇静催眠药及抗精神病失常药

镇静催眠药及抗精神病失常药均属于调节中枢神经系统的药物，用于治疗相关疾病，除抗忧郁药外，对中枢神经系统的兴奋性活动都有抑制作用。

第一节　镇静催眠药

镇静药可使患者的紧张、烦躁等精神过度兴奋受到抑制，使患者安静、活动减少。催眠药能进一步抑制中枢神经系统的功能，可引起类似正常的睡眠，两者并无严格的区别，常因剂量的不同而产生不同效果，通常小剂量时镇静，较大剂量时催眠，大剂量时则产生麻醉、抗惊厥作用，故统称镇静催眠药。镇静催眠药的结构类型按化学结构可分为巴比妥类、苯并二氮杂䓬类、咪唑并吡啶类及其他类型：①哌啶二酮类：格鲁米特；②喹唑酮：甲喹酮类；③氨基甲酸酯类：眠尔通；④水合氯醛等。

地西泮　diazepam

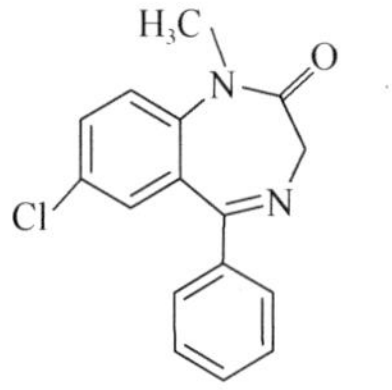

化学名为 7-氯-1，3-二氢-1-甲基-5-苯基-2*H*-1，4-苯并二氮杂䓬-2-酮(7-chloro-1，3-dihydro-1-methyl-5-phenyl-2*H*-1，4-benzodiazepin-2-one)，又名安定。

本品为白色或类白色的结晶性粉末，无臭，味微苦。易溶于丙酮、氯仿，在乙醇中溶解、在水中几乎不溶。mp.130～140℃。本品溶于盐酸，与碘化铋钾试液生成橘红色沉淀，放置后颜色变深。

苯并二氮䓬类药物为 20 世纪 50 年代来发展起来的一类镇静、催眠、抗焦虑药。20 世纪 50 年代中期，Hoffmann-La Roche 制药公司的研究人员对含氮的杂环苯并庚氧二嗪(benzheptoxdiazines)研究时，合成出本类药物中第一个化合物氯氮䓬(利眠宁，chlordiazepoxide)并用于治疗焦虑和失眠等症，由于其副作用小而引起医药界重视。

通过对利眠宁的构效关系研究，发现利眠宁分子中氮上的氧和脒的结构都不是活性的必要部分，1959 年又合成出同类型药物地西泮(安定，diazepam)。

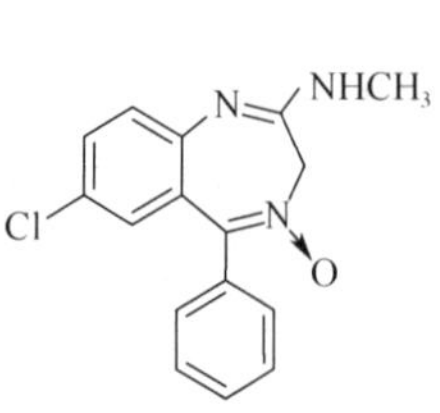

利眠宁 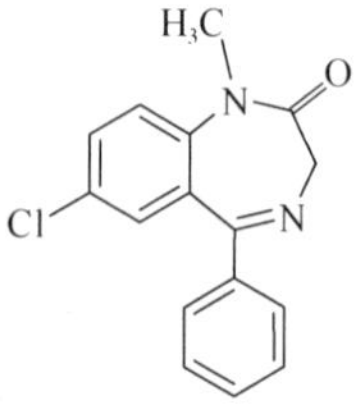　　安定

代谢研究中，发现奥沙西泮(去甲羟安定，oxazepan)、替马西泮(羟安定，temazepam)和劳拉西泮(去甲氯羟安定，lorazepam)的疗效与安定相似，但前两者肠道吸收完全，而后者的安眠作用较强，均无明显副作用。

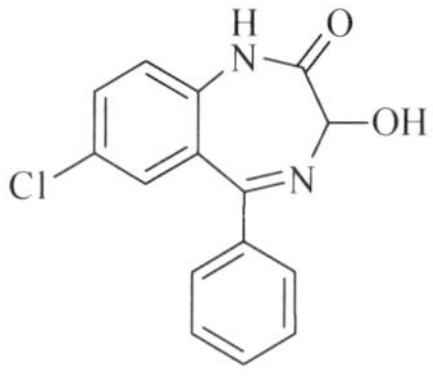

奥沙西泮 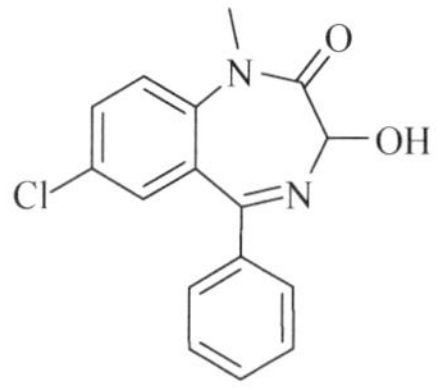　　替马西泮 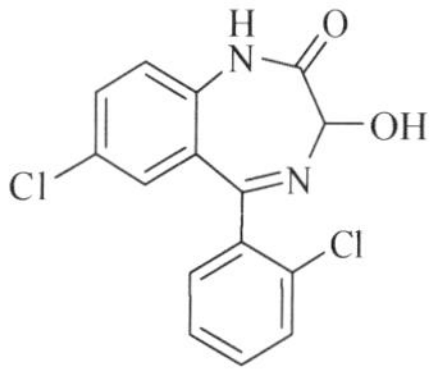　　劳拉西泮

研究 1，4-苯并二氮䓬环上 1，2，3，5，7 位的取代基与生物活性的关系时，又发现了多种好的安定药物。如氟地西泮(fludiazepam)的作用比安定强，剂量小(0.7 mg/d)；硝西泮(nitrazepam)的催眠作用介于司可巴比妥和格鲁米特之间，用量小，无成瘾性，还具有抗癫痫作用；氯硝西泮(clonazepam)对各种类型的癫痫都有效，尤其对儿童发作及运动性小发作更有效。

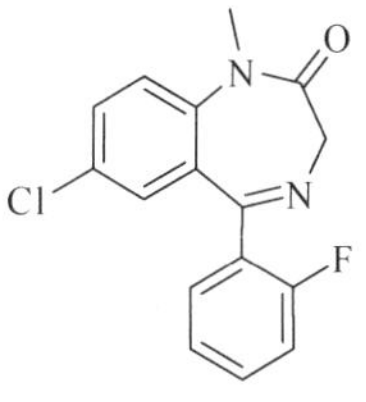

氟地西泮 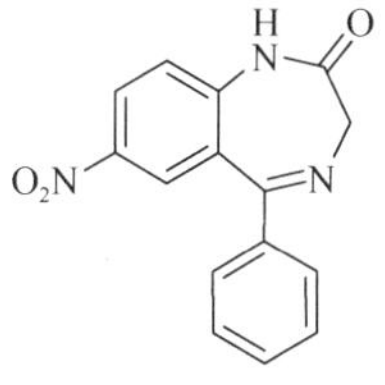　　硝西泮 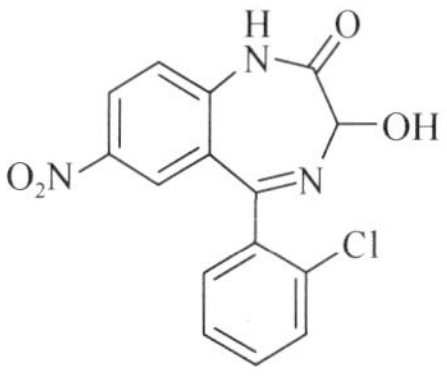　　氯硝西泮

在 1，4 苯并二氮䓬1，2 位并入三唑环，可增强药物对受体的亲合力和代谢的稳定性，生理活性增强，用药剂量小。如艾司唑仑(estazolam)，阿普唑仑(alprazolam)，三唑仑(triazolam)等。阿普唑仑的镇静作用为地西泮的 25～30 倍，催眠作用为地西泮的 3.5～11.3 倍。

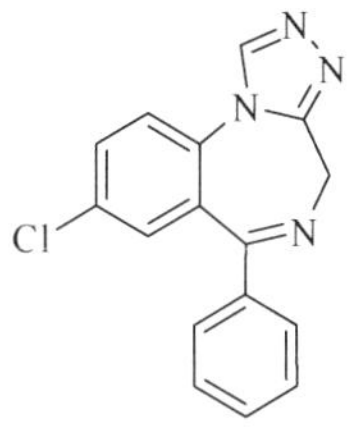

艾司唑仑 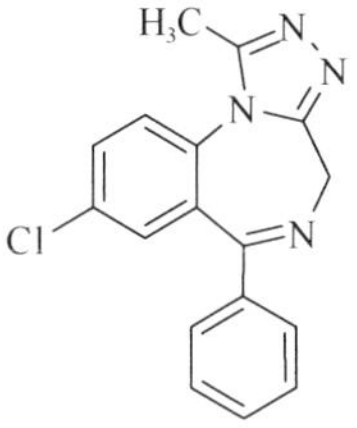　　阿普唑仑 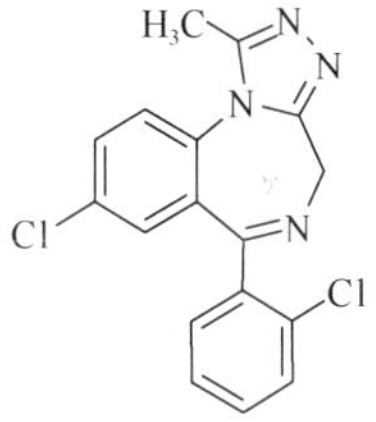　　三唑仑

苯并二氮䓬类的代谢，主要在肝脏进行。主要有去甲基、C-3 位上羟基化、氮氧化合物还原、1，2 位开环等。代谢产物大多数是活性成分，形成的羟基代谢产物以葡萄糖醛酸结合物排出体外。

以地西泮为例，其代谢途径为 *N*-1 位去甲基，C-3 位氧化，代谢产物仍有活性。形成的 3-羟基化的代谢产物与葡萄糖醛酸结合的形式随尿排出。

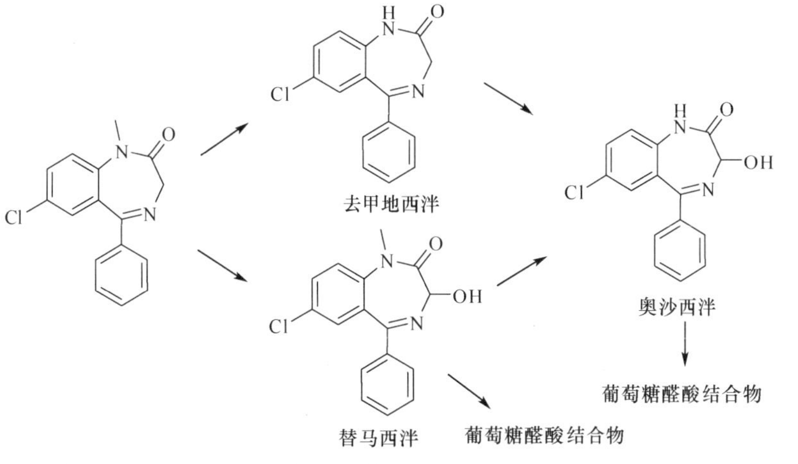

去甲地西泮　　奥沙西泮　　葡萄糖醛酸结合物　　替马西泮　　葡萄糖醛酸结合物

苯并二氮䓬类药物的七元亚胺—内酰胺环的 1，2 位的酰胺键和 4，5 位的亚酰胺键在酸性条

件下都可发生水解开环反应。当7位和1，2位有强吸电子基团(如硝基、三唑环等)存在时，口服药物在胃酸作用下，水解反应几乎都在4，5位上进行，当开环化合物进入肠道，因pH升高，又闭环成原药。因此4，5位间开环，不影响药物的生物利用度。

苯并二氮䓬类的构效关系：

(1)苯并二氮䓬类药物一般含有苯并七元亚胺-内酰胺结构母核。

(2)7位引入吸电子基能增强生理活性，其次序为NO_2>CF_3>Br>Cl，当苯环被其他芳杂环如噻吩、吡啶等取代，仍有较好的活性。

(3)具有七元亚胺—内酰胺结构的B环是产生药理作用的基本结构，在1位H上引入甲基可增强活性，若此甲基被代谢脱去，仍可保留活性，2位羰基氧若用二个氢原子或一个硫原子取代则活性有所下降。3位的一个氢原子可被羟基取代，虽然活性有所下降，但毒性很低，该羟基的氨甲酰化、烷基化都有所保留。4，5-位双键饱和可导致活性降低。在1，2位或4，5位骈入杂环可增强活性。

(4)5位引入的苯环的专属性很高，如以其他基团代替，活性降低。

苯二氮䓬类一般条件下七元环系比较稳定，若在酸性或碱性条件下加热则发生1，2位或4，5位的水解反应，生成二苯甲酮衍生物。水解产物具有芳伯氨基的开环化合物(1-位无取代)，经重氮化后与β-萘酚偶合，生成带颜色的偶氮化合物，可供鉴别。

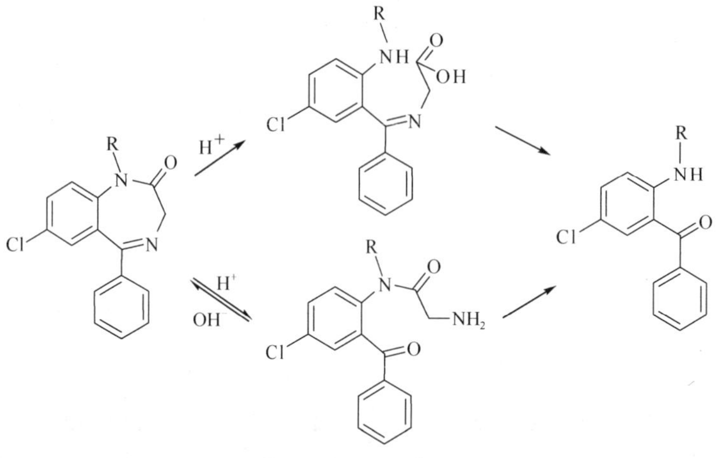

R=CH_3或H

本品与中枢苯二氮䓬受体结合，产生镇静、催眠及抗惊厥作用。临床上主要用于治疗焦虑症和一般性失眠，还用于抗癫痫和抗惊厥。能产生近似生理性睡眠，醒后几乎无不良反应。

艾司唑仑　estazolam

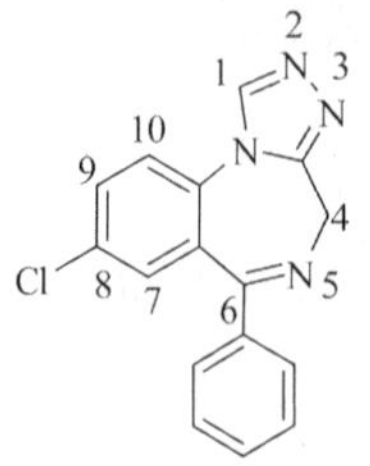

化学名为 8-氯-6-苯基-4H-[1，2，4]-三氮唑并[4，3-a][1，4]-苯并二氮杂䓬，5-et-hyl-5-(3-methylbutyl)-2，4，6(1*H*，3*H*，5*H*)-pyrimidinetrione，又名舒乐安定。

本品为白色或类白色结晶性粉末，无臭，味微苦，在氯仿或醋酐中易溶，溶于甲醇，略溶于乙醇或乙酸乙酯，几乎不溶于水，mp.229～232℃。

本品的结构中的亚胺键比一般的苯并二氮䓬药物更容易发生可逆性水解。

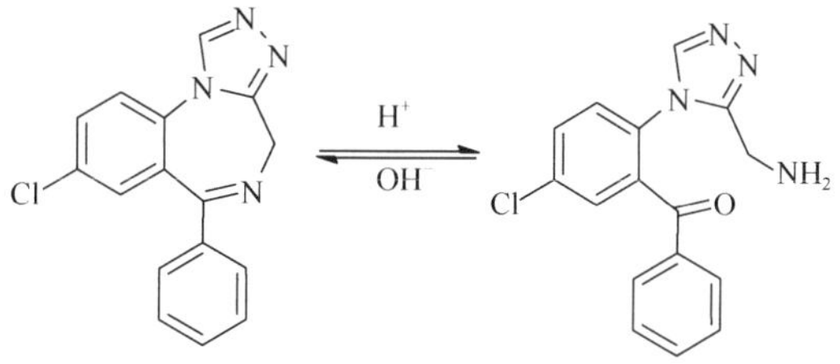

本品在酸性水溶液中加热水解后，亦得到 2-氨基-5-氯-二苯甲酮的水解产物，可用重氮化-偶合反应进行检查。

本品为新型高效的镇静催眠及抗焦虑药，而且具有光谱抗癫痫作用，毒副作用较小。

异戊巴比妥　amobarbital

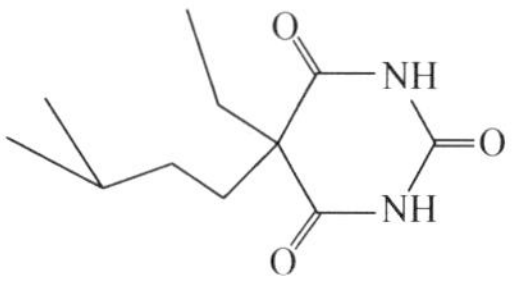

化学名为 5-乙基-5-(3-甲基丁基)-2，4，6(1*H*，3*H*，5*H*)-嘧啶三酮，5-ethyl-5-(3- methylbutyl)-2，4，6(1*H*，3*H*，5*H*)-pyrimidinetrione。

本品为白色结晶性粉末，无臭，味苦，在乙醇或乙醚中易溶，在氯仿中溶解。mp.155～158.5℃。

1903 年 Fisher 等确证了巴比妥类的药效后，相继合成了一系列的巴比妥类镇静催眠药。

巴比妥类药物为丙二酰脲的衍生物，分子中存在四个可被重氢置换的氢原子。由于具有内酰胺-内酰亚胺(lactam-lactim)互变异构，形成烯醇型呈现酸性，故称巴比妥酸(barbituric acid)。

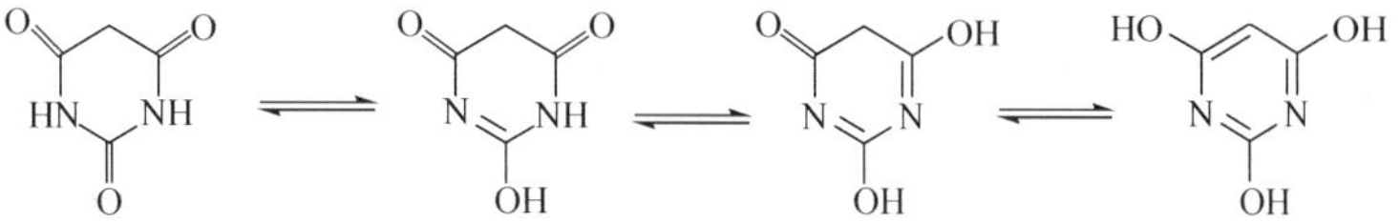

巴比妥类药物属于非特异性结构类型药物，其作用强弱、快慢、作用时间长短主要取决于药物的理化性质，与药物的酸性解离常数、油水分配系数和代谢失活过程有关。

根据取代基的不同，其作用有快、慢和久、短之别，因而可分为长时间、中时间、短时间和超短时间作用四种类型，如表 2-1 所示。

表 2-1　临床常用的巴比妥类药物

类型	药物名称及化学结构	
长效	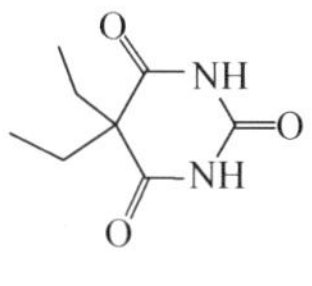 巴比妥(barbital)	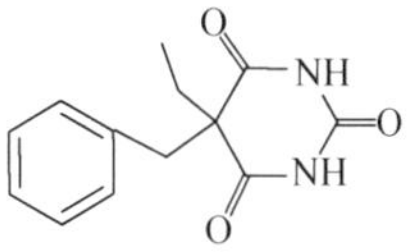 苯巴比妥(phenobarbital)
中效	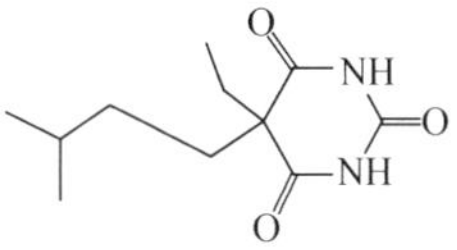 异戊巴比妥(amobarbital)	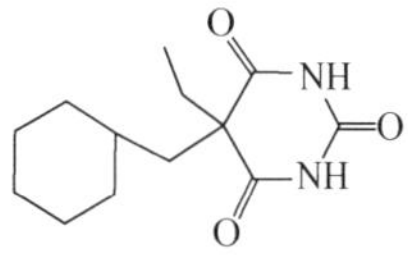 环己巴比妥(cyclobarbital)

续表

类型	药物名称及化学结构
短效	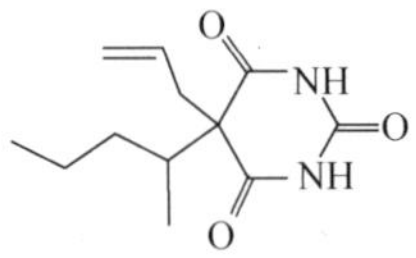 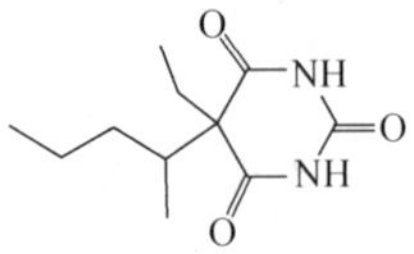 司可巴比妥(secobarbital)　戊巴比妥(phentobarbital)
超短效	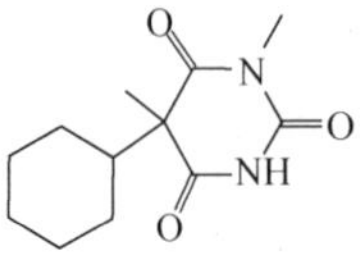 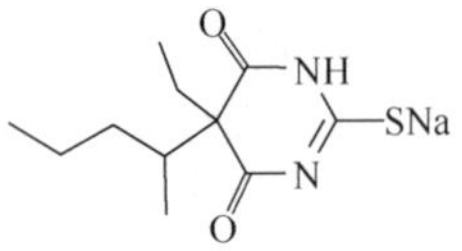 海索巴比妥(hexobarbital)　硫喷妥钠(triopental Sodium)

巴比妥药物为环酰脲类，分子中具有双酰亚胺结构，因而具有弱酸性及可水解性。

酒石酸唑吡坦　zolpidem tartrate

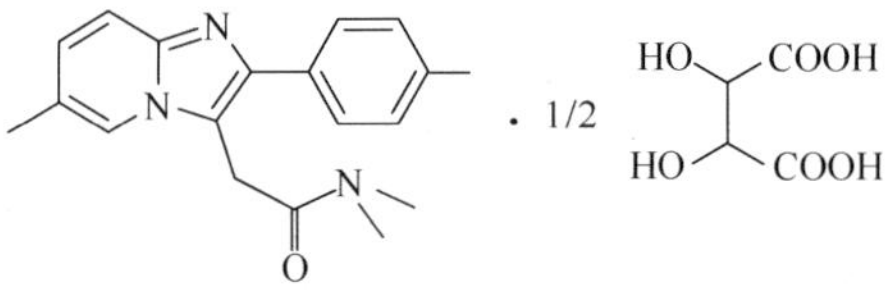

· 1/2

化学名为 *N*, *N*, 6-三甲基-(4-甲基苯基)咪唑[1, 2-a]并吡啶-3-乙酰胺[(*N*, *N*, 6-trimethyl- 2-(4-methylphenyl) imidazo[1, 2-a]pyridine-3-acetamide)]。

本品为白色结晶，溶于水，游离碱的 mp.193～197℃，饱和水溶液的 pH 为 4.2，脂水分配系数(lgp)(正辛醇/水)为 2.43，游离唑吡坦的 pK_a (HB^+)为 6.2。

本品固体对光和热均稳定，水溶液在 pH 1.5～7.4 稳定。

酒石酸唑吡坦为第一个上市的咪唑并吡啶类镇静催眠药，目前已成为欧美国家的主要镇静催眠药。

本品具有较强的镇静、催眠作用，对呼吸系统无抑制作用，抗惊厥和肌肉松弛作用较弱，在正常治疗周期内，极少产生耐受性和生理依赖性。

第二节　抗精神失常药

精神失常指严重的心理障碍，患者的认识、情感、意志、动作行为等心理活动均可出现持久的明显的异常，不能正常的学习、工作、生活，动作行为难以被一般人理解，在病态心理的支配下，有自杀或攻击、伤害他人的动作行为。根据临床作用特点及适应证，抗精神失常药主要可分为：①抗精神病药(antipsychotic drugs)；②抗焦虑药(antianxiety drugs)；③抗忧郁药(antidepressant drugs)；④抗躁狂药(antimanic drugs)等。

一、抗精神病药

抗精神病药的主要治疗作用与其抗多巴胺作用有关，临床实践表明抗精神病药治疗剂量的大小与其对多巴胺受体阻断作用呈线性相关。中枢神经系统内有多种多巴胺受体存在，抗精神病药的治疗作用主要是阻断了 D_2 受体，影响了多巴胺的中脑-大脑皮质通路和中脑—边缘系统通路的结果。

根据化学结构，抗精神病药可按母核分为①吩噻嗪类：如氯丙嗪(chlorpromazine)；②噻吨类：如氯普噻吨(chlorprothixene)；③丁酰苯类：如氟哌啶醇(haloperidol)；④二苯丁基哌啶类：如五氟利多(penfluridol)；⑤二苯并二氮杂䓬类：如氯氮平(clozapine)；⑥苯酰胺类：如舒必利(sulpiride)；⑦氢化吲哚酮类：如吗茚酮(molindone)等。

20 世纪 50 年代初，临床医生在使用抗组胺药物异丙嗪(Promethazine)时，观察到异丙嗪有较强的抑制中枢神经的作用，这一发现促进了把异丙嗪衍生物作为抗精神病药物进行研究。通过对其衍生物的构效关系研究发现，吩噻嗪环与侧链氨基间的碳原子数增至 3 时，抗组胺作用减弱而安定作用增强，而在 2-位环上引入氯原子，可能由于脂溶性增加，更易透过血脑屏障，抗精神病作用增强，从而发现了氯丙嗪(chlorpromazine)。

S　N　N　S　N　Cl　N

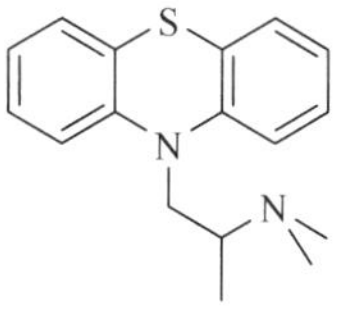

异丙嗪 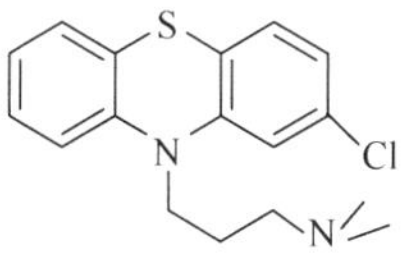　　氯丙嗪

对吩噻嗪类构效关系的进一步研究发现，对 10 位侧链和 2 位取代基进行变换，可得到抗精神病作用更强的药物。具体结构如下：

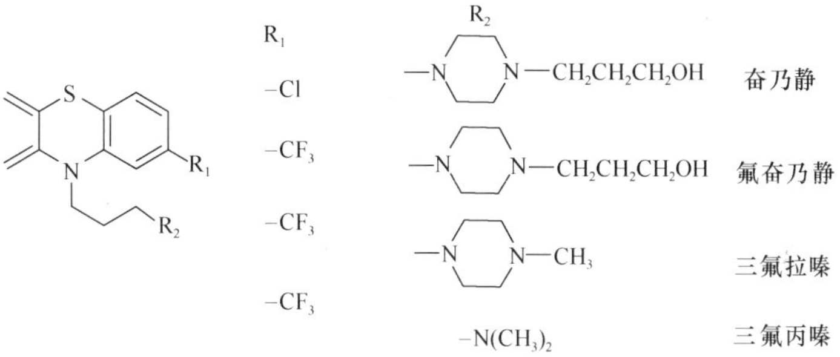

S　N　R_1　R_2

R_1	R_2	
$-Cl$	$-N$(哌嗪)$N-CH_2CH_2CH_2OH$	奋乃静
$-CF_3$	$-N$(哌嗪)$N-CH_2CH_2CH_2OH$	氟奋乃静
$-CF_3$	$-N$(哌嗪)$N-CH_3$	三氟拉嗪
$-CF_3$	$-N(CH_3)_2$	三氟丙嗪

二、抗忧郁药

忧郁症为情感活动发生障碍的精神失常，表现为情感活动呈现过分低落，有很强的自杀倾向，或狂躁不安，情绪高涨，活动异常增多。

忧郁症的病因复杂，据认为与脑内单胺类的功能失调有关。脑内神经末梢突触前部的囊泡中可释放出一些包括 5-羟色胺(5-HT)及去甲肾上腺素(NE)类的神经介质，这些介质会被重摄取而含量降低导致忧郁症的发生。

抗忧郁药按其作用机理主要分为四类：

(一)去甲肾上腺素重摄取抑制剂(norepinephrine-reuptake inhibitors)

通过抑制神经突触前端对去甲肾上腺素(NE)和 5-羟色胺(5-HT)的再摄取，其主要类型有：

(1)二苯并氮杂䓬类：如丙米嗪(imipramine)、地西帕明(desipramine)。

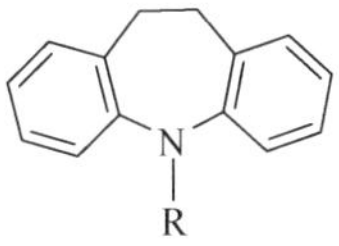

N　R

R	
$(CH_2)_3N(CH_3)_2$	丙米嗪
$(CH_2)_3NCH_3$	地西帕明

(2)二苯并氧氮杂䓬类：代表药物阿莫沙平(amoxapine)。

阿莫沙平　　马普替林

(3) 三环结构类似物：代表马普替林(maprotiline)

(4) 二苯并环庚二烯类：代表药物阿米替林(amitriptyline)、多虑平(doxepin)等。

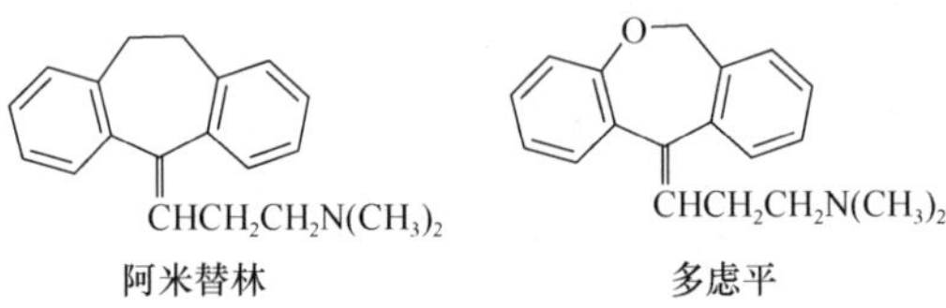

阿米替林　　多虑平

(二) 5-羟色胺重摄取抑制剂(serotonin-reuptake inhibitors)

抑制神经细胞对 5-HT 的再摄取，提高其在突触间隙中的浓度，从而改善病人的情绪。该类药物选择性强，胆碱能副作用小。氟西汀(fluoxetine)及其代谢产物去甲氟西汀(demethyl fluoxetine)、氯伏沙明(clovoxamine)、氟伏沙明(fluvoxamine)、舍曲林(sertraline)、茚达品(indalpine)等。

$R=CH_3$氟西汀
R=H去甲氟西汀

X=Cl氯伏沙明
X=F氟伏沙明

舍曲林　　茚达品

(三) 单胺氧化酶抑制剂(monoamine oxidase inhibitors)

单胺氧化酶是单胺类递质(去甲肾上腺素，肾上腺素、多巴胺、5-羟色胺)和酪胺的重要灭活酶，单胺氧化酶抑制剂的作用在于抑制上述递质的代谢失活而达到抗忧郁的目的。

在治疗肺结核的过程中，发现异烟肼(isoniazid)有提高情绪的作用，1957 年用于临床。以后又合成了苯乙肼(phenelzine)、异卡波(isocarboxazid)、反苯环丙胺(tranylcypromine)，但由于副作用与毒性较大，上述药物临床应用受到限制。

(四) 非典型的抗忧郁药(atypical antidepressants)

安非他酮(amfebutamone)是多巴胺(DA)递质的选择性抑制剂，通过抑制 DA 的再摄取而达到抗忧郁效果。

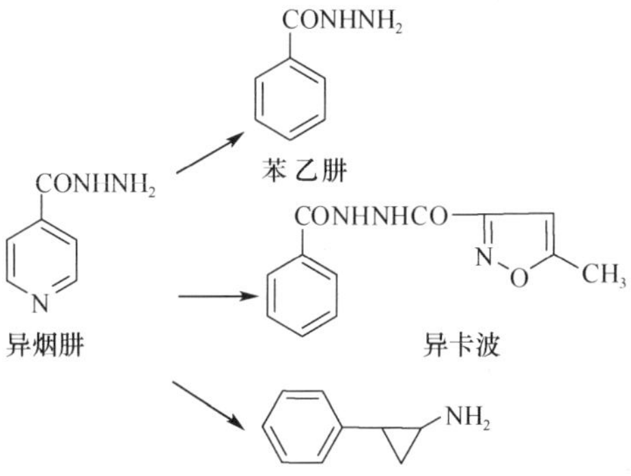

盐酸氟西汀　fluoxetine hydrochloride

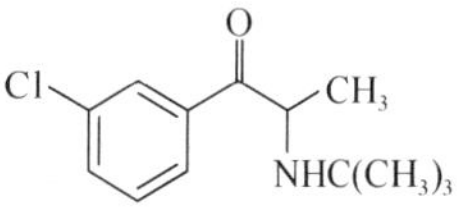

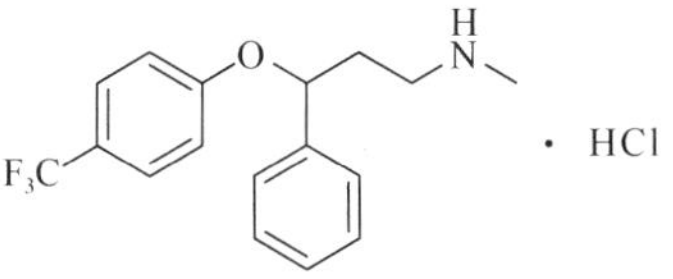

化学名为 3-苯基-3-(4-三氟甲基苯氧基)丙胺盐酸盐，*N*-methyl-γ-[4-(trifluoro- methyl) phenoxy]benzenepropanamine hydrochloride。

本品为白色或类白色结晶性粉末，微溶于水，易溶于甲醇。

本品含有一个手性碳原子，临床使用外消旋体，其中 *S* 异构体的活性较强。出人意料的是，*R*-去甲氟西汀和 *S*-去甲氟西汀对 5-HT 再摄取的 Ki 值分别为 20 和 268 nM，*S*-去甲氟西汀的抑制作用比 *R*-去甲氟西汀强 14 倍以上。

研究表明，苯海拉明(diphenhydramine)和其他抗组胺药可增强对单胺类神经递质再摄取的抑制，于是合成了一系列芳氧基苯丙胺类化合物，研究它们在体外对于 5-羟色胺(5-HT)、去甲肾上腺素(NE)和多巴胺(DA)再摄取的抑制强度，发现氟西汀是其中强度最大和选择性最高的 5-HT 再摄取抑制剂。氟西汀是第一个上市的选择性 5-羟色胺再摄取抑制剂(SSRIs)，于 1988 年在美国率先上市，是目前世界上处方量最大的抗抑郁药。

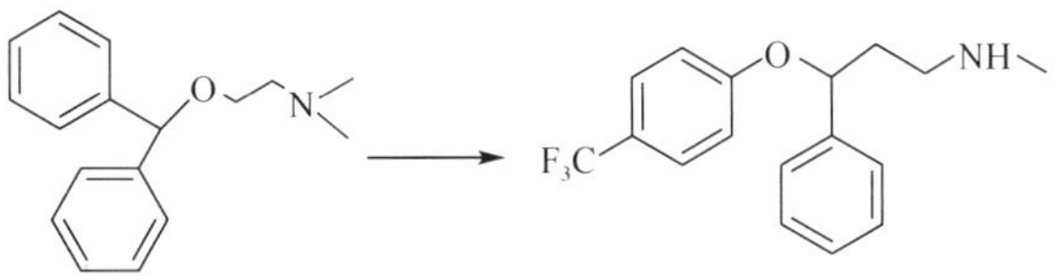

本品为新一代的非三环类的抗忧郁药，选择性强，安全性大。本品口服吸收良好，生物利用度达 100%，半衰期 70 h。由于其代谢物去甲氟西汀具有相同的药理活性，而且半衰期长达 330 h，会产生药物排泄缓慢的现象，因此肝病患者需要考虑用药安全性问题。

（钟　霞）

第三章 抗 溃 疡 药

组胺是一种广泛存在于人体组织中的重要化学递质，在细胞之间传递信息，参与一系列复杂的生理过程。目前发现的组胺受体有三个亚型，分别称为 H_1，H_2，H_3 受体。H_1 受体主要分布于支气管和胃肠道中，当 H_1 受体被组胺分子兴奋时，产生平滑肌收缩痉挛，毛细管扩张，管壁通透性增加，腺体分泌增多而红肿等效应。

抗组胺药依其作用的环节的不同可分为组胺酸脱羧酶抑制剂，阻断组胺释放的抗组胺药，组胺 H_1 受体拮抗剂和组胺受体 H_2 受体拮抗剂。

组胺 H_1 受体拮抗剂临床上用作抗过敏药，组胺受体 H_2 受体拮抗剂临床上用作抗溃疡药。

很长时间以来，胃酸已被确认为是消化性溃疡及与酸有关的紊乱性疾病(如反流性食管炎)的最主要的致病因素之一。传统的抗消化性溃疡药物主要是通过抗酸解痉调和胃酸，如用氢氧化铝、氧化镁和碳酸氢钠等弱碱性无机化合物中和胃酸。随着对胃壁细胞分泌功能及胃黏膜防御功能的深入研究，抗消化性溃疡药物取得了从传统的抗酸解痉到抑制胃壁细胞的胃酸分泌功能和增强胃壁细胞防御功能的突破性进展。

研究表明：胃壁细胞分泌胃酸的过程主要分为三步：首先组胺、乙酰胆碱、胃泌素 G、前列腺素 PGE_2 刺激胃壁细胞底-边膜上的相应受体：组胺 H_2 受体、乙酰胆碱受体、胃泌素受体、前列腺受体，引起第二信使 cAMP 或钙离子的增加；第二步，经第二信使 cAMP 或钙离子的介导，刺激由细胞内向细胞顶端传递；第三步，在刺激下细胞内的管状泡与顶端膜内陷形成的分泌性微管融合，原处于管状泡处的胃质子泵 H^+/K^+-ATP 酶移至分泌性微管，已启动的质子泵将 H^+ 从胞浆泵向胃腔，与从胃腔进入胞浆的 K^+ 进行交换，Cl^- 则经顶端膜转运至胃腔形成胃酸 HCl(图 3-1)。

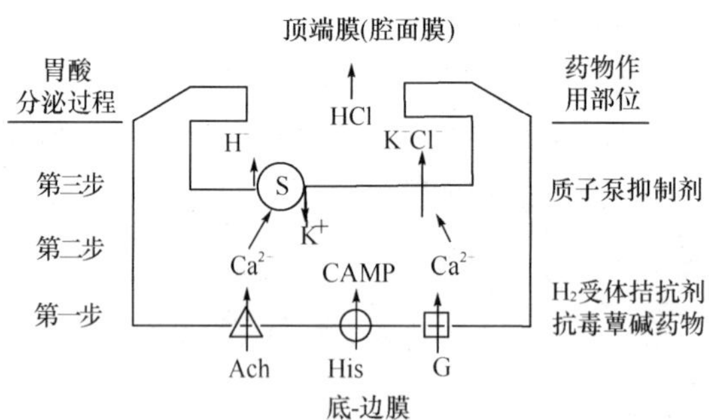

图 3-1 胃酸分泌过程和药物作用过程

Ach：乙酰胆碱；His：组胺；G：胃分泌素；S：胃质子泵

抑制胃酸过量的分泌，可以从三个方面进行：①H_2 受体拮抗剂、乙酰胆碱受体拮抗剂和胃泌素受体拮抗剂分别与 H_2 受体、乙酰胆碱受体和胃泌素受体分别竞争性结合而拮抗其生理作用，导致胃酸分泌减少。②质子泵抑制剂直接抑制 H^+/K^+-ATP 酶的作用，对胃酸的分泌有直接的影响。③前列腺素本身具有抑制组胺、胃泌素和食物引起的胃酸分泌和保护胃壁的作用。通常前列腺素的稳定类似物成为抗酸作用的抗溃疡药物。另外，研究发现幽门螺杆菌在溃疡疾病中发挥重要的作用，所以目前治疗胃溃疡最好的方法是三联疗法，即抗生素、抑酸剂和胃黏膜保护剂。

第一节 H_2 受体拮抗剂

第一个用于临床的 H_2 受体拮抗剂(H_2-receptor antagonist)是西咪替丁(cimetidine)，在此之前，在天然产物或合成化合物中，没有发现可以作为 H_2 受体拮抗剂的模型化合物。英国的 Robertson

和 Grossman 首先从组胺(histamine)的结构开始改造，1968 年得到侧链端基胍的类似物 *N*-胍基组胺，1970 年得到咪丁硫脲(burimamide)，1971 年得到甲硫咪脲(metiamide)，1972 年成功地得到了第一个高活性的 H_2 受体拮抗剂药物西咪替丁(cimetidine)，1976 年在美国率先上市，1979 年在 100 多个国家上市。随后成功开发上市了雷尼替丁(ranitidine)、法莫替丁(famotidine)、尼扎替丁(nizatidine)、罗沙替丁(roxatidine)等。H_2 受体拮抗剂按化学结构可分为咪唑类、呋喃类、噻唑类、哌啶类等，临床常用药物见表 3-1。

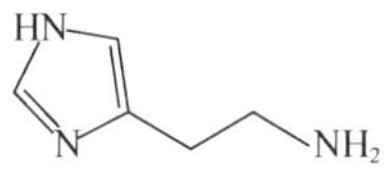

组胺 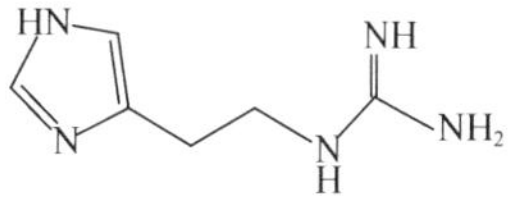　　*N*-胍基组胺

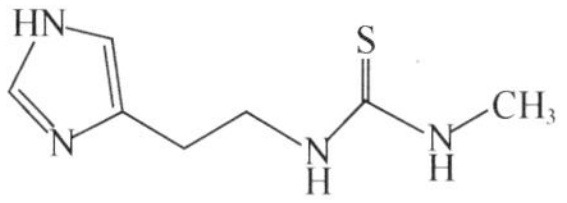

咪丁硫脲 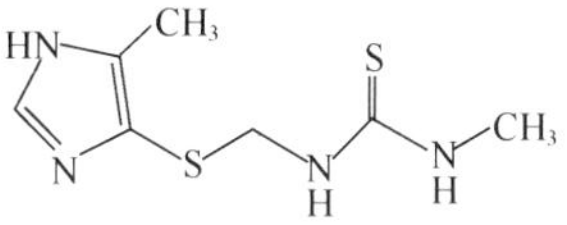　　甲硫咪脲

表 3-1　临床常用 H_2 受体拮抗剂

结构类型	名称	化学结构
咪唑类	西咪替丁	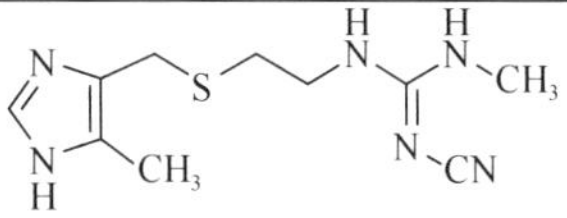
呋喃类	雷尼替丁	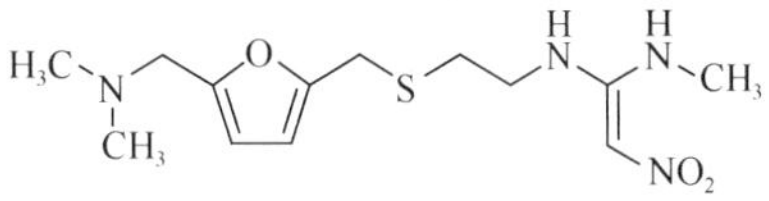
噻唑类	法莫替丁	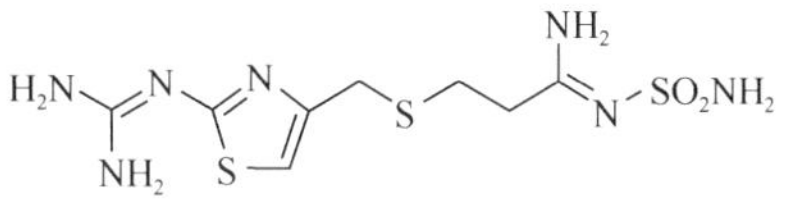
	尼扎替丁	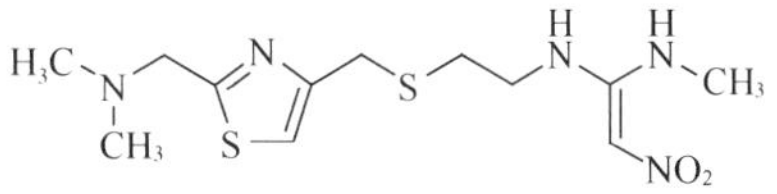
哌啶类	罗沙替丁	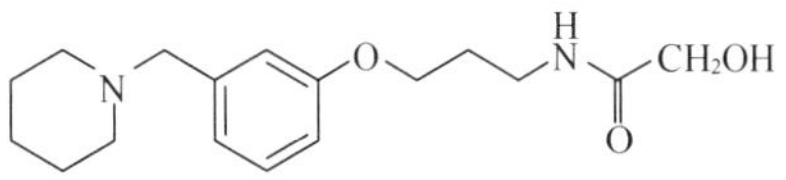
	拉夫替丁	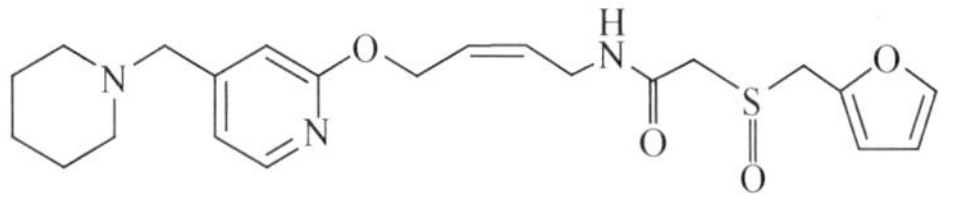

盐酸雷尼替丁　ranitidine hydrochloride

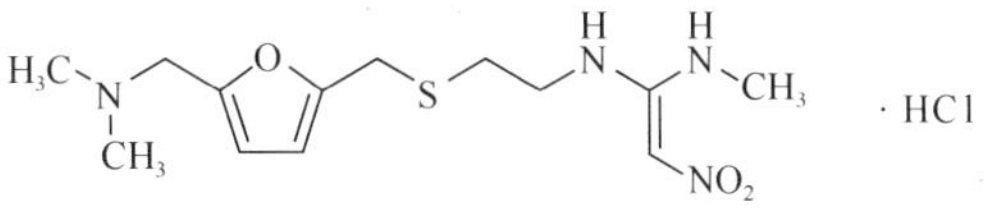

化学名为 *N'*-甲基-*N*-[2[[5-[(二甲氨基)甲基-2-呋喃基]甲基]硫代]乙基]-2-硝基-1，1-乙烯二胺盐酸盐，*N*-[2-[[[-5-[(dimethylamino)methyl]-2-furanyl]meth-yl]thio]ethyl]-*N'*-methyl-2-nitro-1，1-ethenediamine hydrochloride，又名甲硝呋胍。

本品为类白色至淡黄色结晶性粉末；有异臭，味微苦带涩；极易潮解，吸潮后颜色变深。易溶于水或甲醇，略溶于乙醇，几乎不溶于丙酮。mp.137～143℃(分解)。

本品结构中含有碳碳双键，存在顺反异构体，临床使用反式异构体，顺式异构体无活性。本品含有硝基乙烯结构，具有互变异构体，研究表明，其优势的异构体是氮酸形式。

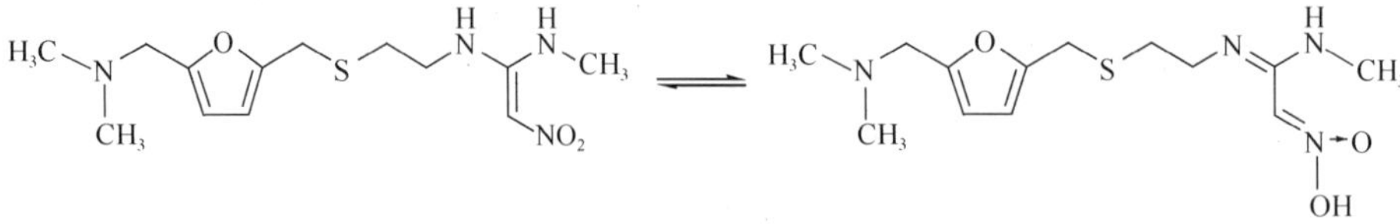

本品经灼热产生硫化氢气体，能使湿润的醋酸铅试纸显黑色。

本品在胃肠道里迅速被吸收，2～3h 到高峰，约 50%发生首过代谢。代谢物为 *N*-氧化、*S*-氧化和去甲基雷尼替丁。口服的 30%和肌注的 70%，在 24h 以原形从尿中排出。

本品的药理作用是西咪替丁的 5～8 倍，具有速效、长效的特点，临床用于治疗胃和十二指肠溃疡及反流性食管炎。副作用较西咪替丁小，无抗雄激素作用，与其他药物的相互作用也比西咪替丁小，与经肝代谢的药物配伍时，尤要注意，以免产生毒副作用。

法莫替丁(famotidine)的作用强度及持续时间均较西咪替丁、雷尼替丁有显著优势，且安全范围广，无抗雄激素及抑制药物代谢酶的作用，具有剂量小、疗效高、副作用少等优点。但口服生物利用度与雷尼替丁相当，较尼扎替丁低。主要用于消化性溃疡(胃、十二指肠溃疡)、反流性食管炎、急性胃黏膜出血、胃泌素瘤等。

尼扎替丁(nizatidine)作用强度类似于雷尼替丁，优于西咪替丁，主要经肾排泄，几乎不经过肝脏代谢，对心血管、中枢神经系统及内分泌系统无任何不良反应，且口服吸收快、完全，生物利用度大于 90%，临床上主要用于胃、十二指肠溃疡，以及十二指肠溃疡复发的预防及维持治疗。

H_2 受体拮抗剂的构效关系研究表明，活性必需基团有三部分：①碱性芳杂环或碱性基团取代的芳杂环；②平面极性结构“脒脲基团”；③连接前两者的四原子链，四原子链中以含硫原子为佳，直链上有支链，则无活性；链长不宜变化，以含硫的四原子链为最佳。

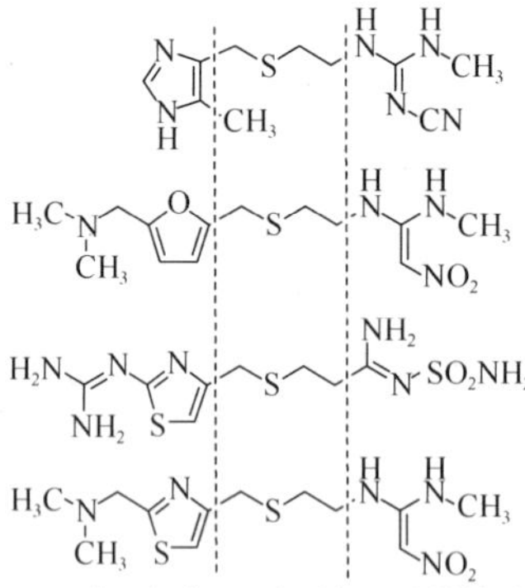

芳环部分 四原子链 脒脲基团

第二节 质子泵抑制剂

H^+/K^+-ATP 酶分布在胃壁细胞表层，具有排出氢离子，氯离子，重吸收钾离子的作用。表现为向胃腔直接分泌浓度很高的胃酸，这种作用是不断循环进行的，因此 H^+/K^+-ATP 酶又称为质子泵。

质子泵抑制剂(proton pump inhibitor，PPI)即 H^+/K^+-ATP 酶抑制剂，作用于胃壁细胞泌酸过程的最后一个环节，对各种刺激引起的胃酸分泌都有很好的抑制作用。质子泵仅存在于胃壁细胞表层，H_2 受体不但存在于胃壁细胞，还存在于其他组织。因此，与 H_2 受体拮抗剂相比，质子泵抑制剂具有作用专一、选择性高、副作用较小等优点。

奥美拉唑 omeprazole

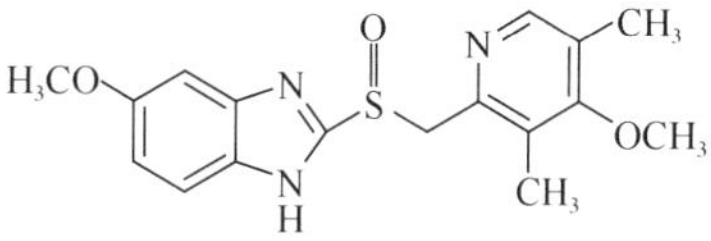

化学名为(*R*，*S*)-5-甲氧基-2-[[(4-甲氧基-3，5-二甲基-2-吡啶基)-甲基]-亚磺酰基]-1H-苯并咪唑，5-methoxy-2-[[(4-methoxy-3，5-dimethyl-2-pyridinyl) methyl] sulfinyl]-1H-benzimidazole。

本品为白色或类白色结晶性粉末。易溶于DMF，溶于甲醇，难溶于水。mp.156℃。

本品亚砜上的硫有手性，具光学活性，左旋体艾司奥美拉唑(esomeprazole)已上市。

本品具有弱酸和弱碱性，其水溶液的稳定性易受pH、光线、重金属离子、氧化剂等多种因素的影响，在碱性条件下比较稳定，在酸性条件下易分解，分解产物为砜化物和硫醚化物，出现变色、浑浊、甚至产生沉淀。

本品为前药，体外无活性。口服吸收后选择性地聚集在胃壁细胞(酸性环境)，在酸性条件下转化为活性代谢物次磺酰胺，与H^+/K^+-ATP酶形成二硫键的共价结合，形成酶-抑制剂的复合物，使酶失活，产生不可逆的抑制作用。实际上，奥美拉唑是其活化形式次磺酰胺的前药(Prodrug)。因次磺酰胺的极性太大，不被体内吸收，不能直接作为药物使用；而在药物的作用部位，能聚集奥美拉唑，并有使其活化的条件，这使奥美拉唑成了次磺酰胺理想的前药。本品在体内的代谢较复杂，代谢产物多。在肝脏代谢后，很快经肾脏排出。

本品具有长时间抑制胃酸分泌的作用，对乙酰胆碱或组胺受体均无影响，临床上主要用于治疗十二指肠溃疡、胃溃疡、反流性食管炎、革-艾氏综合征，治愈率高、速度快。本品可延长肝内代谢药物的作用时间，配伍时需检测其血药浓度。本品对质子泵的抑制是不可逆的，易导致高胃泌素血症，故临床上不宜长期使用。

奥美拉唑上市后，全球多家药厂采用“me-too”方法，对奥美拉唑进行结构改造，得到了一系列的质子泵抑制剂，如兰索拉唑(lansoprazole)、泮托拉唑(pantoprazole)、雷贝拉唑(rabeprazole)等。这些化合物的结构中均含有吡啶环、亚磺酰基、苯并咪唑三部分，只是环上的取代基不同。

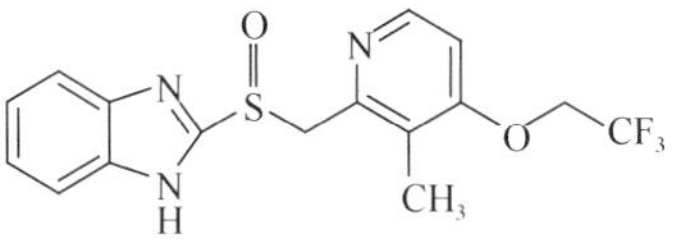

兰索拉唑

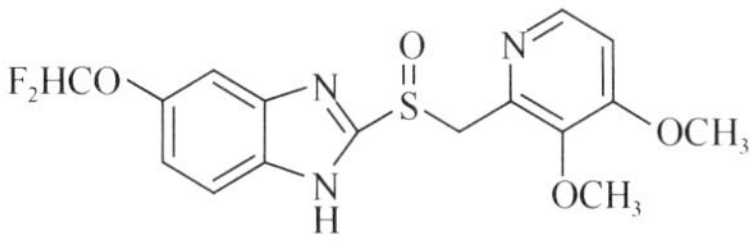

泮托拉唑

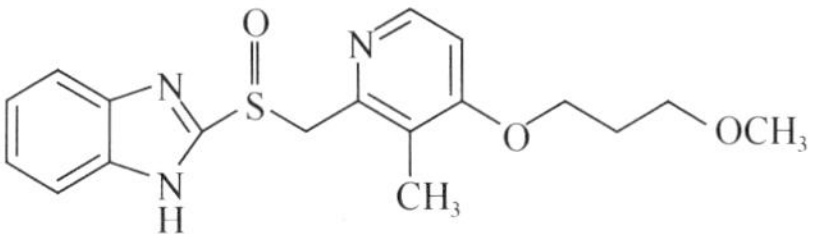

雷贝拉唑

(钟 霞)

第四章　心血管系统药物

心血管系统药物(Cardiovascular Drugs)按治疗作用可分为抗心绞痛药、抗高血压药、抗心律失常药、降血脂药、强心药、抗血栓药等。按药物作用靶点可分为β-受体阻滞剂、钙通道阻滞剂、钠通道阻滞剂、钾通道阻滞剂、血管紧张素转化酶抑制剂、血管紧张素Ⅱ受体拮抗剂、羟甲戊二酰辅酶A(HMG-CoA)还原酶抑制剂等。

第一节　羟甲戊二酰辅酶A还原酶抑制剂

根据作用效果不同，调血脂药分为羟甲戊二酰辅酶A(HMG-CoA)还原酶抑制剂、影响胆固醇和甘油三酯代谢药物两大类。

根据药物的化学结构，调血脂药又可分为羟甲戊二酰辅酶A(HMG-CoA)还原酶抑制剂、苯氧烷酸衍生物、烟酸类、其他类型等。

洛伐他汀　lovastatin

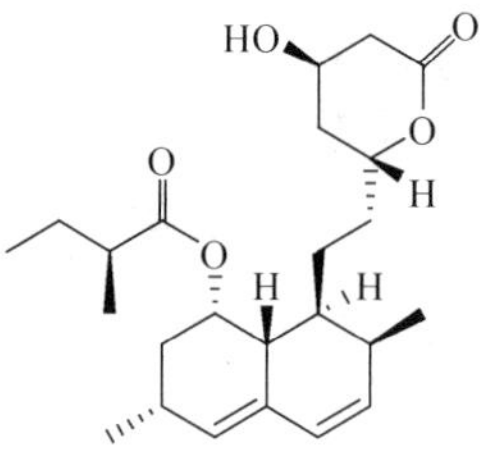

化学名为[1*S*-[1α(*R**)，3α，7β，8β(2S*，4S*)8aβ]]-2-甲基丁酸 1，2，3，7，8a-六氢-3，7-二甲基-8-[2-(四氢-4-羟基-6-氧-2*H*-吡喃-2-基)乙基]-1-萘酯((2*S*)-2-Methylbutanoic acid (1*S*，3*R*，7*S*，8*S*，8a*R*)-1，2，3，7，8，8a-hexahydro-3，7-dimethyl-8-[2-[(2*R*，4*R*)-tetrahydro-4-hydroxy-6-oxo-2*H*-pyran-2-yl]-ethyl]-1-na- phthalenyl ester)

本品为白色结晶性粉末，无臭，无味，略有引湿性。本品不溶于水，略溶于乙醇、乙酸乙酯或乙腈。在丙酮中溶解，在三氯甲烷中易溶，比旋度为+325°～+340°(C=0.5 in acetonitrile)，mp.174.5℃。

20 世纪 70 年代初，日本微生物学家发现从两个不同的青霉菌属分离得真菌代谢物美伐他汀(mevastatin)，并确证它为HMG-CoA还原酶的有效抑制剂，它对HMG-CoA还原酶的亲和性为对底物亲和性的10 000倍，几年后从红曲酶菌(monascus rubber)和土曲霉菌(aspergillus terreus)中分离出结构类似的代谢物洛伐他汀(lovastain)，它的作用为美伐他汀的2倍，结构上的不同之处仅仅在于分子内双环上6'-甲基。由于在狗的实验中发现肠形态学的改变，所以美伐他汀未在临床上使用，而默克公司的Lovastatin于1987年被FDA批准成为第一个上市的HMG-CoA还原酶的抑制剂。

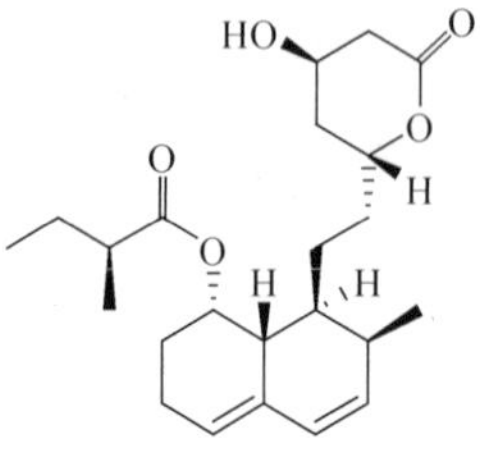

美伐他汀 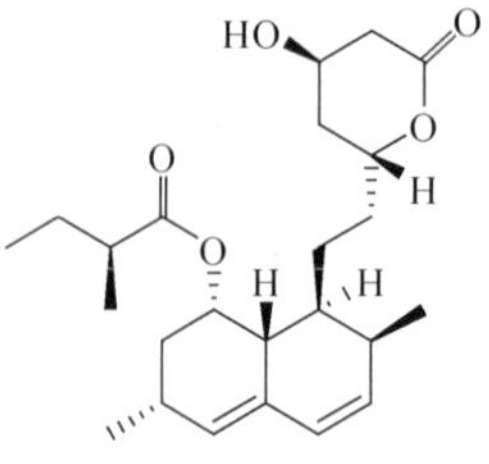　　洛伐他汀

洛伐他汀为无活性的前体药物，需在体内水解为 β-羟基酸衍生物才能发挥作用。由于水解后的结构和 HMG-CoA 还原酶的底物羟甲戊二酰辅酶 A 的戊二酰部分的四面体结构十分类似，所以能与 HMG-CoA 还原酶紧密结合。由于酶识别错误，与其结合后即失去催化活性，使胆固醇合成受阻，故能有效地降低血浆中的胆固醇。

洛伐他汀的主要活性代谢物除其开环的羟基酸衍生物外，还有其 3-羟基、3-亚甲基、3-羟基甲基衍生物，这些代谢物活性均比洛伐他汀略低，3-羟基洛伐他汀进一步重排为 6-羟基代谢物后，则失去活性。

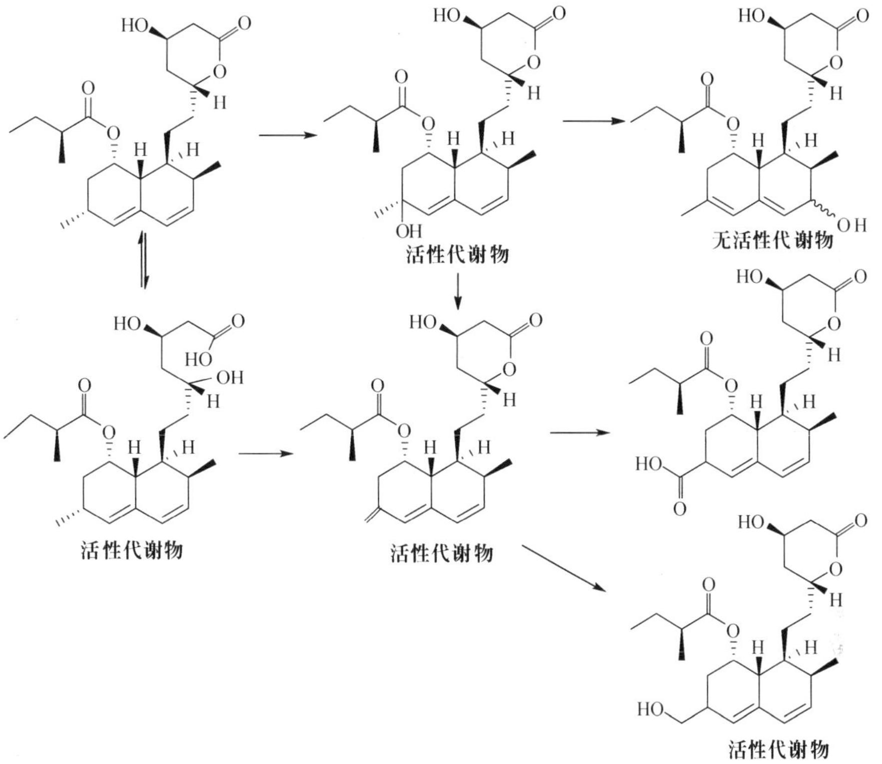

活性代谢物　无活性代谢物

活性代谢物　活性代谢物

活性代谢物

天然他汀类结构复杂，合成困难，通过简化结构，只保留与酶底物相似的结构，开发了一些全合成的他汀类药物。

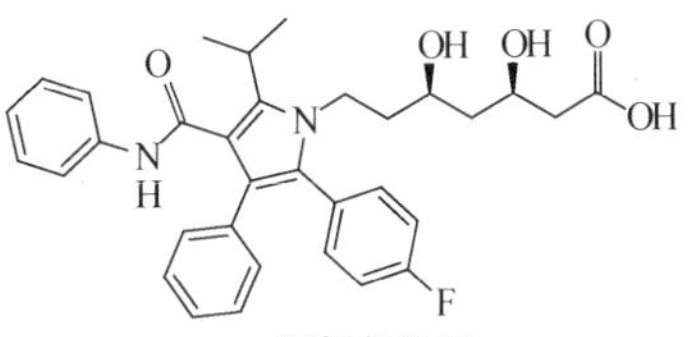

阿托伐他汀 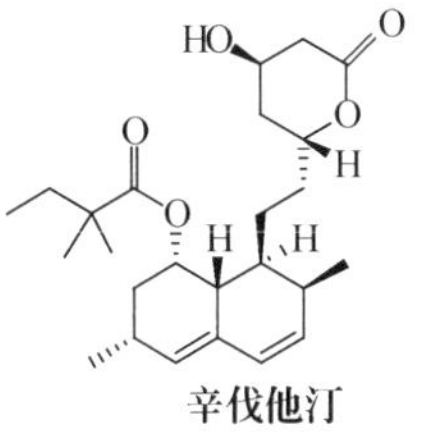　辛伐他汀 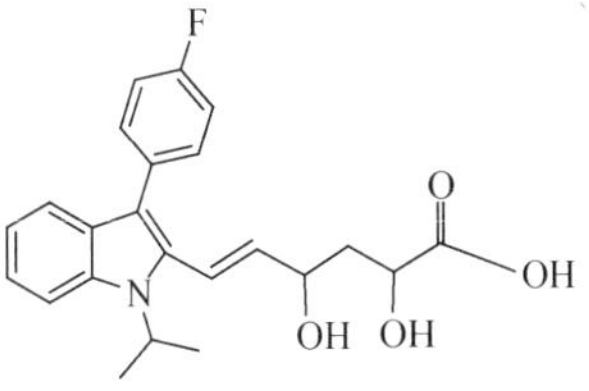　氟伐他汀

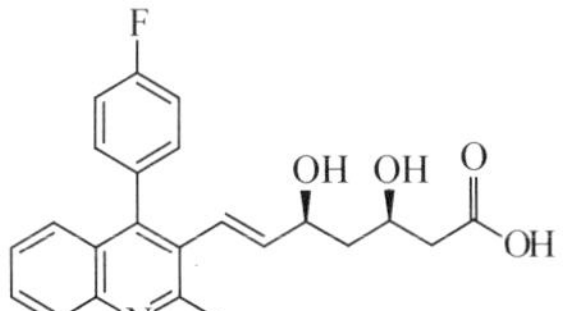

匹伐他汀 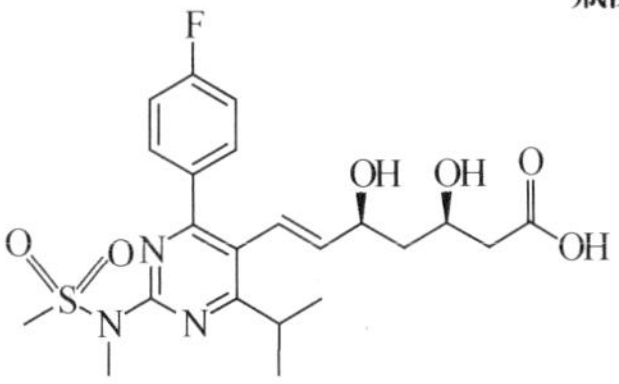　瑞舒伐他汀

洛伐他汀在体内竞争性地抑制胆固醇合成过程中的限速酶羟甲戊二酰辅酶 A 还原酶，使胆固醇的合成减少，也使低密度脂蛋白受体合成增加，主要作用部位在肝脏，结果使血胆固醇和低密

度脂蛋白胆固醇水平降低，由此对动脉粥样硬化和冠心病的防治产生作用。本品还降低血清甘油三酯水平和增高血高密度脂蛋白水平。肌毒性是他汀类药物共同的不良反应，特别是当与苯氧乙酸类药物联用时，横纹肌溶解危险性增加。

第二节　离子通道阻滞剂

离子通道为跨膜的生物大分子，作用类似于活化酶，具有离子泵的作用，产生和传导电信号，参与调节人体多种生理功能。离子通道是各种无机离子跨膜被动运输的通路。生物膜对无机离子的跨膜运输有被动运输（顺离子浓度梯度）和主动运输（逆离子浓度梯度）两种方式。被动运输的通路称离子通道，主动运输的离子载体称为离子泵。

一、钙离子通道阻滞剂

钙离子是心肌和血管平滑肌兴奋-收缩耦联中的关键物质。钙通道阻滞剂抑制细胞外钙离子内流，使心肌和血管平滑肌细胞内缺乏足够的钙离子，导致心肌收缩力减弱，心率减慢，心输出量减少。同时，血管松弛，外周血管阻力降低，血压下降，因而减少心肌做功量和耗氧量。临床用于治疗高血压、心绞痛、心律失常、脑血管痉挛、心肌缺血等。

根据作用机理及化学结构，钙通道阻滞剂可分为：①选择性钙通道阻滞剂：苯烷胺类，如维拉帕米（verapamil）；二氢吡啶类（dihydropyridines，DHP），如硝苯地平（nifedipine）；苯并硫氮䓬类，如地尔硫䓬（diltiazem），见表 4-1；②非选择性钙通道阻滞剂：二苯基哌嗪类：如氟桂利嗪（flunarizine）；③其他类：如普尼拉明（prenylamine）。

表 4-1　临床常用的选择性钙通道阻滞剂

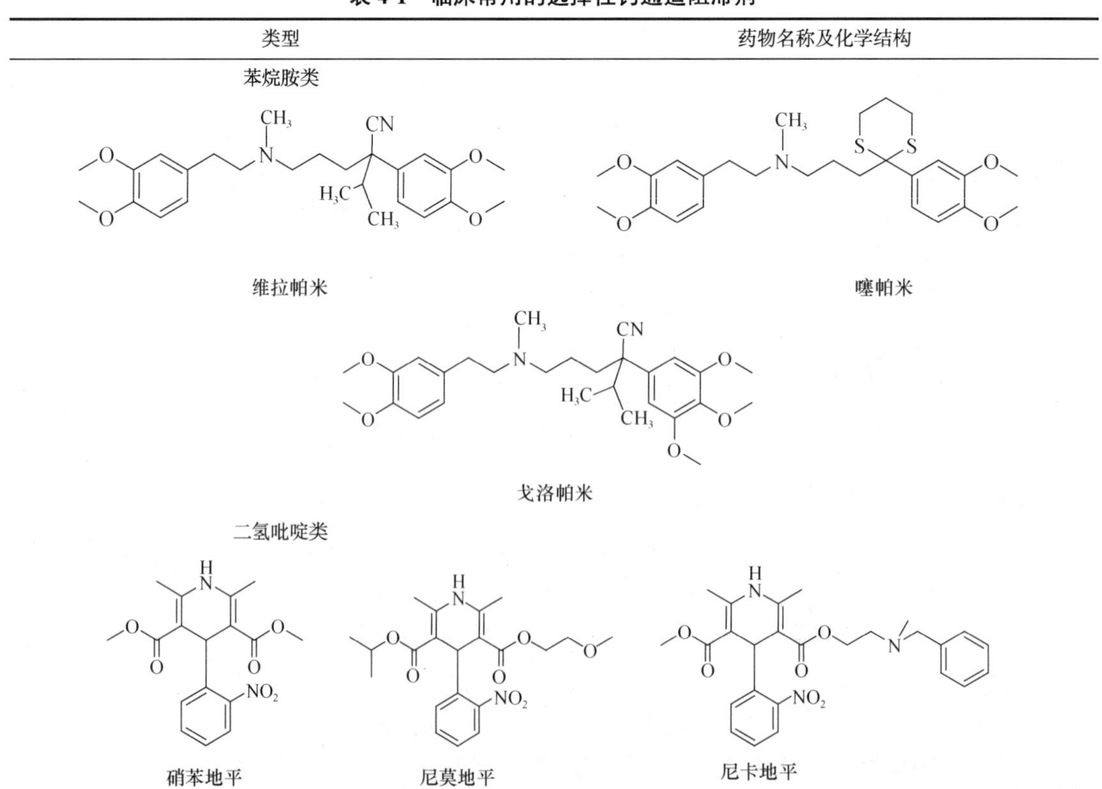

续表

类型	药物名称及化学结构
苯并硫氮䓬类	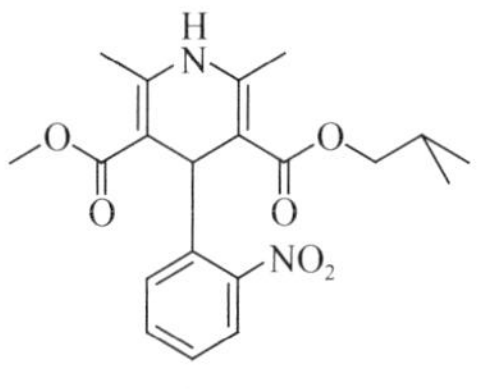 尼索地平 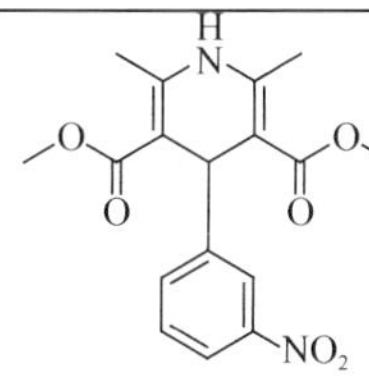　尼群地平 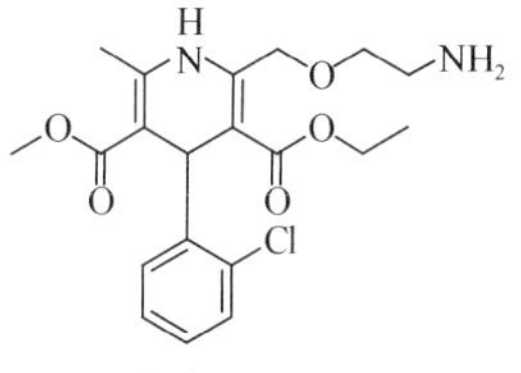　氨氯地平
	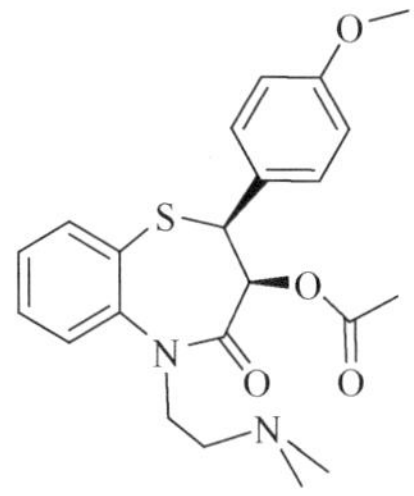 地尔硫䓬 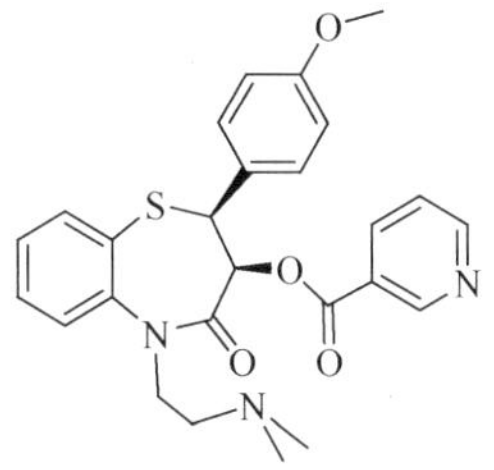　尼克硫䓬

硝苯地平　nifedipine

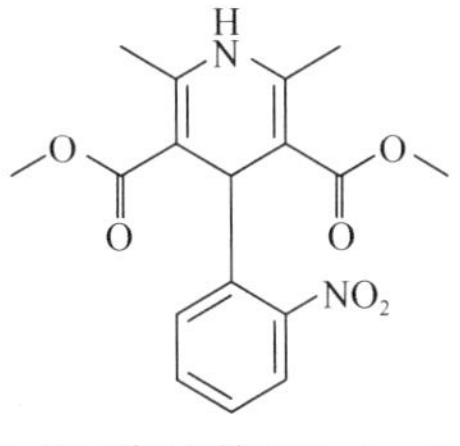

化学名为 1，4-二氢-2，6-二甲基-4-(2-硝基苯基)-3，5-吡啶二甲酸二甲酯,1，4- dihydro-2，6-dimethyl-4-(2-nitrophenyl)-3，5-pyridinedicarboxylic acid dimethyl ester。

本品为黄色结晶性粉末，极易溶于丙酮、二氯甲烷、氯仿、溶于乙酸乙酯，微溶于甲醇、乙醇，几乎不溶于水。mp.155～158.5℃。

本品在光照和氧化剂存在条件下歧化反应，分别生成硝基苯吡啶衍生物和亚硝基苯吡啶衍生物。

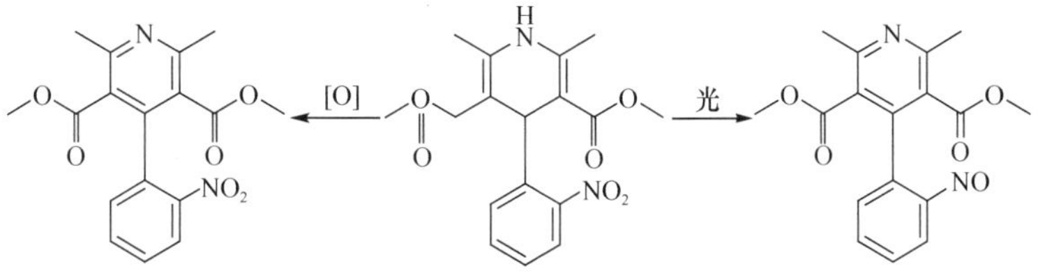

[O]　光

硝苯地平是一个结构对称的 1，4-二氢吡啶衍生物，它的晶体结构已经表明 3 位与 C-2～C-3 键共平面，但 5 位与 C-5～C-6 键不共平面，苯环取代基和吡啶环在空间几乎相互垂直，连接苯环的碳原子成为手性碳原子(图 4-1)。

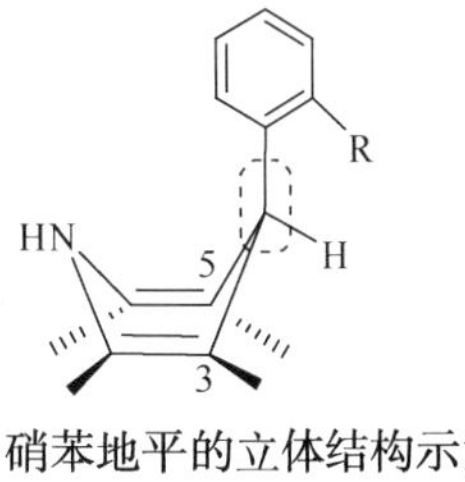

硝苯地平二氢吡啶类钙通道阻滞剂。主要抑制心肌及血管平滑肌细胞膜的钙离子经慢通道内流，使血压下降和冠状动脉扩张。临床用于治疗高血压及预防心绞痛等。

图 4-1　硝苯地平的立体结构示意图

二、钠、钾通道阻滞剂

抗心律失常药(Antiarrhythmic drugs)按作用机制可分为四类：Ⅰ类：钠通道阻滞剂；Ⅱ类：β-受体阻滞剂；Ⅲ类：钾通道阻滞剂，又称延长动作电位时程药物；Ⅳ类：钙通道阻滞剂。

钠通道阻滞剂(抗心律失常)可抑制 Na^+内流，从而抑制心肌细胞动作电位振幅及超射幅度，减慢传导，延长有效不应期，具有抗心律失常作用。

钠通道阻滞剂又分为 Ia、Ib、Ic 三个亚类。

$Ⅰ_a$类：抑制钠通道，延长心室复极期，延长心肌有效不应期。代表药物：奎尼丁(quinidine)、普鲁卡因胺(procainamide)。

$Ⅰ_b$类：抑制 Na^+内流作用弱，促进 K^+外流作用大，对心肌复极一般不影响，代表药物：美西律、利多卡因。

$Ⅰ_c$类：抑制钠通道作用较强，抑制心肌自律性和传导性，明显延长有效不应期。代表药物：普罗帕酮。

钾通道阻滞剂(抗心律失常)可抑制电位依赖性钾通道，延长动作电位时程，延长复极过程而使有效不应期明显延长，从而达到抗心律失常的目的，代表药物有胺碘酮、索他洛尔等。

盐酸胺碘酮　amiodarone hydrochloride

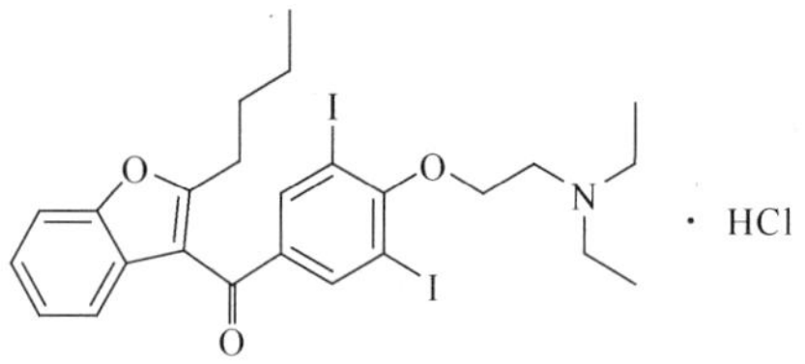

化学名为(2-丁基-3-苯并呋喃基)[4-[2-(二乙胺基)乙氧基]-3，5-二碘苯基]甲酮盐酸盐，2-butyl-3-benzofuranyl)[4-2-(diethylamino)ethoxy]-3，5-diiodophenyl]meth- anone hydrochloride，又名胺碘达隆。

本品为白色或带微黄色结晶性粉末，与一般盐不同的是它在有机溶剂中如氯仿、乙醇中易溶，而在水中几乎不溶。mp.158～162℃，熔融时同时分解。

最初发现天然产物凯林(Khellin，呋喃并色酮)具有解痉和扩冠作用，经结构改造得到盐酸胺碘酮。

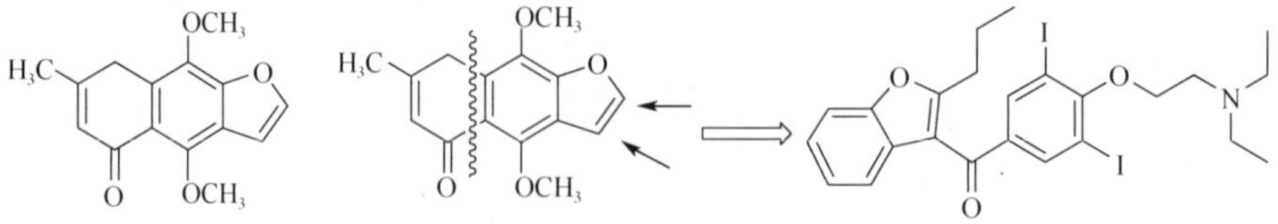

凯林

本品固体较稳定，避光保存 3 年不会分解，但其水溶液(包括 pH 7.4 的磷酸缓冲溶液)则可发生不同程度的降解，在有机溶剂中较水溶液中稳定。

本品结构中含羰基，加乙醇溶解后，加 2，4-二硝基苯肼的高氯酸溶液，反应生成黄色的胺碘酮-2，4-二硝基苯。

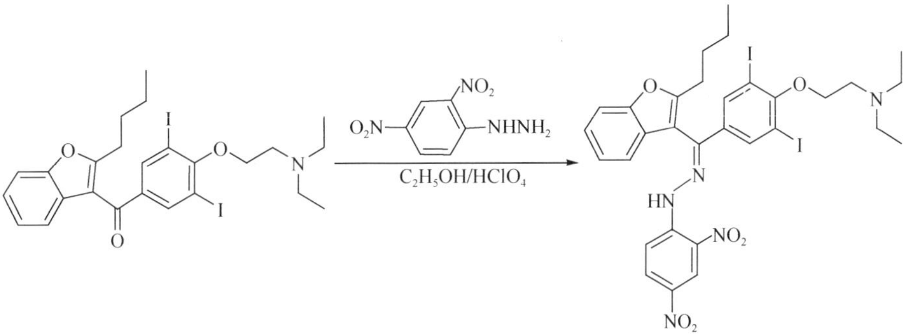

本品阻滞心肌细胞的电压敏感性通道，使 K^+外流速率减慢。延长动作电位时程和有效不应期。临床用于室上性心律失常、室性早博、室性心动过速、心室颤动的控制及预防。

长期使用本品，可导致色素沉积，眼角膜可发生微弱沉着，并可导致甲状腺功能紊乱；大剂量用药，少数病例可发生低血压、心力衰竭。

第三节　血管紧张素转化酶抑制剂及血管紧张素Ⅱ受体拮抗剂

根据药物的作用部位和作用方式，抗高血压药可分为：血管紧张素转化酶抑制剂、血管紧张素Ⅱ受体拮抗剂、钙通道阻滞剂、肾上腺素 β 受体阻滞剂、利尿药、作用于肾上腺素 α-受体的药物作用于血管平滑肌药物(血管扩张药)作用于交感神经末梢药物等。

一、血管紧张素转化酶抑制剂

卡托普利　captopril

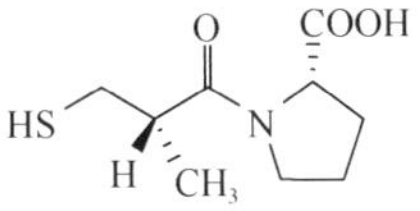

化学名为 1-(3-巯基-2-*D*-甲基-1-氧丙基)-*L*-脯氨酸，1-[(2*S*)-3-mercapto-2-me- thyl-1-oxopropyl]-*L*-proline，又名开博通、巯甲丙脯酸。

本品为白色或类白色结晶粉末，两种晶形，一种为不稳定的，熔点较低，mp.87～88℃，另一种为稳定型，熔点较高，mp.105.2～105.9℃。两个手性中心为 *S*，*S* 构型，用无水乙醇溶解后，测得其比旋度为–127.8°。在生产过程中可出现 *R*，*S* 的异构体，其比旋度大约为+50°，卡托普利具有酸性，其羧酸的 pK_{a1} 3.7，其巯基也显示一定弱酸性，pK_{a2} 9.8。

本品固体稳定性良好，在常温下未发现有显著分解，对光不敏感。

由于巯基的存在，卡托普利易被氧化，能够发生二聚反应而形成二硫键，其氧化反应受 pH、金属离子及本身浓度的影响，金属离子，特别是铜、铁离子的催化作用很强，百万分之一浓度的 Cu^{2+}就会产生这种催化作用，故生产过程中尽量避免接触或带入过渡金属离子，以增强药物的稳定性。

另外，在强烈条件影响下，酰胺键也可发生水解，所以本品的储存应注意密闭防潮。

本品的乙醇溶液，加亚硝酸钠和稀硫酸，振摇，生成的亚硝基化合物使溶液显红色，可以用于本品的定性鉴别。

本品含有还原性的巯基，在碘化钾和硫酸溶液中，被碘酸钾定量氧化，可以用于含量测定。

易引起低血压、高血钾；皮疹，干咳、味觉丧失及蛋白尿等。

二、血管紧张素Ⅱ受体拮抗剂

血管紧张素Ⅱ受体是肾素-血管紧张素-醛固酮（renin-angiotensin-aldosterone system，RAS）发挥作用的活性物质，阻断血管紧张素Ⅱ与受体结合就可阻断 RAS 的生物效应。血管紧张素Ⅱ受体主要有 AT_1 和 AT_2 两种亚型。

血管紧张素Ⅱ受体可分为肽类和非肽类。每类又可分为选择性 AT_1 和 AT_2 受体拮抗剂。首个血管紧张素Ⅱ受体拮抗剂氯沙坦（losartan）于 1995 年经 FDA 批准上市。

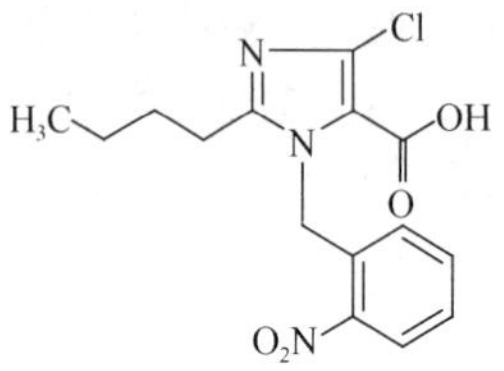

1-苄基咪唑-5-乙酸 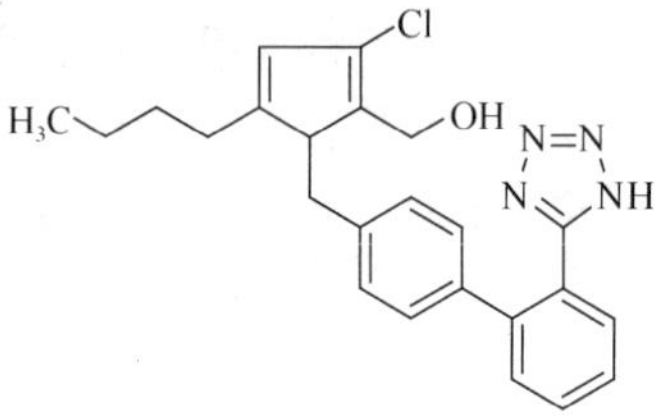　　　　氯沙坦

氯沙坦　losartan

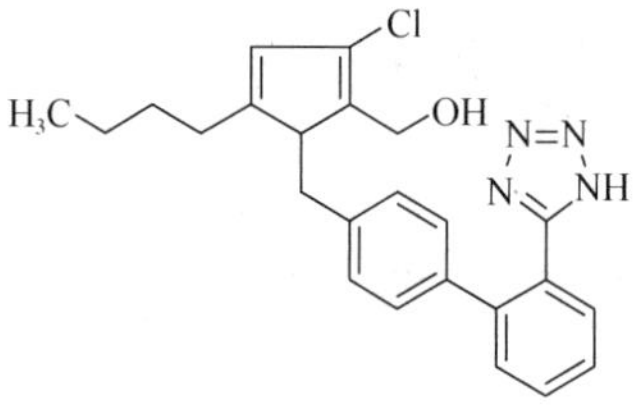

化学名为 2-丁基-4-氯-1-[对-(邻-1*H*-四唑-5-基苯基）苄基]咪唑-5-甲醇，2-but- yl-4-chloro-1-[[2-(1H-tetrazol-5-yl) [1，1-biphenyl]-4-yl]methyl]-1*H*-imidazole-5- methanol)。

本品为白色或类白色结晶性粉末。在水中易溶，在乙醇中溶解，在乙腈、丙酮中微溶。四氮唑环上的 NH 有一定的酸性，为中等强度的酸，药用其钾盐。

本品在胃肠道可迅速被吸收，生物利用度为 35%。大约 14%的氯沙坦剂量被同工酶 CYP2C9 和 CYP3A4 氧化形成 EXP-3174，EXP-3174 为一种非竞争性 AT_1 受体拮抗剂，其作用为氯沙坦的 10～14 倍，因此服用氯沙坦所引起的综合性心血管效应应归因于母体药物和代谢物的联合作用，氯沙坦应被看作前体药物。

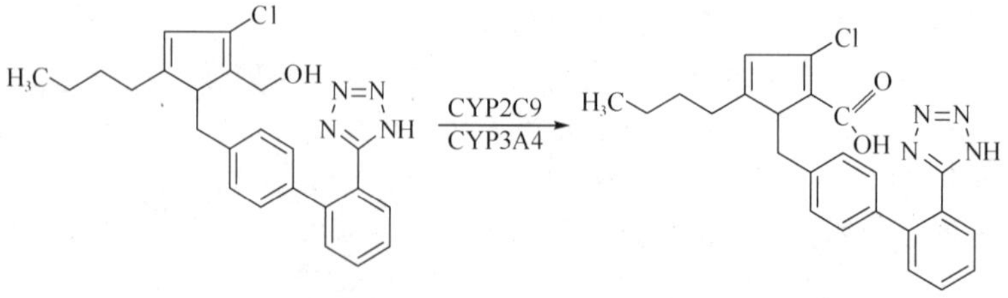

Losartan　　　　EXP-3174

氯沙坦为第一个非肽类血管紧张素Ⅱ受体（AT_1）拮抗剂，口服有效。使收缩压、舒张压均降低，同时能改善左心室功能，对血浆脂质无明显影响。临床用于治疗高血压。

（钟　霞）

第五章 解热镇痛药和非甾体抗炎药

疼痛是机体受到伤害性刺激后产生的一种保护性反应，常伴有恐惧、紧张、不安等情绪活动。疼痛又是某些疾病的一种症状，可使人感到痛苦。剧烈疼痛除反映在感觉上的痛苦和情绪上的不安外，且可导致生理功能紊乱，引起失眠，甚至诱发休克而危及生命。因此，临床上适当使用镇痛药以缓解剧痛并预防休克是必要的。

缓解疼痛的药物，按其药理作用及作用机制，可以分为两大类：其一是主要作用于中枢神经系统、选择性地消除或缓解痛觉的药物，在镇痛时，意识清醒，其他感觉不受影响，这类药物称为镇痛药(analgesics)，多用于外伤性等剧痛；其二是主要作用于外周神经系统、具有镇痛、解热、抗炎作用的药物，对各种钝痛(如头痛、牙痛等)有效。

第一节 解热镇痛药

解热镇痛药(antipyretic analgetics)是一类能使发热病人的体温降至正常，并能缓解疼痛的药物。其中大部分具有抗炎作用(乙酰苯胺类除外)，抗炎作用显著的类型在近几十年里迅速发展成非甾类抗炎药(nonsteroidal anti-inflammatory drugs，NSAID)。非甾类抗炎药也兼有退热、止痛作用，但在临床上的应用有所侧重，主要用于抗炎抗风湿，有的还兼有排尿酸、抗痛风的作用。

解热镇痛药从化学结构上主要可分为水杨酸类、苯胺类和吡唑酮类。

阿司匹林 aspirin

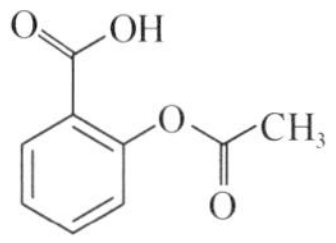

化学名为 2-(乙酰氧基)-苯甲酸，2-ethanoylhydroxybenzoic acid，又名乙酰水杨酸(acetylsalicylic acid)。

本品为白色结晶或结晶性粉末；无臭或微带醋酸臭，味微酸；遇湿气即缓缓水解。本品在乙醇中易溶，在三氯甲烷或乙醚中溶解，在水或无水乙醚中微溶；在氢氧化钠溶液或碳酸钠溶液中溶解，但同时分解。

1830 年从水杨树皮中分离得到水杨苷，后经水解氧化得水杨酸。1875 年 Buss 首先发现了水杨酸钠(sodium salicylate)的解热抗风湿作用，但它有严重的胃肠道副作用。1898 年，德国化学家 Hoffman 对水杨酸进行结构修饰合成了乙酰水杨酸(acetylsalicylic acid)，又名阿司匹林(aspirin)，1899 年应用于临床，100 多年的历史事实证明是一个优良的解热镇痛药，并具有抗炎抗风湿、防止血栓形成的作用。

阿司匹林的合成是以水杨酸为原料，在硫酸催化下经醋酐乙酰化制得。

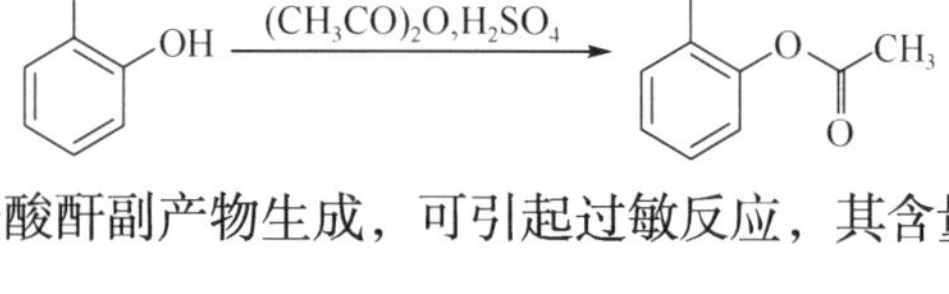

$$\xrightarrow{(CH_3CO)_2O,H_2SO_4}$$

合成中可能有乙酰水杨酸酐副产物生成，可引起过敏反应，其含量不超过 0.003%(*w*/*w*)时则无影响。

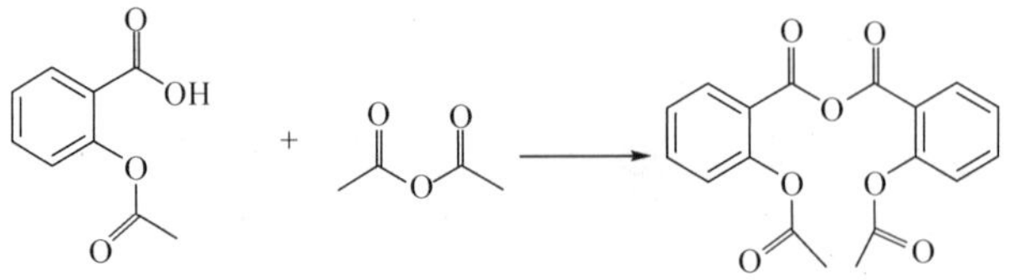

原料水杨酸中可能带入脱羧产物苯酚及水杨酸苯酯，在反应过程中可能生成不溶于碳酸钠的乙酸苯酯、水杨酸苯酯和乙酰水杨酰苯酯。上述副产物不溶于碳酸钠，故药典规定应检查碳酸钠中不溶物。

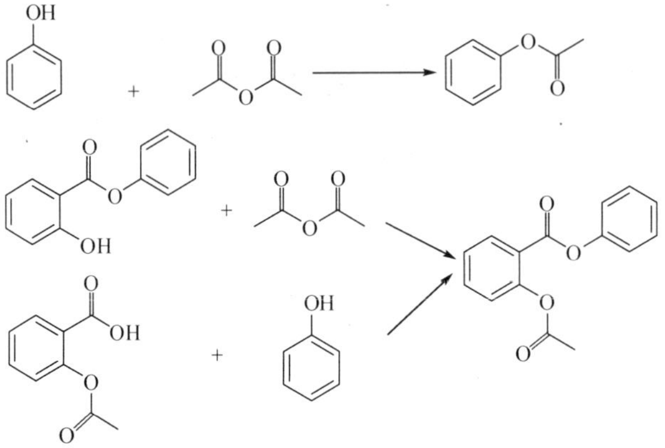

产品中主要杂质为少量未反应的水杨酸，或因储存不当水解产生的水杨酸(阿司匹林具有酚酯结构，又有羧基的邻助作用，遇湿气即缓慢分解)，它在空气中会逐渐被氧化成一系列醌型有色物质，如淡黄、红棕色甚至深棕色，使阿司匹林变色，变色后不可再使用。碱、光线、温度及微量铜、铁等离子可促进水杨酸的自动氧化。本品如有游离水杨酸存在，可采用与铁离子结合产生紫堇色进行检查。

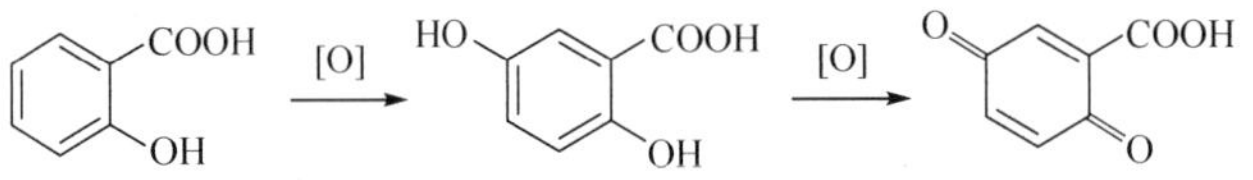

黄色

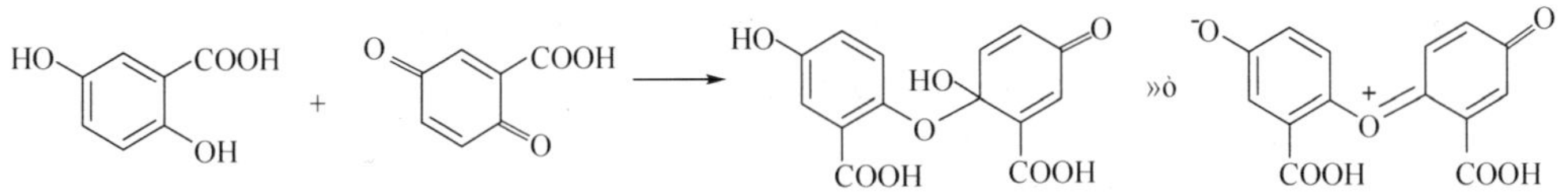

阿司匹林为弱酸性药物，在酸性条件下不易解离，其主要吸收部位在胃及小肠上部易于吸收。其在给药 1h 后大约有 70%被吸收，被吸收的阿司匹林很快即被酯酶水解为水杨酸及乙酸。水杨酸代谢时仅一小部分进一步羟化为 2，5-二羟基苯甲酸，2，3-二羟基苯甲酸，2，3，5-三羟基苯甲酸，而主要部分则与葡萄糖醛酸或甘氨酸结合排出体外(图 5-1)。

阿司匹林对钝痛的作用优于对锐痛的作用，故该药可缓解轻度或中度的钝疼痛，如头痛、牙痛、神经痛、肌肉痛及月经痛，也用于感冒、流感等退热。本品仅能缓解症状，不能治疗引起疼痛、发热的病因，故需同时应用其他药物参与治疗。

本品对血小板聚集有抑制作用，阻止血栓形成，临床可用于预防暂时性脑缺血发作、心肌梗死、心房颤动、人工心脏瓣膜、动静脉瘘或其他手术后的血栓形成。

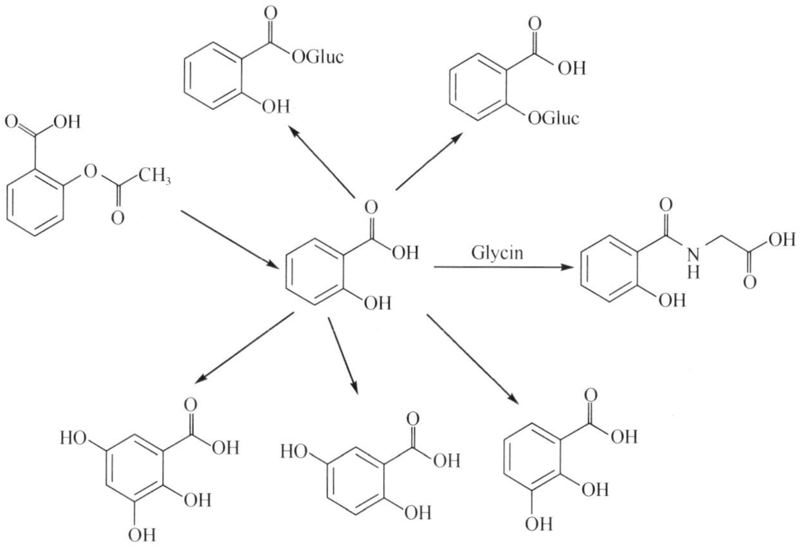

图 5-1　阿司匹林的代谢途径

阿司匹林口服大剂量时对胃黏膜有刺激作用，甚至引起出血，主要是由于游离羧基的存在，因此对其进行了一系列结构修饰，以寻找疗效更好、毒副作用更小的水杨酸衍生物。例如：制成铝盐阿司匹林铝(ethenzamide)、制成前药贝诺酯(扑炎痛，benorilate)、与赖氨酸成盐赖氨匹林(aspirin DL-lysine)和引入氟原子得氟苯柳(flufenisal)、二氟尼柳(diflunisal)。将阿司匹林及其他水杨酸衍生物与聚乙烯醇、醋酸纤维素等含羟基聚合物进行熔融酯化，使其高分子化，所得产物的抗炎性和解热止痛性比游离的阿司匹林更为长效。

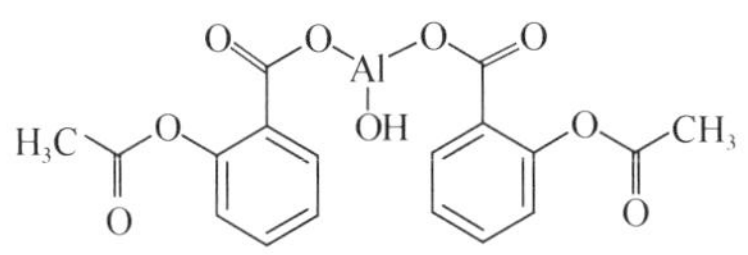

阿司匹林铝 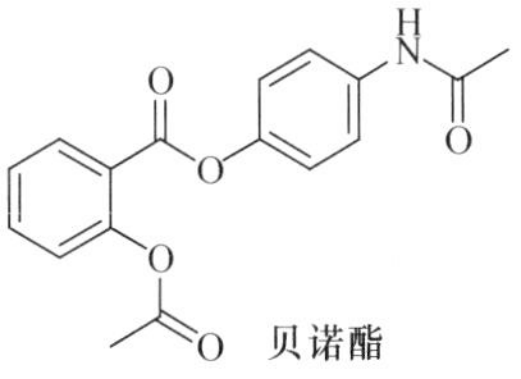　　贝诺酯

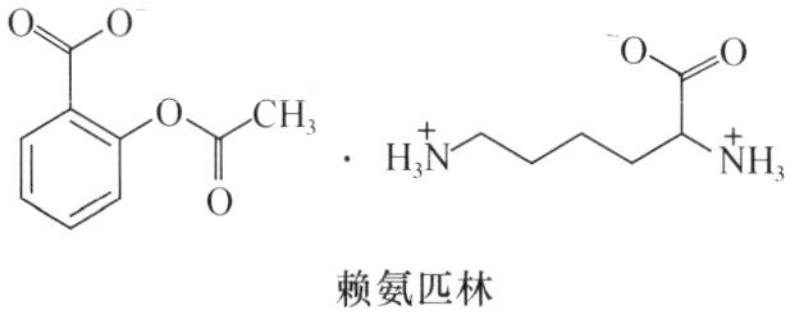

赖氨匹林 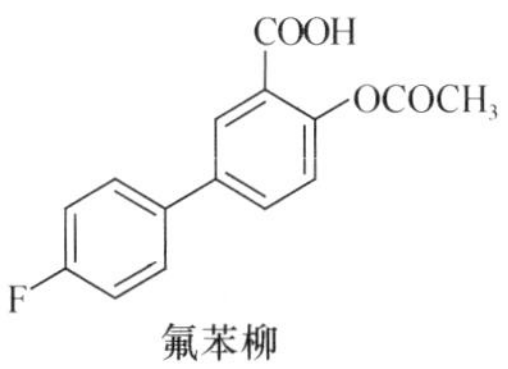　　氟苯柳 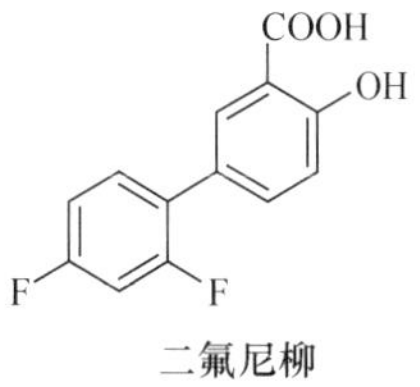　　二氟尼柳

对乙酰氨基酚　paracetamol

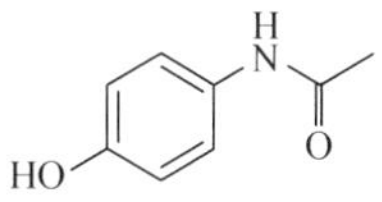

化学名为 *N*-(4-羟基苯基)乙酰胺，*N*-(4-Hydroxyphenyl)acetamide，又名扑热息痛(acetaminophen)。

本品为白色结晶或结晶性粉末，无臭，味微苦。在热水或乙醇中易溶，在丙酮中溶解，在水中微溶，乙醚中不溶。mp.168～171℃。

1875 年发现苯胺具有解热作用，但其破坏血红蛋白并对中枢神经系统毒性大，无药用价值。1886 年发现乙酰苯胺(退热冰)具有强的解热作用，但能引起高铁血红蛋白血症。在发现对氨基酚的羟基醚化后药理作用增强而毒性降低后，合成出非那西丁(phenacetin)，但其可致癌，并对视网膜有毒性。通过对乙酰苯胺和非那西丁的体内代谢研究，发现两者大部分体内转化为对乙酰氨基酚(paracetamol)而呈药效(图 5-2)。

苯胺　乙酰苯胺　非那西丁　对乙酰氨基酚

图 5-2　乙酰苯胺和非那西丁的体内转化

本品含有游离酚羟基，其水溶液与三氯化铁溶液反应，生成蓝紫色的络合物，可用于本品的鉴别。

$$6\ \text{HO-}C_6H_4\text{-NHCOCH}_3 + 2FeCl_3 \longrightarrow [{}^{-}\text{O-}C_6H_4\text{-NHCOCH}_3]_6Fe_2 + 6HCl$$

本品的稀盐酸溶液与亚硝酸钠反应后，再与碱性 β-萘酚反应，呈红色。

$$\text{HO-}C_6H_4\text{-NHCOCH}_3 \xrightarrow{H^+} \text{HO-}C_6H_4\text{-}NH_2 \xrightarrow{NaNO_2/HCl} \text{HO-}C_6H_4\text{-}N_2^+Cl^-$$

$$\xrightarrow{\beta\text{-萘酚}} \text{1-(4-羟基苯偶氮基)-2-萘酚}$$

本品在制备过程中乙酰化不完全或储存不当，使该成品部分水解，都可能有对氨基酚带入成品中。对氨基酚为芳伯氨基与亚硝基铁氰化钠在碱性条件下生成蓝色配位化合物，可用于此法进行限量检查，药典规定对氨基酚含量不得超过十万分之五。

$$\text{HO-}C_6H_4\text{-}NH_2 + Na_2[Fe(CN)_5NO] \longrightarrow Na_2[Fe(CN)_5H_2N\text{-}C_6H_4\text{-OH}]$$

本品水解产物对氨基酚还可进一步氧化降解生成醌亚胺类化合物，颜色逐渐变成粉红色至棕色、最后成黑色，故对乙酰氨基酚注射液应避光、密闭保存。

本品用于发热，也可用于缓解轻中度疼痛，如头痛、肌肉痛、关节痛以及神经痛、痛经、癌性痛和手术后止痛等。尤其用于对阿司匹林过敏或不能耐受的患者。对各种剧痛及内脏平滑肌绞痛无效。

第二节　非甾体抗炎药

炎症是对任何刺激的正常和重要的反应，是一种很重要的自身防御机制，有害刺激物可威胁患者并可能对患者造成局部刺激。前列腺素在体内几乎普遍存在各组织中，生物活性广泛而复杂。其中 PGE_2 和 PGI_2 能扩张血管，增加血管通透性，并能增强其他炎症介质的致炎作用，促进炎症发展。非甾体抗炎药通过抑制环氧化酶的活性，阻断花生四烯酸代谢为前列腺素的途径，达到抗炎的作用。

非甾体抗炎药按化学结构分为3，5-吡唑烷二酮类、邻氨基苯甲酸类、吲哚乙酸类、芳基烷酸类、1，2-苯并噻嗪类及氨基磺酸或甲基磺酸类。

一、3，5-吡唑烷二酮类

1884年在研究奎宁类似物的过程中，德国科学家偶然发现安替比林(phenazone，antipyrine)具有解热镇痛的作用。受吗啡结构中有甲氨基的启发，在安替比林的分子中引入二甲氨基，得到解热镇痛作用比安替比林优、但作用稍慢的氨基比林(aminophenazone，aminopyrine)。但两者都可引起白细胞减少及粒细胞缺乏症等副作用，而后被各国相续淘汰。为增大水溶性，在氨基比林分子中引入水溶性基团亚甲基磺酸钠，得到安乃近(metamizole sodium，analgin)。本品的水溶性大，可做成注射液。虽然毒性较上述药物低，但仍可以可引起粒细胞缺乏症，且稳定性差，而被限制使用。

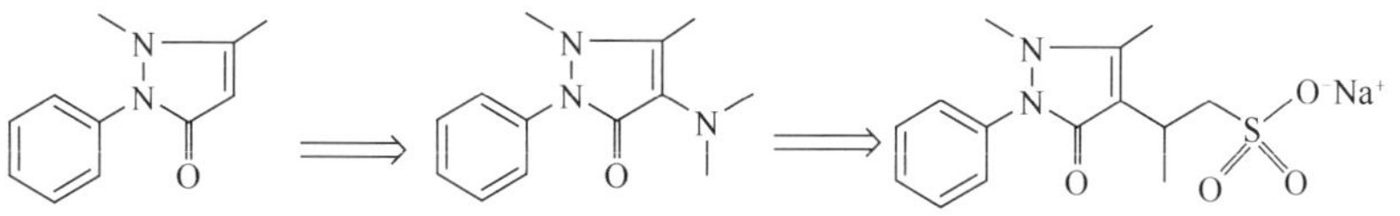

安替比林　　氨基比林　　安乃近

为了提高吡唑酮类药物的作用，同时减少其副作用，瑞士科学家1946年发现吡唑烷二酮类药物保泰松(phenylbutazone)有很好的消炎镇痛作用，用于治疗风湿性关节炎，类风湿性关节炎，但对肝、造血系统有毒害，应用日益减少。但由于它具有较好的排尿酸作用，可治疗急性痛风性关节炎(有效率90%)。1961年发现了保太松的体内代谢物羟基保泰松(oxyphenbutazone)，也具有抗炎抗风湿作用，且毒性较小。磺吡酮(硫氧唑酮，苯磺保太松，sulfinpyrazone)是保太松的衍生物，几乎无消炎作用，但有很强的排尿酸作用(能较强抑制肾小管对尿酸的重吸收)，为强力的促进尿酸排泄剂。一次口服可作用10 h，一天口服0.5 g，血清尿酸值下降51%，并有防血栓形成作用。已载入英美药典。

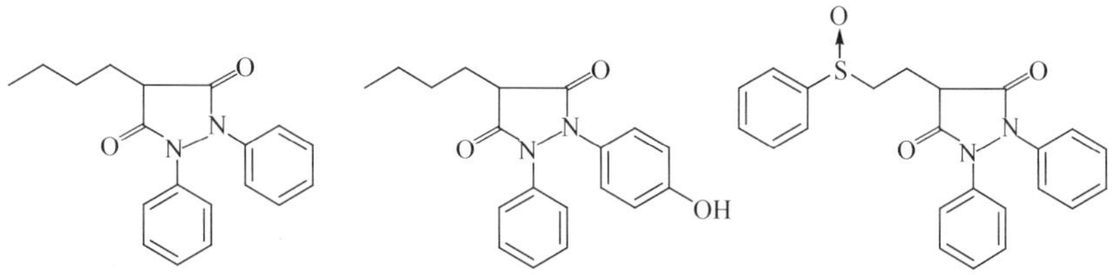

保泰松　　羟基保泰松　　磺吡酮

二、邻氨基苯甲酸类(灭酸类)

为邻氨基苯甲酸衍生物，是60年代发展推广起来的非甾类消炎镇痛药，如甲芬那酸(mefenamic acid)、甲氯芬那酸(meclofenamic acid)、氯芬那酸(chlofenamic acid)和氟芬那酸(flufenamic acid)等。由于引起贫血等不良反应，此类药已少用。格拉非宁(苯胺喹啉，甘氨苯喹，glafenine)在国外应用较多，但在胆结石中已检出其代谢物。

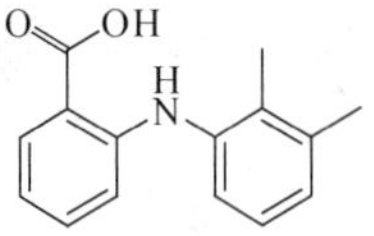

甲芬那酸 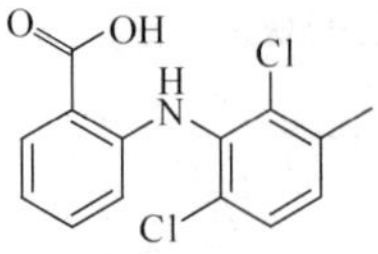　　甲氯芬那酸 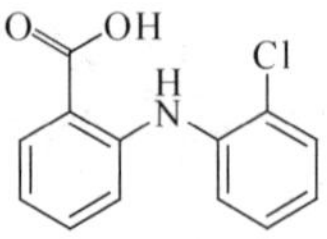　　氯芬那酸

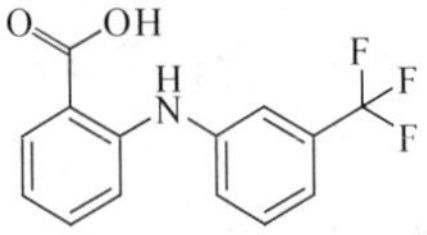

氟芬那酸 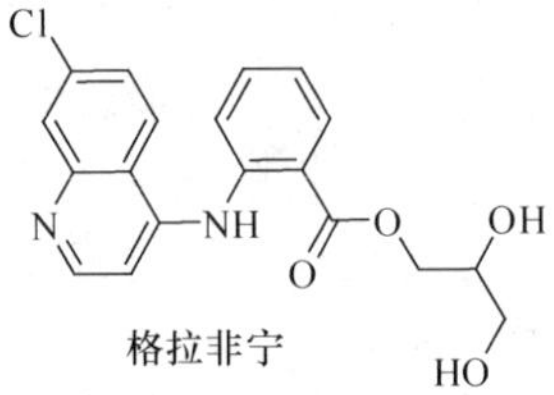　　格拉非宁

三、吲哚乙酸类

吲哚美辛　indomethacin

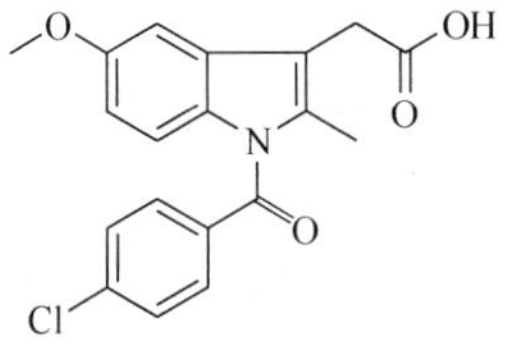

化学名为 2-甲基-1-(4-氯苯甲酰基)-5-甲氧基-1*H*-吲哚-3-乙酸,1-(4-chlorobenzoyl)-5- methoxy-2-methyl-1*H*-indole-3-acetic acid，又名消炎痛。

本品为类白色或微黄色结晶性粉末，几乎无臭，无味，溶于丙酮，略溶于乙醚，乙醇，氯仿及甲醇，微溶于苯，极微溶于甲苯，几乎不溶于水，可溶于氢氧化钠溶液，mp.158～162℃。

5-羟色胺(serotonin)可能为炎症的化学致痛物质，其在体内由色氨酸(tryptophan)经羟化、脱羧而成，同时发现风湿患者体内色氨酸的代谢水平较高。基于上述考虑，对吲哚类衍生物进行了研究，合成了 300 个吲哚乙酸衍生物，1961 年发现吲哚美辛。现已发现，吲哚美辛的作用机制不是对抗 5-羟色胺，而是抑制前列腺素的生物合成。

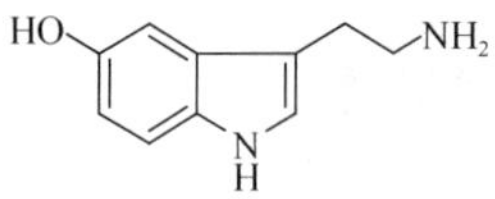

5-羟色胺 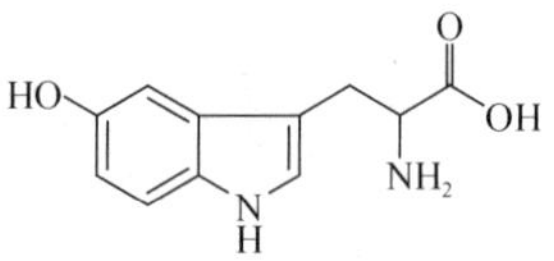　　色氨酸

本品为弱酸性药物，pK_a 4.5，可溶于氢氧化碱溶液。在室温下空气中稳定，但对光敏感。其水溶液在 pH 2～8 较稳定。在强酸强碱中水解，生成对氯苯甲酸和 5-甲氧基-2-甲基-1*H*-吲哚-3-乙酸(Ⅰ)，Ⅰ脱羧生成 5-甲氧基-2, 3-二甲基-1*H*-吲哚(Ⅱ)，Ⅰ和Ⅱ均可进一步被氧化形成有色物质。

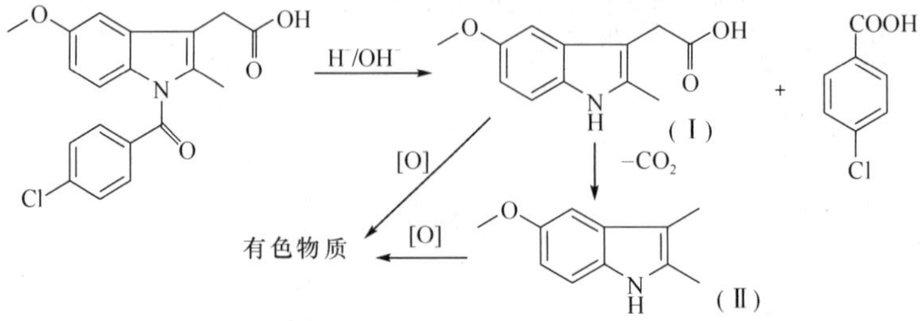

H^+/OH^-　(Ⅰ)　$-CO_2$　[O]　[O]　有色物质　(Ⅱ)

吲哚美辛具有较强的酸性，对胃肠道刺激性较大，且对肝功能和造血系统也有影响。利用生物电子等排原理，将—CH═══引入吲哚美辛导致茚类衍生物舒林酸(sulindac)的问世。舒林酸属前体药物，它在体外无效，在体内经肝代谢被还原为甲硫基化合物而显示生物活性。舒林酸自肾脏排泄较慢，半衰期较长，故起效慢，作用持久，虽作用不如吲哚美辛强，但副作用较轻，耐受性好。

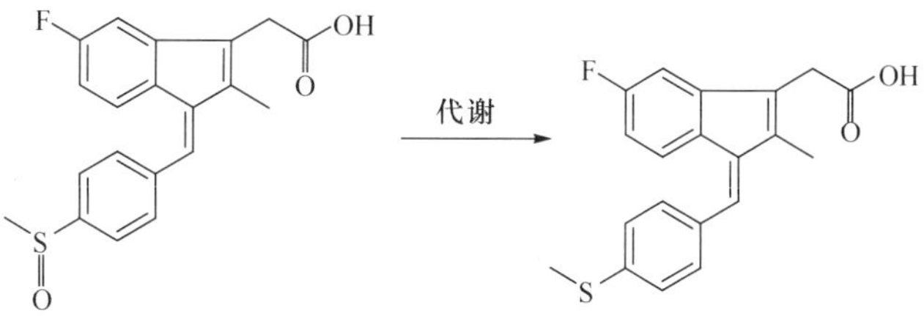

舒林酸

1985 年在英国首次上市了依托度酸(etodolac)，对环氧化酶具有抑制作用，口服 1h 可达血浆最高浓度，$t_{1/2}$ 为 7h，对类风湿性关节炎治疗效果比乙酰水杨酸(3～4 g/d)更有效，且对胃肠道刺激较其他非甾类抗炎药轻且短暂，有较强的镇痛作用。除用于风湿性、类风湿性、骨性关节炎外，还可用于术后止痛。

以叠氮基置换吲哚美辛中的氯原子得到齐多美辛(zidometacin)，抗炎作用强于吲哚美辛，且毒性低。

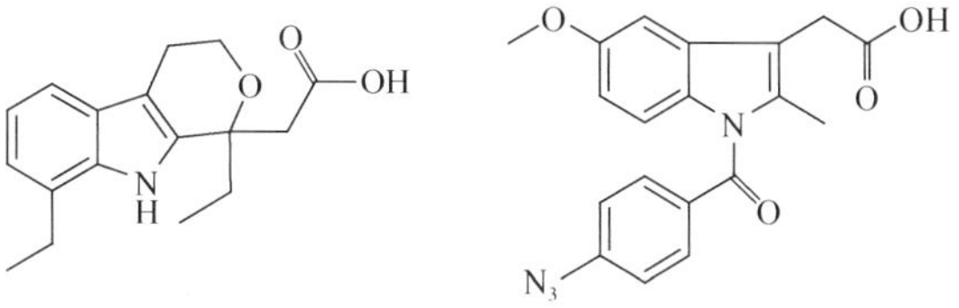

依托度酸　　齐多美辛

本品适用于解热、缓解炎性疼痛作用明显，故可用于急、慢性风湿性关节炎、痛风性关节炎及癌性疼痛；也可用于滑囊炎、腱鞘炎及关节囊炎等；能抗血小板聚集，故可防止血栓形成，但疗效不如乙酰水杨酸。

四、芳基烷酸类

芳基烷酸类非甾体抗炎药目前在临床应用的有数十种，按化学结构可分为芳基丙酸类和芳基乙酸类。

在研究某些植物生长激素时，发现萘乙酸、吲哚乙酸、2，4-二取代的苯氧乙酸类化合物都具有一定的消炎作用。在对上述结构类型的构效关系研究中，发现在苯环上增加疏水性基团可使消炎作用增加，4-异丁基苯乙酸(ibufenac)具有较好的消炎镇痛作用，对胃肠道刺激性较小，应用于临床后，发现它对肝脏有一定毒性。在乙酸基的 α-碳原子上引入甲基得 4-异丁基-α-甲基苯乙酸，即布洛芬，不但消炎作用增强，且毒性也有所降低。将乙酸变为丙酸，不但消炎镇痛作用增强，且毒性下降。60 年代末期，布洛芬(异丁苯丙酸，brufen，ibuprofen)上市，使非甾类抗炎药的发展又有了一个突破性的进展。长期的临床使用证明：它的毒副作用比乙酰水杨酸和对乙酰氨基酚还小，它的抗炎作用虽略逊于后起之秀，但它具有很好的解热、镇痛作用。

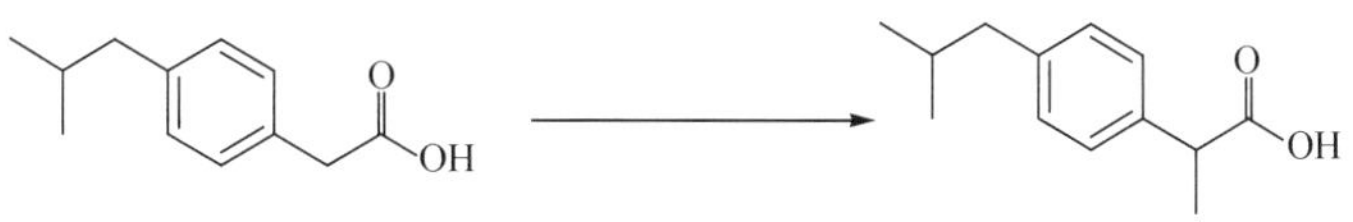

4-异丁基苯乙酸　　布洛芬

布洛芬的发现促使人们对其构效关系进行了深入研究，发现了许多优良的药物：如酮洛芬(酮基布洛芬，ketoprofen)作用优于布洛芬，且毒性更小。氟比洛芬(苯氟布洛芬，flurbiprofen)1976年研制成功，已载入英国药典，经临床观察，未见明显的毒副作用，其作用与酮基布洛芬相似，市场上已有片剂、控释片、与可待因的复方和儿童用栓剂。非诺洛芬(苯氧布洛芬，fenoprofen)对类风湿，风湿性关节炎有效率近 90%，对发热、术后疼痛、牙痛等总有效率 97.8%。

布洛芬　ibuprofen

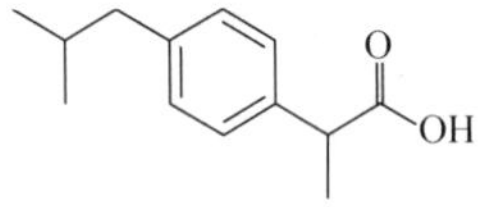

化学名为(±)-α-甲基-4-(2-甲基丙基)苯乙酸，α-methyl-4-(2-methylpropyl) benzeneacetic acid，又名异丁苯丙酸。

本品为白色结晶性粉末；稍有特异臭，几乎无味。本品在乙醇、丙酮、三氯甲烷或乙醚中易溶，在水中几乎不溶，在氢氧化钠或碳酸钠试液中易溶。mp.74.5～77.5℃。

布洛芬在氯化亚砜作用下与乙醇成酯，再在碱性条件下，与盐酸羟胺缩合生成异羟肟酸衍生物，其在酸性条件下与三价铁离子络合形成异羟肟酸铁，显红至暗紫色。

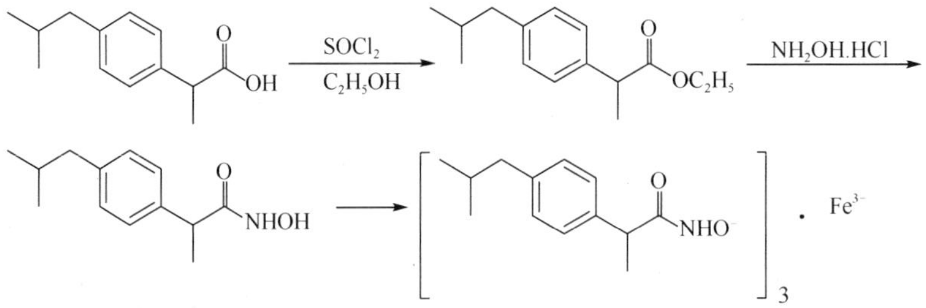

$SOCl_2$，C_2H_5OH；OC_2H_5；$NH_2OH.HCl$；NHOH；NHO^-；Fe^{3+}

布洛芬具有手性中心，临床以消旋体给药。但其药效成分为 S(+)布洛芬。无效的 R(-)异构体，通常在消化道吸收过程中，经酶作用转化为 S(+)型的代谢物而发挥生理活性。

本品可缓解急慢性类风湿性关节炎、骨关节炎、强直性脊柱炎、软组织风湿的发作。用于缓解轻度或中度疼痛。与其他同类解热镇痛抗炎药相比，布洛芬的不良反应较低，但大量、长期服用时，对肾的损害不能忽视。

萘普生　naproxen

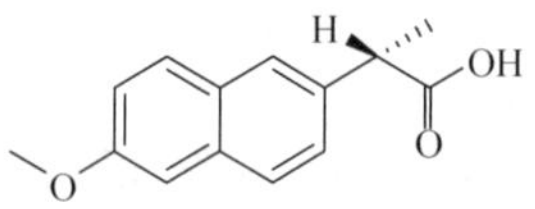

化学名为(+)-α-甲基-6-甲氧基-2-萘乙酸，(α*S*)-6-methoxy-α-methyl-2-naph- thaleneacetic acid。

本品为白色或类白色结晶性粉末；无臭或几乎无臭。本品在甲醇、乙醇或三氯甲烷中溶解，在乙醚中略溶。在水中几乎不溶。mp.153～158℃。比旋度为+63.0°～+68.5°(10 mg/ml 的三氯甲烷溶液)。本品遇光逐渐变色。

本品结构中 6-甲氧基的位置非常重要，若将此取代基移至其他位置，则抗炎活性减弱，若以较小的亲脂性基团，如 Cl、CH_3、F_2CHO 等取代，仍保持抗炎活性，若以较大基团取代，则活性降低。

本品口服吸收迅速而完全，1 次给药后 2～4h 血浆浓度达峰值，在血中 99%以上与血浆蛋白结合，半衰期为 13～14h。约 95%自尿中以原形及代谢产物排出。

对于类风湿性关节炎、骨关节炎、强直性脊椎炎、痛风、运动系统(如关节、肌肉及腱)的慢性变性疾病及轻、中度疼痛如痛经等，均有肯定疗效。中等度疼痛可于服药后 1h 缓解，镇痛作用可持续 7h 以上。

五、1，2-苯并噻嗪类

1，2-苯并噻嗪类药物又称昔康类(oxicams)药物(图 5-3)，其化学结构中含有烯醇型结构，半衰期较长，一天一次给药，作用时间持久，副作用小，是一类新型长效的消炎镇痛药，临床用于类风湿性关节炎、风湿性关节炎及痛风等的治疗。

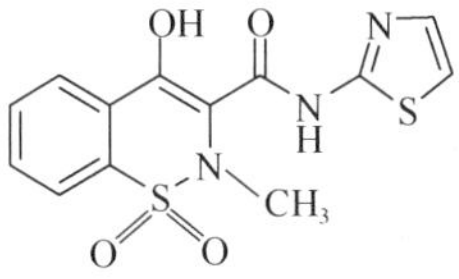

舒多昔康 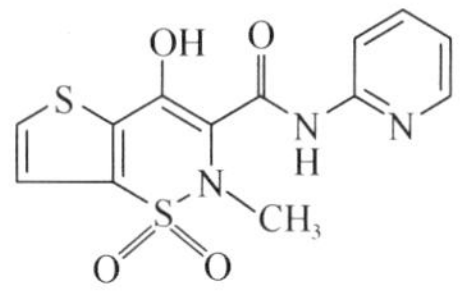　　替诺昔康

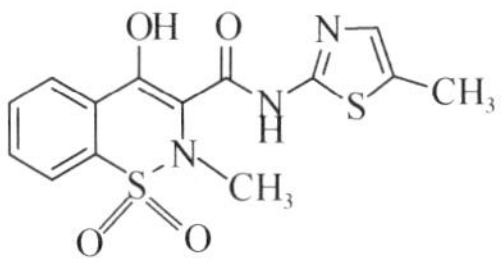

美洛昔康 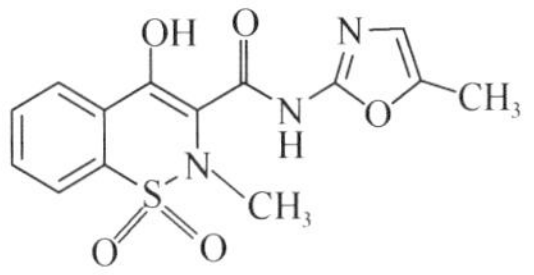　　伊索昔康

图 5-3 临床常用昔康类药物

吡罗昔康 piroxicam

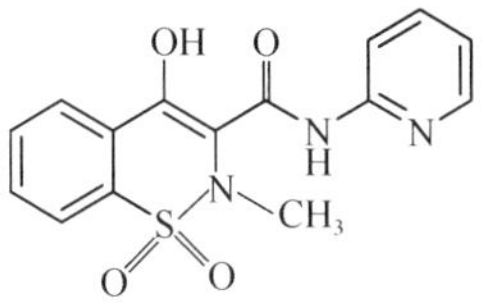

化学名为 2-甲基-4-羟基-*N*-(2-吡啶基)-2*H*-1，2-苯并噻嗪-3-甲酰胺-1，1-二氧化物，4-hydroxy-2-methyl-*N*-2-pyridinyl-2*H*-1，2-benzothiazine-3-carboxamide 1，1- dioxide，又名炎痛昔康。

本品为类白色或微黄绿色的结晶性粉末；无臭，无味。本品在三氯甲烷中易溶，在丙酮中略溶，在乙醇或乙醚中微溶，在水中几乎不溶；在酸中溶解，在碱中略溶。mp.198～202℃，熔融时同时分解。

吡罗昔康结构中由于含有烯醇结构，溶于三氯甲烷后和三氯化铁试液反应显玫瑰红色。在 1，4-二氧六环-水介质中测得 pK_a 值为 6.3。

吡罗昔康的代谢产物因物种不同而有差异，在人、犬、猴和鼠中基本类似。人体中主要代谢为在吡啶核上羟基化产物及与葡萄糖醛酸结合物，只有小部分为苯环上的羟基化，还有水解、脱羧等产物，所有代谢物都失去活性。

本品用于类风湿关节炎、退行性关节病、肩周炎和急性痛风等。

六、COX-2 抑制剂

20 世纪 90 年代初发现人体有 2 种不同的环氧酶(COX)异构体，即 COX-1 和 COX-2。COX-1 为要素性蛋白，是体内正常的、结构性的成分，它调节组织器官内生理性前列腺素，对消化道黏膜起保护作用；COX-2 为诱导性蛋白，其最显著的特性是无异常刺激时极少在正常细胞中出现，但当滑膜细胞等细胞接触 IL-1 等致炎因子或细胞因子后，COX-2 被激活，从而能促使炎症介质前列腺素的合成并诱发炎症反应。

较早的 NSAID 无选择地抑制了 COX-2 和 COX-1，故虽有抗炎、镇痛作用，但不可避免地产生胃肠道等不良反应。而根据计算机模拟，含有甲磺基或氨基磺基的取代苯的分子较大，不易进入 COX-1 的开口，但可进入 COX-2，并与相应的结合点结合，使酶抑制，而呈现选择性。目前已上市第一代 COX-2 抑制剂塞来昔布(celecoxib)和罗非昔布(rofecoxib)，第二代 COX-2 抑制剂伐地昔布(valdecoxib)、依托昔布(etoricoxib)和帕瑞昔布(parecoxib)等(图 5-4)。需要注意的是 COX-2 抑制剂可能会诱发严重的心脏疾病，如默克公司 2004 年撤市的罗非昔布。

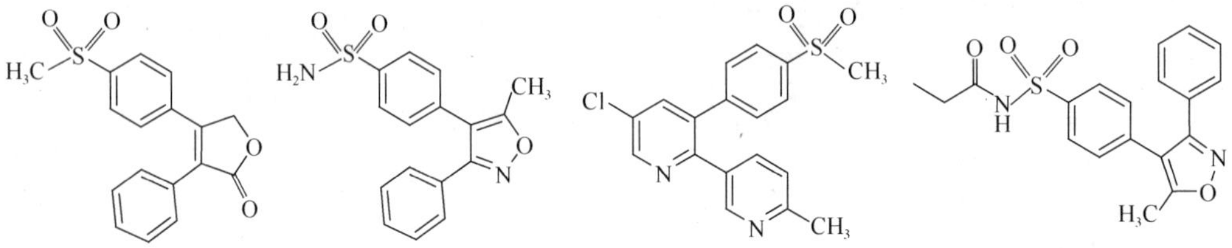

罗非昔布　伐地昔布　依托昔布　帕瑞昔布

图 5-4　临床常用 COX-2 抑制剂

(钟　霞)

第六章　抗 肿 瘤 药

肿瘤(tumor)是机体在各种致癌因素作用下，局部组织的某一个细胞在基因水平上失去对其生长的正常调控，导致其克隆性异常增生而形成的新生物。一般认为，肿瘤细胞是单克隆性的，即一个肿瘤中的所有瘤细胞均是一个突变的细胞的后代。一般将肿瘤分为良性和恶性两大类。所有的恶性肿瘤总称为癌症(cancer)。

自 20 世纪 40 年代氮芥用于治疗恶性淋巴瘤以来，肿瘤化学治疗已有很大进步，从由单一的化学治疗进入联合化疗和综合化疗的阶段，甚至能成功地治愈患者，或能够明显延长患者的生命。随着对肿瘤细胞生物学、分子生物学及基因组学的研究进展，为抗肿瘤药物的研究提供了新的方向和新的作用靶点。

抗肿瘤药物按作用靶点可以分为：①以 DNA 为作用靶点的药物，如烷化剂和抗代谢物；②以有丝分裂过程为作用靶点的药物，如某些天然活性成分；③破坏 DNA 的药物，如氮芥类和亚硝基脲类等；④影响转录过程的药物，如放线菌素 D 等；⑤影响蛋白质或其他细胞分合成的药物。

抗肿瘤药物按其作用原理和来源可分为生物烷化剂、抗代谢物、抗肿瘤抗生素、抗肿瘤植物有效成分、抗肿瘤金属化合物等。

第一节　生物烷化剂

生物烷化剂也称烷化剂，能使体内生物大分子发生烷化剂反应，抗肿瘤药物中使用最早、非常重要的一类药物。这类药物杀伤肿瘤细胞的作用机制是烷化剂在体内能形成缺电子活泼中间体或其他具有活泼的亲电性基团的化合物，进而与生物大分子(DNA、RNA 或某些重要的酶类)中含有丰富电子的基团(如氨基、巯基、羟基、羧基、磷酸基等)进行亲电反应共价结合，使 DNA 分子发生断裂或结构变化，其结果是体内生物大分子失去生物活性，造成肿瘤细胞死亡。

生物烷化剂属于细胞毒类药物，在抑制和杀伤增生活跃的肿瘤细胞的同时，对其他增生较快的正常细胞，如骨髓细胞、毛发细胞和生殖细胞同样产生抑制和杀伤作用，会引起许多严重不良反应，如恶心、呕吐、骨髓抑制、脱发等。另外，肿瘤细胞易产生耐药性而失去治疗作用。

按照化学结构，目前在临床使用的生物烷化剂药物可分为氮芥类、乙撑亚胺类、甲磺酸酯类及多元醇类和亚硝基脲类等。

环磷酰胺　cyclophosphamide

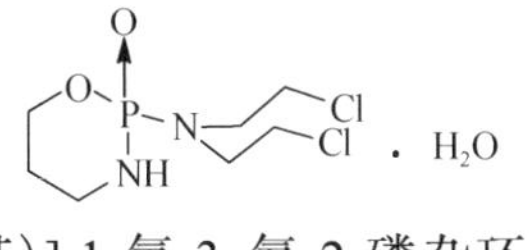

$\cdot\ H_2O$

化学名为 P-[*N*，*N*-双(β-氯乙基)]-1-氧-3 氮-2-磷杂环己烷-P-氧化物一水合物，N，N-bis-(2-chloroethyl) tetrahydro-2*H*-1，3，2-oxazaphosphorin-2-amine-2-ox- ide monohydrate，又名癌得星。

本品含有一个结晶水时为白色结晶或结晶性粉末。在乙醇中易溶，在水或丙酮中溶解，水溶液不稳定，遇热更易分解，故应在溶解后短期在使用。mp.48.5～52℃。注意储存温度与湿度要求，使用前调剂应掌握时间。

本品含不稳定的磷酰胺基，pH 4.0～6.0(2%的水溶液)，加热时极易分解，而失去生物烷化作用。

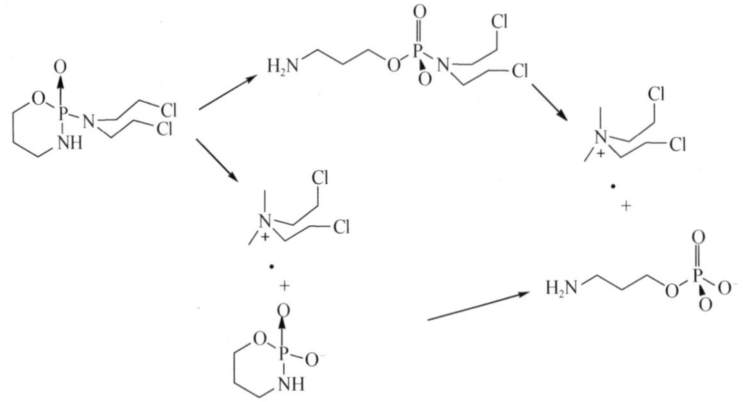

本品可以看成有一个环状的磷酰胺内酯载体的氮芥。在肿瘤组织中被磷酰胺酶催化裂解成活性的去甲氮芥[$HN(CH_2CH_2Cl)_2$]（氮芥类药物起杀伤肿瘤细胞作用的活性部分）而发挥其效能。其性质活泼，能与 DNA 发生交叉联结，抑制其合成。本品在体外对肿瘤细胞无效，只有进入体内后，经过活化才能发挥作用。

异环磷酰胺（ifosfamide）是环磷酰胺的类似物，作用机制和环磷酰胺类似。异环磷酰胺在可代谢为单氯乙基环磷酰胺（monochloroethylcyclophosphamide），这是环磷酰胺所没有的代谢产物，是异环磷酰胺产生神经毒性的主要原因。

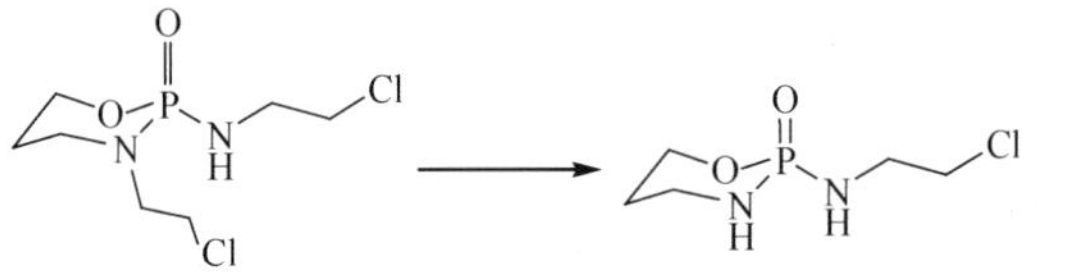

异环磷酰胺　　单氯乙基环磷酰胺

本品的用途较为广泛，主要用于恶性淋巴瘤，急性淋巴瘤细胞白血病，多发性骨髓瘤、肺癌、神经母细胞瘤等治疗，对乳腺癌、卵巢癌、鼻咽癌也有效。毒性比其他氮芥小，偶见患者发生膀胱毒性反应。

顺铂　cisplatin

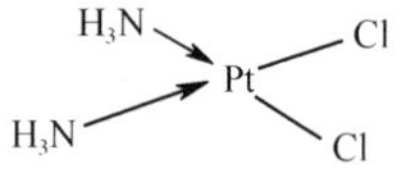

化学名为（Z）-二氨二氯铂，cis-Diamminedichloroplatinum。

本品为亮黄色或橙黄色的结晶性粉末，无臭。易溶于二甲基亚砜，略溶于二甲基甲酰铵，不溶于乙醇，水中溶解度为 0.253 g/100 g（25℃）。

本品是一个四边形铂络合物。

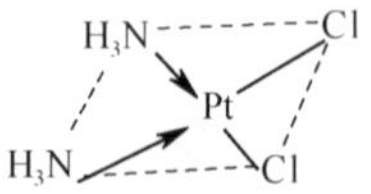

本品在室温条件下，对光和空气不敏感，可长期贮存。加热至 170℃时即转化为反式，溶解度降低，颜色发生变化，至 270℃熔融，分解成金属铂。

本品水溶液不稳定，能逐渐水解和转化为反式，生成水合物（cisplatin hydrate-1）和（cisplatin hydrate-2），进一步水解成低聚物（cisplatin polymer-1）和（cisplatin polymer-2），低聚物无抗肿瘤活性且有剧毒，但在 0.9%氯化钠溶液中不稳定可迅速完全转化为 cisplatin，因而临床上不会导致中毒危险。

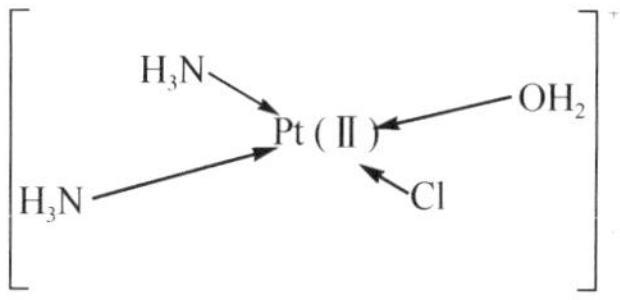

水合物

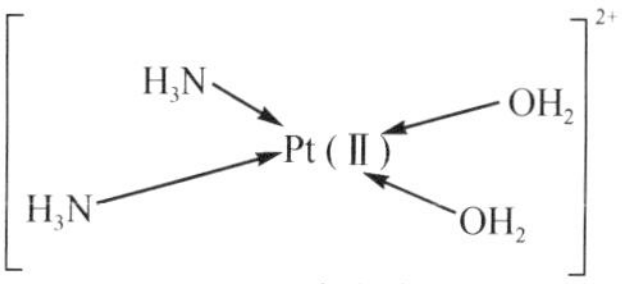

水合物

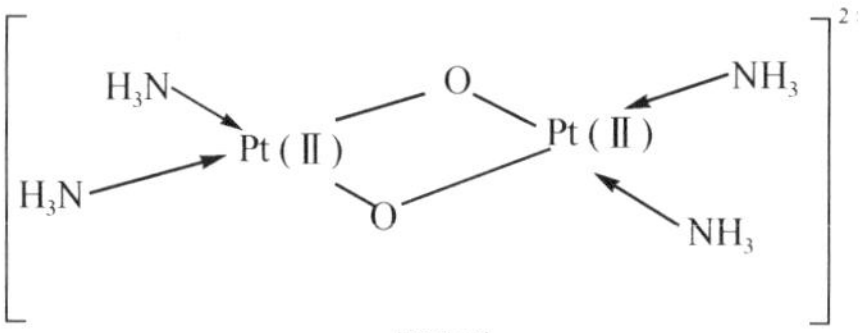

低聚物

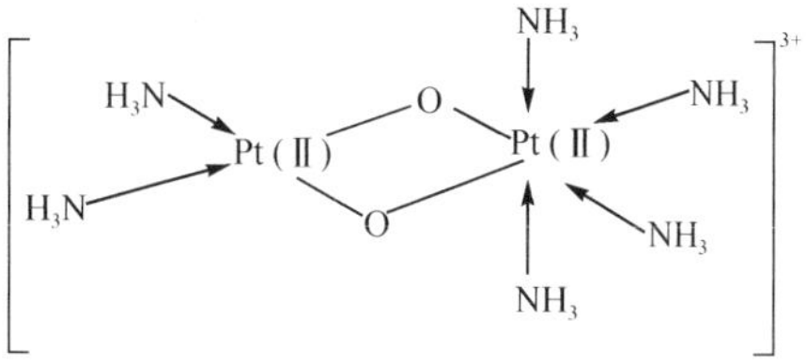

低聚物

本品的作用机制是使肿瘤细胞 DNA 复制停止，阻碍细胞的分裂。

本品水溶性差，且仅能注射给药，缓解期短，并伴有严重的肾、胃肠道、耳及神经毒性，长期使用会产生耐药性。为了克服顺铂的缺点，用不同地胺类和各种酸根与铂（Ⅱ）络合，合成了毒性较低或抗顺铂耐药性的卡铂（carboplatin）和奥沙利铂（oxaliplatin）等。

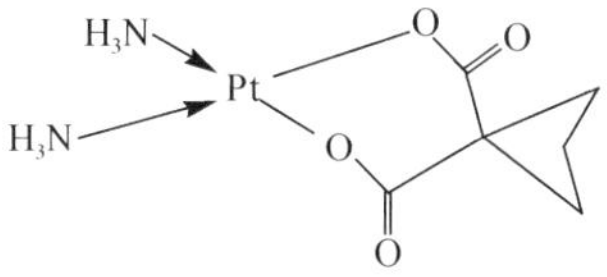

卡铂

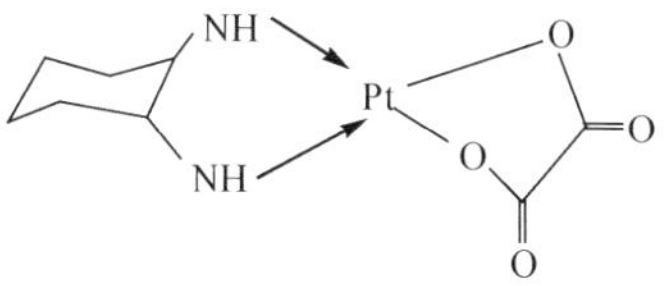

奥沙利铂

第二节 抗代谢药物

这类药是能干扰或通过阻断肿瘤细胞正常代谢过程而致其死亡的一类化合药物，称抗代谢药物。它们的化学结构大多与人体内代谢所必需的物质，如叶酸、嘌呤碱、嘧啶碱等相似。因此能竞争性地占据合成有关生长物质的酶类，而干扰核酸的代谢的代谢，尤其是 DNA 的生物合成，阻止肿瘤细胞的繁殖。因此，这类药主要杀伤 S 期肿瘤细胞，属周期特异性药物。

抗代谢药物通过抑制 DNA 合成中所需的叶酸、嘌呤碱及嘧啶核苷途径，从而阻断肿瘤细胞的生存和复制所必需的代谢途径，按拮抗上述三个不同活性物质的合成途径分类，常用抗代谢物的药物有三类：嘧啶拮抗剂、嘌呤拮抗剂及叶酸拮抗剂。

由于肿瘤组织与正常组织之间核酸合成代谢的无明显差异。故抗代谢物选择较差，往往给人体增殖较快的正常细胞带来毒性。如出现骨髓、消化道黏膜毒副反应等。因此，使用抗代谢物时要密切注意血象。抗代谢药物在肿瘤的化学治疗上仍占有较大的比重，为 40%左右。抗代谢药物的抗瘤范围相对于烷化剂来说比较窄，临床上多用于治疗白血病、绒毛膜上皮癌，但对某些实体瘤也有效。由于抗代谢药物的作用点各异，交叉耐药性相对较少。

氟尿嘧啶 fluorouracil

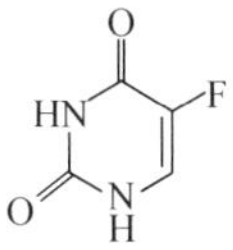

化学名为 5-氟-2，4（1*H*，3*H*）-嘧啶二酮，5-Fluoro-2，4（1*H*，3*H*）-pyrimidinedione，简称 5-FU。

本品为白色或类白色结晶或结晶性粉末，mp.281～284℃（分解）。略溶于水，微溶于乙醇，不溶于氯仿。可溶于稀盐酸或氢氧化钠溶液。

本品与碱熔融破坏后的水溶液显氟化物的特征反应。可作为鉴别方法。

本品在空气及水溶液中都非常稳定，在亚硫酸钠水溶液中较不稳定。原因是亚硫酸钠可与其发生加成反应而使其分解。

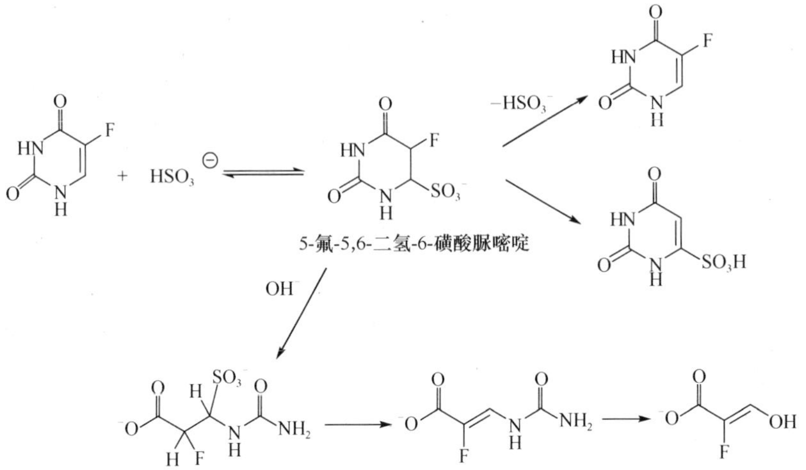

5-氟-5,6-二氢-6-磺酸脲嘧啶

从本品的化学结构看可以是尿嘧啶5位上H为F取代形成的。用氟原子取代尿嘧啶中的氢原子后，由于氟的原子半径相近，氟化物的体积与原化合物几乎相等，加之C-F键特别稳定，在代谢过程中不易断裂，在分子水平与正常代谢物竞争性占据胸腺嘧啶合成酶(TS)，因此使酶失去生物活性，从而抑制DNA的合成；也可渗入生物大分子中，使其中失去活性，导致肿瘤细胞的“致死合成”，最后肿瘤细胞死亡。

本品抗肿瘤谱比较广，对绒毛膜上皮癌及恶性葡萄胎有显著疗效，对结肠癌、直肠癌、胃癌和乳腺癌、头颈部癌等有效，是治疗实体肿瘤的首选药物。

本品疗效确切，但毒性反应较大，可引起严重的消化道反应和骨髓抑制等。因此降低毒性，提高疗效成为改造其结构的重点。根据本品的结构特点，其分子中的*N'*是主要的修饰部位，修饰后得到下列前体药物。

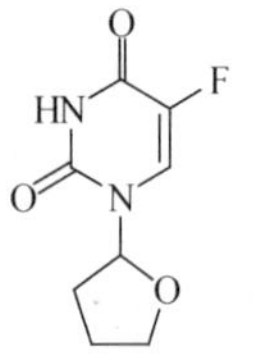

替加氟 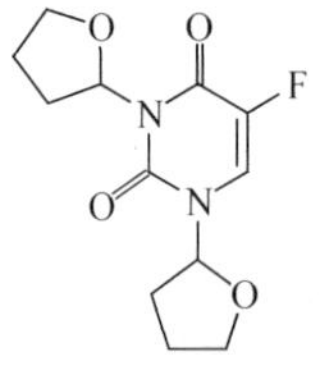　　双呋氟尿嘧啶 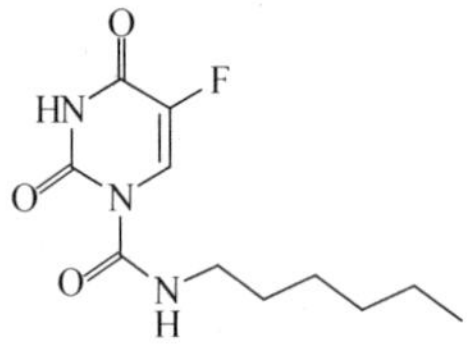　　卡莫氟 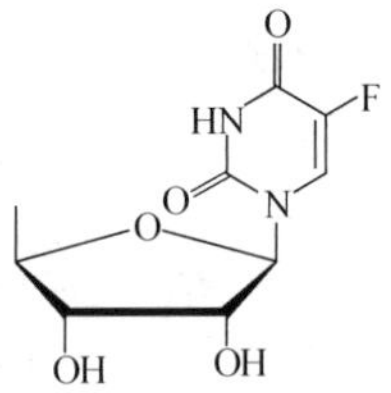　　去氧氟尿苷

甲氨蝶呤　methotrexate

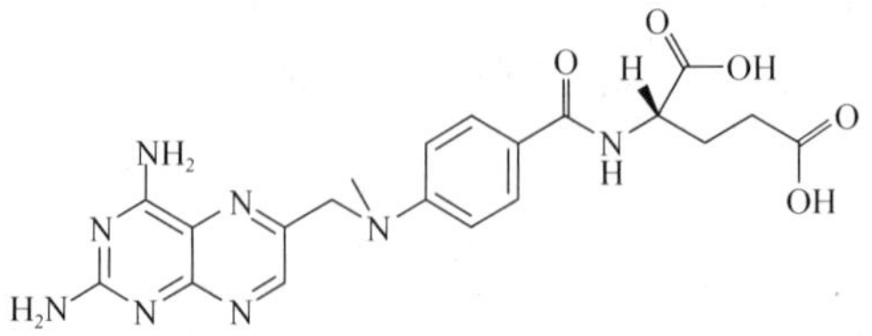

化学名为*L*-(+)-*N*-[4-[[(2，4-二氨基-6-蝶啶基)甲基]甲氨基]苯甲酰基]谷氨酸，*N*-[4-[[(2，4-diamino-6-pteridinyl)methyl]methylamino]benzoyl]-*L*-glutamic acid。

本品为橙黄色结晶性粉末。几乎不溶于水、乙醇、氯仿或乙醚，易溶于稀碱溶液，溶于稀盐酸。

本品含有酰胺基团，在强酸性溶液中酰胺基易水解，生成谷氨酸及蝶呤酸而失去活性。

本品可以看成是由叶酸蝶啶基中的羟基被氨基取代后的叶酸衍生物。

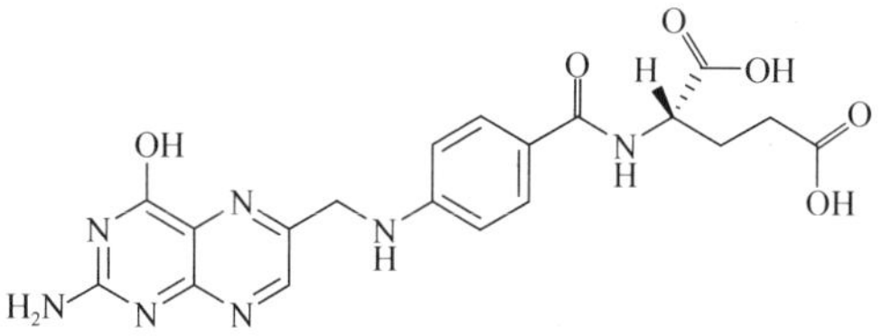

叶酸

叶酸(folic acid)是核酸生物合成的代谢物，也是红细胞发育生长的重要因子，临床用作抗贫血药及孕妇服用预防畸胎。

本品为叶酸的拮抗剂，在体内以活性代谢物 6-巯基嘌呤核苷酸而起抗肿瘤作用。本品有多种作用机制，其中一种以引起“伪反馈抑制”而阻止嘌呤合成。影响 DNA 和 RNA 的合成，阻止肿瘤细胞的生长。作用于 S 期肿瘤细胞效果显著。

本品在强酸性溶液中不稳定，酰胺基会水解，生成谷氨酸及蝶呤酸而失去活性。与弱有机酸类药物合用，会延缓药物的排泄，导致严重的骨髓抑制。

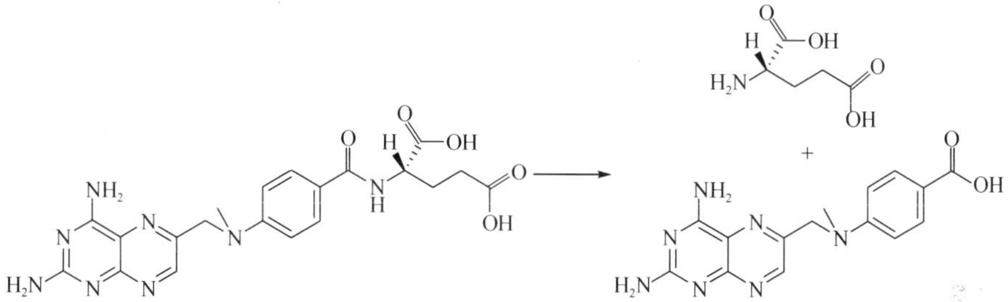

本品主要用于治疗急性白血病，绒毛膜上皮癌和恶性葡萄胎，对头颈部肿瘤、乳腺癌、宫颈癌、消化道癌和恶性淋巴癌也有一定的疗效。本品大剂量引起中毒时，可用亚叶酸钙(leucovofin calcium)解救。亚叶酸钙即甲酰四氢叶酸钙，可提供四氢叶酸，与本品合用可降低毒性，不降低抗肿瘤活性。

第三节　抗肿瘤的植物药有效成分及其衍生物

从植物中寻找抗肿瘤药物，在国内外已经成为抗癌药物研究的重要组成部分。植物药抗肿瘤的有效成分研究属于天然药物化学的内容，但在天然药物有效成分上进行结构修饰，半合成一些衍生物，寻找疗效更好的药物的研究近年来发展较快，成为抗肿瘤药物的一个重要组成部分。

伊立替康　irinotecan

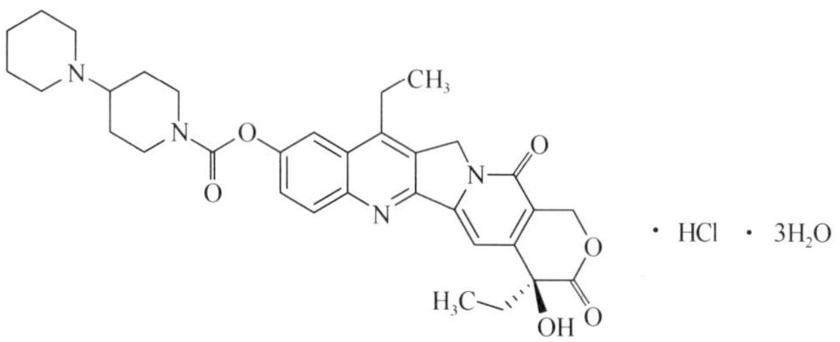

$\cdot HCl \cdot 3H_2O$

化学名为 10-羟基喜树碱，[1，4'-Bipiperidine]-1'-carboxylic acid(4*S*)-4，11-di- ethyl-3，4，12，

14-tetrahydro-4-hydroxy-3，14-dioxo-1*H*-pyrano[3′，4′，6，7]indoliz- ino[1，2-*b*]quinolin-9-yl ester hydrochloride trihydrate.

本品为黄色柱状结晶，不溶于水，微溶于有机溶剂，由于具有酚性羟基而溶于碱性水溶液，溶液具有黄色荧光。

喜树碱有较强的细胞毒性，对消化道肿瘤(如胃癌、结肠直肠癌)、肝癌、膀胱癌和白血病等恶性肿瘤有较好的疗效。但对泌尿系统的毒性比较大，主要为尿频、尿痛和尿血等。羟基喜树碱毒性比喜树碱低，很少引起血尿和肝肾功能损伤，临床主要用于肠癌、肝癌和白血病的治疗。但是羟基喜树碱和喜树碱一样，水溶性比较差，应用比较困难。

本品一般为粉针剂，通过静脉注射，主要以原形从粪便排出。

紫杉醇 paclitaxel

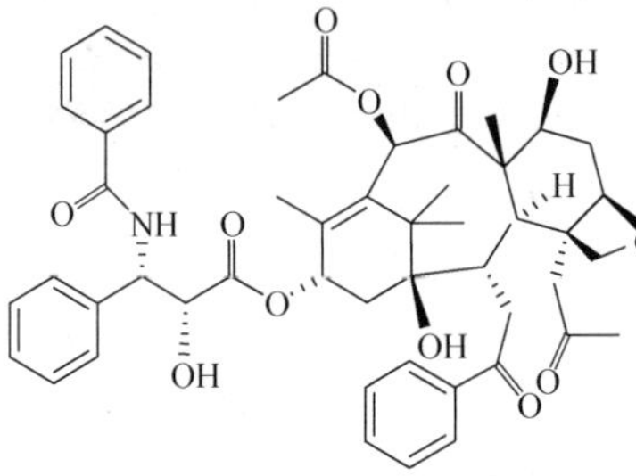

本品又名 taxol，为白色针状结晶，213～216℃(分解)，难溶于水。

本品最先从红豆杉科植物美国西海岸的短叶红豆杉的树皮提取得到。目前已对红豆杉科的 2 属 8 个种及若干变种进行了研究，发现了大量具有紫杉烷骨架及类似骨架的化合物。但迄今为止，还没有发现抗癌活性强于紫杉醇的天然来源的紫杉烷类化合物。

但是紫杉醇在使用过程可遇到两个主要问题：一是水溶性很差(0.03 mg/ml)，难以制成合适制剂，生物利用度低；二是在数种红豆杉属植物中含量很低(最高约 0.07%)，加之紫杉醇生长缓慢，树皮剥去后不能再生，树木将死亡，使来源受到限制。目前，所用的药物是从浆果紫杉的新鲜叶中提取得到前体紫杉醇母核 10-去乙酰巴卡亭Ⅲ为原料，进行半合成紫杉醇及其衍生物。

紫杉醇为水针剂，需贮存于避光 2～8℃冰箱内，需静脉滴注。

（钟　霞）

第七章 抗 生 素

第一节 抗生素概述及分类

抗生素的主要来源是生物合成（发酵），也可以通过化学合成和半合成方法制得。有些天然抗生素具有较强的抗菌作用，但在化学稳定性、不良反应、抗菌谱等方面存在缺陷，抗生素的半合成及结构修饰就是为了增加稳定性，降低不良反应，扩大抗菌谱，减少耐药性，改善生物利用度，提高疗效或改变用药途径。

每类抗生素均有其作用特点，其杀菌作用机制大致可归纳为以下四种：

(1)抑制细菌细胞壁的合成：通过抑制细菌细胞壁的合成，导致细菌细胞壁缺损致使细菌死亡。哺乳动物的细胞没有细胞壁，不受这些药物的影响，故此类抗生素对哺乳动物的毒性较小。以这种方式作用的抗生素包括青霉素类和头孢菌素类。

(2)对细胞膜的作用：通过与细菌的细胞膜相互作用而影响膜的渗透性，导致一些重要的生理物质外漏，引起细菌死亡。以这种方式作用的抗生素有多黏菌素和短杆菌素。

(3)干扰蛋白质的合成：阻碍细菌蛋白质的合成，抑制合成所必需的酶。以这种方式作用的抗生素主要有四环素类、氨基糖苷类、大环内酯类和氯霉素等。

(4)抑制核酸的转录和复制：阻止细胞分裂和(或)所需酶的合成，抑制核酸的功能，以这种方式作用的抗生素主要有利福霉素类。

抗生素的发现和使用使危害人类健康的细菌感染力性疾病得到控制，但随着抗生素在临床的广泛使用，很快出现了耐药菌，不仅使抗生素的使用出现了危机，而且使人类的健康又一次面临着严重的威胁。细菌的耐药性又称抗药性，一般是指细菌与药物多次接触后，对药物的敏感性下降甚至消失，致使药物对耐药菌的疗效降低或无效。病原微生物耐药性可分为天然和获得性耐药性两种，前者系遗传特征，一般不会改变，后者系由病原微生物体内脱氧核糖核酸(DNA)的改变而产生。

细菌对抗生素的耐药性的发生机理有：

(1)使抗生素分解或失去活性：细菌产生一种或多种钝化酶或水解酶（如 β-内酰胺酶、氨基糖苷类钝化酶、氯霉素乙酰转移酶），来水解或修饰进入体内的抗生素，使之失去生物活性。临床上抗感染药治疗失败也与此有关。

(2)使抗菌药物作用的靶点发生改变：由于细菌自身发生突变或细菌产生某种酶的修饰使抗生素的作用靶点（如核糖体或核蛋白）的结构发生变化，使抗菌药物无法发挥作用。

(3)细胞特性的改变：细菌细胞通透性改变，使抗生素无法进入细胞内，从而难以达到靶位。

(4)细菌产生药泵：将进入细胞的抗生素泵出细胞，这是细菌产生的一种主动转运方式，将进入细胞内的药物泵出至胞外，使之不受抗生素的作用。

细菌耐药性的发生与发展是抗菌药物广泛应用，特别是无指征滥用的后果，因此临床上应特别注意合理用药。

第二节 β-内酰胺类抗生素

内酰胺被用来命名环状的酰胺，与羰基相连的碳被指定为 α 碳，下一个碳为 β 碳，因此 β-内酰胺是在一个环中具有四个原子的环酰胺。β-内酰胺环是该类抗生素发挥生物活性的必需基团，在与细菌作用时，β-内酰胺环开环与细菌内部生物活性物质发生酰化作用，参与或影响细菌的代谢过程，进而杀伤或抑制细菌繁殖。由于 β-内酰胺环既为酰胺又是分子张力较大的四元环，化学性质不稳定，易发生水解开环，导致失活。

一、β-内酰胺类抗生素的分类

根据 β-内酰胺环是否连接有其他杂环以及所连接杂环的化学结构，β-内酰胺类抗生素又可被分为青霉素类(penicillins)、头孢菌素类(cephalosorins)以及非经典的 β-内酰胺抗生素。非经典 β-内酰胺抗生素主要有：碳青霉烯(carbapenem)、青霉烯(penem)、氧青霉烷(oxypenam)和单环 β-内酰胺类(monobactam)等。

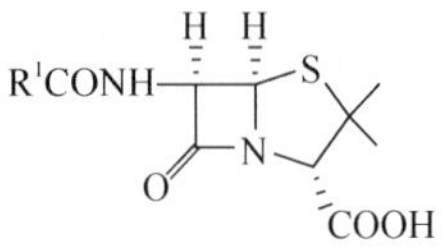

青霉素类 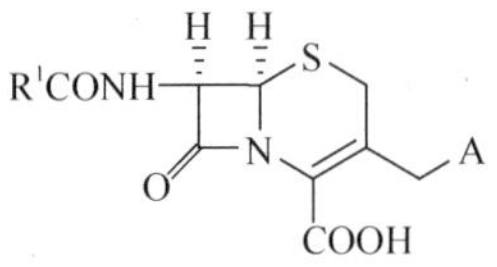　　头孢菌素类

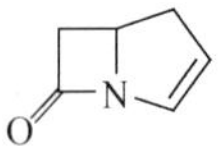

碳青霉烯 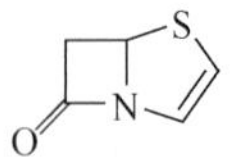　　青霉烯 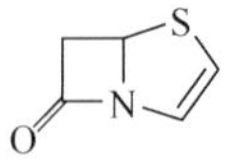　　氧青霉烷 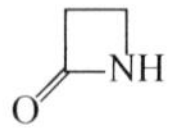　　单环β-内酰胺类

二、β-内酰胺类抗生素的结构特点

(1)分子内有一个四元 β-内酰胺环，除了单环 β-内酰胺外，该四元环通过 *N* 原子和邻近的第三碳原子与另一个五元环或六元环稠合，青霉素为 β-内酰胺环与氢化噻唑环并合，而头孢菌素则为 β-内酰胺环和氢化噻嗪环并合。

(2)分子中均含有羧基，其酸性足以与碱金属离子如钾、钠形成水溶性盐或与普鲁卡因等有机碱形成盐，使稳定性提高。

(3)母核分子中均含有伯氨基，可与各种酰基侧链结合形成半合成 β-内酰胺类抗生素，青霉素类在 6 位，而头孢菌素类在 7 位。母核分别为 6-氨基青霉烷酸(6-APA)和 7-氨基头孢烷酸(7-ACA)。

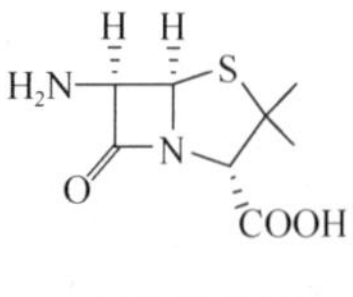

6-氨基青霉烷酸 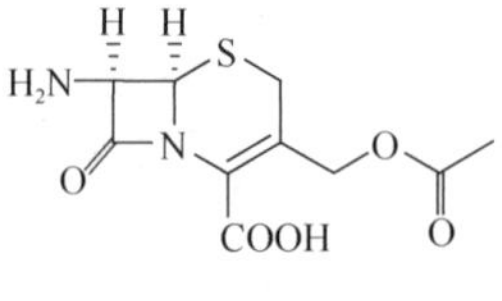　　7-氨基头孢烷酸

(4)β-内酰胺为一平面结构，但两个稠合环不共平面，青霉素类沿 N-1-C-5 轴折叠，头孢菌素类沿 N-1-C-6 轴折叠.

(5)青霉素类抗生素的母核上有三个手性碳，8 个旋光异构体中只有绝对构型为 2*S*，5*R*，6*R* 的具有活性。头孢菌素类抗生素的母核上有 2 个手性碳，4 个旋光异构体，绝对构型为 6*R*、7*R*。

(6)头孢菌素类抗生素的 3 位存在乙酰氧基甲基，其乙酰氧基为易离去基团，可被其他基团取代，而此部位的改变可增加抗菌活性和改变其药物代谢的动力学性质。

(7)6-APA 和 7-ACA 是 β 内酰胺类抗生素保持其生物活性的基本结构，而侧链酰基的引入则可调节其抗菌谱和对酶的作用方式、抗菌作用的强度及理化性质。

三、青霉素及半合成青霉素类

青霉素是霉菌属的青霉菌所产生一类结构相似的抗生素的总称。天然青霉素是从菌种发酵制得的，半合成青霉素是在6-氨基青霉烷酸上接上适当的侧链，而获得的稳定性更好或抗菌谱更广、耐酸、耐酶的青霉素。天然的青霉素共有7种，临床上使用的是青霉素G和青霉素V。

青霉素钠 benzylpenicillin sodium

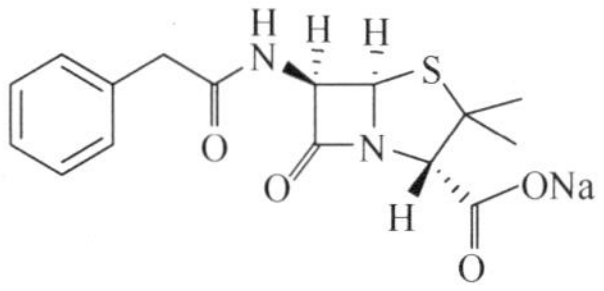

化学名为(2*S*，5*R*，6*R*)-3，3-二甲基-6-(2-苯乙酰氨基)-7-氧代-4-硫杂-1-氮杂双环[3.2.0]庚烷-2-甲酸钠盐，Monosodium (2*S*，5*R*，6*R*)-3，3-dimethyl-7-oxo-6-[(ph- enylacetyl)amino]-4-thia-1-azabicyclo[3. 2. 0]heptane-2-carboxylic acid，又称青霉素钠、苄青霉素钠，penicillin。

本品为白色结晶性粉末；无臭或微有特异性臭；有吸湿性；本品在水中极易溶解，在乙醇中溶解，在脂肪油或液状石蜡中不溶。

本品是青霉素的钠盐，羧基成盐的目的是增强其水溶性，钠盐的刺激性较钾盐小，故临床使用较多。

本品遇酸、碱或氧化剂等即迅速失效，水溶液在室温下不稳定，易水解，因此，临床上使用其粉针，注射前用注射用水现配现用。本品不能口服，因为胃酸会导致酰胺侧链水解和β-内酰胺环开环而失去活性。

青霉素类化合物的母核是由β-内酰胺环和五元的氢化噻唑环并合而成，这两个杂环不在一个平面上，造成β-内酰胺环中羰基碳和氮原子的孤对电子不能共轭，其中正电性的碳原子易受到亲核性试剂的进攻而富含电子的氮原子易受到亲电性试剂的进攻，使β-内酰胺环易破裂，这是青霉素类稳定性极差的主要原因。大多数青霉素类在酸、碱性条件下均不稳定。

在强酸下加热或氯化汞的作用下，很容易发生裂解，生成青霉酸(penicilloic)和青霉醛酸(penaldic acid)。青霉醛酸不稳定，可放出二氧化碳，生成青霉醛(penicilloaldehyde)。

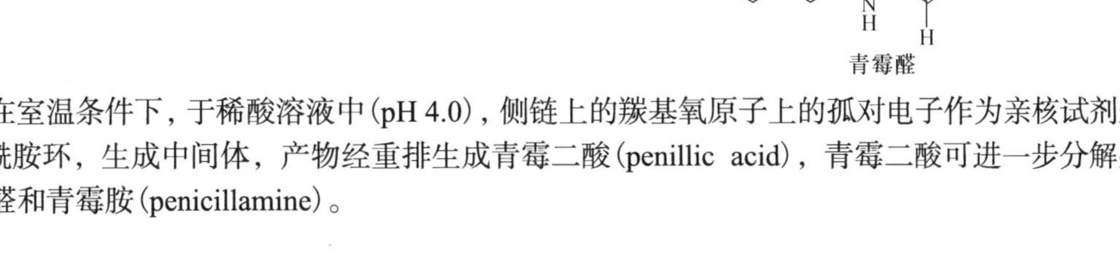

H^+ 或 $HgCl_2$

青霉酸 青霉醛酸

青霉醛

在室温条件下，于稀酸溶液中(pH 4.0)，侧链上的羰基氧原子上的孤对电子作为亲核试剂进攻β-内酰胺环，生成中间体，产物经重排生成青霉二酸(penillic acid)，青霉二酸可进一步分解生成青霉醛和青霉胺(penicillamine)。

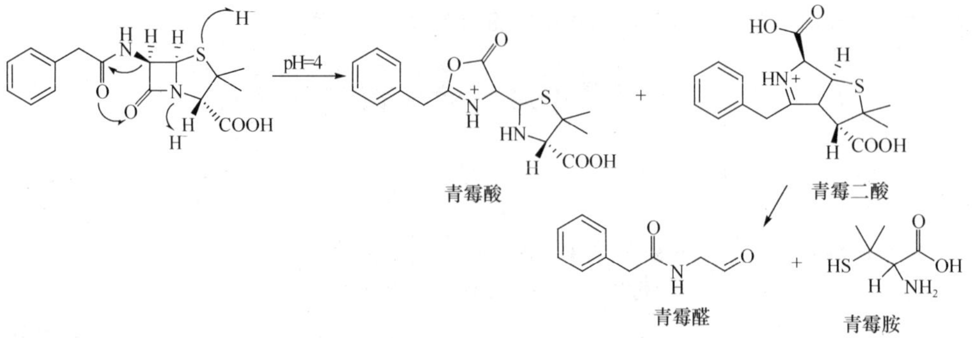

青霉酸　青霉二酸　青霉醛　青霉胺

在碱性条件下，或在特异性酶(如细菌产生的耐药酶 β-内酰胺酶)的作用下，发生碱性基团或酶中亲核性基团与青霉素的亲核反应，导致结构破坏生成青霉酸。青霉酸加热时易失去二氧化碳，生成青霉噻唑酸(penilloic acid)，其在氯化高汞的作用下进一步分解为青霉胺和青霉醛。

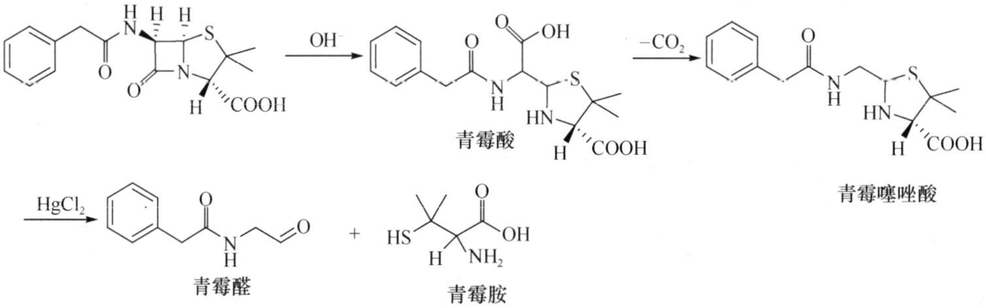

青霉酸　青霉噻唑酸　青霉醛　青霉胺

青霉素遇到胺和醇类药物时，胺和醇中的胺基或羟基也同样会向 β-内酰胺环进攻，生成青霉酰胺和青霉酸酯，使其开环。金属离子、温度和氧化剂均可催化上述反应。

本品水溶液加稀盐酸，即析出青霉素白色沉淀，此沉淀能溶于醋酸戊酯、乙醇、乙醚、氯仿或过量的盐酸中。游离的青霉素是一种有机酸(pK_a 2.65～2.70)，不溶于水。

本品在碱性条件下与羟胺作用，β-内酰胺环破裂生成羟肟酸，后者在酸性溶液中与三价铁离子生成酒红色配合物。

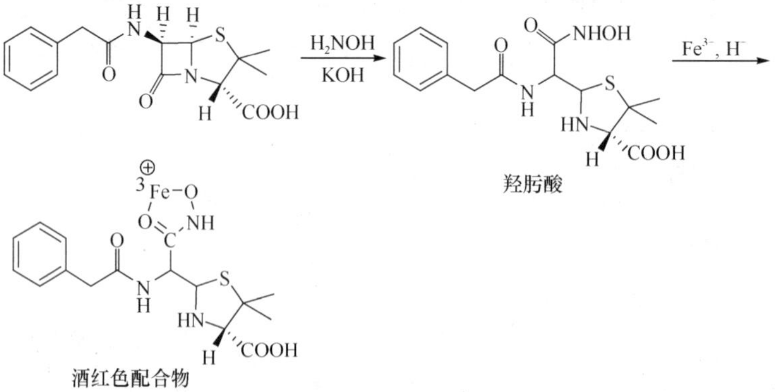

羟肟酸　酒红色配合物

青霉素对热敏感。在生产过程中，如制成钠盐、冷冻或喷雾干燥时，也易引起 β-内酰胺环破环，发生分子间聚合反应，形成高分子聚合物等内源性致敏物质。此为青霉素引起变态反应的主要致敏原。pH、温度及浓度均可影响聚合反应。

临床上使用的青霉素，也称为苄青霉素，是第一个用于临床的抗生素，由青霉菌的培养液中分离而得。

本品主要用于各种敏感的球菌、革兰阳性杆及螺旋体等引起的各种感染，如呼吸系统感染、肺炎、支气管炎、心内膜炎、脑膜炎、中耳炎、菌血症、白喉、淋病、梅毒、鼠咬热、气性坏疽、炭疽等。但是对某些病人易引危及生命的变态反应，即青霉素过敏，在临床应用中需严格按规定进行皮试后再使用。

青霉素在长期的临床应用中，暴露出许多缺点，如对酸不稳定，不能口服给药；抗菌谱比较窄，对革兰阴性菌的效果差；有严重的变态反应；细菌易产生耐药性等。为了克服青霉素的诸多缺点，自 20 世纪 50 年代开始，利用从青霉素发酵液中得到的 6-APA，对它的结构进行修饰，成功解决了青霉素的不耐酸、不耐酶和抗菌谱窄的问题，在口服、广谱、耐酶等半合成青霉素研究上取得了重大进展。

1. 耐酸青霉素 天然青霉素 V 可以口服，不易被胃酸破坏。它的结构与青霉素 G 的差别是 6-位侧链酰胺基上苯氧基，为吸电子基团，可降低羰基上的电子云密度，从而阻止了侧链羰基电子向 β-内酰胺环的转移，增加了对酸的稳定性，根据同系物原理设计合成了在酰胺基 α 位引入 O、N、X 等电负性原子的衍生物。

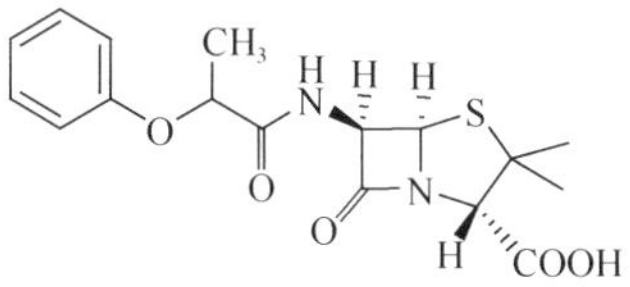

非奈西林 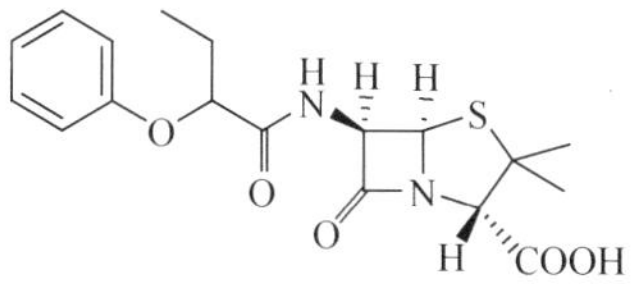　　丙匹西林 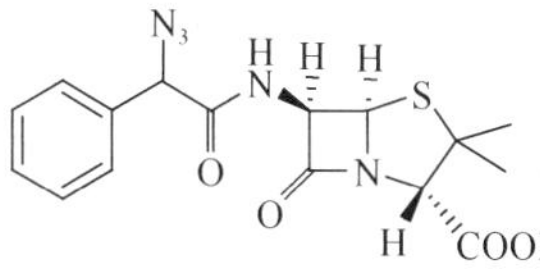　　阿度西林

2. 耐酶青霉素 青霉素产生耐酶的原因之一为 β-内酰胺酶促使青霉素分解而失效。在半合成青霉素的过程中发现三苯甲基青霉素对 β-内酰胺酶非常稳定，设想可能是由于三苯甲基有较大的空间位阻，阻止了化合物与酶活性中心的结合，又由于空间位阻限制了酰胺侧链 R 与羧基间的单键旋转，从而降低了青霉素分子与酶活性中心作用的适应性。加之 R 基比较靠近 β 内酰胺环，也可能有保护作用，因此干扰了细菌体内的 β-内酰胺酶与药物的作用。

将青霉素的 6-α 位引入甲氧基，由于其空间位阻加大，降低药物与 β-内酰胺酶的结合，使 β-内酰胺酶不易降解 β-内酰胺环，增加了对酸的稳定性。

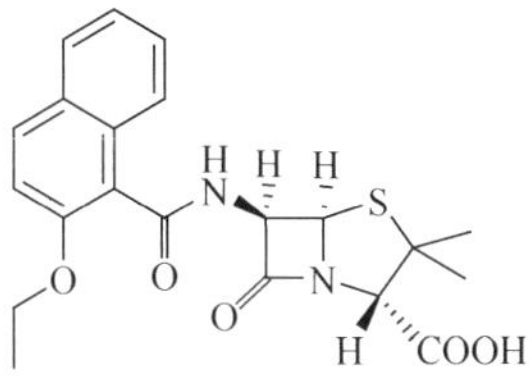

奈夫西林 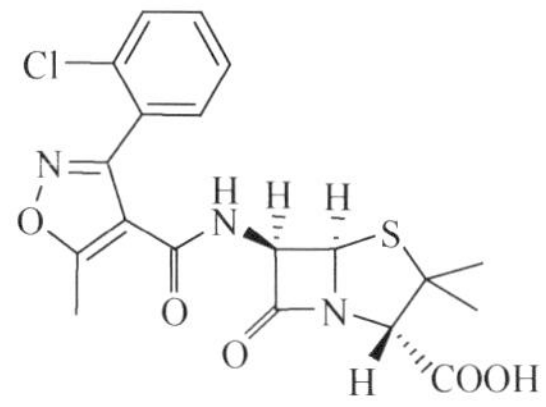　　氯唑西林 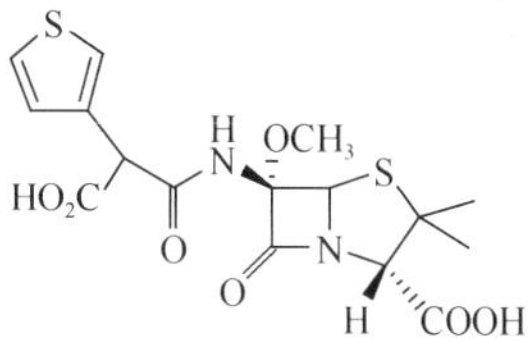　　替莫西林

3. 广谱青霉素 青霉素 G 对革兰阳性菌有较强的抑制作用，对革兰阴性菌却几乎无抑制作用，所以抗菌谱较窄，而青霉素 N 虽对革兰阳性菌的抑制作用低于青霉素 G，但对革兰阴性菌显示较强的抑制作用，其化学结构与青霉素 G 的差别仅在侧链含有 *D*-α-氨基已二酰胺，这提示改变其侧链可能扩大抗菌谱。

在侧链酰胺上引入一些极性基团，可增强抗革兰阴性菌的活性。在青霉素的侧链 α 位引入氨基，得氨苄西林(ampicillin)，具较好的广谱性质，因其口服吸收较差，又合成了它的衍生物如羟氨苄西林和酮氨苄西林，能口服，吸收较好，提高了生物利用度。后又将羧基或磺酸基代替氨基引入侧链，得羧苄西林或磺苄西林，它们对绿脓杆菌和变形杆菌有较强作用；将氨苄或羟氨苄西林的侧链氨基，用脂肪酸、芳香酸、芳杂环酸酰化时，可显著扩大抗菌谱，尤其对绿脓杆菌有效。

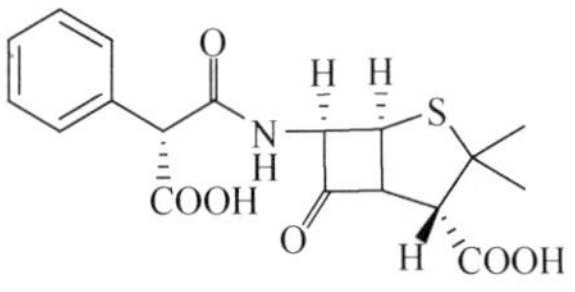

羧苄西林

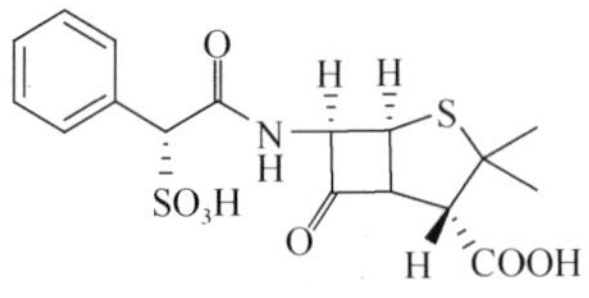

磺苄西林

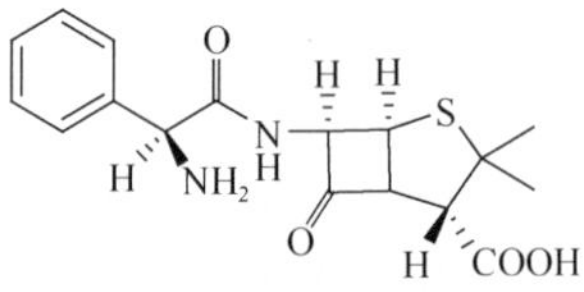

依匹西林

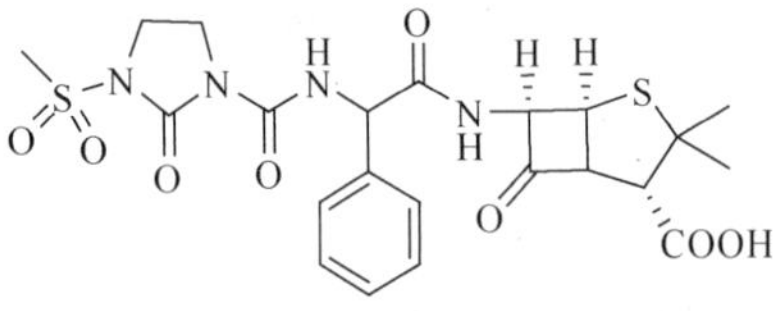

美洛西林

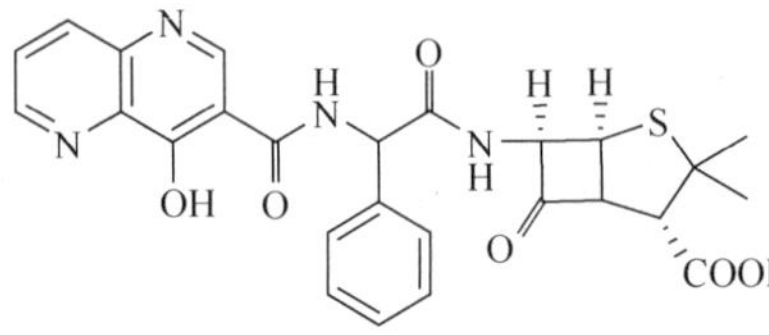

阿帕西林

阿莫西林 amoxicillin

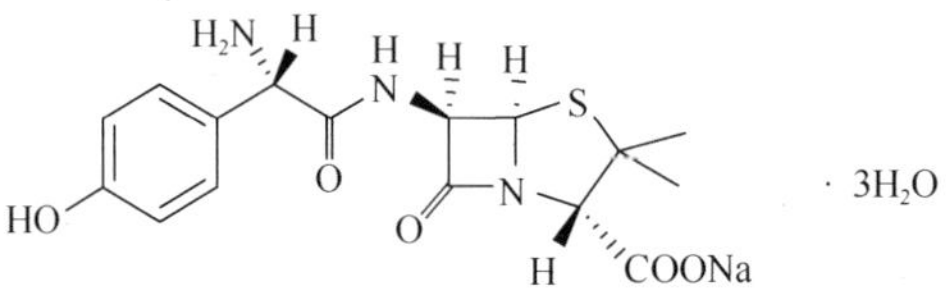

$\cdot 3H_2O$

化学名为(2*S*，5*R*，6*R*)-3，3-二甲基 6-[(*R*)-(-)-2-氨基-2-(4-羟基苯基)乙酰氨基]-7-氧代-4-硫杂-1-氮杂双环[3. 2. 0]庚烷-2-甲酸三水合物，(2*S*，5*R*，6*R*)-6-[[(2*R*)-Amino (4-hydroxyphenyl)-acetyl]amino]-3，3-dimethyl-7-oxo-4-thia-1-a-zabicyclo[3.2. 0]heptane-2-carboxylic acid trihydrate，又名羟氨苄西林。

本品为白色或类白色结晶性粉末，味微苦。在水中微溶，不溶于乙醇。在水中(1 mg/ml)的比旋度为+290°～+310°。

本品的侧链为对羟基苯甘氨酸，有一个手性碳原子，临床用其右旋体，为 R-构型。本品的结构中含有酸性的羧基，弱酸性的酚羟基，碱性的氨基，pK_a 为 2.4，7.4，9.6，故呈酸碱两性。

本品的水溶液在 pH 6 时比较稳定。在一定条件下，本品也会发生青霉素的降解反应以及由于侧链上游离的氨基具有亲核性，直接进攻 β 内酰胺环的羰基，引起的聚合反应。聚合的反应速度随结构不同而不同，影响的主要因素有 β-内酰胺环的稳定性，游离氨基的碱性(pK_a 值)和空间位阻的影响等。

本品水溶液中若有磷酸盐、山梨醇、硫酸锌、二乙醇胺等存在时，则会发生分子内成环反应，生成 2，5-吡嗪二酮衍生物。

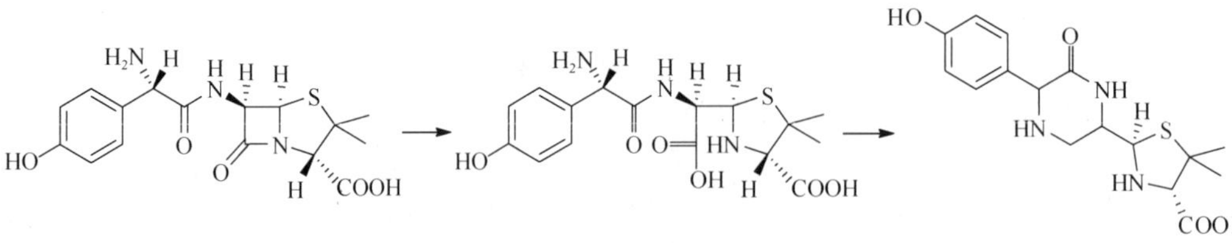

本品结构中的酚羟基具有三氯化铁的显色反应，同时由于酚羟基的存在，本品易发生自动氧化，在光、热及重金属催化下，氧化反应加速。因此，本品应遮光，密封保存。

本品为氨苄西林的衍生物，和氨苄西林具有相同的抗菌谱，对革兰阳性菌的作用与青霉素相同或稍低，对革兰阴性菌如淋球菌、流感杆菌、百日咳杆菌、大肠杆菌、布氏杆菌等的作用较强，但是使用后易产生耐药性。临床上主要用于泌尿系统、呼吸系统、胆道等的感染，口服吸收较好。

四、头孢菌素类及半合成头孢菌素类

头孢菌素(Cephalosporins)类包括天然头孢菌素和半合成头孢菌素。天然头孢菌素有头孢菌素C和头霉素C。头孢菌素C对酸比较稳定，能抑制产生青霉素酶的金黄色葡萄球菌，对革兰阳性菌有作用外，对革兰阴性菌亦有活性。头霉素C对β-内酶胺酶稳定，因此以它们为先导化合物进行结构改造，以便提高其抗菌效力，扩大抗菌谱，已取得较好进展。现临床用药均为半合成头孢菌素。

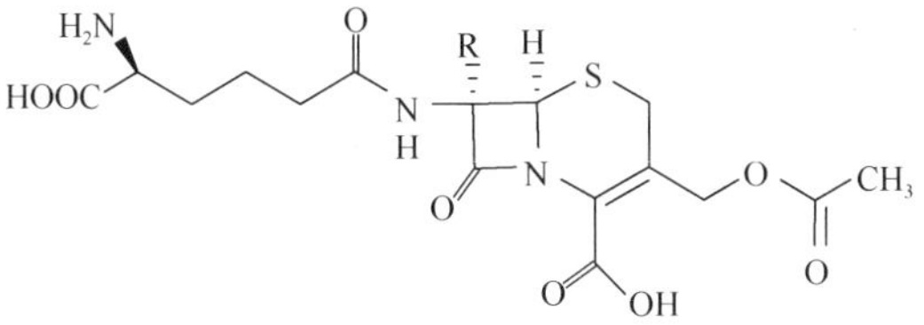

头孢菌素C R=-H(8-27)

头霉素C R=$-OCH_3$(8-28)

头孢菌素C的7位侧链去掉后，其余部分是母核7-ACA。

从结构上看，头孢菌素的母核是四元β-内酰胺环与六元的氢化噻嗪环并合而成。由于头孢菌素的母核中“四元环并六元环”的稠合体系受到的环张力比青霉素母核的环张力小，另外，头孢菌素分子结构中C-2、C-3的双键可与N-1的未共用电子对共轭，因此头孢菌素比青霉素更稳定。

与青霉素类似，头孢菌素7位氨基上的侧链对其抗菌作用可产生极大的影响，但在头孢菌素分子中的C-3位存在乙酰氧基，对此部位的修饰明显改善了其抗菌效力和药代动力学性质。C-3乙酰氧基为一个较好的离去基团，与C-2和C-3间的双键以及β-内酰胺环的氮原子形成一个较大的共轭体系，易接受亲核试剂对β-内酰胺环羰基的进攻，使C-3乙酰氧基带负电荷离去，导致β-内酰胺环开环，这是头孢菌素药物活性降低的原因。

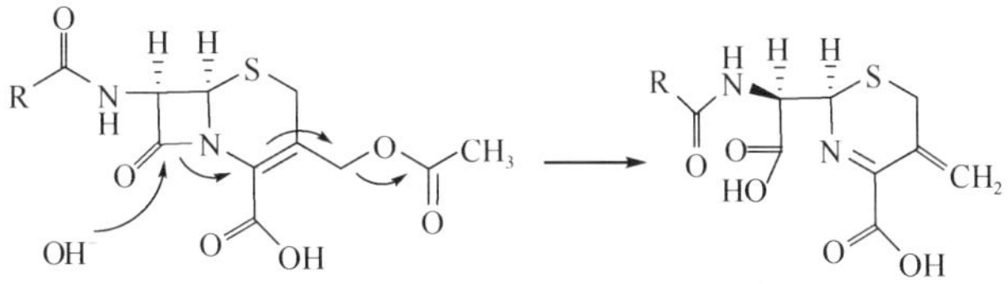

头孢菌素C-3乙酰氧基进入体内后，易被体内的酶水解而代谢失活。体内的酶使C-3乙酰氧基水解生成活性较小的C-3羟基化合物，其羟基和C-2的羧基处于C-2与C-3间的双键的同一侧，这一特定的空间位置使C-3羟基易和C-2羧基形成较稳定的内酯环，由于活性必需基团游离羧基的消失而失去抗菌活性。

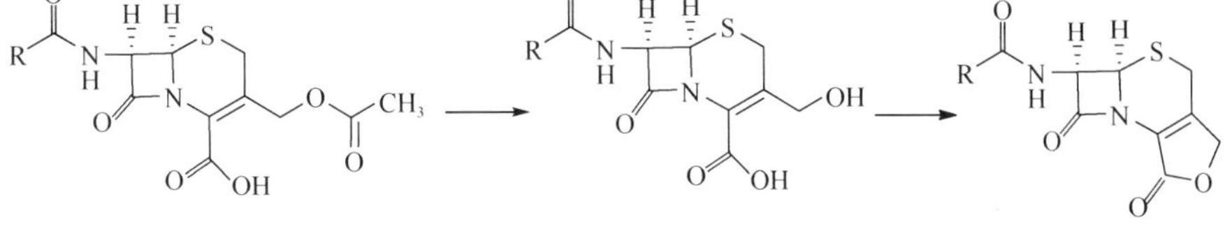

在7-ACA进行半合成的β-内酰胺抗生素的研究是发展得比较迅速的一个领域。从头孢菌素的结构出发，可进行结构改造的方式主要有：(Ⅰ)7-酰氨基侧链的更换，是抗菌谱的决定性因素，对扩大抗菌谱、提高抗菌活性有至关重要的作用；(Ⅱ)7-α氢原子的取代，氢若被α-甲氧基取代可增加对内酰胺酶的稳定性；(Ⅲ)环中的硫原子的替换，改变抗菌效力；(Ⅳ)3-位取代基的修饰，改变抗菌效力和药物动力学的性质。与青霉素相比，头孢菌素类药物的可修饰部位比较多。

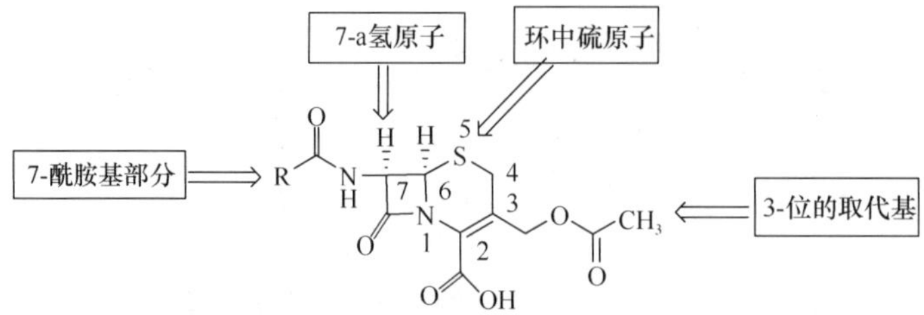

在头孢菌素类发展过程中，按其发明年代的先后顺序和抗菌性能的不同，常将头孢菌素类划分为四代。

第一代头孢菌素是 20 世纪 60 年代开始上市的。头孢菌素 C 的抗菌活性较低，是因为 7-位对 *D*-α-氨基已二酸的亲水性太强，用亲脂性基团取代得到头孢噻吩(cefalotin)、头孢唑啉(cefazolin)、头孢羟氨苄(cefadroxil)、头孢拉定(cefradine)等，对革兰阳性菌的作用较第二、三代强，而对革兰阴性菌的作用较差，对破坏青霉素的β-内酰胺酶稳定。但仍可为革兰阴性菌的β-内酰胺酶所破坏，因此，革兰阴性菌对第一代头孢菌素较易产耐药性。主要用于耐药金葡菌感染，口服品种主要用于轻、中度感染和尿路感染，对肾脏有一定的毒性。

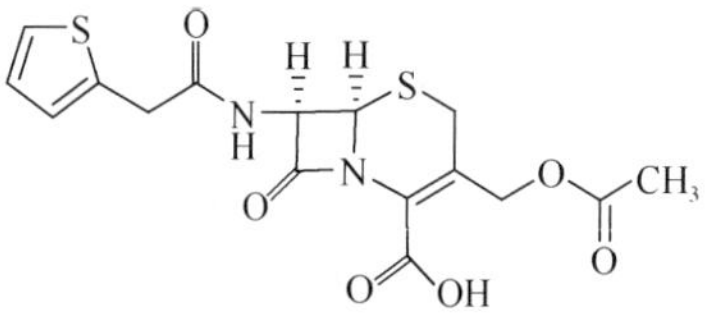

头孢噻吩

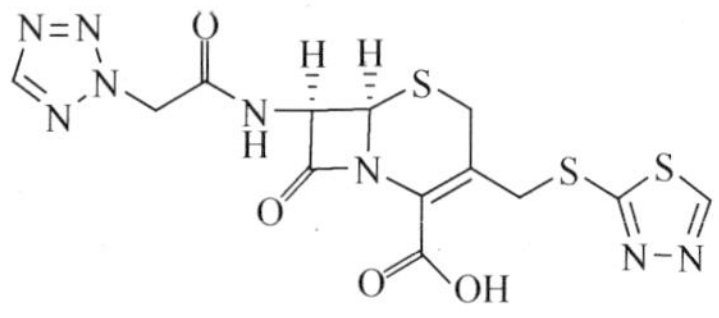

头孢唑啉

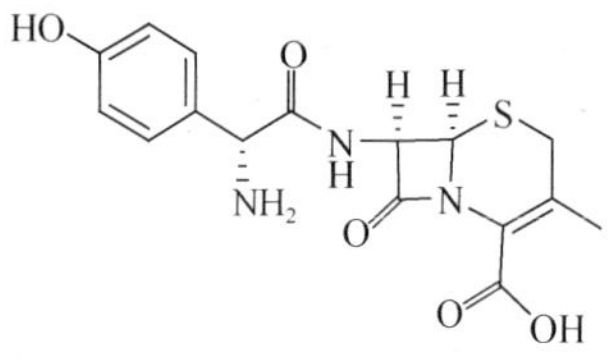

头孢羟氨苄

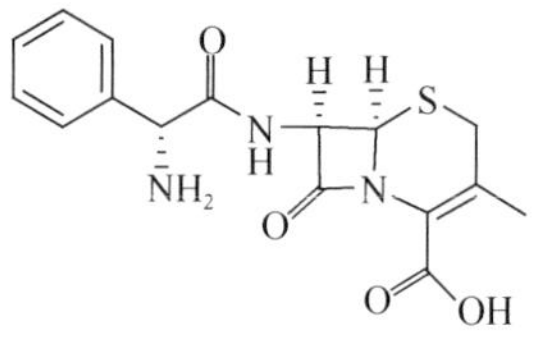

头孢拉定

第二代头孢菌素，如头孢呋辛(cefuroxime)和头孢克洛(cefaclor)等，对革兰阳性菌的抗菌作用与第一代相近或较低，而对革兰阴性菌的作用较为优异。其特点为：抗酶性能强，可用于对第一代头孢菌素产生耐药性的一些革兰阴性菌；抗菌谱广，较第一代头孢菌素有所扩大，对奈瑟菌、部分吲哚变形杆菌、部分肠杆菌属均有效。

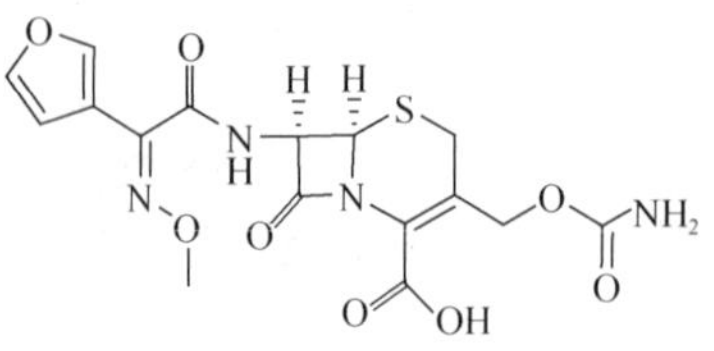

头孢呋辛

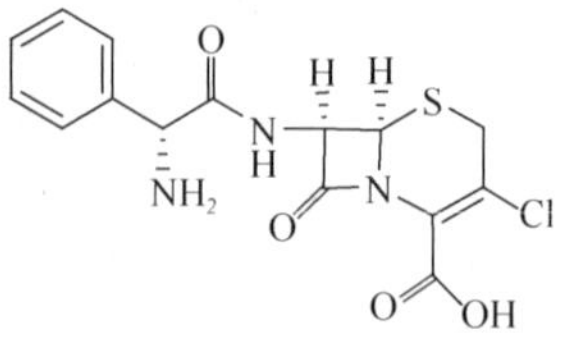

头孢克洛

第三代头孢菌素在其侧链的化学结构中具有明显的特征，以 2-氨基噻唑-α-甲氧亚胺基乙酰基居多，由于亚氨基的引入，使其具有顺反异构，顺式体的侧链部分与β-内酰胺环接近，因此对多数β-内酰胺酶具有高度稳定性，而反式体侧链部分与β-内酰胺环距离较远，对多数β-内酰胺酶不稳定。典型药物有如头孢噻肟(cefotaxime)、头孢克肟(cefixime)、头孢甲肟(cefmenoxine)和头孢曲松(ceftriaxone)等，对革兰阳性菌有抗菌活性，但不及第一、二代(个别品种相近)，对革兰阴性菌的作用较第二代更为优越。抗菌谱扩大，对铜绿假单胞菌、沙雷杆菌、不动杆菌等有效；可用于对第一代或第二代头孢菌素耐药的一些革兰阴性菌株，对肾脏基本无毒。

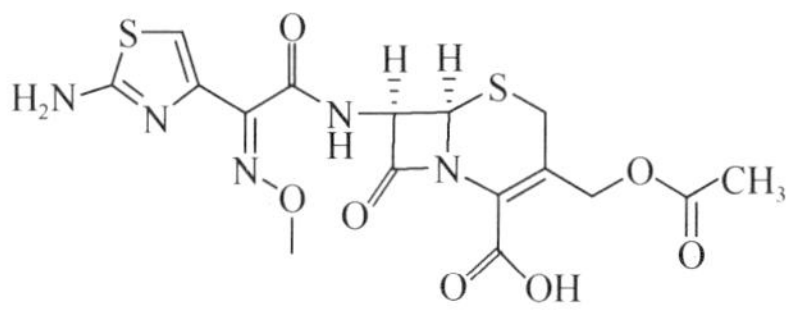

头孢噻肟

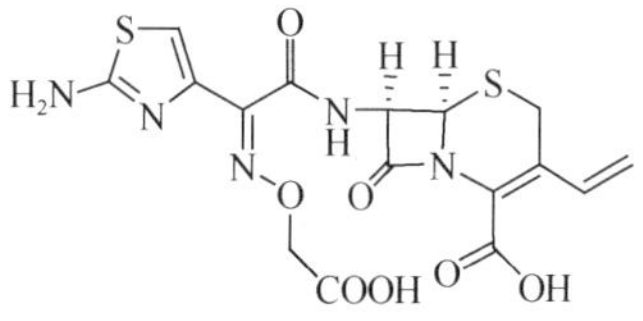

头孢克肟

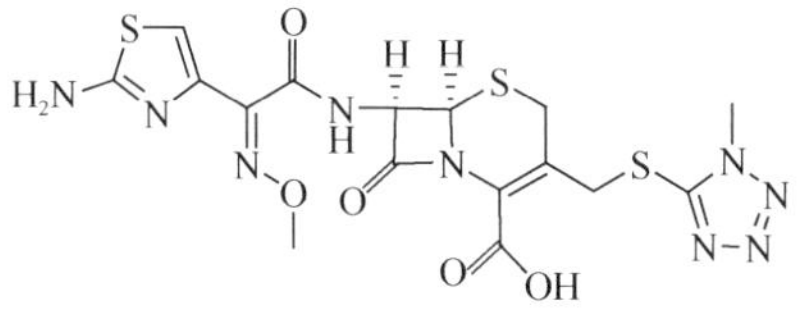

头孢甲肟

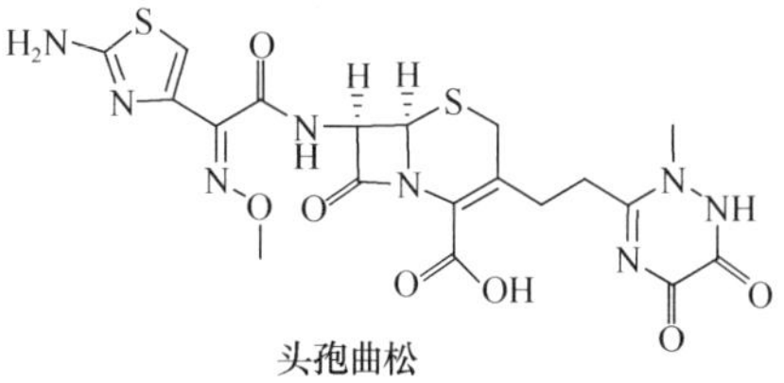

头孢曲松

第四代头孢菌素结构特点为 7 位连有 2-氨基噻唑-α-甲氧亚胺基乙酰基侧链和 3 位存在季铵基团，其季铵基团与分子中羧基形成内盐，具有较低的 β-内酰胺酶亲和性与诱导性，可通过革兰阴性菌外膜孔道迅速扩散到细菌间质并维持高浓度，对青霉素结合蛋白的亲和力更强，对某些 β-内酰胺酶更为稳定性，无肾毒性。从抗菌谱来说，它对革兰阳性球菌有更强的抗菌活性。典型药物有如头孢吡肟(cefepime)，头孢唑兰(cefozopram)等。

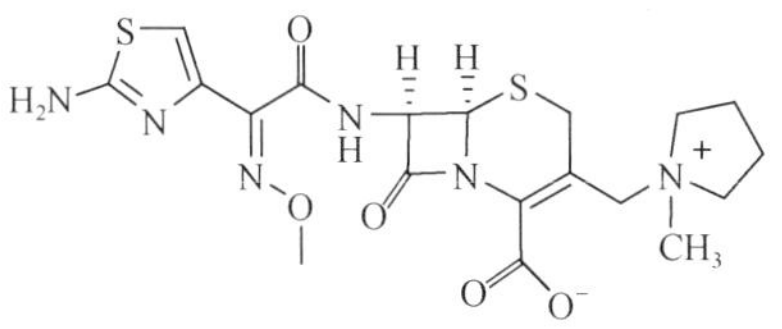

头孢吡肟

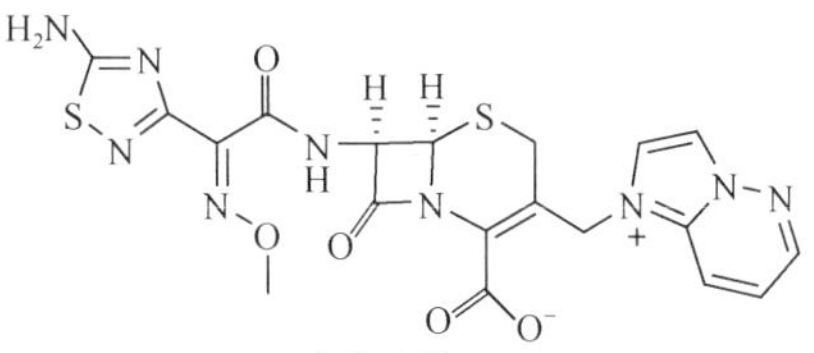

头孢唑兰

随着对头孢菌素研究的不断发展，第五代头抱菌素也相继问世，保持了第三代头孢菌素的特点，扩大了抗菌谱，增强了对耐药菌株的作用能力。

头孢氨苄　cefalexin

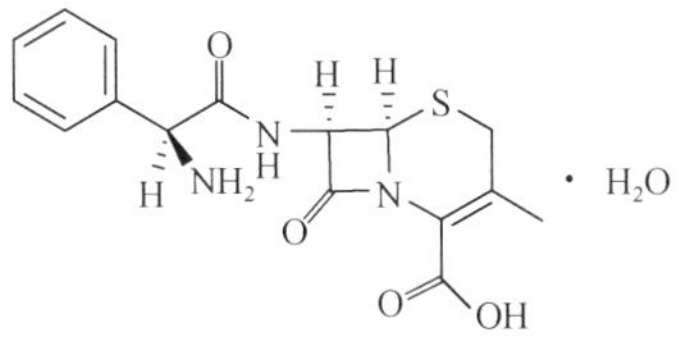

$\cdot H_2O$

化学名为(6*R*，7*R*)-3-甲基-7-[(*R*)-2-氨基-2-苯乙酰氨基]-8-氧代-5 硫杂-1-氮杂双环[4. 2. 0]辛-2-烯-2-甲酸一水合物，(6*R*，7*R*)-7-[[(2*R*)-amino-2-phenylacetyl]amino]-3-methyl-8-oxo-5-thia-1-azabicyclo[4. 2. 0]oct-2-ene-2-carboxylic acid monohy- drate，又称为先锋霉素Ⅳ，头孢力新。

本品为白色或微黄色结晶性粉末，微臭。在水中微溶，在乙醇、氯仿或乙醚中不溶。本品在固态时比较稳定，其水溶液在 pH 8.5 以下较为稳定，但在 pH 9 以上则迅速被破坏。本品的水溶液(5 mg/ml)的比旋度为+144°～+158°。

从青霉素的结构改造中得到非常多的有益经验，将这些成功经验用于头孢菌素的研究，得到了许多新的半合成头孢菌素化合物。氨苄西林、阿莫西林的侧链-苯甘氨酸是一个很好的半合成 β-内酰胺化合物侧链。将苯甘氨酸和 7-ACA 相连接，得到第一个用于口服的半合成头孢菌素：头孢甘氨(cephaloglycin)。

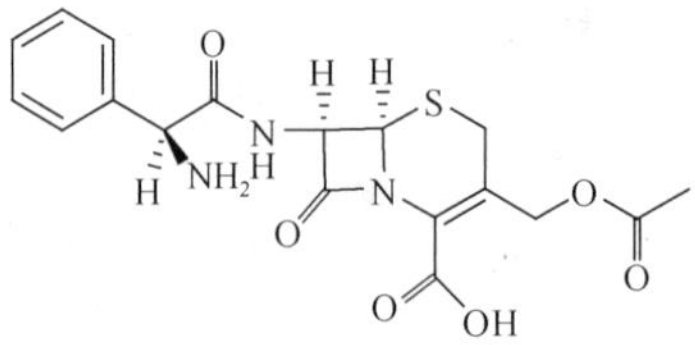

头孢甘氨

头孢甘氨能抑制大多数革兰阳性菌和奈瑟菌、大肠埃希菌及奇异变形杆菌，但常常需要使用较高浓度，且在体内易迅速代谢转化成活性很差的去乙酰氧基代谢物，因此在临床上已少用。

根据头孢甘氨易代谢失活的特点，将 C-3 位乙酰氧基换成甲基得到比其更稳定的头孢氨苄，且口服吸收良好。

本品具有 β-内酰胺环的共同鉴别反应，在氢氧化钠中水解开环，开环物被碘氧化，生成两种酸性化合物。头孢菌素本身不与碘反应，只有开环物才与碘反应。因此，该反应原理可用于头孢氨苄的含量测定。

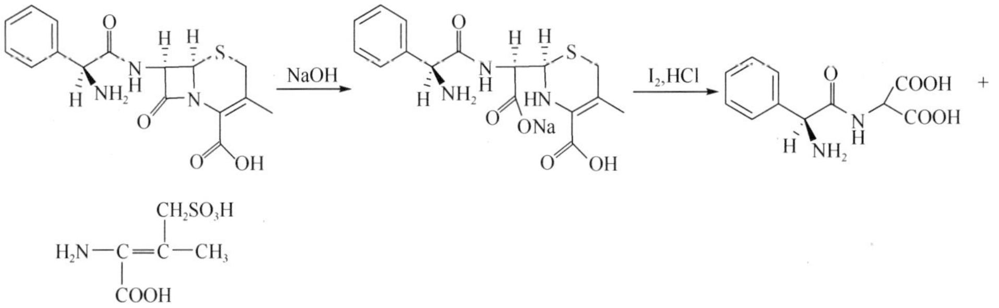

本品对革兰阳性菌效果较好，对革兰阴性菌效果较差，临床上主要用于敏感菌所致的呼吸道、泌尿道、皮肤和软组织、生殖器官等部位感染的治疗。

头孢噻肟钠　cefotaxime Sodium

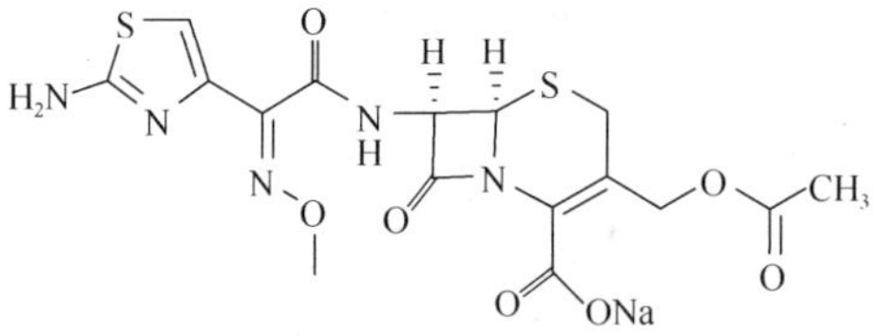

化学名为(6*R*，7*R*)-3-[(乙酰氧基)甲基]-7-[(2-氨基-4-噻唑基)-(甲氧亚氨基)乙酰氨基)]-8-氧代-5-硫杂-1-氮杂双环[4. 2. 0]辛-2-烯-2-甲酸钠盐，Sodium (6*R*，7*R*)-3-[(Acetyloxy)methyl]-7-[[(2*Z*)-(2-amino-4-thiazolyl)(methoxyimino)acetyl]am- ino]-8-oxo-5-thia-1-azabicyclo[4. 2. 0]oct-2-ene-2-carboxylic acid。

本品为白色、类白色或微黄白色结晶；无臭或微有特殊臭。在水中易溶，微溶于乙醇，不溶于氯仿。水溶液(10 m/ml)的比旋度为+56°～+64°。

本品在其 7 位的侧链上，α 位是顺式的甲氧肟基，同时连有一个 2-氨基噻唑的基团。头孢菌素衍生物的构效关系研究表明：甲氧肟基对 β-内酰胺酶有高度的稳定作用。而 2-氨基噻唑基团可以增加药物与细菌青霉素结合蛋白的亲和力，这两个有效基团的结合使该药物具有耐酶和广谱的特点。

本品结构中的甲氧肟基是顺式构型(cis)，顺式异构体的抗菌活性是反式异构体(trans)的 40～100 倍。在光照情况下，会发生顺-反异构化反应，其钠盐水溶液在紫外光照射 45min，有 50%转化为反式异构体，4h 后，异构化反应的转化率可达到 95%。因此，本品通常需避光保存，在临用前加注射水溶解后立即使用。

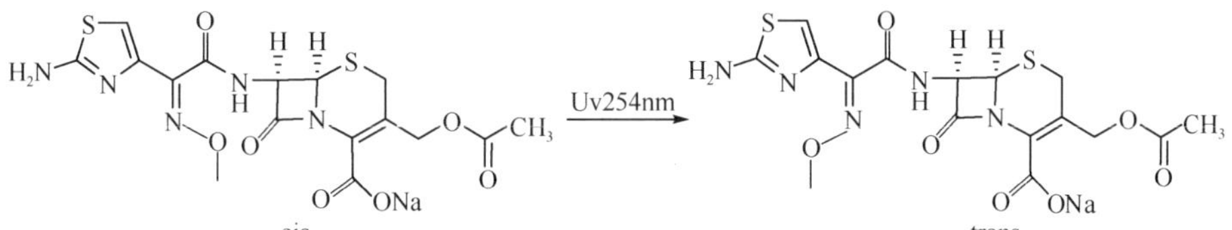

Uv254nm

cis–　　trans–

本品为第三代头孢菌素，对革兰阴性菌(包括大肠埃希菌、沙门菌、克雷伯菌、肠杆菌、柠檬酸杆菌、奇异变形杆菌、吲哚阳性变形杆菌和流感杆菌等)的抗菌活性高于第一、第二代头孢菌素类，尤其对肠杆菌作用强。对大多数厌氧菌有强效抑制作用，但对革兰阳性菌作用较第一、二代弱。

本品用于治疗敏感细菌所致肺炎等呼吸道感染、尿路感染、菌血症、胆道感染、腹腔感染及宫腔等妇科感染等。此外可用于免疫功能低下、抗体细胞减少等防御功能低下的感染性疾病的治疗。

(钟 霞)

第八章 化学治疗药

化学治疗药的概念是 1909 年德国细菌学家 Ehrlich 发现砷凡钠明(salvisan)治疗原虫的感染后提出来的，之后 1932 年磺胺类药物的先驱百浪多息(prontosil)的发现，使化学治疗药的概念被界定为用化学物质来治疗微生物感染疾病而被普遍地接受。用化学药物抑制或杀灭机体内的病原微生物(包括病毒、衣原体、支原体、立克次体、细菌、螺旋体、真菌)、寄生虫及恶性肿瘤细胞，消除或缓解由它们所引起的疾病的治疗称为化学治疗，简称化疗，所用的药物即化学治疗药。由于抗生素的广泛应用，而且很多疾病几乎都可以用化学药物来治疗，因而，化学治疗药的概念已发生了很大的变化，而除抗生素以外用于抗微生物感染的药物仍称之为化学治疗药。

第一节 喹诺酮类抗菌药

喹诺酮类药物是 20 世纪 60 年代开始用于临床的合成抗菌药，其作用靶点是抑制细菌 DNA 回旋酶。自 1962 年发现一种具有新的结构类型的抗菌药—萘啶酸(nalidixic acid)以来，经历 40 多年的研究和发展，现已合成并进行药理筛选的喹诺酮类化合物已达 10 多万个，从中开发出十几种最常用的药物。其中一些药物的抗菌作用完全可与优良的半合成头孢菌素媲美，而且用合成方法取得的抗菌药物比用发酵法制备抗生素要价廉得多。因此该类药物在临床应用相当广泛。

诺氟沙星 norfloxacin

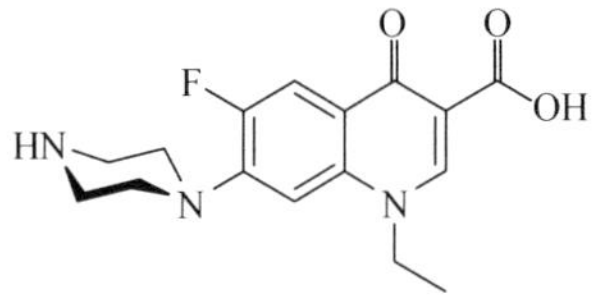

化学名为 1-乙基-6-氟-1，4-二氢-4-氧代-7-(1-哌嗪基)-3-喹啉羧酸，1-Ethyl-6- fluoro-1，4-dihydro-4-oxo-7-(1-piperazinyl)-3-quinolinecarboxylic acid，又名氟哌酸。

本品为类白色或淡黄色结晶性粉末；无臭，味微苦；在空气中能吸收水分。遇光色渐变深，mp.218~224℃，本品在二甲基甲酰胺中略溶，在水或乙醇中微溶。由于分子结构中羧基和哌嗪基团的存在，故可溶于酸性和碱性溶液中，而在酸性溶液中溶解较小。

本品在室温、干燥条件下相对稳定，但在光照下可分解得到 7-哌嗪环开环产物，使其颜色变深。本品在酸性条件下回流可发生脱羧，生成 3-脱羧产物。故本品应遮光，密封，在干燥处保存。

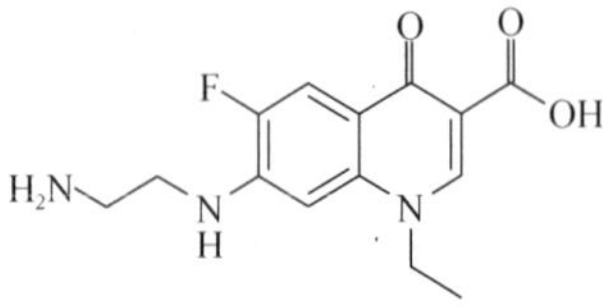

7-哌嗪环开环产物 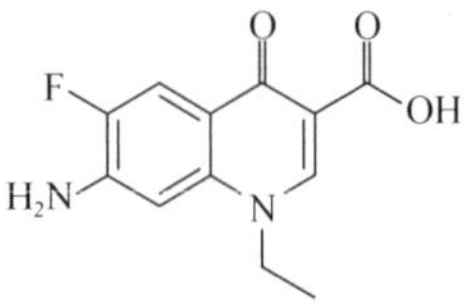　　7-哌嗪环开环产物 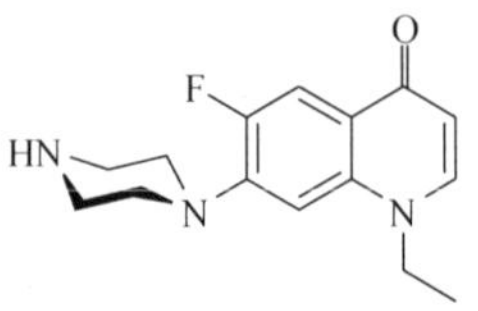　　3-脱羧产物

本品为最早用于临床的第三代喹诺酮类抗菌药。本品的问世是喹诺酮类抗菌药的重要进展。本品具有较好的组织渗透性，抗菌谱广，对革兰阳性菌与阴性菌均有较好的抑制作用，特别是对包括绿脓杆菌在内的革兰阴性菌的作用比庆大霉素等氨基糖苷类抗生素还强，临床上主要用于治疗敏感菌所致泌尿道、肠道、耳鼻喉科、妇科、外科和皮肤科等感染性疾病。

喹诺酮类药物的化学结构均有双环结构，其构效关系总结如下：

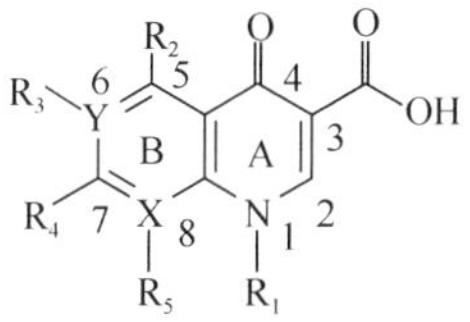

(1)其双环结构的 A 环是抗菌作用的必需基团，变化较小。其中 3 位羧基和 4 位酮基与 DNA 回旋酶，为抗菌活性不可缺少的部分。

(2)B 环可作较大的改变，可以是苯环(X=CH，Y=CH)、吡啶环(X=N，Y=C)、嘧啶环(X=N，Y= N)等。

(3)1 位取代基为烃基或环烃基可增加活性，其中以乙基、氟乙基、环丙基取代活性较佳。此部分结构与抗菌强度相关。

(4)5 位可以引入氨基或甲基，抗革兰阴性菌活性增加，并可提高吸收能力或组织分布选择性。

(5)6 位引入取代基可使抗菌活性增大，增加了对 DNA 回旋酶的亲和性，改善了对细胞的通透性，活性顺序为 F>Cl>CN≥NH_2≥H，F 可比 H 大 30 倍。

(6)7 位侧链的引入可明显增强抗菌活性，其活性大小顺序为：哌嗪基>二甲氨基>甲基>卤素>氢，以哌嗪基最好。

(7)8 位以氯、氟、甲氧基取代可降低最低抑菌浓度，甲氧基取代抗厌氧菌活性均增加，但氟取代使光毒性增加，也可与 1 位氮形成环状取代基，如吗啉环，使活性增加。

本品口服后，因有首过效应，生物利用度为 38%～60%，血药浓度较低，静脉滴注可弥补此缺点，半衰期为 3.3～5.8h，药物吸收后体内分布广泛。因此本品静脉给药可用于较重的感染治疗，如肠杆菌所致的败血症、较重的肺部感染及腹腔、胆道系统的感染等。本品有口服制剂、针剂等多种剂型。

第二节 抗真菌药物

真菌感染是一种常见病，真菌感染一般分为两大类：浅表真菌感染和深部真菌感染。发生在皮肤、黏膜、皮下组织的感染被称为浅表真菌感染；侵害人体黏膜深处、内脏、泌尿系统、脑和骨骼等的感染被称为深部真菌感染。浅表真菌感染为一种传染性强的常见病和多发病，占真菌病患者的 90%。近年来，由于抗生素的大量、长期使用或滥用，破坏了细菌和真菌间的正常菌丛共生关系；皮质激素、放射治疗和免疫抑制药物的使用，使机体对真菌的抵抗力降低；大型手术的实施、器官移植及艾滋病的传播等均能损害机体免疫系统。这些都导致了全身性、深部脏器的真菌感染发病率愈来愈高，也愈来愈严重，给患者带来精神和身体上的极大痛苦，甚至危及生命。因而对抗真菌药物的研究与开发日益受到重视。

目前应用于临床的抗真菌药物，就其作用机制分类，大致可以分为三种：一是作用于真菌细胞膜中甾醇合成的抗真菌药物，包括酮康唑等唑类药物、多烯类抗生素两性霉素等，以及烯丙胺类药物特比萘芬等；二是作用于真菌细胞壁合成的抗真菌药物，如棘白菌素类药物 caspofungin(其抑制真菌细胞壁主要成分 1，3-β-*D*-葡聚糖的合成)，以及抑制几丁质合成的日光霉素和多氧霉素等；三是作用于核酸合成的抗真菌药物，如 5-氟胞嘧啶等。

目前临床上使用的抗真菌药物按化学结构可分为：①抗真菌抗生素；②唑类抗真菌药物；③其他抗真菌药物。

一、抗生素类抗真菌药

抗真菌抗生素分为多烯和非多烯两类，非多烯类抗生素有灰黄霉素(griseofulvin)和西卡宁(癣可宁，siccanin）等。虽然它们对深部真菌感染也有抑制作用，但其毒性较大，并且生物利用度低，故主要用于浅表真菌感染。

多烯类主要对深部真菌感染有效，结构特点是含碳数目为 12~14 及 35~37 的大环内酯类，一般含有 4~7 个共轭双键，多烯类抗生素亲脂性较强，在水中的溶解度较小。因结构中含有共轭多烯基团，此类药物性质不稳定，可被光、热、氧等迅速破坏。主要药物有制霉菌素（nystatin）、两性霉素 B（amphotericin）等。多烯类药物主要用于深部真菌感染，它们通过与真菌细胞膜上的甾醇结合，损伤细胞膜的通透性，导致真菌细胞内钾离子、核苷酸和氨基酸等外漏，破坏正常代谢而起抑菌作用。

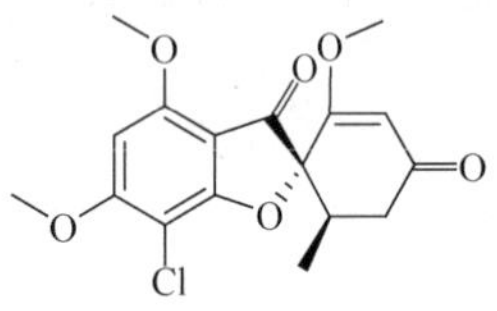

灰黄霉素 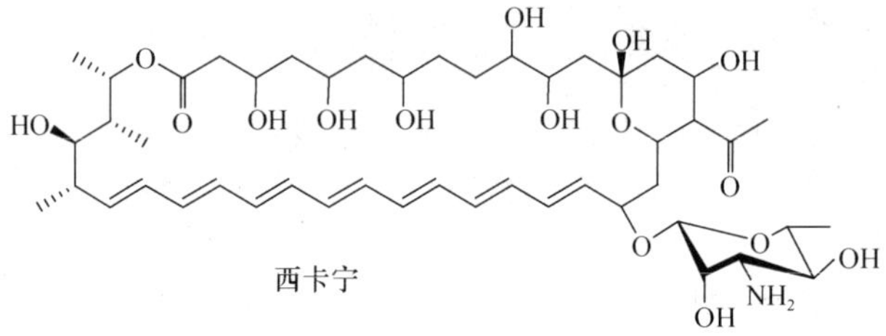　　西卡宁

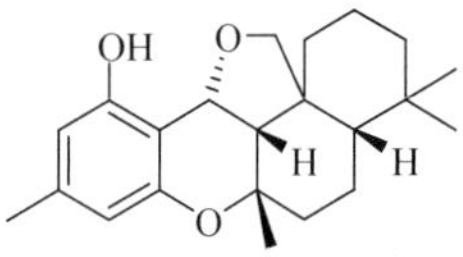

制霉菌素 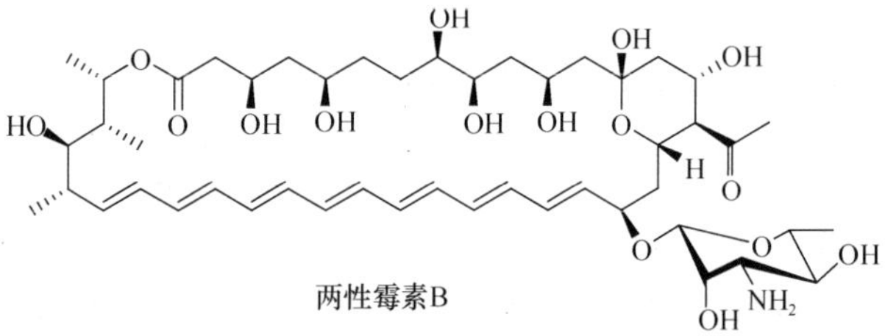　　两性霉素B

二、唑类抗真菌药物

唑类抗真菌药不仅可以治疗浅表真菌感染，而且还可口服治疗全身性真菌感染，目前是临床上主要的治疗真菌感染的药物。

唑类抗真菌药物按照化学结构主要分为咪唑类和三氮唑两类。

唑类抗真菌药物的结构特点为：①分子中至少含有一个唑环（咪唑或三氮唑）；②都以唑环 1 位氮原子通过中心碳原子与芳烃基相连；③芳烃基一般为一卤或二卤取代苯环。

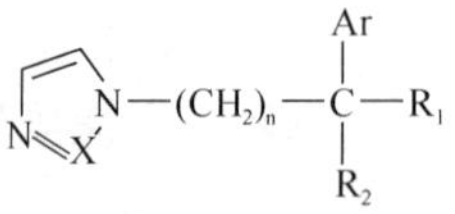

氟康唑　fluconazole

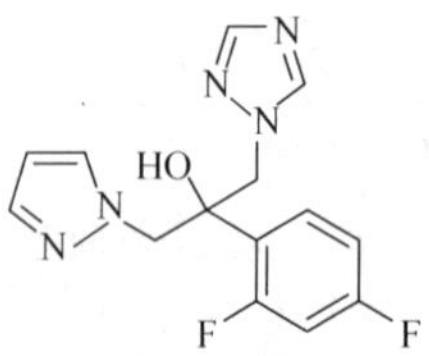

化学名为α-（2，4-二氟苯基）-α-（1*H*-1，2，4-三唑-1-基甲基）-1*H*-1，2，4-三唑-1-乙醇，α-（2，4-Difluorophenyl）-α-（1*H*-1，2，4-triazol-1-ylmethyl）-1*H*-1，2，4-triazole-1-ethanol。

本品为白色或类白色结晶或结晶性粉末；无臭或微带特异臭，味苦。本品在甲醇中易溶，在乙醇中溶解，在二氯甲烷、水或醋酸中微溶，在乙醚中不溶。mp.137~141℃。

唑类抗真菌药始于 20 世纪 60 年代末，第一个为克霉唑（clotrimazole），由于有良好的抗真菌活性，引起对此类结构的关注。克霉唑虽然对深部真菌感染有作用，但由于吸收不规则，且毒性大而主要用于皮肤、黏膜等部位的真菌感染。随后开发的咪康唑（miconazole）、益康唑（econazole）等局部使用非常有效，而在口服或静脉注射给药时在体内很快代谢失活，导致较低的口服生物利用度及较差的持续性血浆浓度，另外由于这类药物亲脂性较强，和血浆蛋白有较高的键合能力，从而造成血液中游离的活性药物浓度较低。

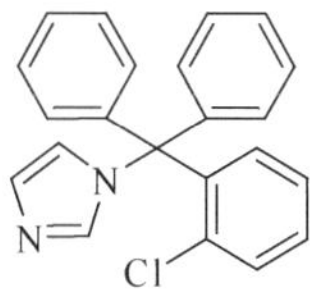

克霉唑 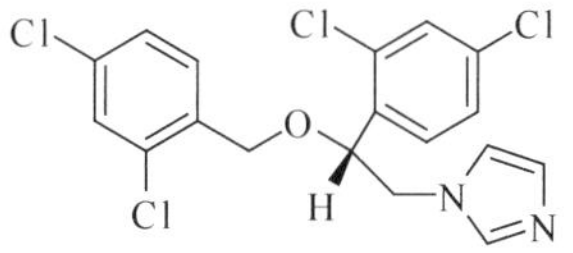　　咪康唑 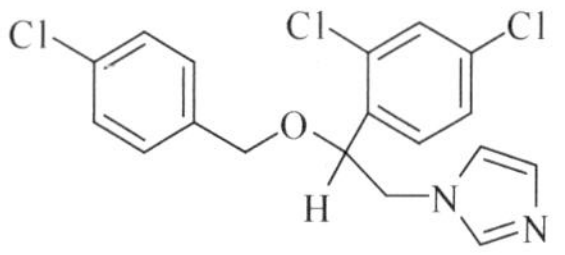　　益康唑

进一步的研究是设计对代谢稳定而亲脂性也较低的药物，最初的研究是对舍他康唑（sertaconazole）进行改造，得到第一个可以口服的咪唑类抗真菌药物酮康唑（ketoconazole），对皮肤真菌及深部真菌感染均有效，但其副作用较大，主要是肝脏毒性和抑制激素的合成。

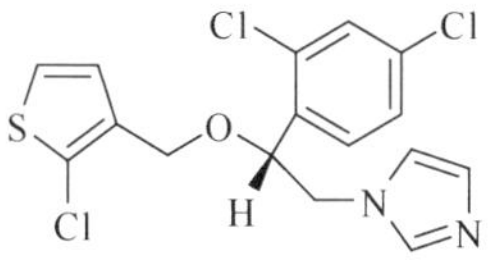

舍他康唑 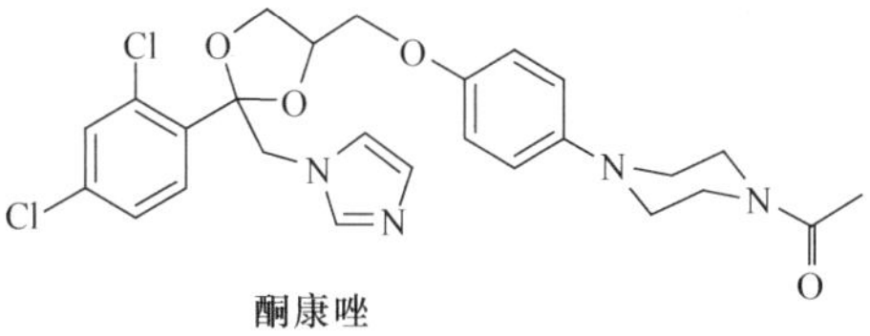　　酮康唑

本品是根据咪唑类抗真菌药物构效关系研究结果，以三氮唑替换咪唑环后得到的抗真菌药物。它的特点是可以口服，蛋白结合率较低，且生物利用度高，并具有穿透中枢的特点。本品对新型隐球菌、白色念珠菌及其他念珠菌、黄曲菌、烟曲菌、皮炎芽生菌、粗球孢子菌、荚膜组织胞质菌等均有作用。

三、其他抗真菌药物

1981 年发现了烯丙胺型化合物萘替芬（naftifine），随后又发现抗真菌活性更高、毒性更低的特比萘芬（terbinafine）和布替萘芬（butenafine）等。

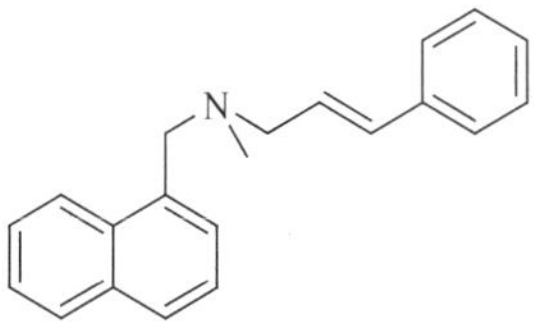

萘替芬 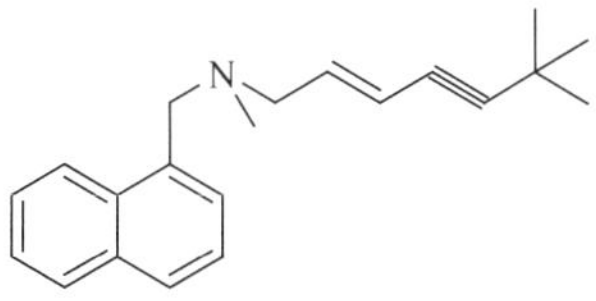　　特比萘芬 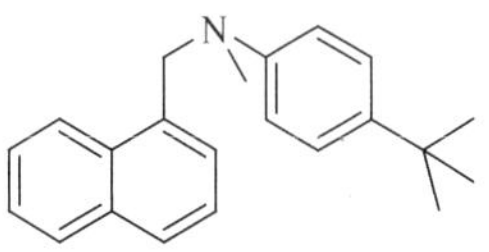　　布替萘芬

其他的抗真菌还有托萘酯（tolnaftate）及其结构改造后得到的托西拉酯（totuiclate）和利拉萘酯（liranaftate）等硫代氨基甲酸酯类抗真菌药物，二甲吗啉类广谱抗真菌药阿莫罗芬（amorolfine）以及环司吡胺（ciclopirox olamine）等。

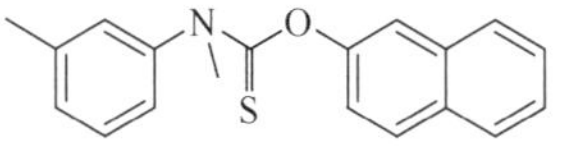

托萘酯 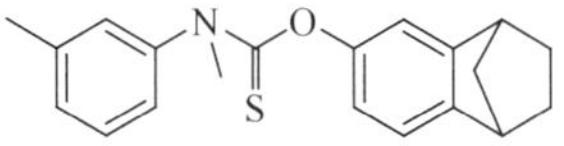　　托西拉酯 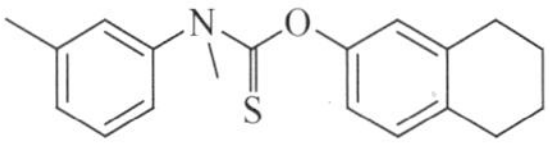　　利拉萘酯

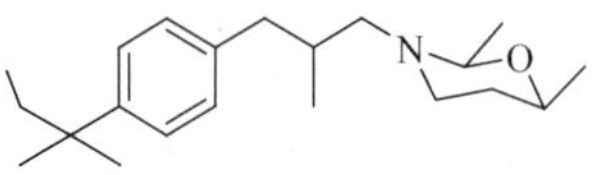

阿莫罗芬 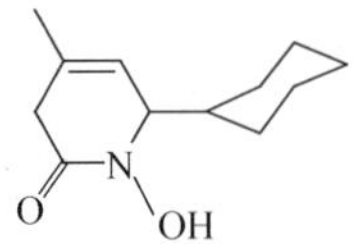　　环司吡胺

第三节　抗病毒药物

病毒性感染疾病是严重危害人类健康的传染病，临床传染性疾病约 75%由病毒引起，某些病毒感染的致死率或致残率很高，并发症严重。最常见的病毒性疾病有流感、脑炎、病毒性肝炎、麻疹、水痘、流行性腮腺炎、脊髓灰质炎、狂犬病及最近出现的 SARS、禽流感等。

因为病毒必须依靠宿主细胞进行复制，某些病毒又极易变异，所以理想的抗病毒药物应能有效地干扰病毒的复制，又不影响正常细胞代谢，但由于病毒严格的胞内寄生特性及病毒复制时依赖宿主细胞的功能，因此大多数抗病毒药物在发挥治疗作用的同时，对人体产生毒性或抗病毒的作用较低，这也是抗病毒药物发展速度较慢的原因。

日前临床上应用的抗病毒药，根据其作用机制有以下几类：①阻止病毒吸附于细胞的药物，如丙种球蛋白或高效价免疫球蛋白，通过与病毒结合以阻止其与宿主细胞结合；②阻止病毒进入细胞的药物，如盐酸金刚烷胺、金刚乙胺等；③抑制病毒核酸复制的药物，如碘苷、阿糖腺苷、利巴韦林、阿昔洛韦等；④抑制病毒蛋白合成的药物，如利福霉素类药物；⑤干扰素，能诱导宿主细胞产生一种抗病毒蛋白，抑制多种病毒繁殖。

根据结构，可将常用的抗病毒药物分为三类：①金刚烷胺类；②核苷类(其又分为开环核苷类和非开环核苷类)；③非核苷类；④其他类。

盐酸金刚烷胺　amantadine hydrochloride

NH_2 · HCl

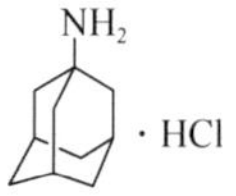

化学名为三环[3. 3. 1. $1^{3,7}$]癸烷-1-胺盐酸盐，Tricyclo[3. 3. 1. $1^{3,7}$]decan-1-am- ine hydrochloride。

本品为白色结晶或结晶性粉末；无臭，味苦。本品在水或乙醇中易溶，在氯仿中溶解。

本品为一种对称的三环状胺化合物，作用机制是抑制病毒颗粒穿人宿主细胞，也可以抑制病毒早期复制和阻断病毒的脱壳及核酸向宿主细胞的侵入。

本品能与生物碱沉淀剂作用产生沉淀，如与硅钨酸试液作用，产生白色沉淀。

本品在临床上能有效预防和治疗所有 A 型流感毒株，尤其是亚洲流感病毒 A_2 型毒株，另外对德国水痘病毒、B 型流感病毒、一般流感病毒、呼吸合胞体病毒和某些 RNA 病毒也具有一定的活性。

利巴韦林　ribavirin

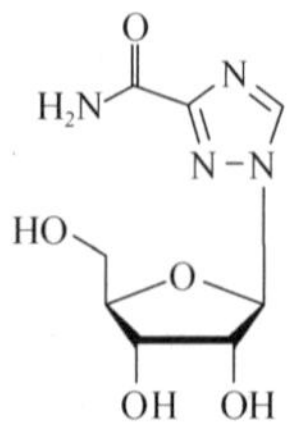

化学名为 1-β-*D*-呋喃核糖基-1*H*-1，2，4-三氮唑-3-羧酰胺，1-β-*D*-Ribofuranosyl-1*H*-1，2，4-triazole-3-carboxamide，又称为三氮唑核苷、病毒唑。

本品为白色结晶性粉末，无臭，无味。在水中易溶，在乙醇中微溶，在乙醚或氯仿中不溶。

本品有两种晶型：mp.166～168℃和 mp.174～176℃。两种晶型的生物活性相同。比旋度为-35°～37°(40 mg/ml 水溶液)。本品常温下稳定，但光照下易变质，宜遮光，密封保存。

本品水溶液加氢氧化钠试液，加热至沸，即产生氨气，能使湿润的红石蕊试纸变蓝。

利巴韦林有两种代谢途径：①一种是在有核细胞中可逆的磷酸化；②另一种是包括脱核糖基化和胺水解产生一种三吡咯羧酸代谢物的代谢途径。利巴韦林及其三吡咯酰胺和三吡咯羧酸代谢物经肾排泄。

本品在体内经磷酸化，能抑制病毒的聚合酶和 mRNA，破坏病毒 RNA 和蛋白合成，使病毒复制与传播受到抑制。

该类药物还有核苷类逆转录酶抑制剂齐多夫定(zidovudine)、司他夫定(stavudine)和抗乙肝病毒药拉米夫定(lamivudine)等。

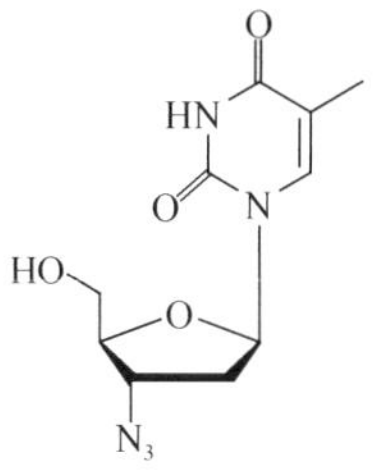

齐多夫定 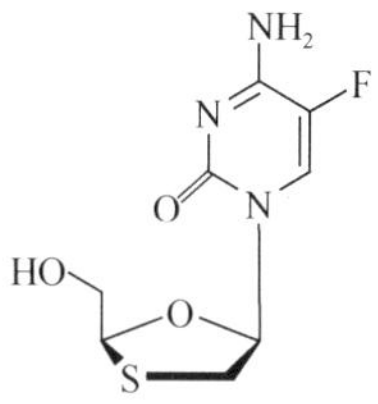　　司他夫定 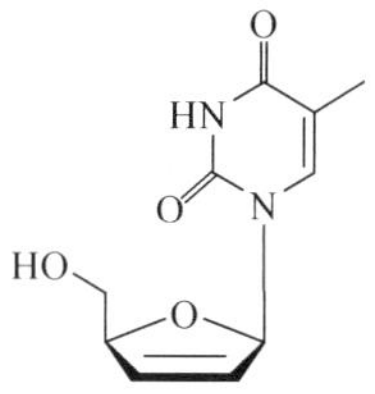　　拉米夫定

本品可口服或注射给药，吸收迅速而完全，是一种效果良好的广谱抗病毒药物，不良反应小。

（钟　霞）

第九章　利尿药及降血糖药

第一节　利　尿　药

大多数利尿药影响原尿的重吸收，也通过影响 K^+、Na^+、Cl^-等各种电解质的浓度和组成比例，而促进排尿，也有些利尿作用于各种酶和受体，间接影响水的重吸收，导致尿量增加和肾对尿的排泄增加。临床上利尿药可用于各种原因引起的水肿，也可用于高血压及其他一些适应证。

利尿药的种类很多，分类方法也有多种，按利尿药的效能大致可将其分为三大类：①高效利尿药：该类药物能抑制髓袢升支粗段的髓质部和皮质部对 Na^+、Cl^-的再吸收，干扰肾脏的稀释功能和浓缩功能，如呋塞米(furosemide，属磺胺类药物)；②中效利尿药：该类药物能抑制髓袢升支粗段皮质部和远曲小管前段对 Na^+、Cl^-的再吸收，只影响肾脏的稀释功能，对浓缩功能无影响，如氢氯噻嗪(hydrochlorothiazide，属磺胺类药物)；③低效利尿药：该类药包括作用于近曲小管的碳酸酐酶抑制剂和作用于远曲小管后段和皮质集合管，干扰 Na^+再吸收和 K^+分泌的保钾利尿药，如乙酰唑胺(acetazolamide)。根据作用部位和作用机制，又可以分为四大类：①渗透性利尿药；②碳酸酐酶抑制剂；③髓袢升支利尿药；④保钾利尿药。

一、渗透性利尿药

渗透性利尿药是能够使组织脱水的药物，又称脱水药。这类药物不能使钠、氯离子的排出增加，故其利尿作用不强。它们大多数是水溶性的无生理活性的多羟基化合物，在肾小球可自由地过滤进入原尿，使原尿形成较高的渗透压，阻止水分的重吸收，最终使尿液增加。临床主要用于治疗脑水肿、青光眼和预防急性肾衰竭。这类药物主要有甘露醇(mannitol)、山梨醇(sorbitol)、葡萄糖(glucose)、甘油(glyceriol)和尿素(urea)。

二、碳酸酐酶抑制剂

碳酸酐酶抑制剂类药物属于低效利尿药。早期临床上发现服用磺胺类药物后，一些患者出现了代谢性酸中毒，经深入研究，证实是磺胺类药物抑制了碳酸酐酶的活性。碳酸酐酶是一种体内广泛存在的酶，其主要作用是催化二氧化碳和水结合生成碳酸，碳酸可迅速解离为 H^+和 HCO_3^-，在肾小管中 H^+可与 Na^+交换，使 Na^+被吸收。碳酸酐酶被抑制后，碳酸形成减少，肾小管内 H^+减少，结果使 Na^+、HCO_3^- 的重吸收减少，Na^+的排出量增加，尿液增加，同时由于 HCO_3^- 的排出，使尿液的 pH 升高。

对磺胺进行结构改造的结果，发展了以乙酰唑胺(acetazolamide)为代表的一类碳酸酐酶抑制剂，乙酰唑胺抑制碳酸酐酶的能力是磺胺类药物的 1000 倍。但碳酸酐酶抑制剂长期使用后，尿液碱化，体液酸性增加，造成酸中毒，此时将失去利尿作用，产生耐药性。故长期使用本类药物的利尿作用十分有限，目前在临床上已经较少作为利尿药使用，主要用于青光眼的治疗。

乙酰唑胺　acetazolamide

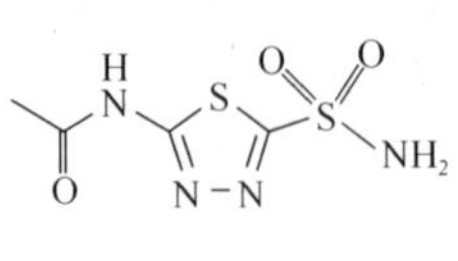

化学名为 *N*-[5-(乙酰氨基)-1，3，4-噻二唑-2-基]乙磺酰胺，*N*-[5-(aminosulfon- yl)-1，3，4-thiadiazol-2-yl]-acetamide。

本品为白色针状结晶或结晶性粉末，mp.258～259℃，无臭，味微苦。易溶于碱溶液如氨水，微溶于水和乙醇中，不溶于乙醚和氯仿中。

本品的磺酰胺基的氢离子能解离，故乙酰唑胺呈现弱酸性，pK_a7.2，可形成钠盐并能与重金属盐形成沉淀，如与硝酸汞试剂生成白色沉淀，与硫酸铜试液生成蓝绿色沉淀。

本品为非典型磺胺衍生物，与二氢叶酸合成酶天然底物对氨基苯甲酸的结构无相似之处，所以没有抗微生物感染作用。本品可口服使用，药效维持时间长达 8～12 h，临床主要用于治疗青光眼。

三、髓袢升支利尿药

髓袢升支利尿药包括一些中效的和强效利尿药，主要作用于髓袢升支皮质部和远曲小管前段，抑制 Na^+、Cl^-的转运，作用迅速且不受酸碱平衡变化的影响。按照化学结构分为三种类型：①噻嗪类利尿药；②磺酰胺类利尿药；③苯氧乙酸类利尿药。

在苯磺酰胺衍生物的研究中发现，磺酰胺基的间位再引入第二个磺酰胺基，以及在第二个磺酰胺基的邻位又引入一个氨基，得到 4-氨基-6-氯-1，3-苯二磺酰胺，利尿作用明显增强。如果把这个化合物中的一个氨磺酰基用羧基取代，则得到一系列具有利尿作用的化合物，其中活性最强的是呋塞米(furosemide)。同时研究也发现，当 4-氨基-6-氯-1，3-苯二磺酰胺的氨基以脂肪酸酰化得 4-酰氨基-6-氯-1，3-苯二磺酰胺，可进一步增强利尿作用。当用甲酸酰化后，在加热或碱性条件下则极易环合成二氢-1，2，4-苯并二嗪-7-磺酰胺-1，1-二氧化物(氯噻嗪)，氯噻嗪为一口服有效的低毒利尿药，将氯噻嗪 3，4-位双键还原得到氢氯噻嗪(hydrochorthiazide)。

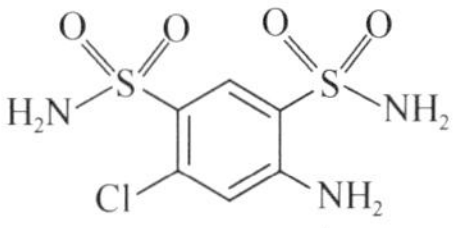

4-氨基-6-氯-1, 3-苯二磺酰胺 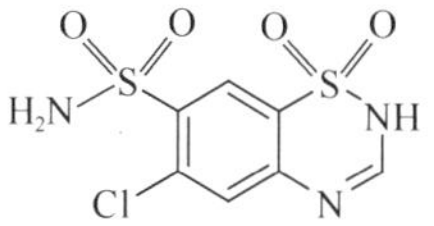　　4-酰氨基-6-氯-1, 3-苯二磺酰胺

呋塞米　furosemide

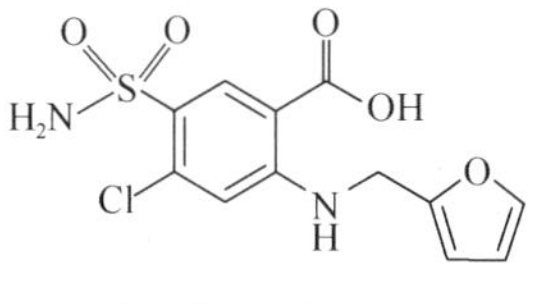

化学名为 2-[(2-呋喃甲基)氨基]-5-(氨磺酰基)-4-氯苯甲酸，5-(Aminosulfonyl)- 4-chloro-2-[(2-furanylmethyl)amino]benzoic acid。又名速尿、利尿磺胺、呋喃苯胺酸。

本品为白色或类白色的结晶性粉末，mp.206℃，无臭，几乎无味。可溶于乙醇，甲醇、丙酮及碱性溶液中，略溶于乙醚、氯仿，不溶于水。本品具有酸性，其 pK_a 为 3.9，可溶于碱性溶液，将其溶于氢氧化钠和氯化钠的水溶液可制得注射液，pH 为 8.0～9.3。

本品的钠盐水溶液不稳定，易发生水解，分解产物为 2-氨基-4-氯-5-氨磺酰基苯甲酸和 β-呋喃甲酸。

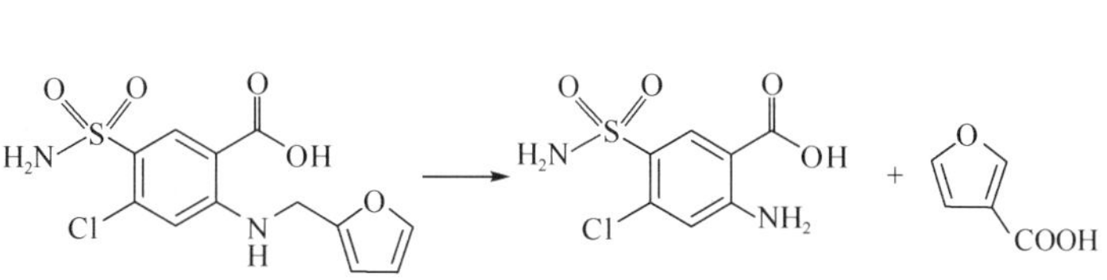

本品的钠盐水溶液，加硫酸铜试液即生成绿色沉淀；其乙醇溶液，沿管壁加对-二甲氨基苯甲醛试液即显绿色，渐变深红色。以此可鉴别本品。

本品的作用部位主要是在肾髓质升支部位，有很强的抑制尿重吸收的作用，属于强效利尿药。这类药物起效快，但作用时间短。分子中的氯原子和磺酰胺基的取代是其结构特点。临床可用于急性左心衰、肺水肿、脑水肿及其他心、肝、肾等各类水肿，预防急性肾衰竭和加速毒物排泄。也用于治疗高血压症。通常口服或注射给药。

氢氯噻嗪　hydrochorthiazide

化学名为 6-氯-3，4-二氢-2*H*-1，2，4-苯并二嗪-7-磺酰胺-1，1-二氧化物，6-Chl- oro-3，4-dihydro-2*H*-1，2，4-benzothiadiazine-7-sulfonamide 1，1-dioxide，又名双氢克尿塞、双氢氯噻嗪。

本品为白色结晶性粉末，无臭，略带苦味。易溶于丙酮，可溶于乙醇，不溶于水、氯仿、和乙醚。可溶于氢氧化钠。mp.265～273℃，熔融时同时分解。

本品固体在常温、干燥条件下稳定，对日光稳定。

本品结构中含有内磺酰胺基，不稳定，其水溶液可发生水解反应，特别是在碱性水溶解中加热，更易水解为 5-氯-2，4-二磺酰胺基苯胺。

若取水解液加硫酸酸化，再加变色酸少许，微热，溶液变成蓝紫色；若水解液加稀盐酸酸化后，加亚硝酸钠试液，再加变色酸偶合，则生成红色的偶氮化合物。以上反应均可鉴别本品。

本品从结构上来看属于噻嗪类利尿药，也是中效利尿药。它可抑制钠离子和氯离子的重吸收；也可抑制碳酸酐酶的活性，从而抑制钾离子和碳酸氢根离子的重吸收。临床作为利尿、降压药物使用，用于治疗心脏型水肿、肾性水肿及高血压等，特别是与某些降压药物合用时，可显著增强降压效果。

其他的高效利尿药见表 9-1，这些药物的分子中一般含有磺酰胺基或羧基。

表 9-1　常见的高效利尿药

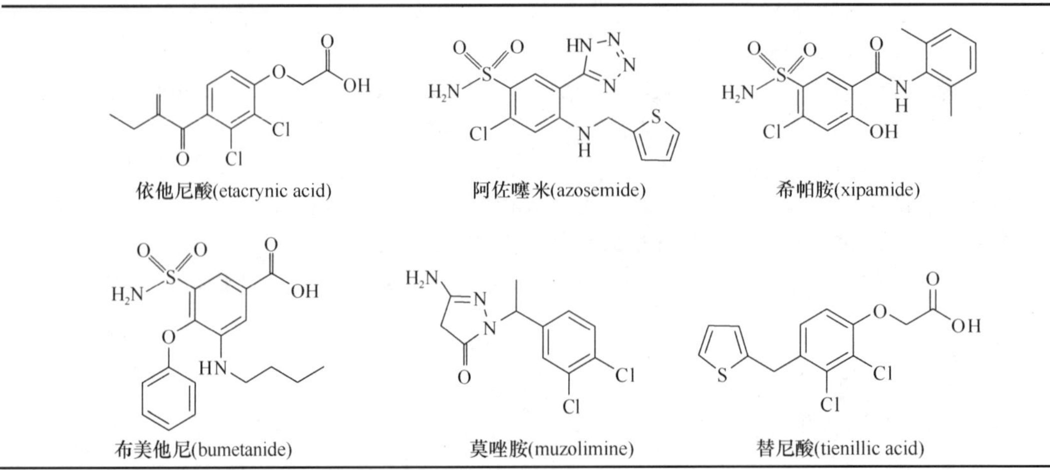

续表

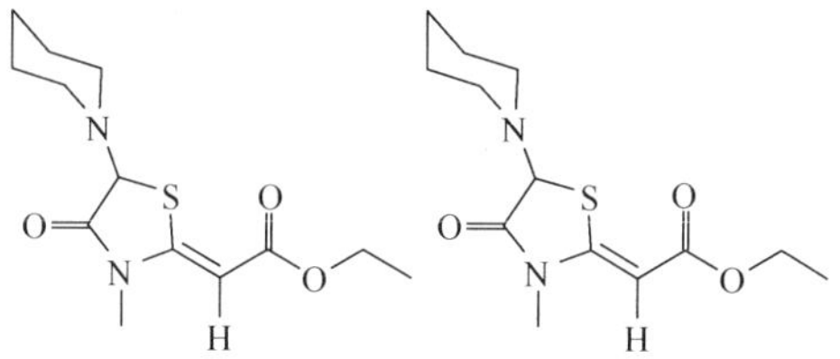

依托唑林(etozoline)

四、保钾利尿药

保钾利尿药作用于远曲小管，通过抑制 Na^+-K^+的交换而发挥利尿作用，为低效利尿药。主要包括醛固酮拮抗剂、蝶啶类和氨基吡嗪类利尿药。

第二节　降 血 糖 药

现代研究认为，糖尿病是由于不同病因引起胰岛素分泌不足或作用降低，导致碳水化合物、脂肪及蛋白质代谢异常，以慢性高血糖为主要表现，并伴有血脂、心血管、神经、皮肤及眼睛等多系统的慢性病变的一组综合征。糖尿病的主要指征是血液中糖含量高于正常人体标准，一般分为原发性糖尿病即 1 型糖尿病(胰岛素依赖性 IDDM)和 2 型糖尿病(非胰岛素依赖性 NIDDM)。大多数糖尿病患者属于后者，可以通过口服降血糖药治疗。

一、胰 岛 素

胰岛素　insulin

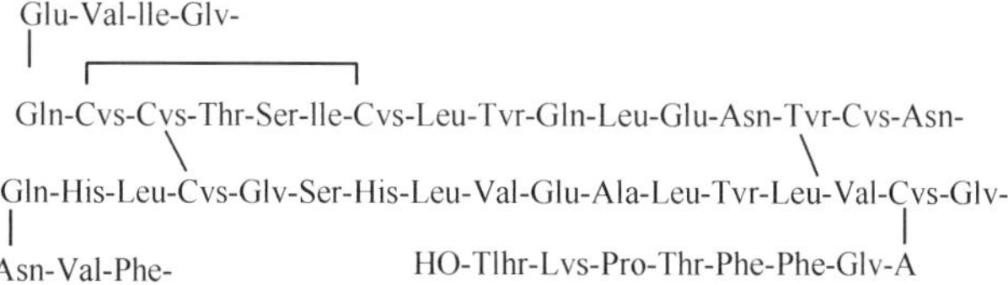

本品为白色或类白色结晶性粉末；在水、乙醇、氯仿和乙醚中几乎不溶。

本品结构中具有一般蛋白质的性质，具游离羧基和氨基而显两性，因此在无机酸或氢氧化钠等溶液中易溶；等电点 pH 5.35～5.45，在微酸(pH 2.5～3.5)中稳定，在碱性溶液中及遇热不稳定。注射液为偏酸性水溶液，冷冻保存时稍有变性，活性降低。

胰岛素是由胰岛β细胞分泌的一种蛋白质激素。它与受体结合后抑制腺苷酸环化酶活性，增强磷酸二酯酶的作用，从而减少 ATP(腺嘌呤核苷三磷酸)转化为 cAMP 细胞内信使，加速 cAMP 分解；同时增加细胞膜通透性，加速葡萄糖磷酸化、氧化及糖原的合成，调节糖代谢，维持血糖在正常的生理范围内；它也能促进脂肪和蛋白质的合成。另外，胰岛素可促进钾离子和镁离子穿过细胞膜进入细胞内；可促进脱氧核糖核酸(DNA)、核糖核酸(RNA)的合成。

作为药物的胰岛素的种类有牛胰岛素、猪胰岛素和人胰岛素。

牛胰岛素：自牛胰腺提取而来，分子结构有三个氨基酸与人胰岛素不同，疗效稍差，容易发生过敏或胰岛素抵抗。1965 年，我国科学家在全球首次得到人工牛胰岛素结晶。

猪胰岛素：自猪胰腺提取而来，分子中仅有一个氨基酸与人胰岛素不同，因此疗效比牛胰岛素好，不良反应也比牛胰岛素少。目前国产胰岛素多属猪胰岛素。这种胰岛素对某些病人会产生免疫反应等不良反应，如低血糖、耐药性、改变药动学方式、加重糖尿病病人微血管病变等。

人胰岛素：人胰岛素并非从人的胰腺提取而来，而是通过基因工程生产，纯度更高，不良反应更少，但价格较贵。进口的胰岛素均为人胰岛素。国内已有厂家开始生产人胰岛素，人胰岛素生产成本略高于猪胰岛素，但其不受材料来源限制，具有长远的发展价值。

本品在体内起调节糖代谢的作用，是治疗糖尿病的有效药物。与其他药物如三磷酸腺苷（ATP）辅酶 A 制成复合制剂治疗一些消耗性疾病。

二、口服降血糖药物

2 型糖尿病具有不同病因和发病机制，血糖增高主要源于四种可能：①胰岛素分泌不足；②胰岛素释放延迟；③胰岛素外周组织作用损害；④肝糖产生增加。针对于此，目前临床常用的口服降血糖药按照作用机制可分为：①促胰岛素分泌剂如磺酰脲类；②增加外周葡萄糖利用的药物如双胍类；③胰岛素分泌模式调节剂如苯丙氨酸类；④胰岛素素增敏剂如噻唑烷二酮类；⑤减少肠道吸收葡萄糖的药物如 α-葡萄糖苷酶抑制剂类；⑥改善糖尿病并发症的药物。

（一）胰岛素分泌促进剂

1. 磺酰脲类 磺酰脲类的降糖作用机制主要是刺激胰岛素的分泌，同时减少肝脏对胰岛素的清除；长期使用磺酰脲类还能改善外周组织胰岛素敏感性，增加胰岛素受体数量和增加胰岛素与其受体的结合；磺酰脲类还能增加肌肉细胞内葡萄糖的运转和糖原合成酶的活性，减少肝糖产生。

磺酰脲类口服降糖药（表 9-2）具有苯磺酰脲的基本结构，不同药物的苯环及脲基末端带有不同取代基。这些取代基导致药物的作用强度及持续时间存在差别，因此治疗范围、适应人群和服药次数、剂量都不尽相同。

表 9-2 常见的磺酰脲类口服降糖药

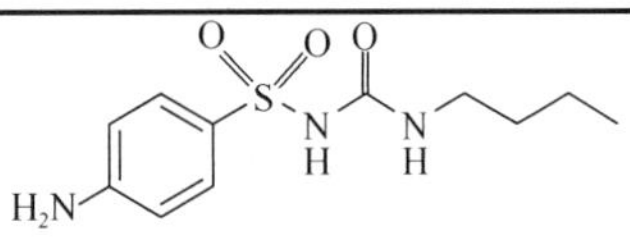

甲苯磺丁脲	氯磺丙脲
醋磺己脲	妥拉磺脲
格列齐特	格列苯脲
格列美脲	

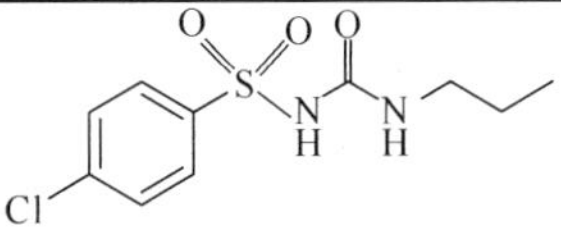

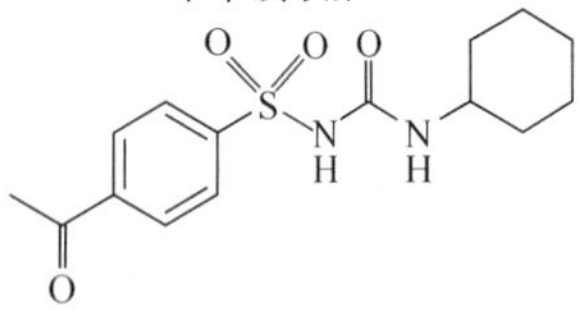

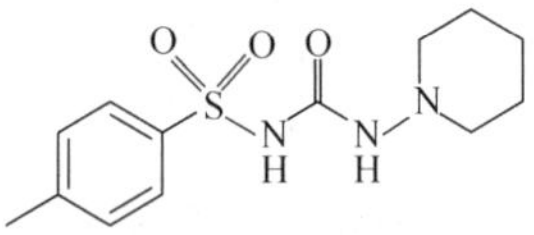

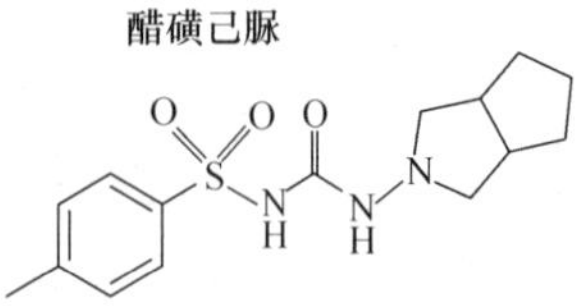

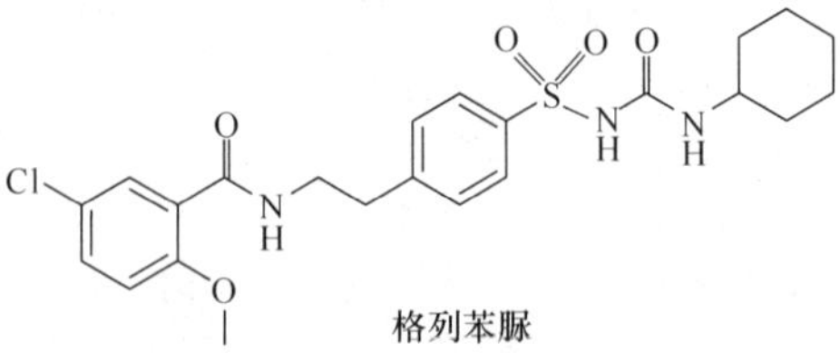

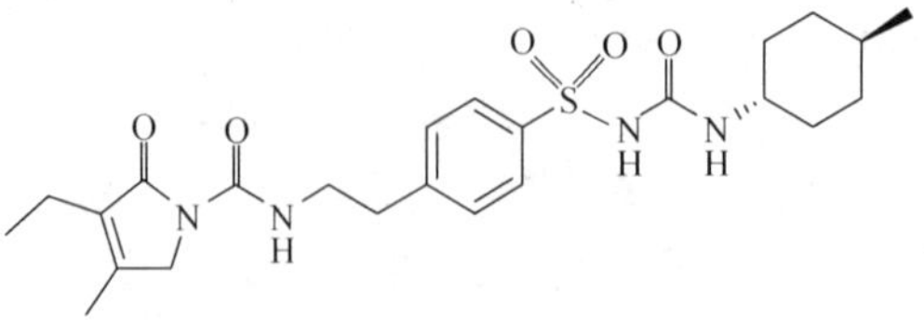

2. 非磺酰脲类 这类药物和磺酰脲类药物的化学结构虽然不同，但有相似的作用机理，亦可刺激胰岛素的分泌。如那格列奈。

(二)胰岛素增敏剂

由于较多的 2 型糖尿病患者存在胰岛素抵抗，从而使胰岛素不能发挥其正常生理功能。胰岛素抵抗的主要原因是，胰岛素抗体与胰岛素结合后妨碍胰岛素的靶部位转运，使得机体对胰岛素的敏感性下降。因此开发能提高患者对胰岛素敏感的药物，改善胰岛素抵抗状态，对糖尿病的治疗具有很重要的意义。

本类药物主要有噻唑烷二酮和双胍类。

(三)α-葡萄糖苷酶抑制剂

食物中的碳水化合物必须经消化、水解转化为葡萄糖后才能被肠壁吸收，水解依赖 α-葡萄糖苷酶抑制剂的作用。

α-葡萄糖苷酶抑制剂(α-glucosidase inhibitors)可竞争性地与 α-葡萄糖苷酶结合，抑制该酶的活性，减慢糖类水解为葡萄糖的速度，并减缓糖的吸收、可降低餐后血糖，但并不增加胰岛素的分泌。

本类药物常用的有阿卡波糖(acarbose)、伏格列波糖(voglibose)、米格列醇(miglitol)等，它们的化学结构均为糖或多糖的衍生物。

(钟 霞)

第十章　甾体激素类药物

第一节　激 素 概 述

基本结构及分类

甾体激素包括性激素和肾上腺皮质激素，是一类促进性器官发育、维持生殖功能的重要活性物质。其基本化学结构是环戊烷并多氢菲的甾环，即甾烷。甾烷由 A、B、C、D 四个环组成，其结构及编号如下图：

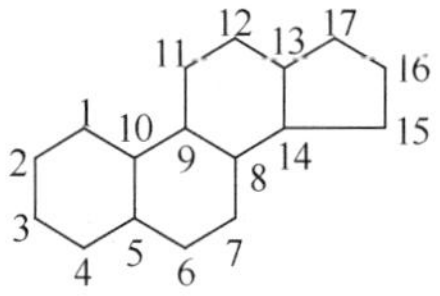

甾烷

甾体激素的基本骨架中有 6 个手性碳原子，分别是 C-5、C-8、C-9、C-10、C-13、C-14，理论上 A、B、C、D 四个环应有 2^6 即 64 种稠合方式，由于许多稠合方式能量高，不稳定，所以绝大多数甾核以热力学较稳定的两种方式存在，即 AB、BC、CD 全反式；或 AB 为顺式，BC、CD 互为反式的方式存在，这就造成 5-H 的空间取向不同，有 5α-系和 5β-系构型。

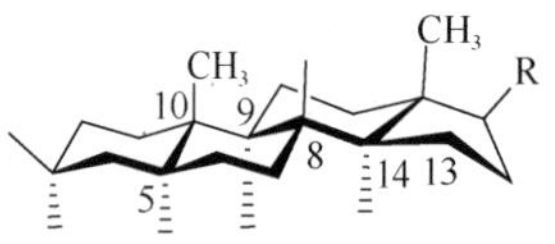

5α-系 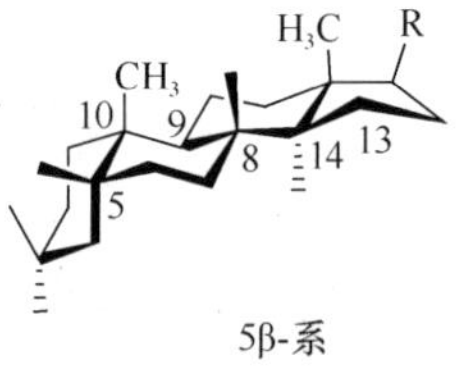　　5β-系

甾体激素按化学结构可分为雌甾烷类、雄甾烷类、孕甾烷类。当甾烷结构中只有 C_{10} 位有一甲基时为雌甾烷；当 C_{10}、C_{13} 位均有甲基时为雄甾烷；当 C_{10}、C_{13} 位均有甲基、C_{17} 位有两个碳的侧链时则为孕甾烷。

另外甾体激素也可按药理作用分类，具体可分为雌激素类、雄激素类、孕激素类、肾上腺皮质激素类。

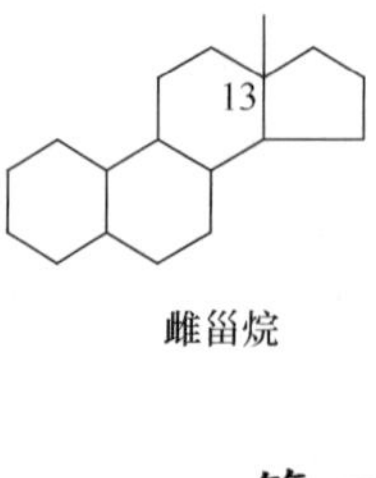

雌甾烷 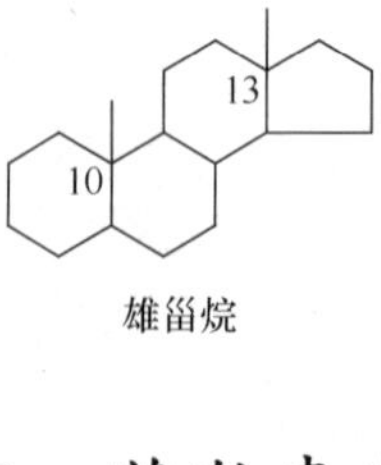　　雄甾烷 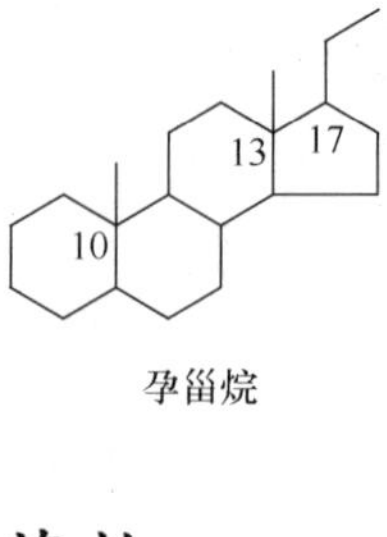　　孕甾烷

第二节　雌激素类药物

雌激素是甾类激素中最早发现的，雌激素类药物包括天然的雌激素及其衍生物和非甾体类雌

激素化合物。天然的雌激素是促进雌性动物第二性征发育及性器官成熟的物质，由雌性动物的卵巢分泌产生。雌激素与孕激素一起完成女性性周期、妊娠、哺乳等方面的功能调节。

临床上雌激素类药物主要用于雌激素缺乏症、性周期障碍、绝经症状和骨质疏松症、乳腺癌以及前列腺癌等的治疗。雌激素类药物最广泛的用途是控制生育、是口服避孕药的主要成分之一。

雌激素是雌性动物卵泡中分泌的激素。从结构上分析，属于雌甾烷衍生物。其结构特征为：A环为苯环，C_3位有羟基或羟基与酸形成的酯，C_{17}β位有酮基或羟基或羟基与酸形成的酯。

30年代，已经从孕妇的尿液中分离得到雌二醇(estradiol)、雌酚酮(estrone)和雌三醇(estriol)，后来知道前两种是卵巢分泌的原始激素，雌三醇为它们的代谢产物，三者的活性为10∶3∶1。

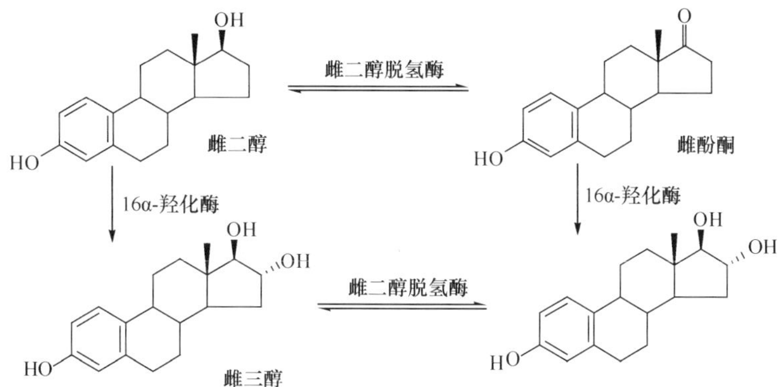

雌二醇　estradiol

化学名为雌甾-1，3，5(10)-三烯-3，17β二醇，(17β)-estra-1，3，5(10)-triene-3，17- diol。

本品为白色或乳白色结晶性粉末，有引湿性，无臭无味，几乎不溶于水，略溶于乙醇，溶于丙酮、氯仿、乙醚、碱水溶液，在植物油中也可部分溶解。mp.175～180℃，比旋度为+75°～+82°(1%二氧六环溶液)。

本品与硫酸作用显黄绿色荧光，加三氯化铁呈草绿色，再加水稀释，则变为红色。

本品的氢氧化钠溶液与苯甲酰氯反应生成苯甲酸酯，mp.190～196℃。

$NaOH, C_6H_5COCl$ → C_6H_5COO-

雌二醇口服后经胃肠道微生物降解及肝脏的代谢迅速失活，因而口服无效。为克服此缺陷，对其进行结构改造，如将3-羟基醚化或甲基化，特别是环戊醚化后的产物炔雌醚(quinestrol)，不但可以口服，而且醚化产物的脂溶性增大，能在体内脂肪小球中贮存，慢慢降解后离解出3-羟基化合物而起作用，因而它是一种口服及注射长效雌激素；将C_3位或C_{17}位羟基酯化，如雌二醇3-苯甲酸酯(estradiol benzoate)、戊酸雌二醇(estradiol valerate)等，它们能在植物油中溶解制成长效针剂；也可在C_{17}α位引入取代基，增加空间位阻，从而增加稳定性，制成口服或长效制剂，如炔雌醇(ethinylestradiol)，口服有效，活性是estradiol的10～20倍，因17α位引入乙炔基后，在肝脏中17β羟基的硫酸酯化代谢受阻在胃肠道中可抵御微生物的降解作用。

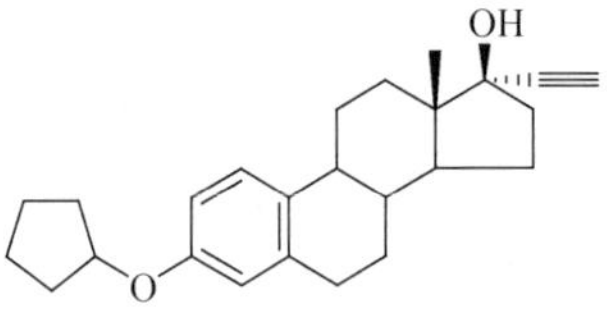

炔雌醚 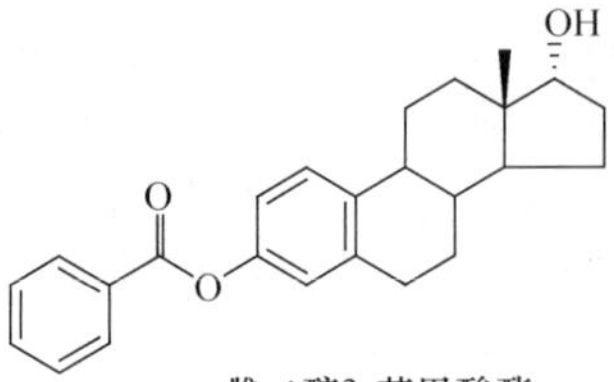　　雌二醇3-苯甲酸酯

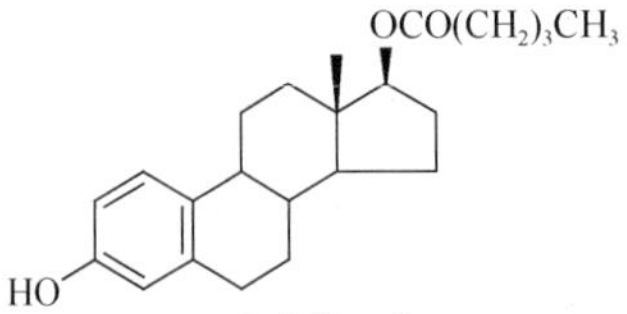

戊酸雌二醇 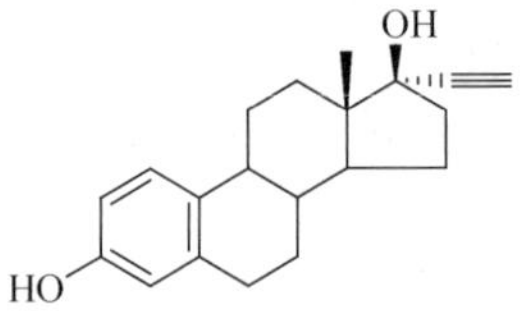　　炔雌醇

本品用于治疗卵巢功能不全所引起的疾病，如更年期障碍、子宫发育不全及月经不调等。

第三节　雄性激素和蛋白同化激素

雄性激素具有控制雄性性器官的发育和维持其生理功能、促进第二性征发育的作用，另外还具有蛋白同化活性，促进蛋白质合成和骨质形成，刺激骨髓造血功能，以及蛋白质代谢，从而使肌肉增长，体重增加。

对雄性激素的化学结构进行适当修饰，可得到一些雄性活性很小、蛋白同化作用增强的化合物，这类化合物被称为蛋白同化激素。蛋白同化激素能促进氨基酸合成蛋白质，减少氨基酸分解，使肌肉发达，体重增加；能促进钙、磷的吸收，加速骨钙化；促进伤口及溃疡的愈合；降低血液中的胆固醇。临床用于治疗病后虚弱，早产儿和体弱老年人的营养不良，消耗性疾病，骨质疏松，胃及十二指肠溃疡等疾病。

(一) 雄性激素

1931 年，Butenandt 从 15 吨男性尿中提取到 15 mg 雄素酮(androsterone)，1935 年 David 从公牛睾丸中分离出睾酮(testosterone)，其活性为雄素酮的 6～10 倍。

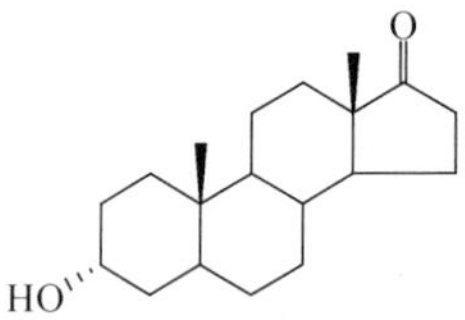

雄素酮 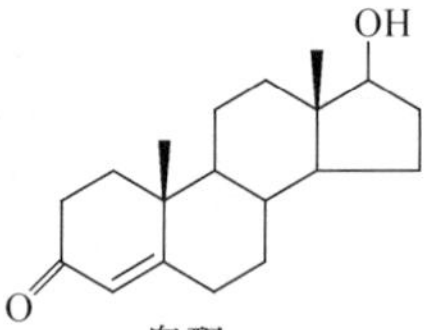　　睾酮

睾酮口服易吸收，但在肝内被迅速破坏，口服无效。因此可做成片剂植于皮下，吸收缓慢，作用可长达 6 周。将其 17 位羟基酯化，如丙酸睾酮(testosterone propionate)，脂溶性增加，代谢减慢，延长了作用时间，或者在 $C_{17}\alpha$位引入取代基，增加空间位阻，如睾酮(methyltestosterone)，也可达到同样效果。

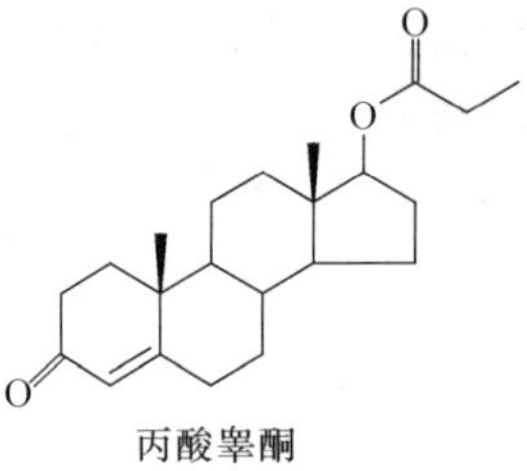

丙酸睾酮 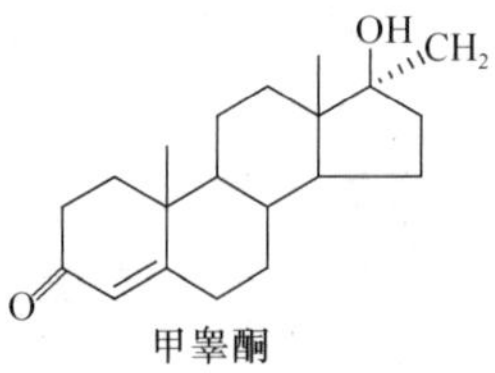　　甲睾酮

丙酸睾丸素　testosterone propinate

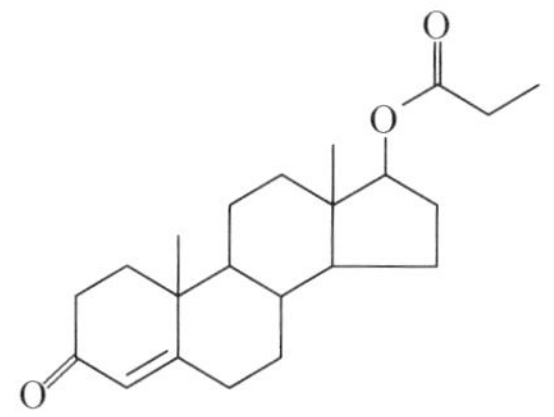

化学名为 17β-羟基雄甾-4-烯-3-酮丙酸酯，(17β)-17-hydroxyandr- ost-4-en-3-one propionate，又称为丙酸睾酮。

本品为白色结晶或类白色结晶性粉末，无臭；极易溶于氯仿，易溶于乙醇、乙醚，溶于乙酸乙酯，微溶于植物油，不溶于水。比旋度为+84°～+90°。

本品具有 Δ^4-3-酮不饱和酮的结构存在，故具有紫外吸收。

本品用于治疗无睾症和隐睾症，也可用于妇科疾病，如月经过多、痛经等。

(二)蛋白同化激素

睾酮曾作为同化激素用于临床，但由于雄性激素作用大，不良反应多。降低药物的雄性激素作用，增强蛋白同化作用，是对雄性激素结构修饰的主要目的。

将雄性激素 10-位上角甲基去掉，蛋白同化作用变化不大，但雄性激素活性大大降低，常称为 19-去甲基雄激素，是一类很重要的蛋白同化激素。如将 17β-羟基再与苯丙酸酯化，得到的苯丙酸诺龙(nandrolone phenylpropionate)。

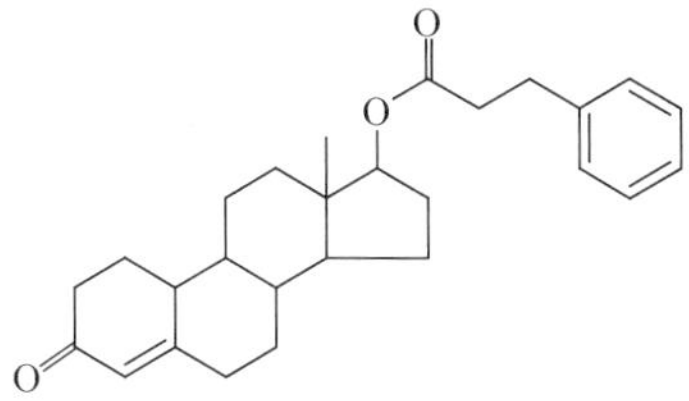

苯丙酸诺龙

对 A 环进行改造、2-位引入取代基或者 4-位引入卤素等，也可以得到一些较好的蛋白质同化激素，如羟甲烯龙(oxymetholone)，蛋白同化作用是甲睾酮的 3-倍多，而雄激素作用只有 1/2；司坦唑醇(stanozolol)，蛋白同化作用是甲睾酮的 30 倍；其他的还有氯司替勃(clostebol)。

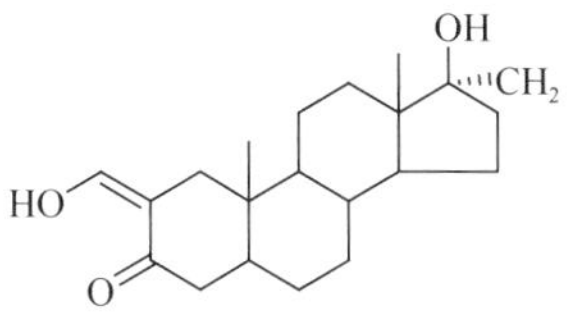

羟甲烯龙 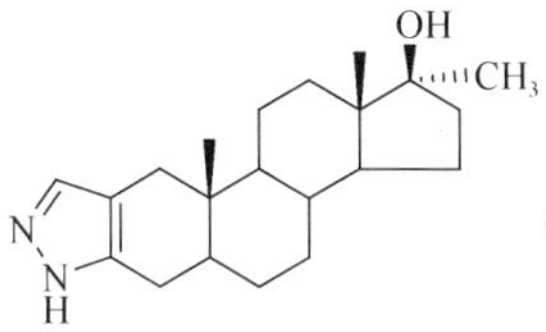　司坦唑醇 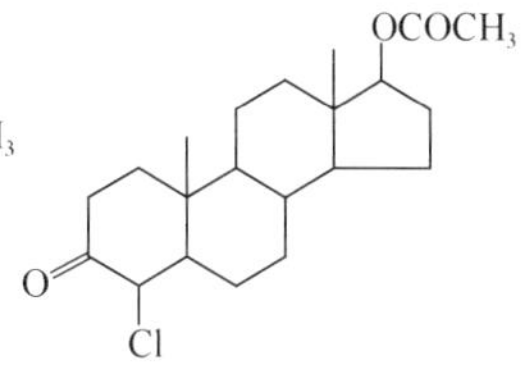　氯司替勃

第四节　孕激素类药物

一、孕 激 素

孕激素是雌性动物卵泡排卵后形成的黄体分泌的激素，因此又称黄体激素。孕激素类药物属

于孕甾烷的衍生物，其结构特征为具有 4-烯-3-酮结构，17 位有甲酮基。

黄体酮(progesterone)是天然存在的孕激素，但黄体酮由于其口服后通过肠黏膜和肝脏时受到 4-烯还原酶、20-羟甾脱氢酶等的作用代谢失效，故仅能以油剂供注射给药。之后，在研究皮质激素的生物合成过程中，发现 17α-羟基黄体酮(17α-progesterone)，其口服无活性，但乙酰化后口服活性增加。

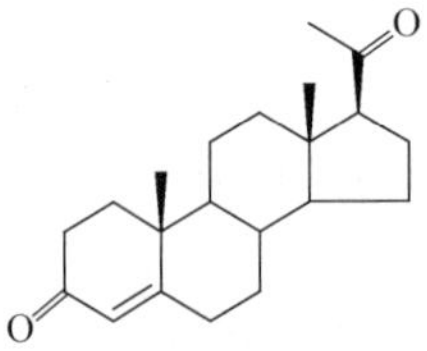

黄体酮 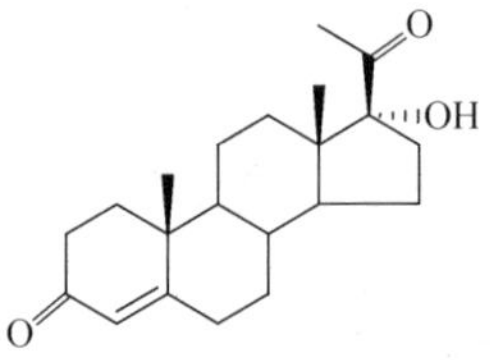　　17α-羟基黄体酮

考虑到孕酮类失活的主要途径是 6-位羟基化、16 和 17 位氧化，或 3，20-二酮被还原成二酮，因此通过在 6-位引入烷基、卤素、双键，或在 17 位引入乙酰氧基等得到的衍生物，不仅提高了分子的脂溶性，延长了作用时间，还使孕激素活性明显增高。

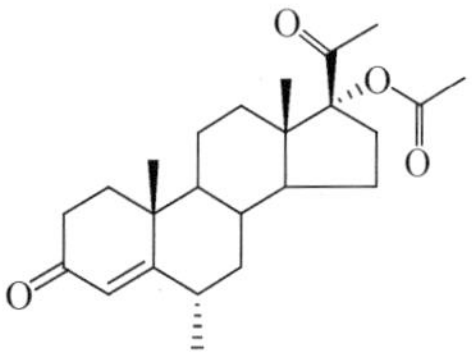

醋酸甲羟孕酮 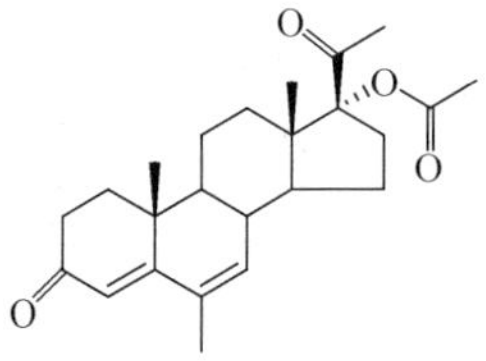　　醋酸甲地孕酮 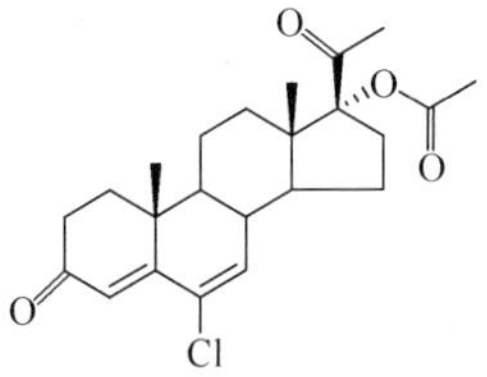　　醋酸氯地孕酮

孕激素与雌激素共同维持女性功能和保胎，还能抑制脑垂体促性腺素分泌，因而可用于避孕。临床用于预防先兆性流产，治疗子宫内膜异位及肿瘤。

醋酸甲羟孕酮　medroxyprogesterone acetate

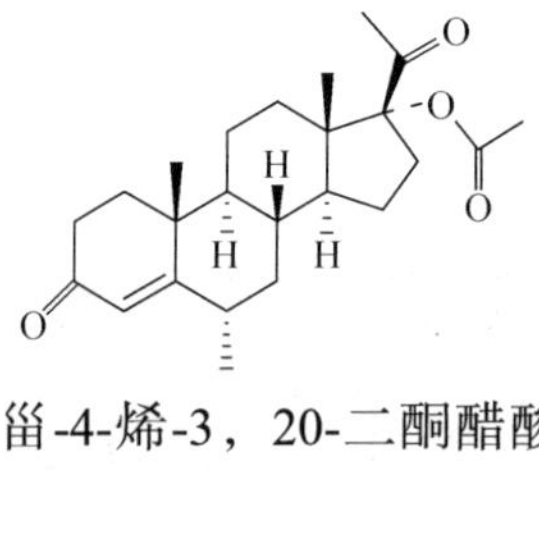

化学名为 6α-甲基-17α-羟基孕甾-4-烯-3，20-二酮醋酸酯，(6a)-17-hydro- xy-6-methylpregn-4-ene-3，20-dione。

本品为白色或类白色结晶性粉末。在氯仿中极易溶解、丙酮中溶解，醋酸乙酯中略溶，无水和乙醇中微溶，在水中不溶。mp.202~208℃。

本品由于 Δ^6-CH_3 的取代，使甲羟孕酮口服后不易被羟基化而失活，故口服有效，可通过皮肤、黏膜吸收，进入体内后主要以硫酸盐和葡萄糖醛酸盐形式从尿中排泄。

本品为黄体酮衍生物，常常是各种长效、缓释、局部使用的避孕药的主药，主要用于痛经、功能性闭经、功能性子宫出血、先兆流产、习惯性流产、子宫内膜异位等疾病。

二、甾体避孕药

1956 年 Pincus 利用 19-去甲雄甾烷衍生物异炔诺酮作为口服甾体避孕药，临床试验获得成功混合物比用纯的异炔诺酮用于临床时有效后来人们就有意识地在孕激素中加入少量雌激素，结果与最初进行的试验一致发明了复合避孕药生殖生理研究证实，配伍是合理的。

经研究发现，在睾丸酮 17α位引入乙炔基，得到乙炔基睾酮，可使睾丸酮减弱雄激素活性而显示出孕激素活性，而且可以口服，称之为妊娠素(ethisterone)。去掉妊娠素分子中 C-10 的甲基，得到炔诺酮(norethisterone)，孕激素活性是母体的 5 倍，其庚酸酯的植物油剂为长效的避孕药。炔诺酮的异构体为异炔诺酮(norethynodrel)，活性为炔诺酮的 1/10，它与炔雌甲醚的复方制剂于 1960 年问世，是人类生育史上第一个口服避孕药。在炔诺酮的 18 位增加一个甲基得到炔诺孕酮(norgestrel)，它是一个消旋体，右旋体无活性，左旋体作为药用，称为左炔诺孕酮(levonorgestrel)，其孕激素活性增加了 20 倍，并具有一定的雄激素及同化激素作用。该药由于药效和药代动力学优势明显，且副作用较小，在世界各国被广泛使用。

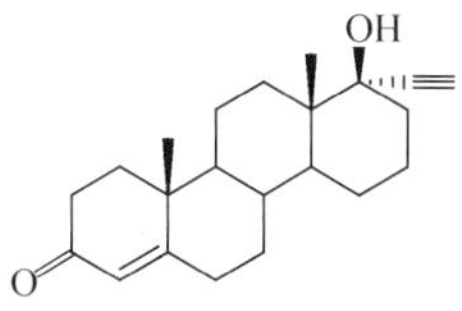

妊娠素 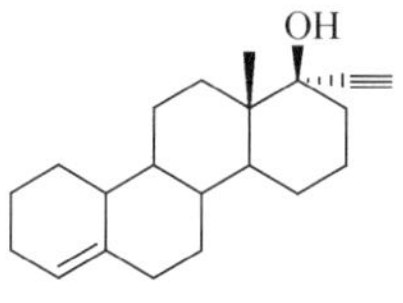 炔诺酮 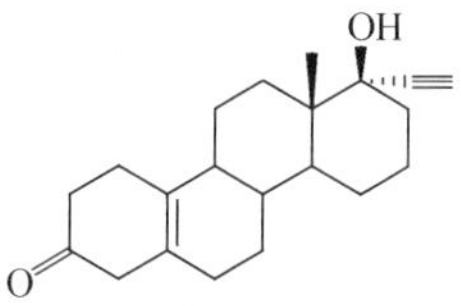 异炔诺酮 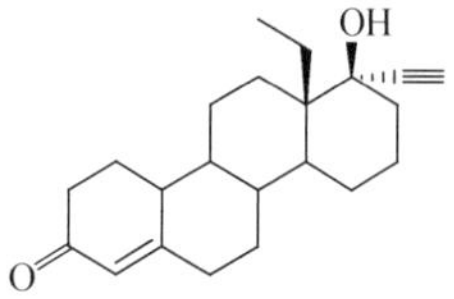 左炔诺孕酮

甾体避孕药主要成分是雌激素、孕激素或两者的混合物。剂型有口服、外用及注射剂，其主要作用是抑制排卵。

左炔诺孕酮 levonorgestrel

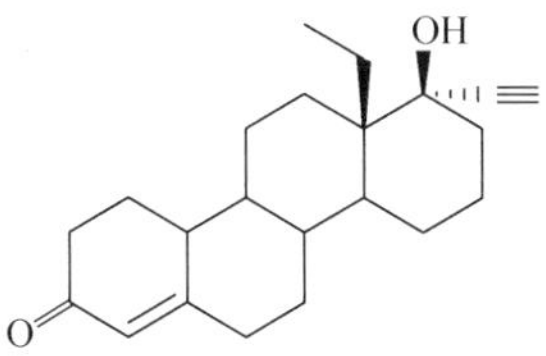

化学名为 *D*-(-)17α-乙炔基-17β-羟基-18-甲基雌甾-4-烯-3-酮，(17α)-(±)-13-Et- hyl-17-hydroxy-18，19-dinorpregn-4-en-20-yn-3-one。

本品为白色或类白色结晶性粉末，无臭、无味。在氯仿中溶解，甲醇中微溶，水中不溶。mp.233～239℃(C-13β构型)。比旋度为–38°(C=1，氯仿)。

本品为左旋体是炔诺酮的类似物，它们之间的差异仅仅是 C-13 的甲基以乙基取代，这种结构的变化不是有意识的设计，而是在全合成过程中，合成 18-甲炔诺酮比合成炔诺酮更容易，后来发现其作用强度与炔诺酮一样，且在体内有更长的作用时间，作为避孕药更合适。

三、抗孕激素药

抗孕激素作用的靶部位主要是孕激素受体，故也称为孕激素拮抗剂，为终止早孕的重要药物。1982 年法国 Roussel-Uclaf 公司推出第一个抗早孕药物米非司酮(mifepristone)作为抗早孕药物，促进了抗孕激素及抗皮质激素药的发展。

第五节 肾上腺皮质激素类药物

肾上腺皮质激素是肾上腺皮质所分泌的激素的总称，属孕甾烷类化合物，其结构特征为孕甾烷基本母核和含有 Δ^4-3，20-二酮、21-羟基功能基，11-位含有羟基或含氧官能团。目前已经发现的天然皮质激素有可的松(cortisone)、氢化可的松(hydrocortisone)、皮质酮(corticosterone)、11-脱氢皮质酮(11-dehydrocorticosterone)、17α-羟基-11-去氧皮质酮(17α-hydroxy-11-deoxycorticosterone)以及醛固酮(aldosterone)等。

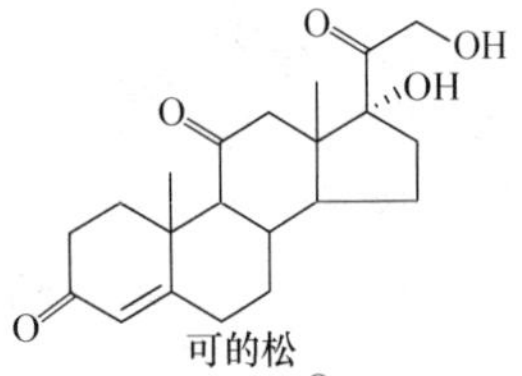

可的松 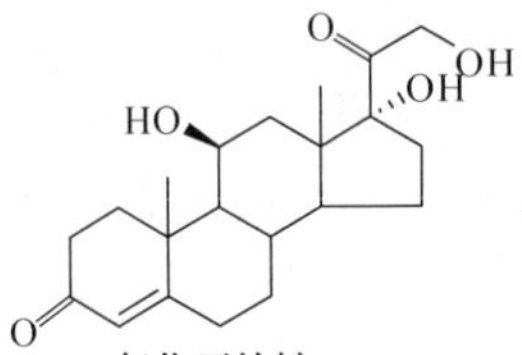　氢化可的松 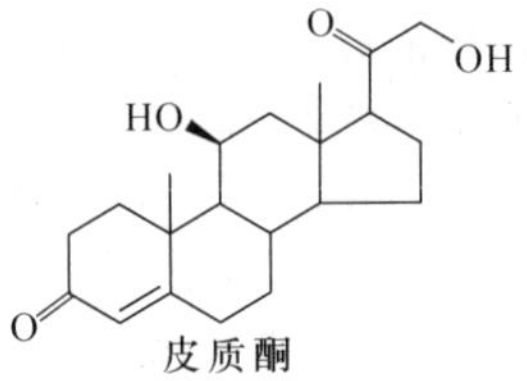　皮质酮

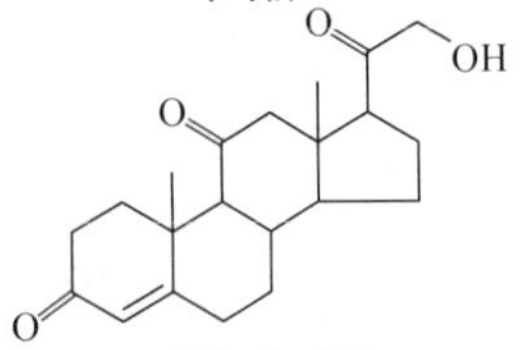

11-脱氢皮质酮 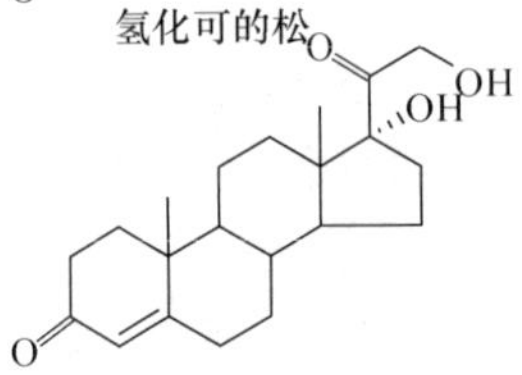　17α-羟基-11-去氧皮质酮 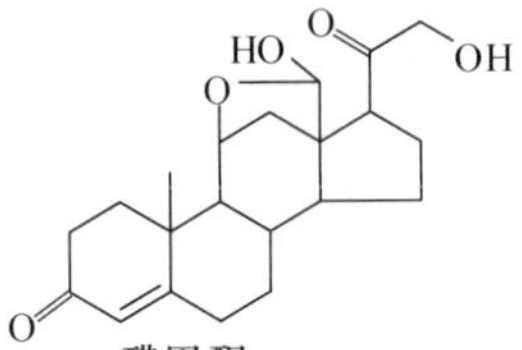　醛固酮

肾上腺皮质激素按作用分类可分为盐皮质激素(如醛固酮、皮质酮和 11-脱氢皮质酮)和糖皮质激素(如氢化可的松、地塞米松)。盐皮质激素主要调节水盐代谢，维持体内电解质平衡。因只限于治疗慢性肾上腺素皮质功能不全，临床用途少，其代谢拮抗剂如螺内酯作为利尿剂应用；糖皮质激素主要与糖、脂肪、蛋白质代谢及生长发育有关，大剂量应用可抗炎、抗毒、抗休克、抗过敏等，但有钠潴留的副作用。两种激素在结构上有明显差别，通常同时具有 17α-羟基和 11-氧的为糖皮质激素；不同时具有 17α-羟基和 11-氧的为盐皮质激素。

临床常用的皮质激素是指糖皮质激素，其化学结构修饰的主要目标集中在如何将糖、盐两种活性分开，以减少副作用，并延长作用时间。人们对糖皮质激素进行了大量修饰，几乎在甾环上可以进行化学改造的位置都进行了取代基的引入修饰，如 C-21 成酯修饰、C-1 引入双键修饰、C-9 和 C-6 氟原子的引入、C-16 引入羟基或甲基等，发现了许多专一性好，副作用小的药物。

醋酸地塞米松　dexamethasone Acetate

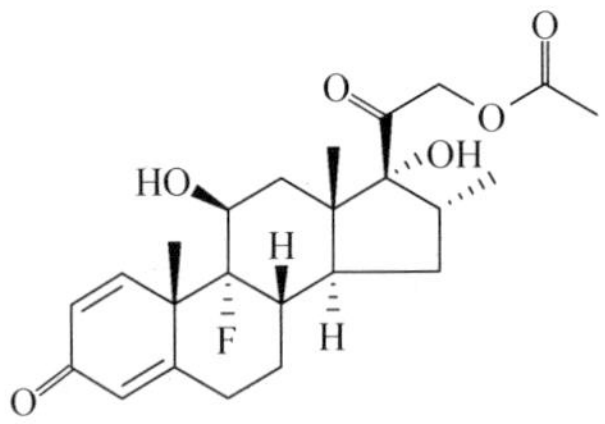

化学名为 16α-甲基-11β，17α，21-三羟基-9α-氟孕甾-1，4-二烯-3，20-二酮-21-醋酸酯，(11，16)-9-fluoro-11，17，21-trihydroxy-16-methylpregna-1，4-diene-3，20-dione。

本品为白色或类白色结晶或结晶性粉末，无臭，味微苦。在丙酮中易溶，在甲醇或无水乙醇中溶解，在乙醇或氯仿中略溶，在水中不溶。比旋度为+82°～+95°(二氧六环液)。

本品固体在空气中稳定，但需避光保存，其溶液在有碱催化的情况下，6～8 min 内有 50%的 C17α-酮羟基失去。

地塞米松磷酸钠盐与亚硫酸氢钠反应，可逆性地生成 A 环 1 位上取代的磺酸盐，这是 α，β-不饱和酮与亚硫酸加成的典型反应。

本品分子中还原性的醇羟基可还原碱性酒石酸铜，生成红色氧化亚铜沉淀。

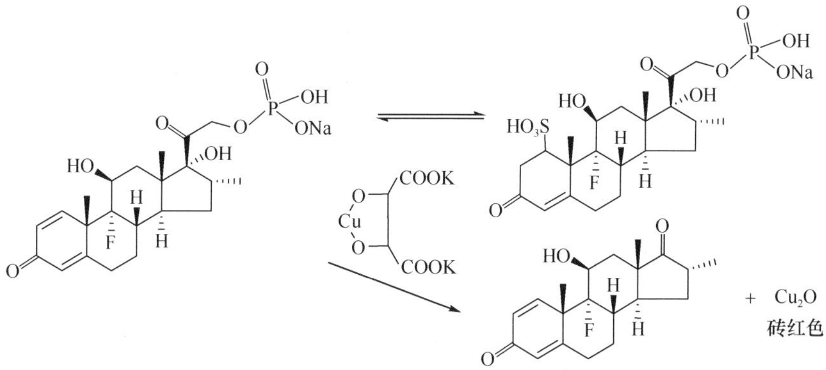

地塞米松本身的抗炎活性不强，但 C-21 位酯化后，由于亲脂性增加，在软膏基质中的药物固体微粒或药物分子接触到皮肤后，容易溶解在角质层中，很快渗过表皮到达皮下血管而发挥作用。

（钟 霞）

第十一章 维 生 素

维生素(vitamin)是维持人类机体正常代谢功能所必需的微量营养有机物质，许多维生素是酶的辅基或辅酶的组成成分，主要作用于机体的能量转移和代谢调节。人体自身不能合成维生素或合成量很少，一般从食物中所摄取的维生素量足以维持人体所需，但在某些生理过程或发生病理变化，如怀孕、哺乳、婴幼儿生长期、营养不良以及吸收功能发生障碍和中毒等时，人体对维生素的需要量将增加，如不及时予以补充，正常的代谢便会受到影响，进而影响人体的生长发育和正常的生命活动，甚至导致疾病的发生。

维生素对防治维生素不足引起的疾病具有不可替代的作用，但它不是补品。人体每天需要量有一定范围，服用过多不一定有益，甚至会导致疾病。如长期大量服用维生素 A、D 会引起中毒反应；维生素 B_1 用量过多会引起周围神经痛觉缺失；长期大量使用维生素 B_{12} 会引起红细胞过多；口服抗坏血酸过多，可破坏膳食中的 B_{12} 而引起贫血，因此应合理使用维生素。

维生素的种类很多，化学结构各异，理化性质和生理功能各不相同，维生素按溶解度不同分为脂溶性维生素和水溶性维生素两大类。常用的脂溶性维生素有维生素 A、维生素 D、维生素 E、维生素 K 等；常用的水溶性维生素有维生素 B_1、维生素 B_2、维生素 B_6、维生素 B_{12}、烟酸、叶酸、泛酸、生物素及维生素 C 等。

第一节 脂溶性维生素

一、维 生 素 A

1913 年 Mccollum 等发现动物脂肪或鱼肝油的乙醚提取物可显著促进小鼠的生长，该脂溶性的因子后定名为维生素 A，以后又发现可用作预防和治疗干眼病。1913 年从鱼肝油中分离出结晶的维生素 A_1，又称视黄醇(retinol)。后来又从淡水鱼中分离出维生素 A_2，其结构比维生素 A_1 多一个双键，即 3-脱氢视黄醇(3-dehydroretinol)，其生物活性约为维生素 A_1 的 30%～40%。另外，植物中的 β-胡萝卜素(β-carotene)和玉米黄素在体内相关酶的作用下能转化为维生素 A，它们称为维生素 A 原。

维生素 A 具有多烯醇结构，侧链上有四个双键，理论上可以有 16 个顺反异构体，但由于甲基的空间位阻，已知的异构体数目少得多。目前已经发现 6 种维生素 A_1 异构体，只有全反式构型的维生素 A_1 活性最高。

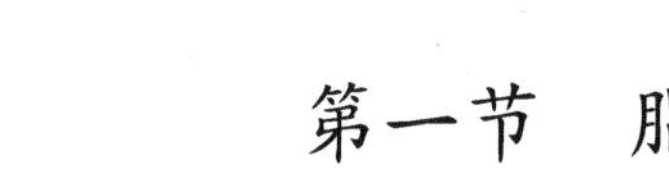

OH 视黄醇

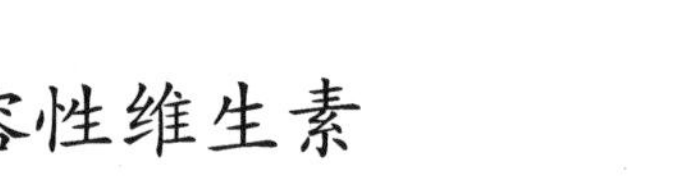

OH 3-脱氢视黄醇

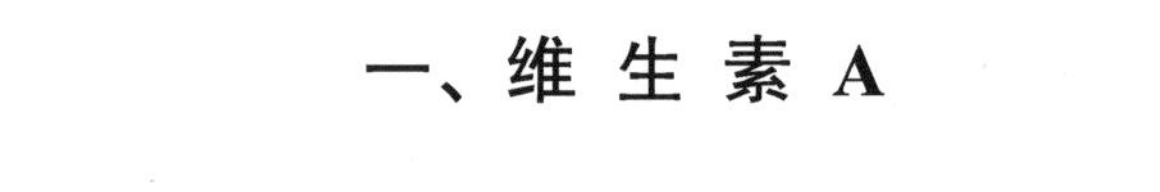

β-胡萝卜素

维生素 A 醋酸酯 vitamin A acetate

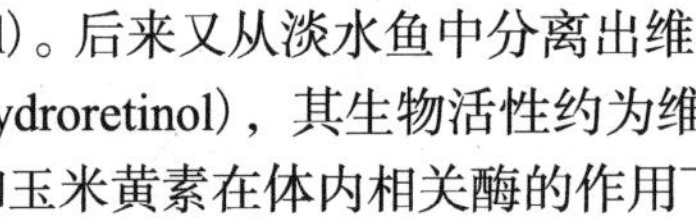

O O

化学名为(全-E 型)-3，7-二甲基-9-(2，6，6-三甲基-1-环已-1-烯基)-2，4，6，8-壬四烯-1-醇醋酸酯，(*all-E*)-3，7-dimethyl-9-(2，6，6-trimethyl-1-cyclohexen-1-yl)-2，4，6，8-nonatetraen-1-ol acetate。

本品为黄色菱形结晶。mp. 57~60℃。易溶于乙醇、氯仿、乙醚、脂肪和油中，不溶于水。临床上常将本品或维生素 A 棕榈酸酯溶于植物油中应用。本品化学稳定性比维生素 A 好，便于贮存。在体内被酶水解得到维生素 A。

维生素 A 与三氯化锑作用，呈现深蓝色；维生素 A 可发生强黄绿色荧光，可作为维生素 A 定量、定性分析的依据。

维生素 A 对紫外线不稳定，且易被空气中的氧所氧化。加热或有重金属离子存在可促进氧化。氧化的初步产物为环氧化合物，在酸性介质中，这种环氧化合物发生重排，生成呋喃型氧化物。但在无氧条件下，可耐热至 120℃。

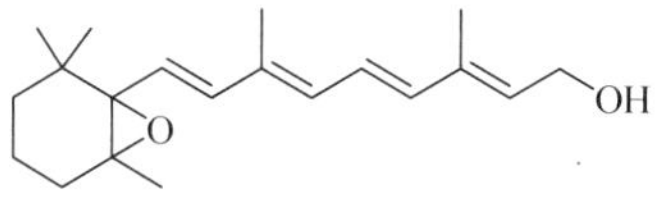

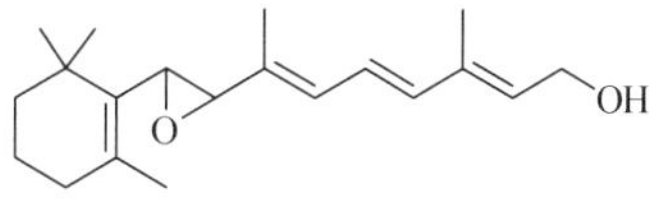

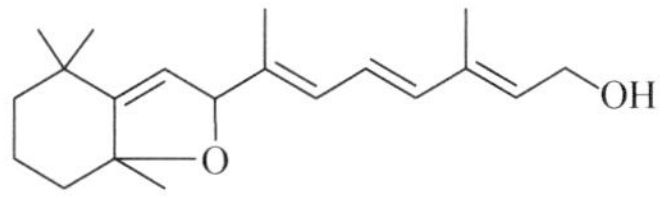

维生素 A 与铝不发生作用，因此将其贮存于铝制容器中，充氮气驱除空气后密封，置阴凉干燥处保存；也常将维生素 A 溶于维生素 E 的油中，或加入稳定剂如对羟基叔丁基茴香醚(BHA)和叔丁基对苯甲酸(BHT)等，以防止其氧化。维生素 A 长期贮存，即使放在暗处或在氮气中，也可部分发生顺反异构化，生成的异构体使维生素 A 的活性下降。

维生素 A 易被氧化剂所氧化，如二氧化锰氧化生成维生素 A_1醛(retinal，视黄醛)，仍有活性。进一步氧化生成视黄酸(retinoic acid，维生素 A 酸)，生物活性降低。

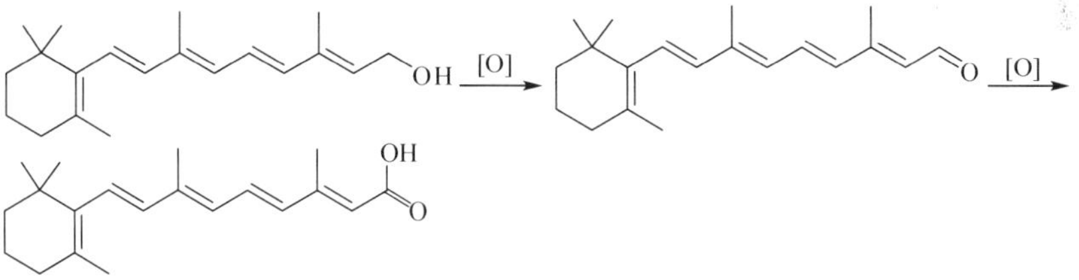

维生素 A 属烯丙型醇，对酸亦不稳定，Lewis 酸或无水氯化氢乙醇液可使维生素 A 分子结构中对酸不稳定的烯丙醇脱水，生成脱水维生素 A，活性仅为维生素 A 的 0.4%。

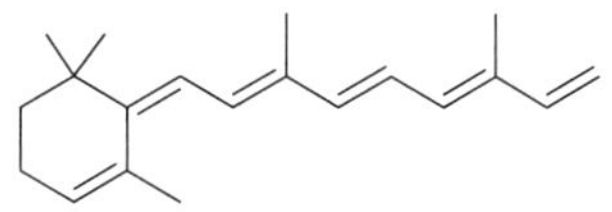

Vitamin A 活性代谢产物的衍生物 vitamin A 酸，可影响骨的生长和上皮代谢，在防癌和抗癌方面有较好的疗效，用于临床的有 retinoic acid 及其异构体 13-顺式 retinoic acid。我国采用 retinoic acid 在临床上治疗早幼粒细胞白血病取得良好效果，目前诱导急性早幼粒细胞白血病的首选药物。

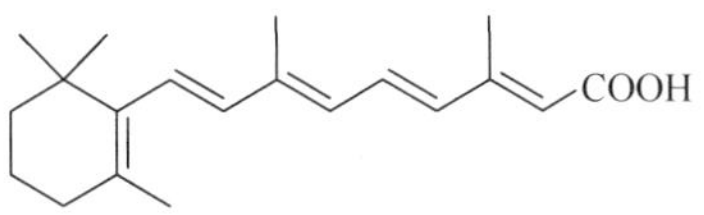

维生素 A 具有促进生长、维持黏膜及上皮组织如皮肤、结膜、角膜等功能正常的作用，并参

与视紫红质的合成。临床上主要用于因维生素 A 缺乏引起的夜盲症、角膜软化、皮肤干燥、粗糙及黏膜抗感染能力低下等症的治疗；还用于妊娠、哺乳期妇女和婴儿等的适量补充。实验表明，维生素 A 尚具一定抗癌活性，其抗癌机理尚不完全清楚。有人认为，维生素 A 可改变细胞中内质网的结构，改变致癌物的代谢，从而抑制某些前致癌物转化成致癌物，并能促进某些致癌物的转化灭活。

若长期过量服用维生素 A 可导致慢性中毒。主要症状表现为疲劳、烦躁、精神抑制、呕吐、低热、高血钙、骨和关节痛等。

二、维 生 素 D

维生素 D 是一类具有抗佝偻病作用的维生素的总称，目前至少有 10 种，均为甾醇的衍生物。最常见的维生素 D 为维生素 D_2（麦角骨化醇，Ergocalciferol）和维生素 D_3（胆骨化醇，colecalciferol），两者的区别仅为维生素 D_2 侧链上 22～23 位间有一双键，24 位上有一甲基。

1800 年就知道儿童佝偻病与日光照射有关。1922 年，Mccollum 发现在热鱼肝油中通入氧气仍有抗佝偻病作用，并进一步发现了在鱼肝油中存在对热稳定的而不能被皂化的甾体部分，这种物质后来被命名为 vitamin D。1930 年 Askewd 等成功分离得到 vitamin D_2，确定其结构。1932 年 Windaus 等分离得到 vitamin D_3 并确定结构，1948 年确定立体化学结构，1960 年全合成成功。

植物油和酵母中含有不被人体吸收的麦角甾醇，在日光或紫外线照射下，经裂解转化为维生素 D_2；动物组织、人体皮肤内贮存的 7-脱氢胆固醇，在日光或紫外线的照射下，经裂解转化为维生素 D_3，是人体维生素 D 的主要来源。故麦角甾醇和 7-脱氢胆固醇被称为维生素 D 原，一般情况下，人体通过皮肤合成的 D_3 足够维持机体需要，常作日光浴和户外活动可预防佝偻病的发生。维生素 D 常与维生素 A 共存于鱼肝油中，此外，鱼类的肝脏、脂肪组织以及蛋黄、乳汁、奶油、鱼子中也含有一定量的维生素 D。

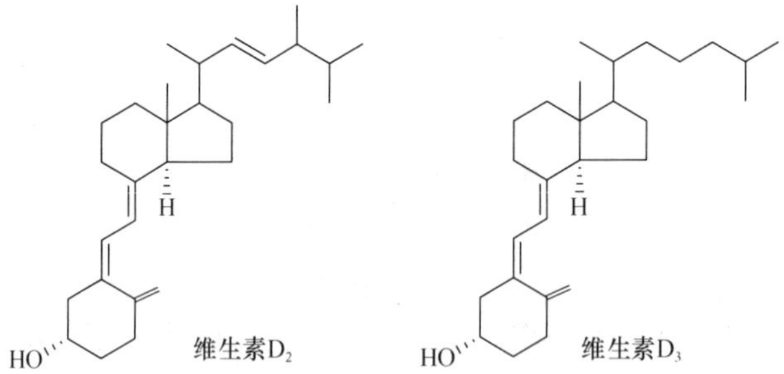

HO　H　维生素D_2　　HO　H　维生素D_3

维生素 D_3　vitamin D_3

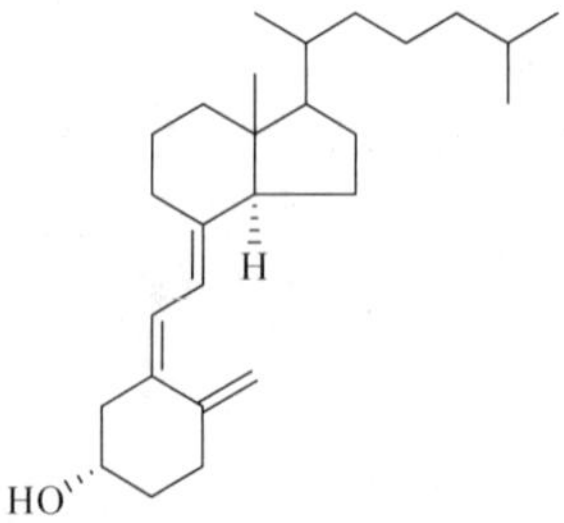

HO　H

化学名为(3β，5z，7e)-9，10-开环胆甾-5，7，10(19)-三烯-3β-醇，(3β，5z，7e)-9，10-seco-cholesta-5，7，10(19)-trien-3β-ol，又名胆骨化醇。

本品为无色针状结晶或白色结晶性粉末，无臭无味，遇光或空气均易变质。在植物油中略溶，水中不溶，乙醇、丙酮、氯仿或乙醚中极易溶解。旋光度为+105°～+112°。

维生素 D_3 本身在体外并无活性，对维生素 D_3 的代谢研究表明，维生素D进入人体后首先在肝脏内，经肝细胞线粒体中维生素 D-25 羟化酶的催化，形成 25-羟基维生素 D_3，它是维生素 D_3 在肝中的贮存形式，也是血液循环中的主要形式，然后再经过肾脏近侧小管上皮细胞线粒体 25-OH 维生素 D_3-1α 羟化酶催化形成 1α，25-(二羟基)维生素 D_3(Calcitriol)，才是真正起作用的“活性维生素 D_3”。1α，25-(二羟基)维生素 D_3 含量增多时，肾脏 25-0H 维生素 D_3-1α 羟化酶受抑制，诱导肾脏 25-羟基维生素 D_3-24R-羟化酶活性增高，从而减少 1α，25-(二羟基)维生素 D_3 的合成，但促进无活性的 24R，25-(二羟基)维生素 D_3 的合成。

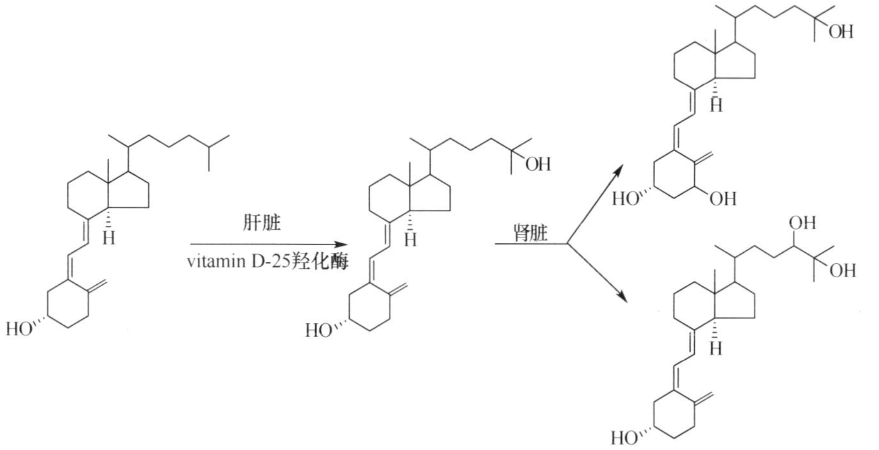

维生素 D 促进小肠黏膜对钙、磷的吸收，促进肾小管对钙、磷的吸收，促进骨代谢，维持血钙、血磷的平衡。但大剂量久用可引起维生素 D 过多症，表现为血钙过高，骨损坏、异位钙化和动脉硬化。临床上常用维生素 D 防治佝偻病、骨软化症及老年性骨质疏松症等。

三、维 生 素 E

1922 年 Evans 和 Bishop 发现一种脂溶性物质具有抗不育作用，且苯环上有一个酚羟基，故把这类化合物又称为生育酚(tocopherol)。1936 分离出 vitamin E，1938 年合成成功。

已知的维生素 E 主要有 α、β、γ、δ-生育酚和 α、β、γ、δ-生育三烯酚。它们都是苯并二氢吡喃衍生物，由于苯环上甲基的数目和位置的不同而相互区别。这些异构体中，α-生育酚活性最强(通常即指维生素 E)，δ-生育酚活性最弱。天然的生育酚都是右旋体，而人工合成品则为消旋体。

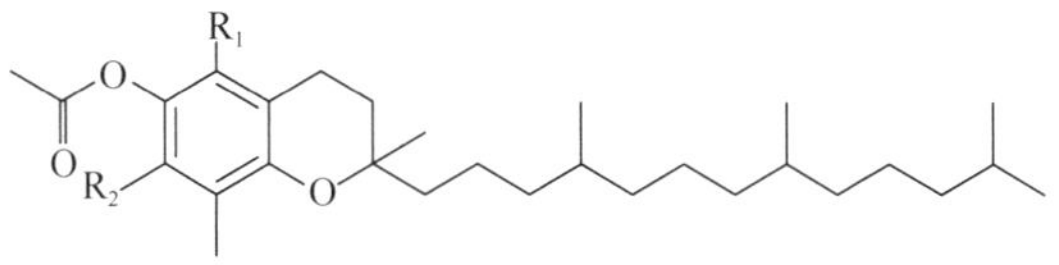

	R_1	R_2
α-生育酚	$-CH_3$	$-CH_3$
β-生育酚	$-CH_3$	-H
γ-生育酚	-H	$-CH_3$
δ-生育酚	-H	-H

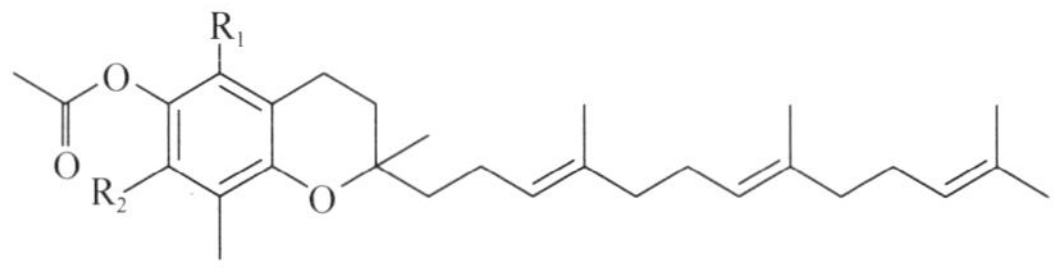

	R_1	R_2
α-生育三烯酚	$-CH_3$	$-CH_3$
β-生育三烯酚	$-CH_3$	-H
γ-生育三烯酚	-H	$-CH_3$
δ-生育三烯酚	-H	-H

维生素 E 主要存在于植物中，其麦胚油、花生油及玉米油中含量最为丰富。

维生素 E 醋酸酯 vitamin E acetate

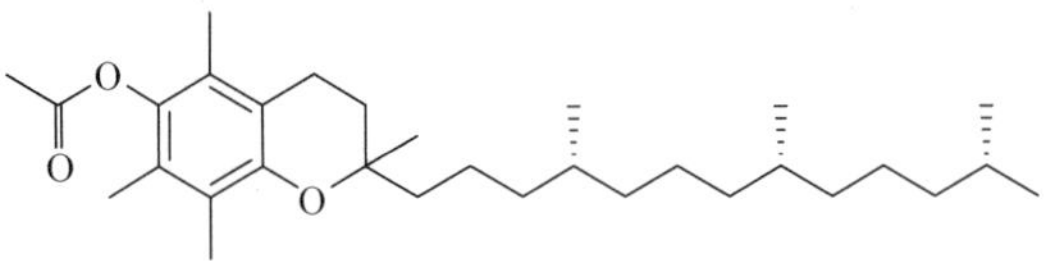

化学名：(±)3，4-二氢-2，5，7，8-四甲基-2-(4，8，12-三甲基十三烷基)-2*H*-1-苯并吡喃-6-醇醋酸，2(*R*)，5，7，8-Tetramethyl-2-[4(*R*)，8(*R*)，12-trimethyltridecyl]-3，4-dihydro-2*H*-1-benzopyran-6-ol acetate，又名 α-生育酚醋酸酯。中国药典称本品为 vitamin E。

本品为微黄色或黄色透明的黏稠液体，几乎无臭，遇光色渐变深。在无水乙醇、丙酮、氯仿、乙醚或石油醚中易溶，在水中不溶。旋光度为 1.4950°～1.4972°。

维生素 E 醋酸酯为酯类化合物，与氢氧化钾醇溶液共热时发生水解，得到 α-生育酚(α-tocopherol)。用三价铁离子氧化 α-生育酚后，生成对-生育醌(a-tocopherol quinone)和亚铁离子。亚铁离子与 2，2'-联吡啶作用生成血红色的配离子，以此进行鉴别。

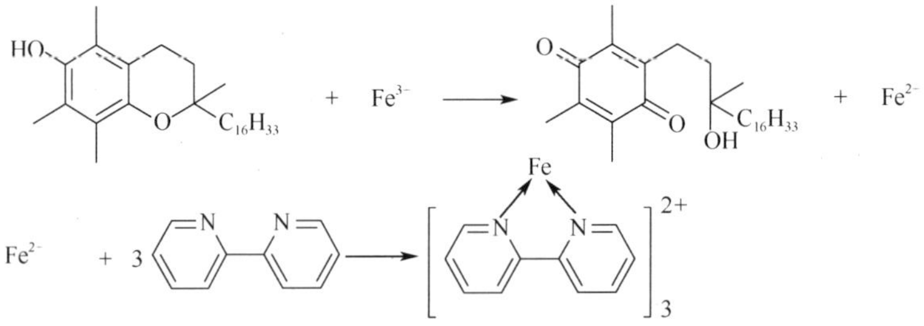

血红色

维生素 E 的乙醇溶液与硝酸共热氧化后，生成生育红，溶液显橙红色。

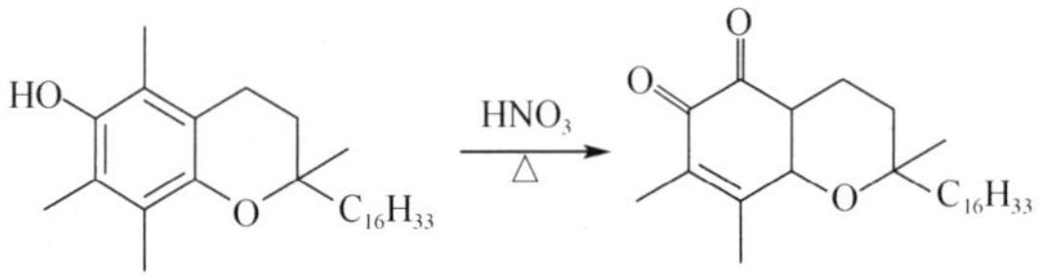

维生素 E 在无氧条件下对热稳定，加热至 200℃也不被破坏，但对氧十分敏感。遇光、空气可被氧化。其侧链上的叔碳原子(C-4'，C-8'，C-12')氧化生成 4'-OH，8'-OH 和 12'-OH 化合物。氧化产物为 α-生育醌及 α-生育酚二聚体。

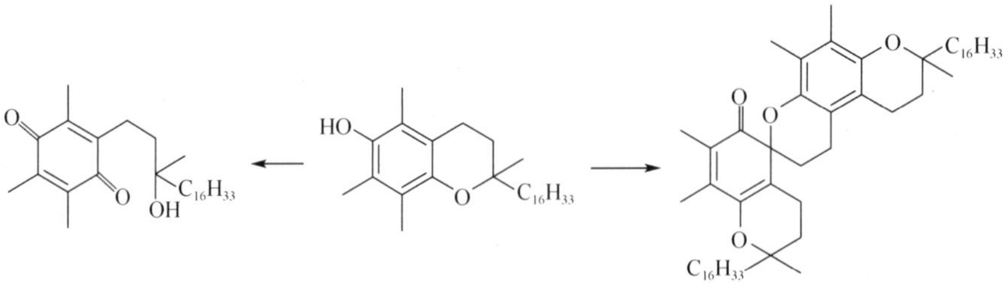

维生素 E 与动物的生殖功能有关，具有抗不育作用。维生素 E 的抗氧化作用、对生物膜的保护、稳定及调控作用，综合为抗衰老作用。临床用于习惯性流产，不孕症及更年期障碍，进行性肌营养不良，间歇性跛行及动脉粥样硬化等的防治。此外，还可用于延缓衰老。长期过量服用维生素 E 可产生眩晕、视力模糊，并可导致血小板聚集及血栓形成。

四、维生素 K 类

维生素 K 是一类具有凝血作用的维生素总称，一种由萘醌类化合物组成的能促进血液凝固的脂溶性维生素。广泛存在于绿色植物如苜蓿、菠菜中，猪肝、蛋黄中也富含维生素 K。

根据分子结构中所含取代基(R)不同，常见的包括 K_1、K_2、K_3 三种。K_1 广泛存在于天然绿色植物中，可从苜蓿或其他植物体中提取。K_2 是人体肠内细菌制造的。K_3 是由化学合成的。平时不服用维生素 K，人体肠内细菌也会帮忙补充。

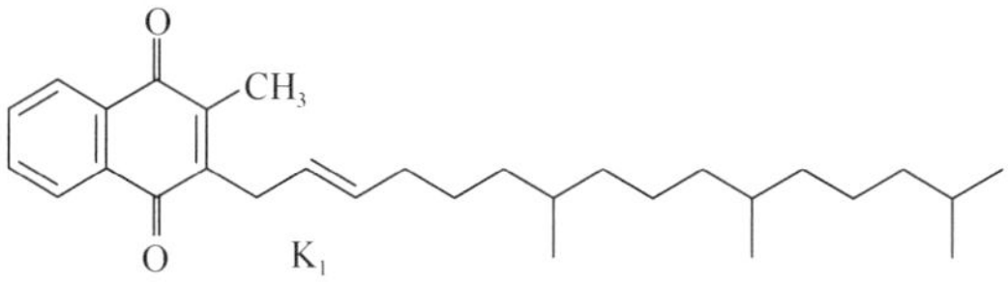

K_1 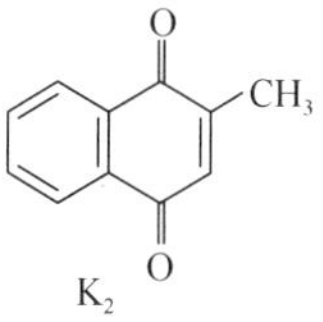　　K_2 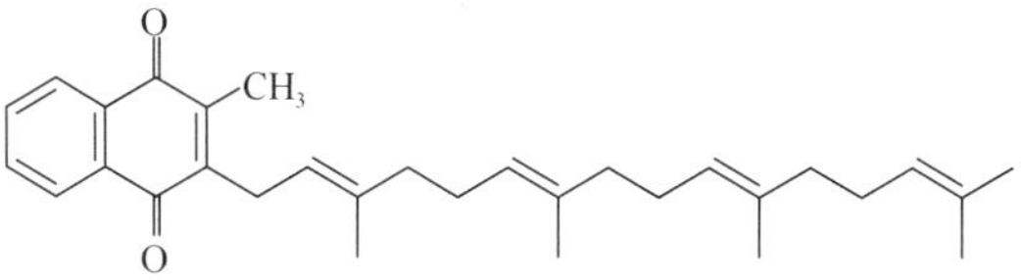　　K_3

第二节　水溶性维生素

水溶性维生素(water-soluble vitamins)一类能溶于水的有机营养分子。其中包括在酶的催化中起着重要作用的 B 族维生素以及抗坏血酸(维生素 C)等，是辅酶或辅基的组成部分。

一、维生素 B 族

早在 1867 年，人们用硝酸氧化尼古丁得到烟酸；1933 年间已经发现泛酸是酵母的生长因素，并从肝脏中分离提取成功，在 1940 年人工合成成功。1935 年从马的血红细胞中分离得到烟酰胺；1941 年，米切尔(H. K. Mitchell)从菠菜叶中提取纯化得到一种具有促进骨髓中幼细胞成熟作用的化合物并命名为叶酸，如果缺少叶酸可招致红细胞的异常未成熟细胞的增加和贫血以及白细胞减少。

维生素 B 族是一个大家族，至少包括十余种维生素，如维生素 B_1、维生素 B_2、维生素 B_6 等。其共同特点是：①在自然界常共同存在，最丰富的来源是酵母和肝脏；②从低等微生物到高等动物包括人类都需要它们作为营养要素；③从化学结构来看，除个别例外，大多含有氮；④这类化合物易溶于水、对酸稳定，易被碱破坏。

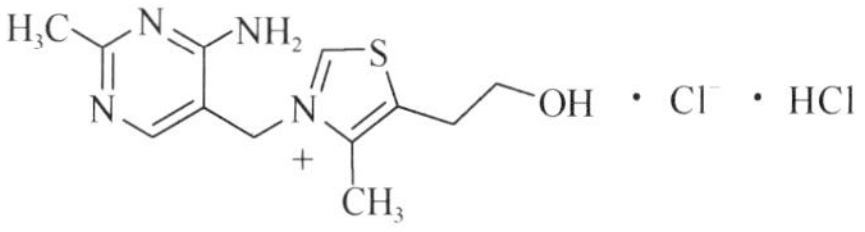

维生素B_1 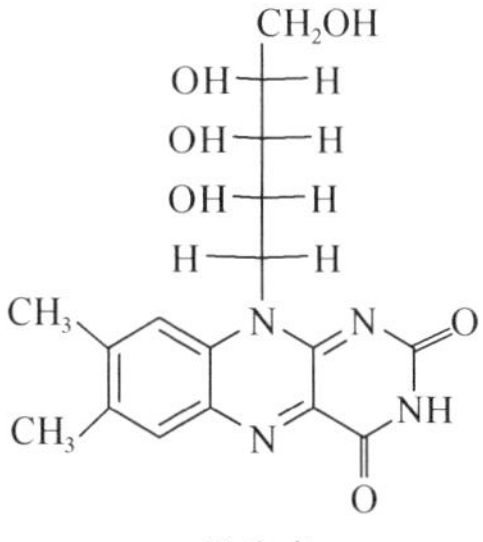　　维生素B_2 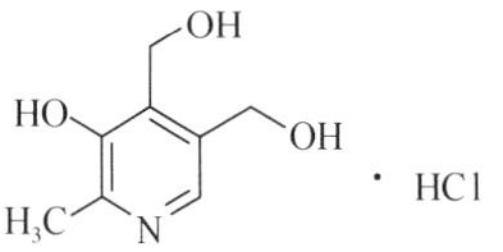　　维生素B_6

二、维 生 素 C

维生素 C 又名抗坏血酸，是一种己糖衍生物，广泛存在于新鲜水果及绿叶蔬菜中。

维生素 C　vitamin C

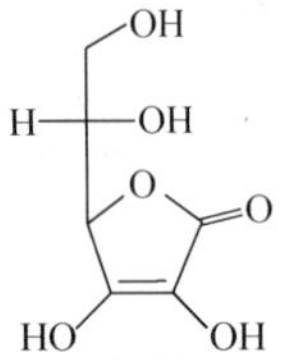

化学名：*L*-(+)-苏糖型-2，3，4，5，6-五羟基-2-己烯酸-4-内酯，又名 *L*-抗坏血酸。

本品为白色结晶或结晶性粉末，无臭，味酸，久置色渐变微黄。本品在水中易溶，在乙醇中略溶，在氯仿或乙醚中不溶。mp.190～192℃。旋光度为+20.5°～+21.5°。

本品干燥固体较稳定，但遇光及在湿空气中，色渐变黄，故应避光、密闭保存。本品在水溶液中可发生互变异构，主要以烯醇式存在，酮式量很少。

本品分子中有两个手性碳原子，故有四个光学异构体，其中 *L*-(+)-抗坏血酸的活性最高，*D*-(-)-异抗坏血酸的活性仅为其 1/20，*D*-(-)-抗坏血酸和 *L*-(+)-异抗坏血酸几乎无效。

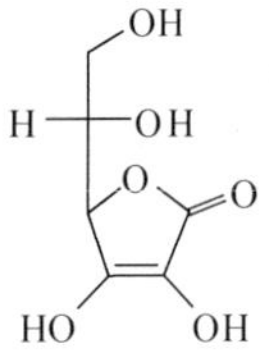

L-(+)-抗坏血酸 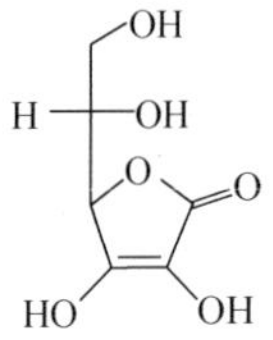　　*D*-(-)-异抗坏血酸 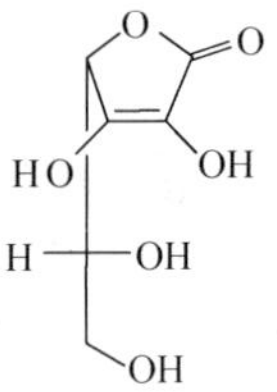　　*D*-(-)-抗坏血酸 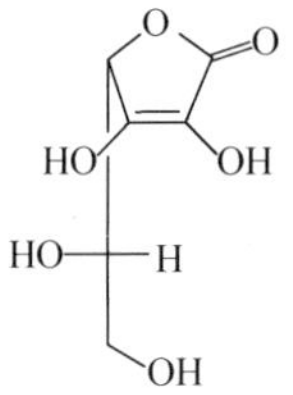　　*L*-(+)-异抗坏血酸

本品分子中含有连二烯醇结构，由于两个烯醇羟基极易游离，释放出 H^+，水溶液显酸性。但 C-2 上的羟基可与 C-1 的羰基形成分子内氢键，故酸性较 C-3 上羟基弱。C-3 上的羟基具有足够的酸性，可与碳酸氢钠溶液或稀氢氧化钠溶液反应，生成 C-3 烯醇钠盐。

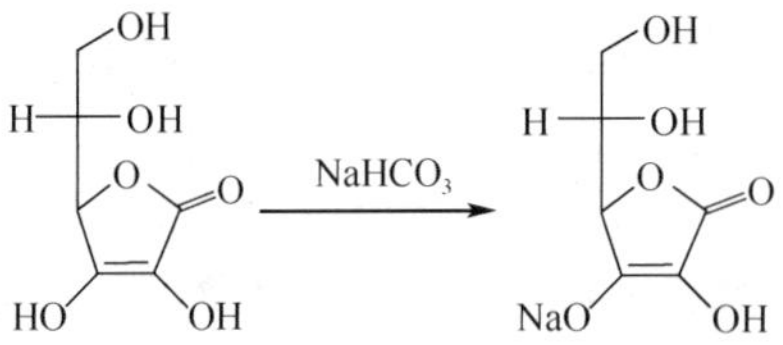

$NaHCO_3$

本品在强碱如浓氢氧化钠溶液中，内酯环发生水解，生成酮酸钠盐。

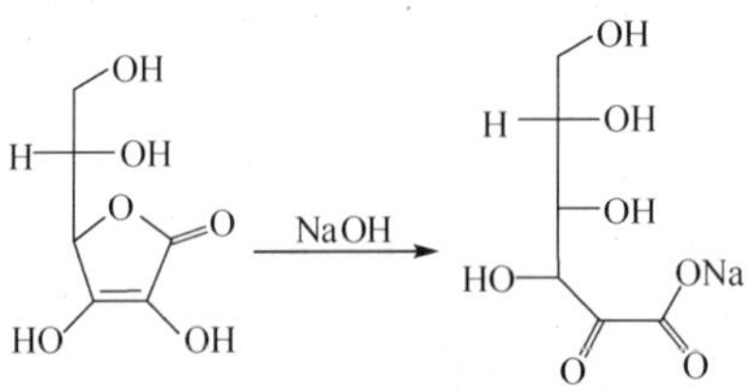

NaOH

由于分子中具有特殊的烯醇结构，维生素 C 还容易释放出 H 原子而呈现强还原性。在水溶液中易被空气中的氧所氧化，生成去氢抗坏血酸。两者可以相互转化，故维生素 C 有氧化型和还原型两种形式，两者有同等的生物活性。

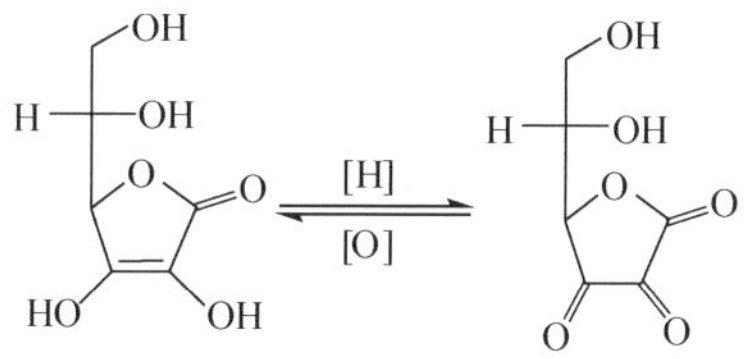

另外，弱氧化剂如硝酸银、氯化铁、碱性酒石酸铜、碘、碘酸盐及2，6-二氯靛酚也能氧化维生素C成为去氢抗坏血酸。去氢抗坏血酸在氢碘酸、硫化氢等还原剂的作用下，又可逆转为维生素C。去氢抗坏血酸可水解为2，3-二酮古龙糖酸，并进一步氧化为苏阿糖酸和草酸而失活。

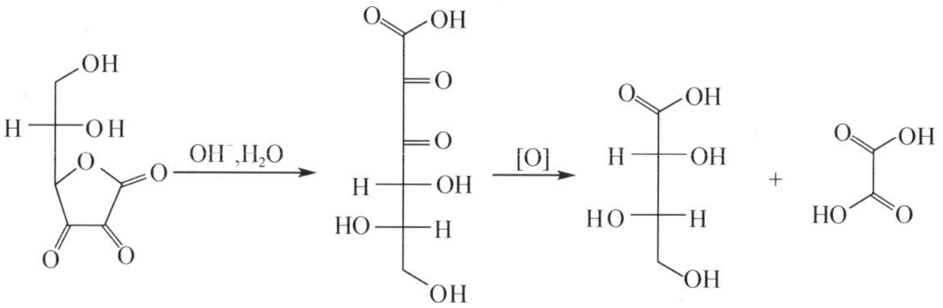

光线、热和金属离子都可加速维生素C的氧化反应的进行，金属离子的催化作用顺序为：Cu^{2+}>Cr^{3+}>Mn^{2+} >Zn^{2+}>Fe^{3+}。所以本品应密闭、避光贮存。配制维生素C注射液时应使用二氧化碳饱和注射用水以驱除水中氧气，pH控制在5.0～6.0，并加入EDTA作为稳定剂掩蔽金属离子，或加入焦亚硫酸钠、半胱氨酸等抗氧剂。

在空气、光和热的影响下，维生素C分子中内酯环可水解，并可进一步发生脱羧而生成糠醛，以致氧化聚合而呈色。这是维生素C在贮存中变色的主要原因。

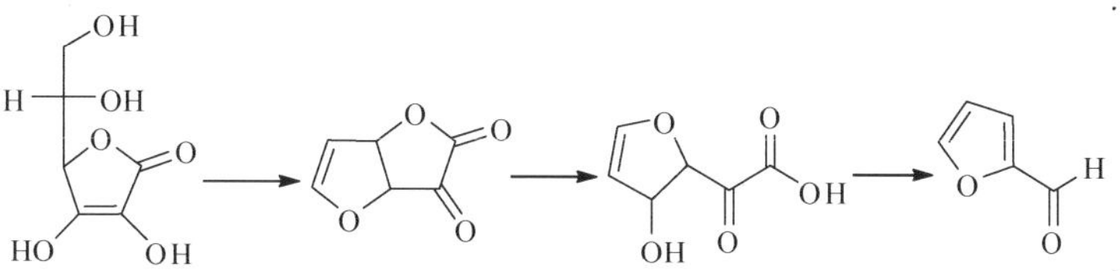

利用维生素C的还原性，及与亚硝基铁氰化钠作用显蓝色等性质，可以对其进行检查和鉴别。

(1)维生素C水溶液中加入硝酸银试液，即产生银的黑色沉淀；若加入2，6-二氯靛酚试液少许，溶液的颜色由红色变为无色。

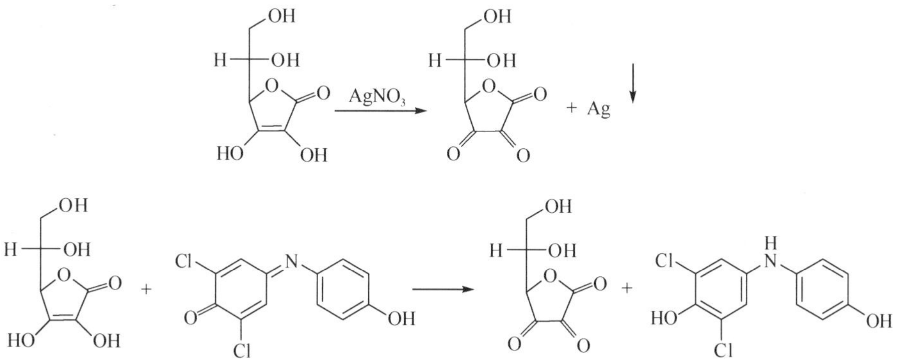

(2)利用本品在酸性条件下可被碘定量氧化的原理，可用碘量法测其含量。以新沸放冷的蒸馏水溶解在醋酸的环境中，以淀粉为指示剂，用碘液滴定，终点为蓝色。

OH H OH O O HO OH $+ I_2 \xrightarrow{HOAc}$ OH H OH O O O O $+ HI$

维生素 C 可降低毛细血管通透性，降低血脂，增加机体抵御疾病的能力，并具有一定解毒功能和抗组胺作用。临床用于预防和治疗维生素 C 缺乏症、对肝硬化、急性肝炎及砷、汞、铅等慢性中毒时肝脏损伤的治疗。

（钟　霞）

第二篇　药　理　学

第十二章　药理学总论

药理学(pharmacology)是研究药物与机体(含病原体)相互作用及其规律的学科。药理学一方面研究药物对机体的作用及其机制，称药物效应动力学(pharmacodynamics)，简称药效学；另一方面研究药物在机体的影响下所发生的变化及规律，称药物代谢动力学(pharmacokinetics)，简称药动学。

药理学是基础医学与临床医学及医学与药学的桥梁学科。一方面药理学运用基础医学中的理论阐明药物的作用及作用原理，另一方面为防治疾病、合理用药提供基本理论、基本知识和科学的思维方法。药理学的学科任务是：①阐明药物的作用及作用机制、临床合理用药、发挥药物最佳疗效、防治不良反应提供理论依据；②研究开发新药，发现药物新用途；③为其他生命科学的研究探索提供重要的科学依据和研究方法。

第一节　药物代谢动力学

药物代谢动力学(pharmacokinetics)简称药动学，主要研究药物在体内的吸收、分布、代谢和排泄过程以及体内药物浓度随时间变化的规律。它是研究药物体内变化规律的一门学科。

一、药物的体内过程

药物在体内的吸收、分布、代谢、排泄过程称药物的体内过程。药物吸收后，在体内以结合型和游离型两种形式存在，其中游离型的药物作用于机体产生药效，结合型的药物则与血浆蛋白或组织结合而暂时失去药理活性。而药物吸收进入机体以及分布、排泄过程均需通过体内的各种细胞膜即转运，转运的方式有多种，主要的有被动转运和主动转运两种。

(一)药物的转运方式

1. 被动转运　又称下山转运，是指药物依赖于膜两侧的浓度差从高浓度的一侧向低浓度的一侧转运。它包括简单扩散、滤过和易化扩散等三种方式，绝大多数药物以简单扩散方式转运。被动转运的特点是不消耗能量，不需要载体(除易化扩散外)，无饱和现象和各药物间无竞争性抑制，扩散速度与膜两侧的浓度差和脂溶性成正比。

2. 主动转运　又称上山转运或逆浓度梯度转运，是指药物从浓度低的一侧向浓度高的一侧转运。这种转运的特点是需要消耗能量，需要载体，载体对药物具有特异的选择性；与药物结合的载体数量有限，因此具有饱和性；结构相似的药物或内源性物质可竞争同一载体而具有竞争性，并可发生竞争性抑制；当膜一侧的药物转运完毕后转运即停止。

(二)药物的吸收及其影响因素

吸收(absorption)是指药物从给药部位进入血液循环的过程。药物吸收速率主要与给药途径、药物的理化性质、剂型、剂量、吸收环境有关。影响药物吸收的主要因素如下：

1. 给药途径

(1) 胃肠道给药：口服给药是最常用的给药途径。小肠是口服给药的主要部位，由于小肠内pH接近中性，黏膜吸收表面积大，缓慢蠕动增加药物与黏膜接触机会等因素有利于药物的吸收。药物吸收后通过门静脉进入肝脏。有些药物通过肠黏膜及肝脏就发生转化，减少进入体循环量，这种现象称首关消除(first pass elimination)，也称首过效应。舌下及直肠给药在一定程度上可以避免首关消除。

(2) 注射给药：静脉注射可使药物直接进入体循环，没有吸收过程，可很快达到较高的血药浓度。肌肉注射及皮下注射药物也可全部吸收，一般较口服快。吸收速度受药物的脂溶性及注射部位的血流量的影响，水溶液吸收迅速，油剂、混悬剂或胶体制剂吸收慢，作用时间持久。

(3) 呼吸道给药：肺泡表面积大，血流量丰富，药物只要能到达肺泡，吸收极其迅速。气体、挥发性药物可直接进入肺泡迅速被吸收。

(4) 局部用药：局部用药的目的是在皮肤、眼、鼻、咽喉和阴道等部位产生局部作用。皮肤黏膜完整吸收能力差，但脂溶性药物可以缓慢渗透，如硝酸甘油贴皮剂。直肠给药可用于局部治疗，如直肠或乙状结肠局部有病变时，给予栓剂或灌肠剂。

2. 药物的理化性质 一般来说，分子小、脂溶性大或非解离型比率高的药物容易吸收。相对分子量大或极性大(季铵类)或非解离型比率低的药物难吸收。

3. 药物的制剂 制剂的类型可影响吸收。供口服的药物，溶液剂的吸收比片剂或胶囊剂快。片剂和胶囊剂口服后，剂型的崩解及药物的溶解是限速步骤。供肌内或皮下注射的药物制剂，水溶剂的吸收较快，油剂或混悬液在局部形成一个小型储库，吸收较慢，但作用持久。

4. 吸收环境 胃的排空、服药时饮水量、是否空腹、胃肠道的 pH、肠蠕动的快慢以及同时服用的食物或其他药物均可影响吸收。注射给药时用药部位的血液循环对吸收的影响很大。

(三) 分布及其影响因素

分布(distribution)是指药物吸收后从血循环到达机体各组织器官的过程。药物在体内的分布受很多因素的影响，包括药物的脂溶性、毛细血管通透性、器官和组织的血流量、与血浆蛋白和组织蛋白结合能力、药物的 pK_a 和局部的 pH、药物转运载体的数量和功能状态、特殊组织膜的屏障作用等。

1. 血浆蛋白结合 大多数药物在血浆中与血浆蛋白结合，该部分称结合型药物，未结合的部分称游离型药物。药物与血浆蛋白的结合是可逆的，与游离型药物保持着平衡。仅游离型药物可以通过生物膜到达作用部位产生药理效应。

2. 器官血流量 体内各组织器官血流量的分布是不均匀的，肝、肾、脑、心等脏器的血流量最丰富，吸收入血的药物首先向这些血流量大的器官分布，然后向血流量小的组织转移，这种现象称为再分布。

3. 组织细胞结合 药物与某些组织细胞具有较高的亲和力，使药物分布具有一定的选择性，如碘主要在甲状腺浓集。某些药物可以分布到脂肪、骨质等无生理活性组织形成储库，这是药物在体内的一种贮存方式。有些药物与组织发生不可逆的结合而引起毒性反应。

4. 体液 pH 与药物的 pK_a 生理情况下，细胞内液 pH 为 7.0，细胞外液为 7.4，弱酸性药物在细胞外液中解离多不易进入细胞内，因而细胞外液浓度高于细胞内液，升高血液 pH 可使弱酸性药物由细胞内向细胞外转运，降低血液 pH 可使弱酸性药物向细胞内转运，弱碱性药物则相反。

5. 体内屏障

(1) 血脑屏障(blood-brain barrier)：脑组织内毛细血管内皮细胞紧密连接，内皮细胞之间无间隙，且基底膜外还有一层星状细胞包围，这种特殊结构形成了血浆与脑脊液之间的屏障。该屏障可阻止许多大分子量、水溶性或解离型药物进入脑组织。脂溶性较高的药物可通过简单扩散方式通过血脑屏障。

(2) 胎盘屏障(placenta barrier)：胎盘屏障是指胎盘绒毛与子宫血窦间的屏障。胎盘对药物的转运并无屏障作用，其通透性与一般毛细血管无显著差别，只是到达胎盘的母体血流量少，进入胎儿循环慢。

(3) 血眼屏障(blood-eye barrier)：血眼屏障是指循环血液与眼球内组织液之间的屏障。它使全身给药时吸收入血的药物在房水、晶状体和玻璃体等组织难以达到有效浓度。

(四) 代谢

代谢又称生物转化，是指药物在机体内发生化学结构改变的过程。肝是最主要的药物代谢器官，此外胃肠道、肺、皮肤、肾也可不同程度的代谢某些物质。大多数药物经代谢后药理活性降低或消失，称为灭活，少数药物可被活化而出现药理活性。药物代谢通常分为Ⅰ相和Ⅱ相反应。Ⅰ相主要有氧化、还原和水解反应，使药物分子结构中引入或暴露极性基团如羟基、巯基和氨基等；Ⅱ相为结合反应：Ⅰ相反应生成的极性基团与内源性物质葡萄糖醛酸、硫酸、甘氨酸等以共价键结合，生成极性强、易溶于水的代谢产物从肾脏排泄。

机体中有许多酶可促使药物的转化，主要包括专一性酶和非专一性酶。专一性酶如乙酰胆碱酯酶、单胺氧化酶，分别转化乙酰胆碱和单胺类药物；非专一性酶为肝脏微粒体混合功能氧化酶系统，又称为肝药酶。肝药酶是一组混合酶系统，该系统中主要的酶为细胞色素 P450。(cytochrome P450 简称 CYP450)。肝药酶的特性在于：选择性低，能催化多种底物；变异性大，常受遗传、年龄、营养状态、机体状态、疾病的影响而产生明显的个体差异；酶活性易受外界因素影响而出现增强或减弱现象。能够出现酶活性增强的药物成为酶诱导剂，而能够减弱酶活性的药物称为酶抑制剂。

(五) 排泄

药物及其代谢产物由机体排到体外的过程称为排泄(excretion)。肾是主要的排泄器官，胆道、肺、汗腺、乳腺及肠道也可以排出某些药物。肾脏排泄药物的过程包括肾小球滤过，肾小管分泌和重吸收。经同一机制分泌的药物相互间可发生竞争性抑制。肠道也是许多药物及其代谢产物的主要排泄途径之一。被分泌入胆汁内的药物及其代谢产物经由胆道及胆总管进入肠腔，然后随粪便排出体外，经胆汁排入肠腔的药物部分可再经小肠上皮细胞吸收经肝脏进入血液，这种肝脏、胆汁、小肠间的循环称肝肠循环。肝肠循环可延长药物的半衰期。

二、药物代谢动力学参数

(一) 时量曲线及曲线下面积

给药后，药物的血浆浓度随时间的推移而变化，以血浆药物浓度为纵坐标，时间为横坐标作图，称为药物浓度—时间曲线图，简称时量曲线。由一次口服给药后的时量曲线可反映药物的吸收、分布、代谢、排泄之间与血药浓度变化的关系(图 12-1)。

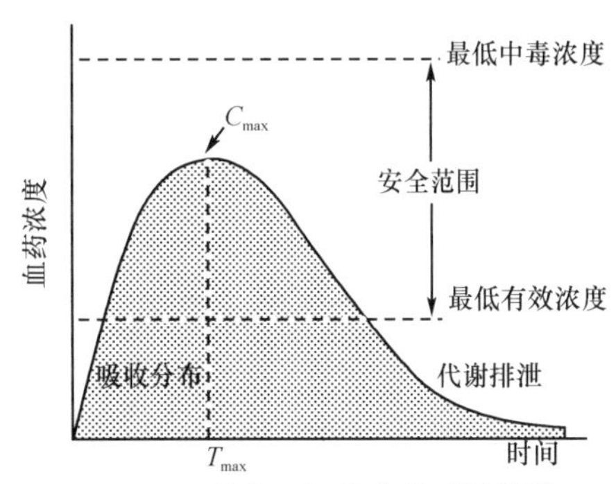

图 12-1　单次口服给药的时量曲线

时量曲线的最高点称峰浓度(peak concentration，c_{max})，此时吸收速度与消除速度相等，从给药时至峰浓度的时间称为达峰时间(peak time，t_{max})。时量曲线下所覆盖的面积称曲线下面积(area under the curve，AUC)，其大小反映进入体循环药物的总量，是计算生物利用度的主要参数。

（二）消除半衰期

消除半衰期（half life，$t_{1/2}$）是血浆药物浓度下降一半所需要的时间，是反映体内药物消除速度的重要参数，大多数药物按一级动力学规律消除，其 $t_{1/2}$ 是一个常数，与血浆药物浓度无关。临床用药多采用多次间隔给药，给药间隔时间一般根据半衰期而定。通常给药间隔时间约为一个半衰期，某些药物半衰期很短，而且毒性作用很低，可加大剂量并使给药时间长于半衰期，这样既可避免给药过频，又可在两次给药间隔内仍保持较高的血液浓度。

（三）清除率

清除率（clearance，*CL*）是指单位时间内有多少毫升血浆中所含药物被机体清除，用 ml/min 或 L/h 表示。它是肝脏、肾脏和其他所有消除器官清除药物的总和。清除率可通过下式计算：

$$CL=\frac{A}{AUG}$$

式中，*A* 为体内药物总量，*AUC* 为药时曲线下面积。

（四）表观分布容积

表观分布容积（apparent volume of distribution，V_d）是指药物分布在体内达到平衡时，理论上体内药物按此时的血浆药物浓度在体内分布时所需体液容积。

$$V_d=\frac{A}{C_0}$$

式中，*A* 为体内药物总量，C_0 为药物分布达到平衡时的血浆药物浓度。并不代表体内真正的容积数值。只是按血浆药物浓度均匀分布时所需的容积。

利用药物的分布容积 V_d 值可算出达到某一血浆浓度所需的药物剂量，还可以估计药物的分布范围及组织中的摄取程度。

（五）生物利用度

生物利用度（bioavailability）是指经任何给药途径给予一定剂量的药物后到达全身血循环内药物的百分率，用 *F* 表示。

$$F=\frac{A}{D}\times 100\%$$

式中，*A* 为体内药物总量，为用药剂量。生物利用度可分为绝对生物利用度和相对生物利用度。通常将静脉注射药物的生物利用度作为 100%，血管外途径给药时的 *AUC* 与静脉注射时的 *AUC* 的比值为绝对生物利用度。口服给药的首过消除高时，生物利用度则较低。同一血管外给药途径的不同制剂的 *AUC* 与相同的标准制剂的 *AUC* 的比值为相对生物利用度。

$$\text{绝对生物利用度}(F)=\frac{AUC\text{血管外给药}}{AUC\text{静脉给药}}\times 100\%$$

$$\text{相对生物利用度}(F)=\frac{AUC\text{受试制试}}{AUC\text{标准制剂}}\times 100\%$$

生物利用度除了反映进入体循环药物量的多少，还有一个因素就是药物进入体循环的速度，即生物利用度表示药物进入体内的速度和数量。

(六)房室概念

药物进入机体后，其吸收、分布、代谢、排泄等过程是同时进行的，药物在体内的浓度随着时间的变化而不断变化，为了使复杂的生物过程简化，将机体视为一个系统，根据药物在体内的转运速度把机体分为若干房室即房室概念，它是抽象的数学概念，并无实际存在的房室解剖学空间。如果给药后体内血药浓度和全身各组织器官部位浓度迅速达到平衡，可看作一室模型。但大多数情况下，部分血流丰富的器官药物浓度可以迅速与血液中的浓度达到平衡，被认为是中央室，随后达到平衡的器官被认为是周边室，因此可把机体看作二室模型(图 12-2)。若周边室的转运速度也不同，也可设想为多室模型。

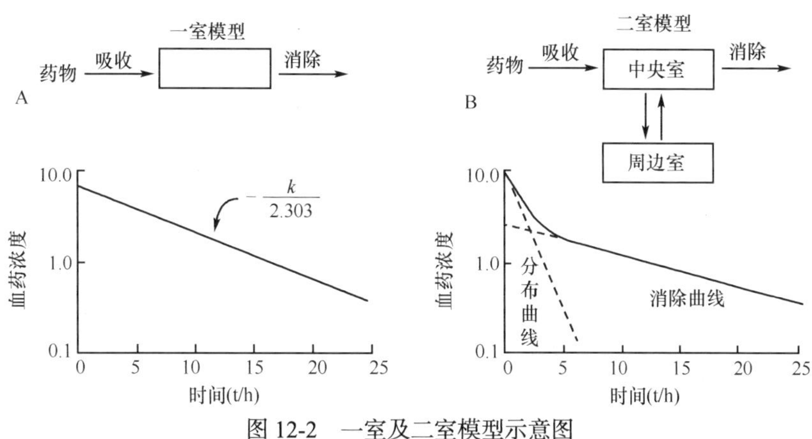

图 12-2　一室及二室模型示意图

(七)药物消除动力学

将机体视为一室模型，药物在体内随时间变化可用下列基本通式表达：

$$\frac{\mathrm{d}C}{\mathrm{dt}}kC^n$$

式中，C 表示血药浓度，h 为消除速率常数，t 为时间。n=0 时为零级动力学(zero-order elimination kinetics)，n=1 时为一级消除动力学(first-order elimination kinetics)。

1. 一级消除动力学　一级消除动力学的计算公式为

$$\frac{\mathrm{d}C}{\mathrm{d}t}=-kC$$

$$t_{1/2}=\lg 2\times\frac{2.303}{k}=\frac{0.693}{k}$$

式中，k 为一级消除速率常数，每一药物有其特定的 k 值，它的大小反映药物瞬时消除的速率，而不是单位时间内消除的实际分量。绝大多数药物的消除过程是按一级动力学规律进行的，它有以下特点：①恒比消除 体内药物在单位时间内消除的药物百分率不变，即单位时间内消除的药物量与血浆药物浓度成正比，血药浓度高，单位时间内消除的药量多，当血药浓度降低后，药物消除速度也按比例下降。②时量曲线在普通坐标图上呈曲线，在半对数坐标图上则为直线(图 12-3)。③血浆 $t_{1/2}$ 为一个常数，不受药物初始浓度和给药剂量的影响，仅取决于 h 值大小。④药物恒定，不因血药浓度高低而变化，也不受给药途径影响，一次用药后约经 5 个 $t_{1/2}$ 体内药物可基本消除，恒速静脉滴注(或按面定剂量、固定间隔时间)给药时，经 4～5 个 $t_{1/2}$ 后血药浓度达到稳态血药浓度(C_{ss})。

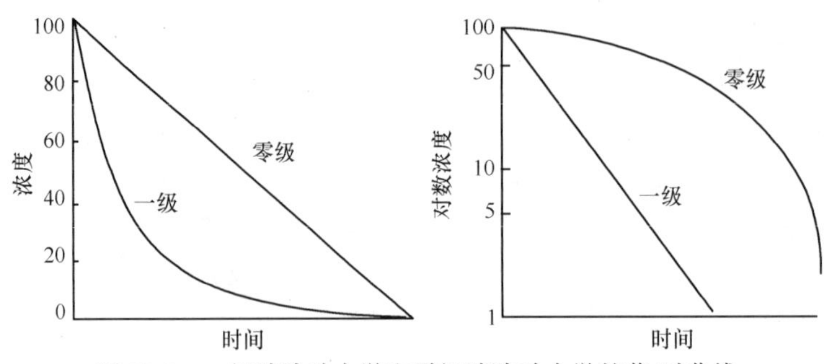

图 12-3 一级消除动力学和零级消除动力学的药-时曲线

左图为常规坐标图，右图为半对数坐标图

2. 零级消除动力学

$$\frac{\mathrm{d}C}{\mathrm{d}t}=-k$$

$$t_{1/2}=\frac{0.5C_0}{k}$$

式中，k 为零级消除速率常数。

零级消除动力学有以下特点：①恒量消除某些药物剂量过大，机体消除能力达到饱和，体内药物以恒定的速率消除，即不论血浆药物浓度高低，单位时间内消除的药物量不变。②时量曲线在普通坐标图上为直线，在半对数坐标图上下降部分呈曲线，又称非线性动力学。③血浆 $t_{1/2}$ 与血浆药物初始浓度成正比，即给药剂量越大，$t_{1/2}$ 越长。④多次用药时增加剂量可以超比例地升高血药浓度，理论上没有 C_{ss}，消除时间大大延长，易致蓄积中毒。

一些药物在体内可表现为混合消除动力学，在低浓度是按一级动力学消除，而达到一定的高浓度时，因消除能力饱和，单位时间内消除的药物量不再改变，则按零级消除动力学。

（八）多次给药的时量曲线和稳态血药浓度

临床用药大多是采用多次间隔给药或是持续滴注，目的是使药物达到治疗药物浓度水平，并维持较长的时间。

(1) 恒速静脉滴注药物溶液时，药物血浆浓度没有波动地逐渐上升，经 4～5 个半衰期达到相对稳定（图 12-4），此时从体内消除的药物量和进入体内的药物量相等，体内药物总量不再增加而达到稳定状态，故此时的血浆药物浓度称为稳态浓度（steady-state contration，C_{ss}）。

(2) 多次口服给药，在药物剂量和给药间隔时间不变时，经过 4～5 个半衰期才能达到稳定状态。在达到稳态浓度，峰浓度和谷浓度之间的距离称为波动度。多次给药后达到稳态浓度的时间仅与药物的消除半衰期有关，提高给药频率或增加给药剂量均不能使稳态浓度提前达到（图 12-4A、B）。在剂量不变时，加快给药频率时体内的药物总量增加，峰谷浓度之差缩小（图 12-4A）；延长给药间隔时间使体内药物总量减少，峰谷浓度之差加大。

口服给药时，平均稳态浓度（C_{ss}）的计算式为

$$C_{ss}=\frac{F.D}{CL.\tau}$$

式中，F 为生物利用度，D 为给药剂量，CL 为清除率，τ 为两次给药间隔时间。

(3) 无论恒速静滴还是分次给药，在到达 C_{ss} 后，如中途改变给药速度，则需经过 4～5 个半衰期才能达到新的 C_{ss}。

(4) 负荷剂量（loading dose）是指首次剂量加大，然后给予维持剂量，使血药浓度迅速达到 C_{ss}，立即使体内药物达到稳态浓度所需的剂量。当静脉滴注时，第 1 个半衰期内的静滴药量的 1.44 倍

即负荷剂量，将之静滴后即可达稳态浓度。定时定量多次给药时，如果每隔一个血浆半衰期给药一次时，采用首次剂量加倍法，可使血浆浓度迅速达到稳态浓度。负荷剂量用于急需达到稳态治疗浓度以迅速控制病情的病人。

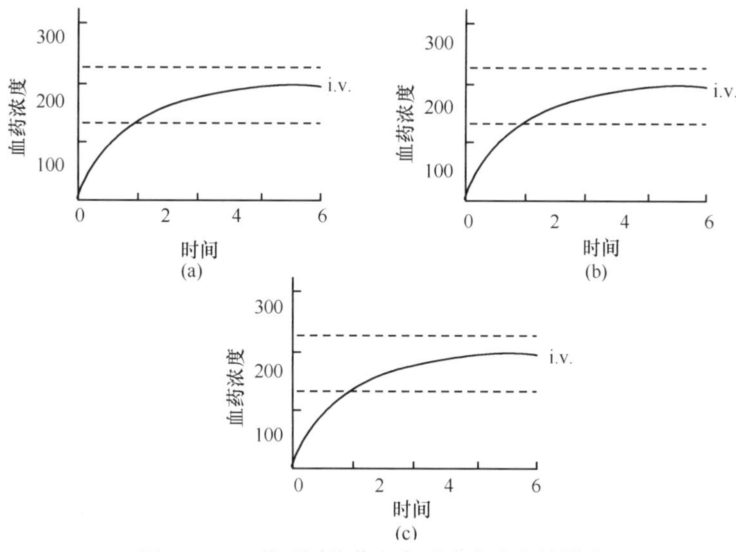

图 12-4　三种不同给药方案对稳态浓度的影响

(a) 缩短给药时间；(b) 增加给药剂量；(c) 负荷量给药

第二节　药物效应动力学

药物效应动力学简称药效学，是研究药物对机体的作用、作用机制以及药物剂量与效应关系的学科。它是指导临床合理用药，发挥药物的最佳疗效，避免或减少药物不反应发生的重要理论基础。

一、药物的基本作用

(一) 药物作用与药理效应

药物作用(drug action)是指药物对机体的初始作用。药理效应(pharmacological effect)是药物引起机体生理、生化功能的继发性改变，是机体反应的表现。例如去甲肾上腺素可激动血管平滑肌细胞上的 α 受体，使血管收缩、血压上升，前者为去甲肾上腺素的作用，后者为药理效应。药物作用是动因，效应是药物作用的结果。药理效应使机体器官原有功能水平提高称为兴奋(excitation)，如升高血压、精神振奋等；功能的降低称为抑制(inhibition)，如降压、镇静催眠等；过度兴奋转入衰竭(failure)，如尼可刹米可兴奋呼吸中枢，但大量中毒时，则可抑制呼吸，这就是过度兴奋而导致衰竭造成的。

药物作用具有特异性，这是由药物的化学结构决定的。如阿托品特异性地阻断 M-胆碱受体，而对其他受体影响不大。药物的作用还有选择性。有些药物可影响机体的多种功能，有些药物只影响机体的一种功能这就是药物作用的选择性，前者选择性低，作用范围广，临床应用较广，但副作用也较多；后者选择性高，临床应用针对性强，治疗效果好。药物作用特异性强的药物不一定引起选择性高的药理效应，两者不一定平行。例如阿托品特异性阻断 M-胆碱受体，但药理效应选择性并不高，对心脏、血管、平滑肌、腺体及中枢神经功能都有影响，而且有的兴奋、有的抑制。药物的选择性作用是相对的，有些药物小剂量时只作用于某一组织器官，大剂量时则引起较广泛的全身作用。

(二)药物作用的两重性

临床用药治疗疾病时既可产生有利的治疗作用(therapeutic action)，也可产生不良反应(adverse reaction)，这就是药物效应的两重性：药物既能治病也能致病。

1. 治疗作用 凡符合用药目的或能达到防治疾病效果的作用称为治疗作用。根据治疗作用的效果，可将其分为对因治疗(etiological treatment)和对症治疗(symptomatic treatment)。前者用药目的在于消除原发致病因子，彻底治愈疾病，故又称治本。而后者目的在于改善症状，故又称治标。

2. 不良反应 凡不符合用药目的并为病人带来不适或痛苦的反应统称为药物不良反应。药物不良反应主要有以下几类：

(1)副反应(side reaction)：由于药理效应选择性低，涉及多个效应器官，当某一效应用作治疗目的时，其他效应就成为副反应(通常也称副作用)。副反应是药物固有的药理作用，常在治疗剂量时出现。一般不太严重并可以预料，而且是可以恢复的功能性变化。

(2)毒性反应(toxic reaction)：毒性反应指在剂量过大或药物在体内蓄积过多时发生的危害性反应。一般比较严重，但是可以预知且应该避免发生的。因用药量过大，立即发生的毒性称为急性毒性；长期用药蓄积后逐渐发生的毒性称为慢性毒性，慢性毒性多损害肝、肾、骨髓、内分泌等功能。另外致癌、致畸胎、致突变通称为三致反应，也属于慢性毒性范畴。

(3)后遗效应(residual effect)：后遗效应指停药后血药浓度已降至阈浓度以下时残存的药理效应。

(4)停药反应(withdrawal reaction)：停药反应指突然停药后原有疾病的加剧，又称回跃反应(rebound reaction)。

(5)变态反应(allergic reaction)：变态反应是一类免疫反应。反应严重程度与剂量也无关，故不可预知。反应程度因药因人而异，轻者可有轻微的皮疹、发热，重者造血系统抑制，肝肾功能损害，甚至引起过敏性休克等。

(6)特异质反应(idiosyncratic reaction)：少数特异体质病人对某些药物反应特别敏感，反应性质也可能与常人不同，但与药物固有药理作用基本一致，反应严重度与剂量成比例，药理拮抗药救治可能有效。

二、药物剂量与效应关系

药理效应与剂量在一定范围内成比例，这就是量效关系(dose- effect relationship)。以药理效应的强度为纵坐标，药物剂量或浓度为横坐标作图表示，即为量效曲线(dose- effect curve)。药理效应按性质可分为量反应和质反应两种情况。

(一)量反应的量效曲线

效应的强弱呈连续增的变化，可以用数或量表示者称为量反应(graded response)，例如血压的升降、平滑肌舒缩等。以效应强度为纵坐标、药物浓度为横坐标作图得长尾 S 型的量效曲线，如采用对数剂量呈典型的对称 S 型曲线(图 12-5)。

从量反应的量效曲线可以看出以下几个特定位点：

最小有效量(minimal effective dose)即能引起药理效应的最小剂量，也称阈剂量。极量(maxima1 dose)即能引起最大效应而不发生中毒的剂量。最小中毒量(minimal toxic dose)即大于剂量能引起中毒的剂量。最小致死量(minimum lethal dose) 指逐渐增加剂量能引起死亡的剂量。

半数有效量（ED_{50}）在量反应中，指能引起 50%最大效应的药物剂量。

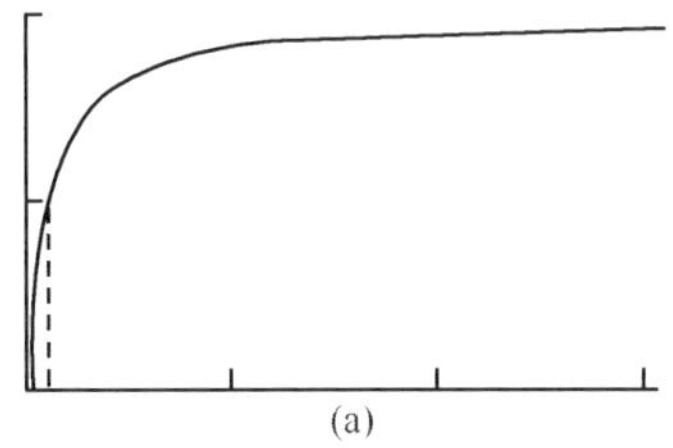

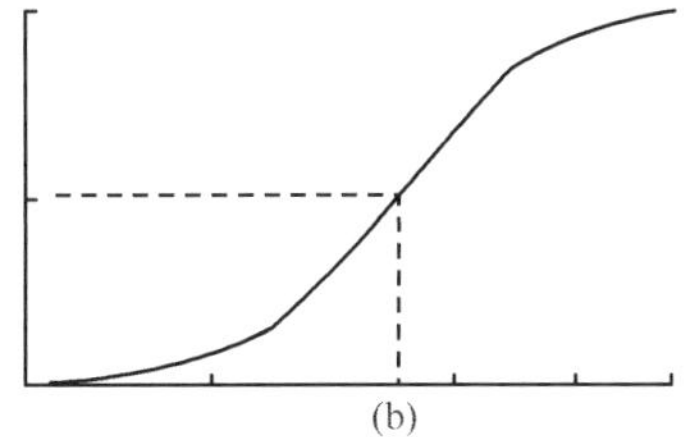

图 12-5　药物作用的量-效曲线图

（a）药量用真数剂量表示；（b）药量用对数剂量表示

效能（efficacy）当效应增加到一定程度后，如再继续增加浓度或剂量而效应不再继续增强，这一最大效应又称为效能。此后如再增加剂量，效应不但不再增强，反而可能引起毒性反应。

效价强度（potency）是指能引起等效反应（一般采用 50%效应量）的相对浓度或剂量，其值越小则强度越大。药物的效能与效价强度含义完全不同，即药物的效能与效价强度不一定相同。如氢氯噻嗪排钠利尿作用的效价强度大于呋喃苯胺酸，而强 100 倍。但呋喃苯胺酸的最大效能比噻嗪类都高，属强效利尿剂，而环戊甲噻嗪与氢氯噻嗪效价相同（图 12-6）。因此比较同类药物作用强弱时，必须说明效能和效价强度。

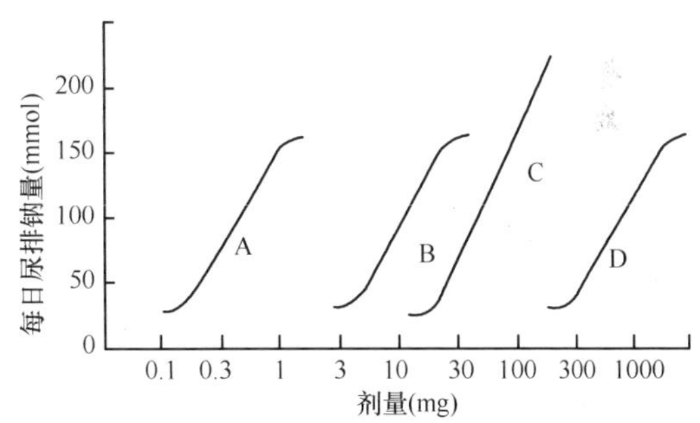

图 12-6　A、B、C、D 四种药物的效能与效价比较

效价强度比较：A>B>C>D；效能比较：C>A=B=D

（二）质反应的量效曲线

药理效应用阳性或阴性（全或无）表示称为质反应（quantal response），如死亡与生存、惊厥与不惊厥等，必须用多个动物或多个实验标本以阳性率表示。用累加阳性率对数剂量（或浓度）作图也呈典型对称 S 型量效曲线（图 12-7）。从质反应的量效曲线可以看出的特定位点为半数有效量（median effective dose，ED_{50}），即能引起 50%阳性反应的药物剂量，该指标较为准确的反应药物的作用强度。引起半数动物死亡的剂量，称为半数致死量（median lethal dose，LD_{50}），可作为药物毒性大小的指标（图 12-8），LD_{50} 越小表示药物毒性越大。

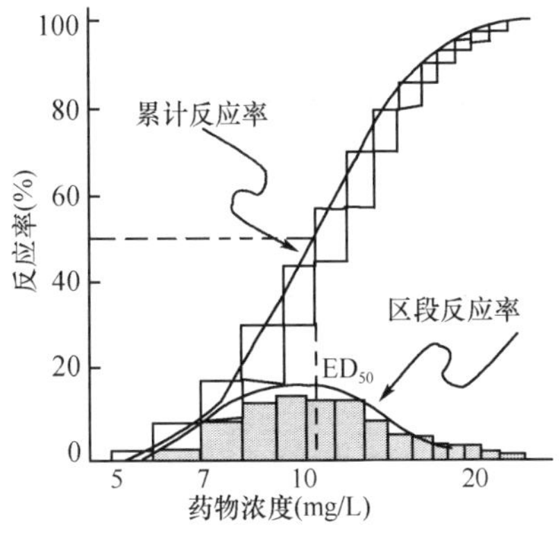

图 12-7　质反应的量-效曲线

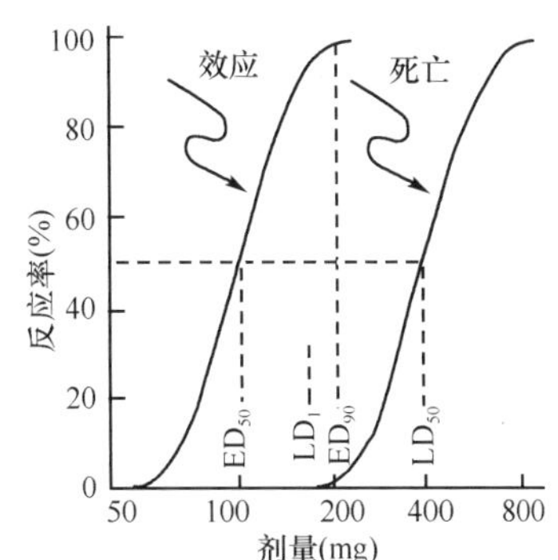

图 12-8　药物效应和毒性的量-效曲线

三、药物作用机制

药物的作用机制是解释药物如何起作用、在何处起作用的理论。目前有些药物的作用原理可以部分或全部解释清楚，但仍有不少药物尚不清楚。一般来说，药物可以通过下列几方面产生作用。

1. 改变理化性质 通过改变细胞周围环境的理化性质，例如用抗酸药，中和胃酸，静脉注射甘露醇高渗溶液，产生脱水和利尿作用，临床上可用于脑水肿及急性肾衰竭的预防。

2. 影响细胞物质代谢过程 通过补充生命代谢物质，以治疗相应缺乏症，如铁剂治疗缺铁性贫血；胰岛素治疗糖尿病等。

3. 影响酶的活性 有些药物化学结构与机体代谢相似，通过影响酶的活性而干扰代谢过程以起到药理作用。

4. 影响细胞膜离子通透 药物可通过影响细胞膜高子通道干扰 Na^+，Ca^{2+}，K^+，Cl^-离子转运过程起到药理作用。另外细胞膜还有屏障和保护功能，有些药物如多黏菌素类能损害细菌的胞浆膜，使膜通透性增加而产生杀菌作用。

5. 影响生理递质的释放、激素的分泌 药物可通过影响神经递质的合成、摄取、释放、灭活等过程改变递质在体内或作用部位的量引起机体的功能改变。药物也可以通过增减激素分泌的量而发挥作用，如甲苯破丁脲可促进胰岛素的分泌而使血糖降低。

6. 作用于受体 详见下述。

四、受体学说

受体学说是从分子水平阐明药物的作用机制以及药物分子结构与效应之间关系的基本理论。

（一）受体的概念和特性

受体是存在于细胞膜上、胞浆内或细胞核内，能识别并选择性的和生物活性物质结合引起一定的生理效应的大分子物质。凡能与受体特异性结合的生物活性物质称为配体。配体包括内源性和外源性两种。受体具有如下特性：

1. 灵敏性（sensitive） 受体只需与很低浓度的配体结合就能产生显著的效应。

2. 特异性（specificity） 因受体具有严格的立体结构专一性，它能准确识别配体，与化学结构非常相似的同一类型受体结合的配体，但不同光学异构体的反应可以完全不同。

3. 饱和性（saturability） 受体数目是一定的，当其全部与配体结合后，达到饱和程度，此时再增加药物浓度，不可能有更多的受体被结合。作用于同一受体的配体之间存在竞争现象。

4. 可逆性（reversibility） 药物与受体通过化学键，如共价键、离子键、氢键及范德华力结合而起作用，因结合不牢固，配体与受体复合物容易解离，故配体与受体的结合是可逆的，解离后可得到原来的配体而非代谢产物。

5. 多样性（mμltiple-variation） 同一受体可广泛分布到不同的细胞而产生不同效应，受体多样性是受体亚型分类的基础，受体受生理、病理及药理因素调节，经常处于动态变化之中。

（二）药物与受体相互作用

药物与受体结合成复合物而引起效应，效应强弱遵循质量作用定律，即药物作用强弱与药物占领受体数目多少成正比，可用下列公式表示：

$$D + R \underset{k_2}{\overset{k_1}{\rightleftharpoons}} DR \rightarrow R$$

式中，D 为药物，R 为受体，DR 为药物受体复合物，E 为效应，k_1 和 k_2 为结合与解离常数。

药物与受体结合产生效应不仅需要亲和力，而且还需要有内在活性。亲和力是指药物与受体的结合能力，它反应药物的作用强度(效价强度)，内在活性是指药物与受体结合时能激动受体产生效应的能力，它反应药物的最大效应(效能)，可以用 α 表示，0≤α≤1。当两药亲和力相等时其效应强度取决于内在活性强弱，当内在活性相等时则取决于亲和力大小(图 12-9)。

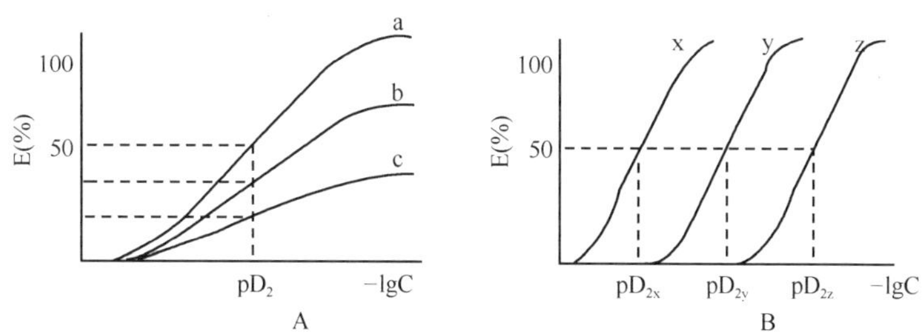

图 12-9　三种激动药与受体亲和力及内在活性的比较

A 图亲和力：a=b=c；内在活性：a>b>c；B 图亲和力：x>y>z；内在活性：x=y=z

(三)作用与受体的药物分类

根据药物与受体结合后所产生效应的不同，习惯上将作用于受体的药物分为激动药和拮抗药两类。

1. 激动药　对受体既有较强亲和力又有较强的内在活性(α=1)的药物为完全激动药(full gonist)。对受体有较强亲和力但只有较弱的内在活性(α<1)的药物为部分激动药(parlial agonist)，单独使用时有较弱的激动作用，当与激动药并用时可拮抗激动药的部分效应，即表现为阻断作用。

2. 拮抗药　对受体有较强亲和力但缺乏内在活性(α= 0)的药物为受体拮抗药(agonist)，它本身不引起药理效应，但能阻断激动药与受体结合，从而拮抗激动药的作用。如肾上腺素为完全激动药，普萘洛尔能阻断肾上腺素受体与肾上腺素的结合，故普萘洛尔为受体拮抗药。

根据拮抗药与受体的结合是否可逆可将其分为竞争性拮抗药(competitive antagonist) 和非竞争性拮抗药(noncompetitive antagonist)。竞争性拮抗药与激动药竞争相同的受体，其结合是可逆的。通过增加激动药的剂量与拮抗药竞争结合部位，最终可使量效曲线的最大效能与原来相同。当存在不同浓度的竞争性拮抗药时，只能使激动药的量效曲线平行右移，但最大效能不变。非竞争性拮抗药是指拮抗药与受体的结合非常牢固，产生不可逆性结合，它能引起受体构型的改变，从而干扰激动药与受体的正常结合，非竞争性拮抗药可使激动药与受体的亲和力与内在活性均降低，即不仅使激动药的量效曲线右移，而且最大效能也降低。

(四)受体的调节

受体的数目的多少或反应性的高低可受到各种生理及药理因素的影响而发生改变。通常在激动药浓度过高，或长期应用激动药后，组织或细胞对激动药的敏感性和反应性下降，称为受体脱敏(receptor desensitization)。受体脱敏是机体对长期应用激动药后敏感性下降或产生耐受性的原因。反之激动药水平降低或长期应用拮抗药时，组织或细胞对激动药的敏感性和反应性增高，称为受体增敏(receptor hypersensitization)。如长时间使用 β 受体阻断药普萘洛尔治疗高血压时，如果突然停药，病人则会出现心动过速、血压升高等停药综合征，这就是由于 β 受体的敏感性增高所致。若受体脱敏和增敏只涉及受体密度的变化，则分别称之为受体下调(down-regulation)和受体上调(up-regulation)。

(黄　凌)

第十三章　抗 菌 药 物

第一节　化学治疗药概述

对病原微生物、寄生虫及肿瘤细胞所致疾病的药物治疗统称为化学治疗（chemotherapy，简称化疗）。抗病原微生物药、抗寄生虫药、抗恶性肿瘤药统称化疗药物。抗微生物药（antimicrobial drug）是指用于治疗病原微生物所致感染性疾病的药物。主要包括抗菌药（antibacterial drugs）、抗真菌药（antifungal drugs）和抗病毒药（antiviral drugs）。抗菌药是对细菌具有抑制或杀灭作用，用于防治感染性疾病的一类药物。

一、抗菌药的常用术语

抗菌谱（antibacterial spectrum）抗菌药物的抗菌范围，称为抗菌谱。某些抗菌药物仅作用于单一菌种或菌属称为窄谱抗菌药，如异烟肼只对结核杆菌有效。对多种病原微生物有效的抗菌药称之为广谱抗菌药，如四环素和氯霉素。

抑菌药（bacteriostatic drugs）是指仅有抑制病原菌生长繁殖而无杀灭作用的药物，如四环素类、红霉素等。杀菌药（bactericidal drugs）不仅能抑制而且能杀灭病原菌的药物，如青霉素类、头孢菌素类、氨基糖苷类等。

抗菌活性（antibacteria1 activity）是指抗菌药抑制或杀灭病原微生物的能力。可用体外药敏试验和体内实验治疗法测定。体外培养细菌 18～24h 后能够抑制培养基内细菌生长的最低药物浓度称为最低抑菌浓度（minimal inhibitory concentration，MIC）。能够杀灭培养基内 99. 9%的细菌所需的最低药物浓度称为最低杀菌浓度（minima1 bactericida1 concentration，MBC）。

化疗指数（chemotherapeutic index，CI）是评价化学治疗药物安全性的指标之一，常用动物半数致死量（LD_{50}）和动物的半数有效量（ED_{50}）的比值，或 5%致死量（LD_5）与 95%有效量（ED_{95}）的比值来表示。通常，化疗指数越大，表示药物的毒性越小，安全性越高。但并不是绝对的，比如几乎无毒性的青霉素却可能发生过敏性休克这种严重不良反应。

抗菌后效应（post antibiotic effect，PAE）指抗生素发挥抗菌作用后，抗生素浓度下降，低于 MIC 或消失后，细菌生长仍受到持续抑制的效应。PAE 时间长短与药物浓度及接触时间长短有关，反映药物对其作用靶位的亲和力和占据程度的大小。PAE 是评价抗菌活性的重要指标之一，PAE 时间越长，抗菌活性越强。

二、抗菌药物的作用机制

抗菌药物的抑菌或杀菌作用是通过干扰细菌的生化代谢过程，从而抑制细菌的生长和繁殖而达到的。根据对细菌结构和功能的干扰环节不同，抗菌药物的作用机制分以下几种，如图 13-1 所示。

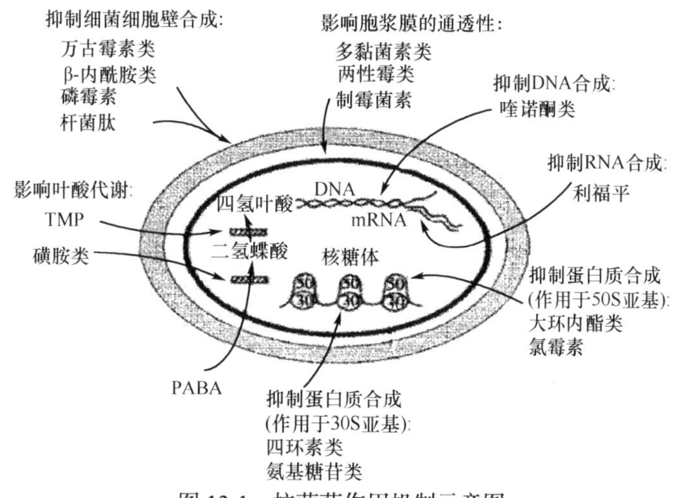

图 13-1　抗菌药作用机制示意图

(一)抑制细菌细胞壁合成

细菌细胞膜外有一层坚韧的细胞壁，具有保持细菌外形、维持菌体内渗透压的稳定以保护和维持细菌正常形态及生理功能的作用。细菌细胞壁主要成分是粘肽，由 *N*-乙酰葡萄糖胺(NAC-GA)和与五肽相连的 *N*-乙酰胞壁酸(NAC-Mur)重复交替联结而成。粘肽的生物合成可分为胞浆内、胞浆膜与胞浆外三个阶段。磷霉素、环丝氨酸、万古霉素、杆菌肽和 β-内酰胺类抗生素等药物分别作用于粘肽合成的不同阶段，从而抑制细菌细胞壁的合成。胞浆内阶段，磷霉素和环丝氨酸分别抑制 *N*-乙酰胞壁酸 *N*-乙酰胞壁酸五肽的形成。胞浆膜阶段，万古霉素和杆菌肽分别抑制双糖五肽形成双糖十肽和双糖十肽转运至膜外受体的过程及脱磷酸反应。胞浆膜外阶段，β-内酰胺类抗生素与胞浆膜上的青霉素结合蛋白(penicillin binding proteins，PBPs)结合，抑制转肽酶的转肽作用，能阻碍细胞壁合成的抗生素可导致细菌细胞壁缺损。

(二)影响胞浆膜的通透性

细菌胞浆膜主要是由类脂质双分子和镶嵌于其中的蛋白质构成的一种半透膜，具有渗透屏障和运输物质的功能。如多粘菌素类的阳离子基团能与细菌胞浆膜中磷脂的磷酸根离子结合而破坏膜的功能；而制霉菌素和两性霉素等多烯类抗生素则能与真菌胞浆膜中的麦角固醇结合，形成通道。结果均能使胞浆膜通透性增加，导致菌体内的蛋白质、核苷酸、氨基酸、糖和盐类等细胞内容物外漏，从而使细菌或真菌死亡。

(三)抑制蛋白质合成

细菌为原核细胞，其核糖体为 70S，由 30S 和 50S 亚基组成，哺乳动物细胞是真核细胞，其核糖体为 80S，由 40S 和 60S 亚基构成，因而它们的生理、生化功能不同，因此，在常用剂量下的抗菌药物能选择性地抑制细菌的蛋白质合成而对哺乳动物的细胞不产生影响。多种抗生素能抑制细菌的蛋白质合成。其中，氯霉素、林可霉素和大环内酯类抗生素能与细菌核糖体 50S 亚基结合，可逆性抑制蛋白质的合成，四环素类则能与核糖体 30S 亚基结合，阻止氨基酰-t RNA 向 30S 亚基的 A 位结合，从而抑制蛋白质合成。氨基糖苷类抗生素能与 30S 亚基结合，影响蛋白质合成的起始阶段、肽链延伸阶段和终止阶段，因而具有杀菌作用。

(四)影响核酸和叶酸代谢

喹诺酮类药物能抑制 DNA 回旋酶，阻碍细菌 DNA 的复制从而产生杀菌作用；利福平能抑制 DNA 依赖的 RNA 多聚酶，抑制 mRNA 的合成而具杀菌作用。磺胺类与甲氧苄啶(TMP)可分别抑制二氢蝶酸合成酶与二氢叶酸还原酶，影响叶酸代谢，阻碍核酸合成，从而抑制细菌的生长繁殖。

三、细菌的耐药性

细菌耐药性(bacterial resistance)又称抗药性，是病原菌对抗生素的相对抗性，即病原菌对抗生素的敏感降低。细菌耐药性分为固有耐药性(intrinsic resistance)和获得性耐药性(acquired resistance)两种。固有耐药性又称天然耐药性，由细菌染色体基因决定而代代相传的耐药性。获得性耐药性是指细菌在接触抗生素后，主要由质粒(plasmid)介导，改变代谢途径，使自身不被抗菌药物杀灭的耐药性。如金黄色葡萄球菌对青霉素 G 的耐药。

细菌耐药的机制

1. 产生灭活酶 细菌产生灭活酶是细菌耐药的最重要机制之一，灭活酶包括水解酶和合成酶(钝化酶)两种。水解酶如 β-内酰胺酶，该酶可水解 β-内酰胺类抗生素的 β-内酰胺环从而使其失去抗菌作用；合成酶(钝化酶)如乙酰化酶、磷酸化酶、核苷化酶等，这些酶将相应的化学基团结合到药物的酰基或氨基上使氨基糖苷类药物失活。

2. 降低抗菌药物在菌体内的积聚 细菌通过改变外膜通透性，使进入菌体的抗菌药物减少，或增强药物主动外排系统(active efflux system)的活性，使进入菌体内的抗菌药物迅速外流。

3. 靶位结构改变 改变细菌细胞内与抗菌药物作用的靶位蛋白，使细菌对抗菌药物不再敏感。这些改变包括以下几个方面。

(1)降低靶位蛋白与抗菌药物的亲和力，致使抗菌药物不易与靶位蛋白结合，从而引起耐药。

(2)增加靶位蛋白的数量：由于抗菌药物在靶位的浓度是有限的，因此靶位蛋白数量的增加将使细菌有足够数量的靶位蛋白未被结合，使细菌得以继续生长和繁殖。

(3)产生新的靶位蛋白：新的靶位蛋白具有与原有靶蛋白相同的功能，但与抗菌药物的亲和力低，不能与结合，因而产生耐药性。

4. 改变代谢途径 如耐磺胺药的细菌自身产生 PABA 或直接利用自身合成的叶酸转化为二氢叶酸而不需要外源性的 PABA。

四、抗菌药物的合理应用

合理应用抗菌药物是指在明确指征下选用适宜的抗菌药物，并采用适当的剂量和疗程，以达到消灭病原微生物和控制感染的目的，同时采用各种相应措施以增强机体的免疫力防止和减少不良反应及细菌耐药性的发生。

(一)临床应用抗菌药物的基本原则

(1)尽早确定病原体及其药物敏感性

(2)根据抗菌药物的药效学和药动学特点选择用药

(3)根据患者的生理、病理情况合理用药

(二)抗菌药物的预防应用

预防性应用不能减少感染的发生，反有促进耐药菌株生长、导致二重感染的危险，甚至掩盖症状和延误诊断及治疗的时机。因此，抗菌药物的预防应用应严格掌握适应证，主要有：①严重创伤、开放性骨折、火器伤、腹内空腔脏器破裂、有严重污染和软组织破坏的创伤等。②大面积烧伤。③结肠手术前肠道准备。④营养不良、全身情况差或接受激素、抗癌药物等治疗的病人，需作手术治疗时。⑤进行人造物留置手术。⑥有心脏瓣膜病或已植有人工心脏瓣膜者，因病需做手术时。

(三)抗菌药物的联合应用

联合用药的意义在于发挥药物的协同抗菌作用以提高疗效、减少个别药剂量而减轻毒性反应，以及延缓或减少细菌耐药性的产生。

1. 联合用药的指征　除下列用药指征外，应避免联合用药，否则不但不能提高疗效，反而会增加不良反应的发生率、引起二重感染和导致细菌耐药性的发生。①不明原因的严重感染，免疫缺陷者并发严重感染；②单一抗菌药物不能控制的严重、混合感染，如需氧菌和厌氧菌混合感染所致的肠穿孔后腹膜炎、感染性心内膜炎，治疗败血症、肺炎、脑膜炎等严重感染时，单独应用氨基糖苷类可能失败，需合用广谱半合成青霉素等其他抗 G^-杆菌的抗菌药；③需长期用药，且单一用药时，致病菌易产生耐药性的感染如结核病；④降低毒性反应，如两性霉素 B 与氟胞嘧啶联合治疗隐球菌引起的脑膜炎时，前者的剂量可适当减少，从而减少其毒性反应。

2. 联合用药可能产生的效果　在体外或动物实验中，两种抗菌药联合应用可产生相加、协同、无关和拮抗等四种效果。抗菌药物依其作用性质可分为四大类：①繁殖期杀菌药：如青霉素类、头孢菌素类等；②静止期杀菌药：如氨基糖苷类、多粘菌素类等；③快速抑菌药：如四环素类、大环内酯类等；④慢速抑菌药：如磺胺类等。一般认为③+④具有相加作用，①+②可产生协同作用，①+④无关或有相加作用，而①+③则为拮抗作用。用药时应避免①+③联合使用。

第二节　β-内酰胺类抗生素

β-内酰胺类抗生素(β-lactam antibiotics)是指化学结构中含有 β-内酰胺环的一类抗生素(图 13-2)，包括青霉素类、头孢菌素类和非典型 β-内酰胺类。该类抗生素具抗菌活性强、毒性低、适应证广，临床疗效好等优点。

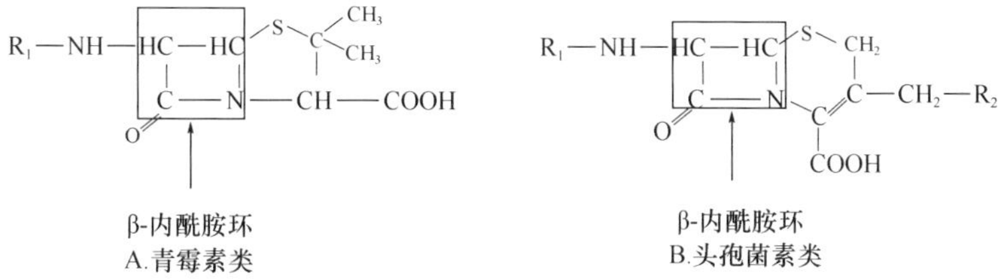

β-内酰胺环
A.青霉素类

β-内酰胺环
B.头孢菌素类

图 13-2　β-内酰胺类抗生素的基本结构

所有 β-内酰胺类抗生素的作用机制基本相同，即与敏感菌细胞膜上的青霉素结合蛋白(penicillin binding proteins，PBPs)结合，抑制其转肽酶活性，阻碍细胞壁肽聚糖的交叉连接，阻止细胞壁粘肽的合成，造成细胞壁缺损。由于菌体内渗透压高，细胞壁缺损使外环境水分不断渗入，致使菌体肿胀、变形；同时细菌自溶酶的活性，导致菌体细胞裂解、死亡。不同细菌细胞膜上的 PBPs 种类、数目和分子量因菌种不同而有很大差异，因而对 β-内酰胺类抗生素的敏感性不同。哺乳动物无细胞壁结构，所以 β-内酰胺类抗生素对哺乳动物的毒性很小。因 β-内酰胺类抗生素对已合成的细胞壁无影响，故对繁殖期细菌的作用较静止期强，故称繁殖期杀菌剂。因 G^+菌细胞壁粘肽含量高，故对 G^+菌作用强，对 G^-菌作用弱。

一、青霉素类抗生素

青霉素类抗生素由母核 6-氨基青霉烷酸（6-aminopenicillanic acid，6-APA）和侧链 R_1 组成，母核由 β-内酰胺坏和噻唑环骈合而成，其中的 β-内酰胺坏为抗菌活性基团。根据其来源不同，可分为天然青霉素和半合成青霉素两类。

（一）天然青霉素

青霉素 G（penicillin G，又名苄青霉素，benzylpenicillin）是从青霉菌培养液中提取获得的 F、G、K、X 等成分之一，其中以青霉素 G 的性质相对稳定、产量高、作用强、毒性低，故常用。青霉素 G 是一种有机酸，临床常用其钠盐或钾盐，其干燥粉末在室温中稳定，易溶于水。但其水溶液极不稳定，遇酸、碱、醇、重金属离子、氧化剂等易被分解破坏，应避免配伍使用；在室温中放置 24h 大部分会降解失效，并产生具有抗原性的降解产物，故须临用前配制。

【体内过程】 青霉素 G 不耐酸，不耐酶，口服吸收少且不规则，大部分被胃酸及消化酶破坏。肌内注射吸收迅速且完全，注射后约 15～30min 血药浓度即达峰值。血浆蛋白结合率为 55%～60%，主要分布于细胞外液，能广泛分布于全身各关节腔、浆膜腔、间质液、淋巴液、精液、中耳液及肝、胆、肾、肺、肠道、横纹肌等各组织。该药因脂溶性低，细胞内含量较少，房水与脑脊液中含量亦较低，但炎症时药物较易进入，可达有效浓度。$t_{1/2}$ 约为 0. 5～1h，作用维持时间 4～6h。99%以原形经肾脏排泄，约 10% 经肾小球滤过，90%经肾小管主动分泌排出。丙磺舒与青霉素 G 可竞争肾小管有机酸分泌载体，抑制青霉素 G 排泄，提高其血药浓度，延长作用时间。

【抗菌作用】 青霉素 G 对敏感致病菌有强大的杀菌作用。在细菌繁殖期低浓度表现为抑菌，高浓度则呈现出杀菌效果。敏感致病菌包括：①大多数的革兰阳性菌（G^+菌）包括球菌和杆菌，如溶血性链球菌、肺炎链球菌、草绿色链球菌、不产酶的金黄色葡萄球菌和表皮葡萄球菌等 G^+球菌，以及白喉棒状杆菌、炭疽杆菌、单核细胞增多性李斯特菌、破伤风杆菌、产气荚膜杆菌、败血梭状芽胞杆菌、肉毒杆菌、乳酸杆菌等 G^+杆菌；②G^-球菌，如脑膜炎双球菌、敏感的淋球菌等；③少数 G^-杆菌，流感杆菌、百日咳杆菌等；④各种螺旋体、放线菌，如钩端螺旋体、梅毒螺旋体、包柔螺旋体、回归热螺旋体、鼠咬热螺旋体、衣氏放线菌等。青霉素 G 对肠球菌作用较差，对阿米巴原虫、支原体、立克次体、衣原体、真菌、病毒无效。金葡菌、淋球菌、肺炎球菌、脑膜炎球菌对本品的耐药菌株在日益增多。

【临床应用】 青霉素 G 主要用于治疗敏感的 G^+球菌和 G^+杆菌、G^-球菌、螺旋体所致的各种感染，主要包括：G^+球菌感染：A 组 β-溶血性链球菌引起的咽炎、化脓性关节炎、肺炎、猩红热、峰窝织炎、产褥热及败血症，B 组 β-溶血性链球菌、草绿色链球菌、敏感的肺炎链球菌和肠球菌引起的呼吸道感染、心内膜炎、脑膜炎和败血症，以及敏感的金葡菌引起的疖、痈等，均首选青霉素 G。草绿色链球菌和肠球菌所致心内膜炎等重症感染一般需与氨基糖苷类合用。G^+杆菌感染：破伤风、气性坏疽、白喉、炭疽等，首选青霉素 G，同时加用相应的抗毒素血清以中和外毒素。G^-球菌感染：脑膜炎双球菌引起的流行性脑脊髓膜炎，可首选青霉素 G。由于近年淋球菌耐药菌明显增多，对淋病的治疗，需根据药敏试验决定是否选用，治疗量亦需根据药敏程度确定。螺旋体感染：钩端螺旋体、旋体病、梅毒、回归热等，为首选药。放线菌病：治疗宜大剂量、长疗程。

【不良反应】 青霉素 G 毒性小，最常见的不良反应为过敏反应。

1. 过敏反应 为青霉素类的主要不良反应，发生率约为 3%～10%，以药热、皮疹、荨麻疹、血管神经性水肿、哮喘等常见，严重的可发生过敏性休克。过敏性休克表现为喉头水肿、肺水肿、呼吸困难、循环衰竭、惊厥和昏迷等，若抢救不及时可危及生命。过敏性休克的防治措施：①询问过敏史，有青霉素 G 过敏史者禁用，对其他药物过敏或具有过敏体质者慎用；②做皮肤过敏试验(包括初次使用、用药间隔 24h 以上以及更换厂家或批号者)，反应阳性者禁用；③备好急救药物和设备；④避免饥饿时使用，用药后需观察 30min；⑤一旦发生过敏性休克，应立即肌内或皮下注射 0.1%肾上腺素 0.5～1ml，严重者应稀释后缓慢静注或滴注，必要时加用糖皮质激素、抗组胺药、氨茶碱等药物。

2. 赫氏反应(Herxheimer reaction)　青霉素 G 治疗梅毒、钩端螺旋体病、鼠咬热等疾病时，会出现全身不适、肌痛、咽痛、寒战、发热、心动过速及局部病变加重等现象，称为赫氏反应。

3. 其他　肌内注射因局部刺激可产生局部疼痛、红肿或硬结，尤以钾盐为甚。鞘内注射可致脑膜或神经刺激症状。大剂量静脉滴注青霉素 G 钾盐或钠盐可引起高钾或高钠血症，甚至心脏功能抑制，特别是在肾功能下降时。

(二)半合成青霉者

1. 耐酸青霉素类　本类药物有青霉素 V(penicillin V，苯氧甲青霉素)、非奈西林(phenethicillin，苯氧乙青霉素)等。该类青霉素耐酸，口服吸收好；抗菌谱同青霉素 G，但作用稍弱，仅用于敏感菌引起的轻度感染、感染复发的预防及恢复期的巩固治疗。

2. 耐酶青霉素类　本类药物目前常用的有甲氧西林(methicillin)、苯唑西林(oxacillin)、氯唑西林(cloxacillin)、双氯西林(dicloxacillin)、氟氯西林(flucloxacillin)等。本类药物耐酶，耐酸(甲氧西林除外)，可口服；抗菌谱同青霉素 G，但抗菌活性较后者弱，对产生青霉素酶的金葡菌有效。主要用于耐青霉素 G 的金葡菌感染。

3. 广谱青霉素类　本类药物有氨苄西林(ampicillin)、阿莫西林(amoxycillin)、匹氨西林(pivampicillin)等。它们的共同特点是：①耐酸可口服；②抗菌谱广，对 G^+菌和 G^-菌均有杀菌作用，对 G^+菌作用较青霉素 G 弱，但对肠球菌作用强；对 G^-菌有较强的抗菌作用，但对铜绿假单孢菌不敏感；③不耐酶，故对耐药金葡菌感染无效；④可引起二重感染；⑤口服主要用于治疗敏感菌所致伤寒、呼吸道感染、胆道感染、肠道感染、尿路感染等轻中度感染；静脉滴注给药用于治疗重症病例如败血症、脑膜炎、心内膜炎等，重症感染需与氨基糖苷类抗生素合用，可获得协同抗菌作用。此外，阿莫西林还对幽门螺杆菌作用较强，也可用于慢性活动性胃炎和消化性溃疡。

4. 抗铜绿假单孢菌广谱青霉素类　本类药物为广谱抗生素，抗菌谱与氨苄西林相似，对 G^+菌作用与青霉素 G 相似，对 G^-菌作用强，对铜绿假单胞菌感染有特效。代表药物有氨苄西林西林(carbeniciuin)、替卡西林(ticarcillin)、哌拉西林(piperacillin)、美洛西林(mezlocillin)等。该类药物不耐酸，仅能注射给药；不耐酶，故对产酶金葡菌感染无效，临床上主要用于治疗铜绿假单孢菌及其他敏感的 G^-菌感染的治疗。

5. 窄谱抗革兰阴性杆菌青霉素类　本类药物有美西林(ampicillin)、匹美西林(ampicillin)、替莫西林(temocillin)，特点是对 G^-杆菌作用强，但对铜绿假单孢菌无效；对 G^+菌作用甚微。该类药物为抑菌药，作用靶位为 PBP_2，与作用于其他 PBP_s的抗菌药有协同作用。主要用于 G^-杆菌感染的治疗。

二、头孢菌素类抗生素

头孢菌素类(cephalosporins)抗生素是由真菌培养液中提取的头孢菌素 C，水解得到母核 7-氨基头孢烷酸(7-aminocephalosporanic acid，7-ACA)接上不同侧链而制成的广谱半合成抗生素。其抗菌活性基团也是 β-内酰胺环，与青霉素类在理化特性、抗菌活性、作用机制、耐药机制和临床应用等方面相类似。与青霉素类比较，本类抗生素具有对 β-内酰胺酶稳定性高、抗菌谱广、抗菌作用强、过敏反应少等优点，是目前临床抗感染治疗中应用最广泛的一类安全有效的抗菌药物。根据药物的开发顺序、抗菌特点、对 β-内酰胺酶的稳定性和对肾脏的毒性等四个方面，可将头孢菌素类分为四代(表 13-1)。各代头孢菌素的常用药物有：头孢氨苄、头孢拉定、头孢呋辛、头孢克洛、头孢曲松、头孢哌酮、头孢吡肟。

表 13-1　常用头孢菌素类药物的分类及抗菌作用特点

分代	药物	给药途径	抗菌作用特点
第一代	头孢噻吩(cefalotin 先锋霉素 I)	IM、IV	①对 G^+菌包括耐药的金葡菌作用较第二、三、四代头孢菌素强，对 G^-菌作用较弱，对铜绿假单胞菌、厌氧菌无效；②对青霉素酶稳定，但可被 G^-菌产生的 β-内酰胺酶所破坏；③肾毒性较第一代大；④血清半衰期短，$t_{1/2}$ 0.5~1h，脑脊液中浓度低；⑤临床适用于轻、中度感染
	头孢噻啶(cefaloridne，先锋霉素 II)	IM、IV	
	头孢氨苄(ceflalexine，先锋霉素 IV)	Oral	
	头孢唑林(cefazoliu 先锋霉素 V)	IM、IV	
	头孢拉定(cefradine，先锋霉素 VI)	Oral、IM、IV	
	头孢乙腈(cefacetrile，先锋霉素 VII)	IM、IV	
	头孢匹林(cefapirin 先锋霉素 VIII)	IM、IV	
	头孢羟氨苄(cefadroxil)	Oral	
第二代	头孢呋辛(cefuroxime)	IM、IV	①对 G^+菌作用较第一代弱，对 G^-菌作用明显增强，对厌氧菌有一定作用，对铜绿假单胞菌无效；②对多种 β-内酰胺酶比较稳定；③肾毒性较第一代小；④对 G 菌的各种感染
	头孢克洛(cefaclor)	Oral	
	头孢孟多(cefamandole)	IM、IV	
	头孢呋辛酯(cefuroxime axetil)	Oral	
第三代	头孢噻肟(cefotaxime)	IM、IV	①对 G^+菌作用较第一代弱，对 G^-菌作用明显增强，对厌氧菌有一定作用，对铜绿假单胞菌无效；②对多种 β-内酰胺酶比较稳定；③肾毒性较小；④对 G 菌包括铜绿假单胞菌有效
	头孢他啶(ceftazidine)	IM、IV	
	头孢曲松(ceftriaxone)	IM、IV	
	头孢哌酮(cefoperazone，先锋必)	IM、IV	
	头孢唑肟(ceftizoxime)	IM、IV	
	头孢甲肟(cefmenoxime)	IM、IV	
	头孢克肟(cefixime)	Oral	
	头孢地尼(cefdinir)	Oral	
第四代	头孢吡肟(cefepime)	IM、IV	①对 G^+菌和 G^-菌均高效(对 G^+菌的抗菌作用增强，对 G^-菌包括铜绿假单胞菌的作用优于第三代)；②对 β-内酰胺酶高度稳定；③血浆半衰期延长；④几无肾毒性；⑤用于对第三代耐药的 G^-杆菌所致的重症感染，可作为第三代的替代药
	头孢匹罗(cefpirome)	IM、IV	
	头孢利定(cefclidin)	IV	
	头孢噻利(cefoselis)	IV	

三、非典型 β-内酰胺类抗生素

非典型 β-内酰胺类包括单环 β-内酰胺类、碳青霉素类、头孢霉素类和氧头孢烯类。这些抗生素含有 β-内酰胺环，但无 6-APA 或 7-ACA 的基本结构。

(一) 单环 β-内酰胺类类

氨曲南(aztreonam)是第一个用于临床的单环 β-内酰胺类抗生素，对需氧 G^-菌包括铜绿假单胞菌有强大的抗菌作用，对 G^+菌、厌氧菌无效，属窄谱抗生素。具有耐酶、低毒、体内分布广、不良反应少、与青霉素无交叉过敏等特点。临床主要用于大肠杆菌、铜绿假单孢菌、淋球菌等 G^-需氧菌所致呼吸道、腹腔、盆腔、尿道、皮肤软组织、妇科感染及淋病等的治疗。

（二）碳青霉烯类

碳青霉烯类（carbopenems）具有抗菌谱广、抗菌活性强、对β-内酰胺酶高度稳定（但可被某些细菌产生的金属酶水解）、抑酶等诸多特点。对 G^+球菌、G^-球菌、肠杆菌科 G^-杆菌、铜绿假单孢菌、不动杆菌等非发酵 G^-菌和厌氧菌均有强大的抗菌活性，但 MRSA、肠球菌对本类药物天然耐药。本类药物有亚胺培南（imipenem，亚胺硫霉素）、美罗培南（meropenem）、帕尼培南（panipenem）等。

（三）头孢霉素类

本类药物有头孢西丁（cefoxitin）、头孢美唑（cefmetazole）、头孢米诺（cefminox）、头孢替坦（cefotetan）、头孢拉宗（cefbuperazone）等。头孢霉素类抗菌谱、抗菌活性大多与二代头孢菌素相仿，个别品种具有三代头孢菌素的特点。头孢西丁为该类药的代表药，具有广谱抗菌活性，但对革兰阳性菌和革兰阴性菌的作用较弱，不及二代注射用头孢菌素，对铜绿假单孢菌无效。主要特点是对厌氧菌（包括革兰阳性和革兰阴性厌氧菌）有良好的抗菌作用；对β-内酰胺酶高度稳定，故对耐青霉素的金葡菌和头孢菌素耐药菌仍有较强抗菌活性。临床主要用于妇科、盆腔、腹腔等部位厌氧菌与需氧菌的混合感染。

（四）氧头孢烯类

氧头孢烯类（oxacephalosporins）药物主要有拉氧头孢（latamoxef）和氟氧头孢（flomoxef），抗菌作用类似第三代头孢菌素。拉氧头孢的抗菌作用特点是对革兰阴性杆菌（除铜绿假单胞菌外）和厌氧菌（包括脆弱拟杆菌）有强大的抗菌作用，优于三代头孢菌素；对β-内酰胺酶极稳定。临床主要用于革兰阴性杆菌感染或革兰阴性杆菌与厌氧菌的混合感染。不良反应以皮疹多见。

四、β-内酰胺酶抑制药及其复方制剂

β-内酰胺酶抑制药（β-lactamase inhibitors）本身仅有很弱的抗菌活性，但可抑制β-内酰胺酶，使对β-内酰胺酶不稳定的青霉素类和头孢菌素类抗生素的抗菌作用增强，抗菌谱扩大。常用的β-内酰胺酶抑制药有克拉维酸、舒巴坦和他唑巴坦等。

克拉维酸（clavulanic acid，棒酸）是从链霉菌培养液中提取获得的天然抗生素，属广谱不可逆的β-内酰胺酶竞争性抑制药，可与β-内酰胺酶牢固结合而使酶失活，抗菌谱广，抗菌活性弱，常与多种β-内酰胺类抗生素联合使用以增强抗菌活性。临床常用的复方制剂有克拉维酸/阿莫西林（奥格门汀）、克拉维酸/替卡西林（替门汀），主要用于产酶金葡菌、肠杆菌、淋球菌、肺炎杆菌、变形杆菌和脆弱拟杆菌等敏感菌所致感染的治疗。

舒巴坦（sulbactam，青酶烷砜）为人工半合成的不可逆的β-内酰胺酶竞争性抑制药，本身对某些细菌有一定抗菌活性，抗菌作用略强于克拉维酸，对金葡菌和 G^-杆菌产生的β-内酰胺酶有不可逆的强大抑制作用。与β-内酰胺类抗生素联用可产生明显的协同抗菌作用。临床常用复方制剂有舒巴坦/氨苄西林（舒他西林）、舒巴坦/头孢哌酮（舒巴哌酮）等。

第三节 大环内酯类、林可霉素类及多肽类抗生素

一、大环内酯类抗生素

大环内酯类抗生素（macrolides）是一类具有 14、15 和 16 元大内酯环结构的抗生素。本类药物

的体内过程、抗菌作用、作用机制等基本相同。分为：以红霉素为代表的第一代大环内酯类(包括乙酰螺旋霉素、交沙霉素、麦迪霉素等)；以罗红霉素、阿奇霉素、克拉霉素为代表的第二代大环内酯类药物；第三代为酮基内酯类抗生素，即在红霉素第 3 位碳上引入酮基后，得到的 14 元环大环内酯类衍生物。可治疗耐红霉素类的肺炎链球菌引起的感染，克服了与红霉素交叉耐药问题。第三代还具有抗幽门螺杆菌、非特异性抗炎、抗过敏、免疫调节等作用。

(一)大环内酯类抗生素的共性

【体内过程】 ①吸收：红霉素不耐酸，可被胃酸分解，口服吸收差；第二代如克拉霉素、阿奇霉素不易为胃酸破坏，生物利用度提高；第三代大环内酯类的泰利霉素，对酸稳定，口服生物利用度达 57%。食物可延缓红霉素、阿奇霉素吸收，但增加克拉霉素的吸收。②分布：可广泛分布于除脑脊液外的各种体液和组织中。红霉素能进入前列腺，可聚集在巨噬细胞和肝脏，炎症可促进红霉素的组织渗透。阿奇霉素主要集中分布于中性粒细胞、巨噬细胞、肺、胆汁和前列腺等。泰利霉素则较高浓度地分布在上、下呼吸道组织内。③消除：主要在肝脏代谢。克拉霉素被氧化成仍具有抗菌活性的 1，4-羟基-克拉霉素，经肾排泄；红霉素和阿奇霉素在胆汁中以活性形式聚集和分泌，经肝肠循环，部分被重吸收；泰利霉素大部分在肝脏代谢，尿中排泄约 15%。

【抗菌作用及机制】 本类药物属抑菌剂，但高浓度时则为杀菌剂。抗菌谱较窄。对大多数 G^+ 菌、厌氧球菌、部分 G^-菌(包括奈瑟菌、嗜血杆菌)有强大抗菌作用。嗜肺军团菌、弯曲菌、支原体、衣原体、弓形虫、非结核分枝杆菌等也具良好抗菌作用。对产 β-内酰胺酶的葡萄球菌、耐甲氧西林的金黄色葡萄球菌(MRSA)也有一定的抗菌活性。泰利霉素对第一、二代的耐药菌特别是肺炎链球菌有很强的作用。本类药物主要是通过与细菌核蛋白体的 50s 亚基不可逆地结合，抑制肽酰基转移酶和移位酶，阻断转肽作用和 mRNA 位移，从而阻碍细菌蛋白质合成。

【临床应用】 临床上主要用于以下感染治疗，军团菌病：嗜肺军团菌、麦克达德军团菌或其他军团菌引起的肺炎、社区获得性肺炎。链球菌感染：化脓性链球菌、溶血性链球菌、肺炎链球菌等引起的咽炎、猩红热、丹毒、急性扁桃体炎、蜂窝组织炎等。衣原体、支原体感染：包括沙眼衣原体、肺炎支原体、肺炎支原体所引起的眼部、呼吸系统、泌尿生殖系统等感染。棒状杆菌感染：红霉素能根除白喉杆菌感染，改善急慢性白喉带菌者状况，但不改变白喉急性感染进程。本类药物也可治疗棒状杆菌败血症等。还可用于对青霉素过敏的葡萄球菌、链球菌、肺炎球菌感染患者；治疗隐孢子虫病、弓形体病，也可用于治疗皮肤软组织感染。

【不良反应】 大环内酯类毒性较低，一般很少引起严重不良反应。

1. 胃肠道反应 红霉素口服、静注均可引起胃肠道反应。新大环内酯类发生率较红霉素低，亦能耐受。临床症状可见腹痛、腹胀、恶心。

2. 肝损害 以胆汁淤积为主，亦可致肝实质损害，可见阻塞性黄疸、转氨酶升高等。红霉素酯化物易发生，发生率可高达 40%，可能是对酯化物高敏反应。其他药物发生率较低。肝功能不良者禁用红霉素。

3. 耳毒性 耳聋多见，先为听力下降，前庭功能受损。剂量高于每日 4g 易发生；常用药两周时出现；老年肾功能不良者发生多。

4. 心脏毒性 引起 Q-T 间期延长、恶性心律失常、尖端扭转型室性心动过速，可出现昏厥或者猝死。静脉滴注速度过快时易发生。

(二)常用大环内酯类抗生素

常用大环内酯类抗生素红霉素、罗红霉素、克拉霉素、阿奇霉素、泰利霉素的抗菌作用特点及临床应用见表 13-2。

表 13-2 常用大环内酯类抗生素抗菌作用特点及临床应用

药物	抗菌作用特点及临床应用
红霉素	①不耐酸，在酸性条件下(PH<5)下易破坏，在碱性条件下抗菌作用增强；临床所用红霉素多为肠溶片、酯化物或盐制剂。②主要用于耐青霉素菌的 G^+球菌(特别是金葡菌)感染和对青霉素过敏者的替代品，治疗军团菌病、弯曲杆菌所致败血症或肠炎、支原体肺炎、沙眼衣原体所致婴儿肺炎、白喉带菌者的首选药。③常见胃肠道反应，长期使用可引起二重感染。
罗红霉素	①对酸稳定，口服吸收良好，生物利用度高(72%～85%)，血药浓度与组织浓度均较红霉素高。②抗菌谱与红霉素相似；用于敏感菌所致的上、下呼吸道感染，耳鼻喉感染，生殖器、皮肤组织感染，也可用于治疗支原体肺炎、沙眼衣原体感染及军团病等
克拉霉素	①对胃酸稳定且易吸收，但首关消除明显，生物利用度仅有 55% 食物可延缓其吸收，但不影响峰浓度。主要在肝脏代谢，代谢产物 14-羟克拉霉素具有和母体相似的抗菌活性，其在组织和细胞内浓度亦高于血浆浓度。②抗菌谱与红霉素相似，对 G^+菌、嗜肺军团菌、肺炎支原体、溶脲脲原体的作用是大环内酯素类抗生素中最强者；对沙眼衣原体、肺炎支原体、流感杆菌和厌氧菌作用较红霉素强 2～4 倍；对肠球菌、脑膜炎球菌、淋球菌作用较红霉素相近。③主要用于呼吸道、皮肤软组织及泌尿生殖道感染。
阿奇霉素	①耐酸，口服吸收好，生物利用度约 40%，广泛分布于人体各组织，肺、扁桃体和前列腺等组织浓度最高，$t_{1/2}$为 35～48h，系大环内酯类中最长者，组织半衰期则长达 68～76h，每日仅需给药 1 次；大部分以原形自胆汁分泌排泄。②抗菌谱与克拉霉素相似，对 G^-菌的作用明显增强，对肺炎支原体的作用在本类药物中最强；嗜肺军团菌、衣原体、支原体、嗜血流感杆菌活性优于红霉素、克拉霉素。③主要用于上下呼吸道、皮肤软组织、沙眼衣原体及泌尿生殖道感染。

二、林可霉素类抗生素

林可霉素类抗生素(lincomycin group antibiotics)包括林可霉素和克林霉素，此类药物与大环内酯类抗生素在化学结构上并无相关性，但这两类药物在抗菌谱、作用机制和细菌耐药机制等方面有很多相似之处。林可霉素(lincomycin)从链丝菌中提得，克林霉素(clindamycin，氯林可霉素)为林可霉素的半合成衍生物。两药抗菌谱和抗菌机制相同，但克林霉素口服吸收好、抗菌活性更强、毒性变小，临床常用克林霉素取代林可霉素。

【抗菌作用】 本类药属窄谱抑菌药。抗菌谱与红霉素相似。对各类厌氧菌包括脆弱类杆菌和艰难梭菌均有强大的抗菌活性；对多数需氧 G^+球菌，如耐青霉素的金葡菌、各组链球菌有显著的抗菌作用，对部分需氧 G^-球菌、人型支原体、沙眼衣原体、钩端螺旋体、恶性疟原虫、鼠弓形体也有一定的抑制作用。对肠球菌、多数 G^-杆菌、肺炎支原体、MRSA 无效。

【抗菌机制】 抗菌机制与大环内酯类相同，通过与细菌核蛋白体 50s 亚基不可逆结合而抑制细菌蛋白质合成。因两类抗生素与 50s 亚基的结合位点相同或相近，故两类药物合用时可能产生拮抗作用。克林霉素与林可霉素之间存在完全交叉耐药性，与大环内酯类存有部分交叉耐药性。

【临床应用】 主要用于厌氧菌引起的口腔、腹腔及盆腔感染。还可用于需氧 G^+球菌所致败血症、心内膜炎及呼吸道、胆道、骨和软组织等感染。克林霉素为金葡菌引起的急、慢性骨髓炎、关节炎的首选药。

【不良反应】

1. 胃肠道反应 常见，口服给药比注射给药更多见，主要为不同程度的腹泻，一般较轻微；严重时可引起假膜性肠炎，可致死，这与长期口服用药致使耐药的难辨梭菌大量繁殖有关，如出现严重的水样或血水样便应立即停药，同时口服万古霉素或甲硝座及调节正常菌群的制剂。

2. 过敏反应 皮疹、药热、嗜酸性细胞增多等，偶见。

3. 其他 偶见黄疸及肝损伤。静脉滴注速度过快偶可致心搏骤停。偶见中性粒细胞及血小板减少、粒细胞缺乏症等反应，用药期间应定期做血常规检查。

三、多肽类抗生素

多肽类抗生素(polypeptide antibiotics)属杀菌药，具有窄谱、抗菌作用强、疗效好、肾毒性明显等特点，因本类药物毒性较大，故临床应用应严格掌握适应证，除对其他抗菌药耐药的敏感菌所致严重感染外，一般不作为首选用药。

万古霉素类

包括万古霉素(vancomycin)、去甲万古霉素(norvancomycin)和替考拉宁(teicoplanin)，均属糖肽类抗生素。万古霉素是从链霉菌培养液中提取而得，去甲万古霉素是从诺卡菌属培养液中提取而得，两药化学结构相似，性质相同，均很稳定，但刺激性强，肌内注射可引起局部剧烈疼痛与组织坏死。去甲万古霉素较万古霉素少一甲基，作用略强。替考拉宁从游动放线菌培养液中提得，化学结构与万古霉素相似，但半衰期更长，毒性较低，且无明显刺激性。本类药物因毒性大过去已很少使用；近年却发现其能杀灭对多种抗菌药具有耐药性的 MRSA 和耐甲氧西林表皮葡萄球菌(MRSE)而重新被广泛应用。

【抗菌作用】 属繁殖期杀菌药，抗菌谱窄。对 G^+菌(包括需氧菌和厌氧菌)具有强大的杀菌作用，尤其是对 MRSA、MRSE、艰难梭菌、肠球菌等对其他多种抗菌药耐药的细菌有很好的抗菌作用。对肠球菌需与氨基糖甘类抗生素合用才呈现杀菌效果。由于糖肽类化合物极性大，不易穿过革兰阴性菌外膜，故本类抗生素对 G^-菌无效。

【临床应用】 主要用于：①严重的 G^+菌感染，特别是对其他抗菌药耐药的 MRSA、MRSE、肺炎链球菌和肠球菌所致感染，如心内膜炎、脑膜炎、败血症等；②口服给药用于消化道感染及其他抗生素引起假膜性肠炎；③对 β-内酰胺类过敏者的 G^+菌严重感染。

【不良反应】 万古霉素和去甲万古霉素毒性较大，替考拉宁较小。

1. 耳毒性 可引起耳鸣、听力减退，甚至耳聋，大剂量应用，特别是肾功能不全、老年人、新生儿尤易发生，及早停药可恢复，但少数病人可发展为永久性耳聋。

2. 肾毒性 与肾小管损害有关，表现为血尿、蛋白尿、管型尿、尿少，甚至尿毒症。替考拉宁常规剂量给药很少发生耳、肾毒性，但大剂量多次给药易在体内蓄积，亦可发生。

3. 过敏反应 偶见皮疹、瘙痒、药热等症状，也可致过敏性休克。快速静滴万古霉素时或之后，可出现面部、颈部及上身皮肤潮红、红斑、荨麻疹、心动过速、血压下降等特征性症状，称为红人综合征(red man syndrome)，这与组胺释放引起血管扩张有关，应及时停药，给予抗组胺药和糖皮质激素治疗有效。去甲万古霉素和替考拉宁很少见。

4. 其他 口服给药可引起恶心、呕吐、纳差等胃肠道反应，少数病人静脉滴注时可致局部疼痛和血栓性静脉炎。

第四节 氨基糖苷类抗生素

氨基糖苷类抗生素(aminoglycosides)是由氨基环醇与氨基糖分子以苷键结合而成。是目前治疗需氧 G^-杆菌所致感染的常用药物。按其来源不同，氨基糖甘类抗生素可分为天然品和半合成品两大类。前者包括由链霉菌培养液中提取的链霉素、卡那霉素、新霉素、大观霉素、妥布霉素以及从小单孢菌培养液中提取的庆大霉素、西索米星、小诺米星等；后者包括阿米卡星、奈替米星、阿贝卡星等。

一、氨基糖苷类抗生素的共性

氨基糖苷类抗生素化学结构相似，均为有机碱化合物；脂溶性小，口服难吸收，不易通过血脑屏障，大部分以原形从肾脏排泄；易产生耐药性，各药之间有交叉耐药性。此外，本类药物也具有相似或相同的抗菌作用、作用机制、不良反应等特点。

【抗菌作用】 抗菌谱较广，对大多数需氧 G^-杆菌包括大肠杆菌、铜绿假单孢菌、克雷伯菌属、变形杆菌属、志贺菌属、肠杆菌属、枸橼酸杆菌属等有强大的抗菌活性，对沙雷菌属、沙门菌属、产碱杆菌属、嗜血杆菌属、不动杆菌属等也有一定抗菌作用；对淋球菌、脑膜炎球菌等 G^-球菌作用较差；对 G^+菌中葡萄球菌属抗菌作用较强，对 MRSA、MRSE 有较好的抗菌活性，对链球菌属、肠球菌属均不敏感；对厌氧菌无效。链霉素对结核杆菌有效。氨基糖苷类为速效杀菌药，对繁殖期和静止期细菌均有很强的作用，且抗菌后效应显著；在碱性环境中抗菌活性增强。

【抗菌机制】 其作用机制是多环节抑制细菌蛋白质的合成，使其合成受阻或造成蛋白质合成紊乱，同时破坏细菌细胞膜的完整性，导致细菌死亡。本类药物对蛋白质合成的影响包括：①始动阶段：与细菌核蛋白体 30s 亚基结合，抑制 30s 和 70s 始动复合物的形成；②肽链延伸阶段：使 mRNA 上的密码错译，导致合成异常或无功能的蛋白质；③终止阶段：阻止已合成的肽链释放；同时阻止核蛋白体 70s 复合物的解离，使核蛋白体循环利用受阻。

【不良反应】 主要是耳毒性和肾毒性，所有氨基糖苷类均可引起，尤其在儿童、老人和肾功能不全者中更易发生。

1. 耳毒性 主要包括对前庭神经损害和耳蜗神经损害。前者与前庭感受细胞损伤有关，表现为眩晕、恶心、呕吐、眼球震颤、平衡失调等，其发生率依次为新霉素>卡那霉素>链霉素>西索米星>阿米卡星≥庆大霉素≥妥布霉素>奈替米星。后者与耳蜗柯蒂器毛细胞损害有关，表现为耳鸣、听力减退，严重者可致永久性耳聋，可发生于停药数周之后，其发生率为新霉素>卡那霉素>阿米卡星>西索米星>庆大霉素>妥布霉素>奈替米星>链霉素。耳毒性的发生与内耳淋巴液中药物高浓度蓄积有关，导致毛细胞发生退行性或永久性改变。耳毒性的大小与用药剂量和疗程有关。

2. 肾毒性 氨基糖苷类对肾组织有极高亲和力，当药物经肾小球滤过后，原形药物通过细胞膜吞饮方式而大量积聚在肾皮质细胞内，导致肾小管，特别是近曲小管上皮细胞溶酶体肿胀破裂，线粒体损害，轻则引起肾小管肿胀、空泡变性，重则可致肾小管急性坏死。临床可见蛋白尿、管形尿、血尿等，严重者可致氮质血症、无尿，甚至肾衰。绝大部分的肾脏损害停药后可恢复，这种损害可导致肾排泄药物减弱而加重毒性反应，应提高警惕。常用剂量下，肾毒性的发生率依次为新霉素>卡那霉素>庆大霉素>妥布霉素> 阿米卡星>链霉素>奈替米星。

3. 神经肌肉麻痹 表现为四肢软弱无力、心肌抑制、血压下降、呼吸困难，甚至呼吸停止。其机理可能是氨基糖苷类与组织液内的 Ca^{2+}结合，使组织内游离钙含量降低，或是由于药物与突触前膜上的“钙通道”结合，阻碍钙离子参与乙酰胆碱的释放所致。因而，可静脉注射新斯的明和葡萄糖酸钙进行抢救。

4. 过敏反应 常见皮疹、发热、血管神经性水肿、口周面部发麻、嗜酸性粒细胞增多，严重者可致过敏性休克，尤其链霉素最易发生，发生率仅次于青霉素。防治措施同青霉素，抢救时还应常规给予钙剂。

二、常用氨基糖苷类抗生素的抗菌作用特点及临床应用

(一)庆大霉素

庆大霉素(gentamicin)是目前最常用的氨基糖苷类抗生素。抗菌谱广，对多种 G^+菌和 G^-菌均有较好的抗菌作用，包括金葡菌、铜绿假单孢菌等。本品与 β-内酰胺类合用时，多数可获得协同抗菌作用。临床主要用于：①严重的 G^-杆菌感染的首选药，如肺炎、脑膜炎、心内膜炎、骨髓炎及败血症等，需与其他抗菌药合用；②与 β-内酰胺类或其他抗菌药联合用于治疗严重的葡萄球菌、肠球菌、肺炎链球菌、草绿色链球菌感染；③口服用于肠道感染、肠道术前准备及术后消毒；④局部用于皮肤、黏膜感染及眼、耳、鼻部感染。

（二）链霉素

链霉素（streptomycin）为最早应用的抗结核药。对结核杆菌有强大的抗菌作用，对鼠疫杆菌、土拉菌有特效，对金葡菌等 G^+球菌作用较差，对铜绿假单胞菌和厌氧菌不敏感。临床主要用作抗结核病一线药。是治疗鼠疫与土拉菌病的首选药，常与四环素类合用治疗前者，后者可单用；与青霉素联合治疗草绿色链球菌、溶血性链球菌、肠球菌等引起的心内膜炎。

（三）阿米卡星

阿米卡星（amikacin，丁胺卡那霉素）为卡那霉素衍生物，在本类中抗菌谱最广，对多数的 G^-菌（包括铜绿假单孢菌）、G^+菌（包招金葡菌）及分枝杆菌属均有较强的抗菌活性。最大的特点是对肠道 G^-杆菌和铜绿假单孢菌产生的多种钝化酶稳定。临床主要用于其他耐药菌感染，常作为首选药。

第五节　四环素类及氯霉素类抗生素

一、四环素类

四环素类（Tetracyclines）药物为两性物质，在酸性溶液中较稳定，临床用其盐酸盐，包括天然品和半合成衍生物。天然品有四环素（tetracycline）、金霉素（chlortetracycline）、土霉素（oxytetracycline）和地美环素（demeclocycline）；半合成衍生物有多西霉素（doxycyc1ine）、美他环素（methacycline）和米诺环素（minocycline）。本类药物的抗菌谱、作用机制和临床应用均相似，抗菌活性大于土霉素。

（一）四环素类抗生者的共性

【抗菌作用】 属速效抑菌药，常规浓度时抑菌，高浓度是对某些细菌呈杀菌作用。抗菌谱广，对 G^+菌、G^-菌和某些厌氧菌有较强的抑制作用，对 G^+菌抑制作用强于 G^-菌，对肺炎支原体、立克次体、衣原体、螺旋体、放线菌、阿米巴原虫等也有作用，但对铜绿假单胞菌、变形杆菌、结核分枝杆菌、伤寒沙门菌、真菌和病毒无效。

【作用机制】 本类药物通过与细菌核糖体 30S 亚单位的 A 位特异性结合，阻止 tRNA 在该位点上的联结，阻止肽链延伸，从而抑制蛋白质合成；此外，可引起细菌细胞膜通透性增加，使胞内核苷酸和其他重要物质外漏，从而抑制细菌 DNA 的复制。

【临床应用】 使用本类药物时，首选多西环素。目前主要用于：立克次体感染：首选四环素类。对流行性斑疹伤寒、地方性斑疹伤寒、恙虫病、Q 热等立克次体病均有特效。衣原体感染：首选四环素类或青霉素类。用于治疗衣原体引起的鹦鹉热，肺炎衣原体引起的肺炎，沙眼衣原体引起的非特异性尿道炎、子宫颈炎、性病淋巴肉芽肿、包涵体结膜炎和沙眼等。支原体感染：首选四环素类或大环内酯类。对肺炎支原体引起的非典型肺炎以及溶脲支原体引起的非特异性尿道炎疗效好。对螺旋体感染引起的回归热疗效好。四环素类还可用于鼠疫、布鲁菌病、霍乱、幽门螺杆菌引起的消化性溃疡，肉芽肿鞘杆菌引起的腹股沟肉芽肿。

【不良反应】

1. 胃肠道反应　口服可刺激胃黏膜引起上腹部不适，如恶心、呕吐、腹胀、腹痛等。

2. 二重感染　又称菌群交替症，是指长期使用广谱抗生素后，敏感菌株的生长受到抑制，不敏感菌株乘机大量繁殖，从而引起新的感染。常见有白色念珠菌、难辨梭菌引起的二重感染，一旦发生立即停药，并口服抗真菌药、万古霉素或甲硝唑治疗。

3. 影响牙和骨骼生长　本类药物能与新形成的骨、牙中沉积的钙结合，引起牙齿釉质变黄和骨骼发育不全。孕妇、哺乳期妇女及 8 岁以下儿童禁用。

4. 其他 肝毒性、肾毒性、光毒性、前庭反应、过敏反应等不良反应。

(二)常用四环素类抗生素的抗菌作用特点及临床应用

四环素

口服吸收不完全，易受食物和金属离子的影响，空腹吸收较好。口服后 2～4 h 血药浓度达峰值，$t_{1/2}$为 6～12h。蛋白结合率为 55%～70%。可在肝内积聚，由胆汁排入肠道，形成肝肠循环。一次口服超过 0. 5 g 时，不提高其血药浓度，只增加其在粪便中的排出量。主要以原形从尿中排泄，有利于尿路感染的治疗。主要用于立克次体病、衣原体病、支原体病及螺旋体病的治疗。本药现因耐药菌株的日益增多以及药物的不良反应，一般不作为首选药使用。

多西环素

口服吸收迅速、完全，不受食物影响，吸收率达 90%～95%。口服后 2 h 血药浓度达峰值。$t_{1/2}$为 14～22 h，为长效半合成四环素类。大部分药物在肝脏失活，随胆汁进入肠腔排泄，对肠道菌无影响，很少引起腹泻或二重感染，肾功能不全者肾外感染也可用。抗菌活性较四环素强 2～10 倍，对土霉素、四环素的耐药金葡菌及脆弱拟杆菌有效。抗菌作用具有强效、速效、长效的特点。现已取代四环素类作为各种适应证的治疗药物。

二、氯霉素类

氯霉素

氯霉素(chloramphenicol)为广谱抗生素，最早由委内瑞拉链霉菌产生，也可人工合成。

【抗菌作用】 抗菌谱广。对革兰阴性菌的作用较革兰阳性菌强，对铜绿假单胞菌无作用。对立克次体、螺旋体、衣原体、支原体等有抑制作用，低浓度时即对流感杆菌、脑膜炎球菌和淋球菌具有强大杀菌作用。对厌氧菌也有相当的抗菌活性，包括脆弱杆菌、梭形杆菌、产气荚膜杆菌、破伤风杆菌等。但对分枝杆菌、真菌、病毒和原虫无作用。

【作用机制】 氯霉素能与细菌核糖体 50S 亚基上的肽酰基转移酶作用位点可逆性结合，阻止 P 位上肽链的末端羧基与 A 位上氨基酰 tRNA 的氨基发生反应，抑制肽链延伸，从而阻止蛋白质的合成。

【体内过程】 口服后吸收迅速、完全，广泛分布于全身组织和体液中，可透过血-脑屏障、血-眼屏障，大部分在肝内灭活，经尿排出。

【临床应用】 由于抑制骨髓造血系统，引起再生障碍性贫血，临床应用应严格控制。耐药菌诱发的严重感染：用于对多药耐药的流感嗜血杆菌感染以及无其他低毒性抗菌药可替代的敏感菌所致的各种严重感染的治疗。伤寒、副伤寒：可用于敏感菌株所致伤寒、副伤寒的治疗。立克次体感染：用于洛矶山斑疹热和 Q 热等立克次体感染的治疗。厌氧菌感染：与其他抗菌药联合使用治疗厌氧菌引起的腹腔或盆腔感染。局部用药治疗敏感菌引起的眼、耳部等浅表感染。

【不良反应】

1. 抑制骨髓造血功能：①可逆性血细胞减少，其发生率和严重程度与剂量或疗程有关；②不可逆性的再生障碍性贫血，发生率低但死亡率高，可能是一种与剂量无关的特异质反应。

2. 灰婴综合征 氯霉素用于早产儿和新生儿，剂量过大时可致中毒，表现为腹胀、呕吐、呼吸不规则、进行性血压下降，面色苍白、发绀、循环衰竭等症状，称为灰婴综合征。

3. 其他 常见胃肠道反应。少数患者有过敏反应，视神经炎、视力障碍，多发性神经炎、神经性耳聋以及严重失眠等症状。长期口服可因肠道菌群被抑制而使维生素 K 合成受阻，诱发出血倾向。还可引起二重感染。

第六节 人工合成抗菌药

一、喹诺酮类抗菌药

喹诺酮类是一类化学结构中含有 4-喹诺酮基本结构的人工合成抗菌药。可分为四代：第一代以萘啶酸为代表，第二代药以吡哌酸为代表，抗菌活性强于第一代，口服少量吸收，不良反应少于萘啶酸，但血药浓度低，仅用于敏感菌引起的尿路感染与肠道感染。第三代如诺氟沙星、氧氟沙星等和第四代如莫西沙星、加替沙星等均为含氟的喹诺酮类药，因此亦称为氟喹诺酮类药物。具有抗菌谱广、高效、可口服、不良反应少等特点，尤其是对绿脓杆菌、厌氧菌具有强大抗菌作用，是当前临床使用较广的重要抗感染药物。

（一）氟喹诺酮类抗菌药的共性

【体内过程】 口服吸收良好，一般不受食物的影响，但可与食物中的 Fe^{2+}、Ca^{2+}、Mg^{2+}螯合而降低生物利用度。血浆蛋白结合率低，一般为 14%～30%。分布广，体液及组织浓度可接近或大于血药浓度，达有效抑菌或杀菌水平；血浆半衰期大多在 3h 以上，多数药物经尿排泄。

【抗菌作用】 为广谱杀菌药，具有较长的 PAE。对革兰阴性杆菌包括铜绿假单胞菌有强大的杀菌作用，对金葡菌及产酶金葡菌有良好抗菌作用；对结核杆菌，支原体，衣原体及厌氧菌也有作用。对于铜绿假单胞菌以环丙沙星的杀菌作用最强。

【抗菌机制】 如图 13-3 所示，①抑制 DNA 回旋酶：DNA 回旋酶是喹诺酮类抗革兰阴性菌的主要靶点。喹诺酮类药物抑制 DNA 螺旋酶的 A 亚单位的切割及封口活性，干扰导致 DNA 超螺旋结构的解旋，阻止 DNA 复制而导致细菌死亡。②抑制拓扑异构酶 IV：拓扑异构酶 IV 是喹诺酮类抗革兰阳性菌的重要靶点。该酶在 DNA 复制过程中发挥重要作用，其通过解除 DNA 解环连体和松弛超螺旋旋的功能，协助子代染色体分配到子代细菌。喹诺酮类通过对拓扑异构酶 IV 的抑制作用，干扰细菌 DNA 复制。

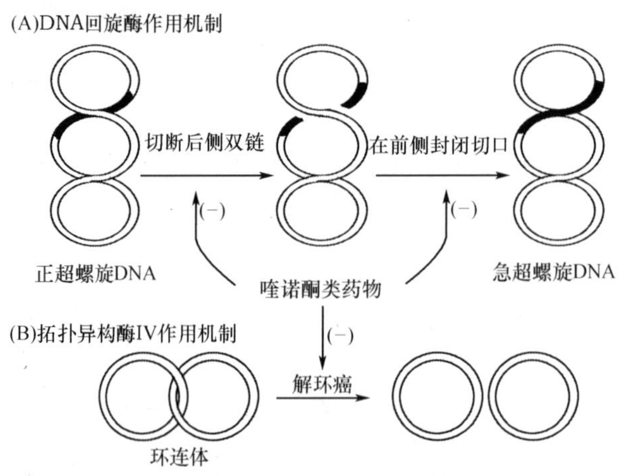

图 13-3 喹诺酮类药物作用机制示意图

【临床应用】 适用于敏感病原菌所致的感染。①呼吸道感染对下呼吸道感染效果好。常用于肺炎链球菌、流感嗜血杆菌或他莫拉菌引起的支气管炎和鼻窦炎；也可用于克雷伯菌属、大肠埃希菌和铜绿假单胞菌等革兰阴性杆菌和金葡菌所致的肺炎和支气管感染。本类药物可替代大环内酯类抗生素，用于嗜肺军团菌和其他军团菌所致的感染和分枝杆菌感染。左氧氟沙星可有效治疗肺炎链球菌、肺炎支原体、肺炎衣原体引起的肺炎。②泌尿生殖道感染广泛用于单纯性或复杂性尿路感染。急慢性细菌性前列腺炎、淋球菌性尿道炎、宫颈炎。③肠道感染 细菌性肠炎、菌痢、伤寒、副伤寒等。

【不良反应】 ①常见消化道反应；②中枢神经系统反应：有头晕、头痛、情绪不安、烦躁、失眠、眩晕等；③过敏反应、光敏反应：出现药疹、皮肤瘙痒和血管神经性水肿，少数患者出现光敏性皮炎；④心脏毒性：罕见。可见 QT 间期延长、尖端扭转型室性心动过速、室颤等；⑤软骨损害：对幼年动物可引起轻度软骨组织损害，不宜用于妊娠期妇女和骨质未发育完全的幼儿；⑥其他：跟腱炎、肝毒性、替马沙星综合征等。

(二)常用氟喹诺酮类药物的抗菌作用特点及临床应用

诺氟沙星

诺氟沙星(norfloxacin)为第三代中第一个氟喹诺酮类药，在本类药物中抗菌活性最低。临床主要用于革兰阳性和阴性菌引起的无并发症的感染，如泌尿道和胃肠道感染。

环丙沙星

环丙沙星(ciprofloxacin)抗菌谱广，为当前哇诺酮类中体外抗菌活性最强、应用最广泛的药物。抗菌谱广，对耐药绿脓杆菌、MRSA、产青霉素酶淋球菌、产酶流感杆菌等均有良好的抗菌作用，对肺炎军团菌及弯曲菌亦有效，一些对氨基糖苷类、第三代头孢菌素等耐药的革兰阴性和阳性菌对本药仍然敏感，但对厌氧菌无效。本品生物利用度低，通常采用静脉滴注给药。主要用于对其他抗菌药耐药的革兰阴性杆菌所致的呼吸道、泌尿生殖道、消化道、骨与关节和皮肤组织感染。本药可诱发跟腱炎和跟腱撕裂，老年人和运动员慎用。

左氧氟沙星

左氧氟沙星(levofloxacin)为氧氟沙星的左旋体，抗菌谱广，抗菌活性是氧氟沙星的 2 倍。口服生物利用度高，组织渗透性好，组织浓度是血药浓度的 2～3 倍。对敏感菌引起的各种急性、慢性感染及难治感染有效；适用于革兰阳性、阴性菌和卡它布兰菌等敏感菌引起的中重度感染。

二、磺胺类抗菌药及甲氧苄定

本类药物基本化学结构是对氨基苯磺酰胺，简称磺胺(SN)。结构中的对位氨基或磺酰胺基上氢原子被不同基团取代，可得到口服吸收难易不同的磺胺类药。按主要用途和口服吸收的难易程度磺胺类药物可分为 3 大类：

$$\begin{matrix} H \\ \quad \backslash \\ \quad N- \\ \quad / \\ R_2 \end{matrix} \!\!-\!\!\langle\bigcirc\rangle\!\!-\!\! SO_2N \begin{matrix} H \\ / \\ \\ \backslash \\ R_1 \end{matrix}$$

磺胺类药的基本化学结构

1. 治疗全身感染的磺胺类药 本类药物口服易吸收，按 $t_{1/2}$ 长短分为：①短效类：$t_{1/2}$ < 10h，如磺胺异嚅唑(sulfafuraz1ole，SIZ)。②中效类：$t_{1/2}$ 为 10～24h，如磺胺嘧啶(sulfadiazine，SD)。③长效类：$t_{1/2}$>24h，如磺胺多辛(sulfadoxine，SDM，周效磺胺)。目前临床应用的主要是中效磺胺药。

2. 治疗肠道感染的横胺类药 属口服难吸收类，如柳氮磺吡啶(sulfasalazine，SASP)。

3. 局部外用的磺胺类药 如磺胺嘧啶银(sulfadiazine silver，SD-Ag)、磺胺米隆(mafenide，SML)、磺胺醋酰(sulfacetamide，SA)。

(一)磺胺类药物的共性

【抗菌作用】 对细菌有强大的抑菌作用。高度敏感的革兰阳性菌有溶血性链球菌、肺炎球菌；中度敏感的有葡萄球菌和产气杆菌等；对金黄色葡萄球菌不敏感。高度敏感的革兰阴性菌有脑膜炎球菌、淋球菌、鼠疫杆菌、流感杆菌；其次为其他变形杆菌和沙门菌等。磺胺嘧啶银及磺胺米隆局部应用可抗铜绿假单胞菌感染。此外，磺胺类药对沙眼衣原体、少数真菌(放线菌及奴卡菌)、少数原虫(疟原虫和弓形虫)也较敏感，但对螺旋体、支原体、病毒感染无效。对立克次体不仅无效，反而可刺激其生长。

【抗菌机制】 磺胺类药在结构上与 PABA 相似，可与 PABA 竞争二氢叶酸合成酶，抑制二氢叶酸合成，从而影响核酸的生成，抑制细菌的生长繁殖。哺乳动物及对磺胺天然耐药的细菌可以直接利用外源性叶酸，故不受磺胺类药物的影响。临床应用时应注意：①PABA 对二氢叶酸合成酶的亲和力比破胺类药强约万倍，使用时应首剂加倍，保证足够的剂量迅速有效抑制细菌；②在脓液和坏死组织中含有大量 PABA，必须排脓和清洗后再使用本类药物；③局部麻醉药普鲁卡因等在体内水解产生 PABA，可减弱磺胺类药的作用，但磺胺米隆例外。

【不良反应】

1. 肾损害 破胺类药物代谢形成的乙酰化物，因在中性或酸性尿中溶解度低，易在肾小管形成结品，对肾小管产生机械性损害及阻塞，引起血尿、结晶尿、尿少、尿闭以及腰痛等症状。故用药过程应多饮水，必要时同服等量碳酸氢的 以碱化尿液。

2. 过敏反应 以皮疹、药热较常见，可引起光敏性皮炎，极少数患者出现剥脱性皮炎。

3. 造血系统反应 长期大量应用可出现骨髓抑制，血细胞减少，血小板减少，粒细胞缺乏及再生障碍性贫血。先天性葡萄糖-6-磷酸脱氢酶缺乏症患者，可致急性溶血性贫血。

4. 其他反应 恶心、呕吐、轻微头痛、头晕、乏力等，用药期间避免高空作业和驾驶；易致新生儿黄疸。

(二)常用磺胺类药物

磺胺嘧啶

磺胺嘧啶口服易吸收，血浆蛋白结合率低，易透过血脑屏障，当脑膜有炎症时，脑脊液中药物浓度可达血药浓度的 80%～90%，是治疗和预防流行性脑脊髓膜炎的首选药物，也是治疗全身感染的常用药。

磺胺甲噁唑

磺胺甲噁唑的血浆蛋白结合率为 60%～70%，可透过血-脑脊液屏障，脑膜有炎症时，脑脊液中可达有效抗菌浓度，但低于 SD。本药乙酰化代谢物在尿中溶解度高于其他同类药物，因半衰期与甲氧苄啶相近，两者常组成复方制剂(称复方磺胺甲噁唑，又称复方新诺明)，抗菌谱扩大、抗菌作用和疗效增强，用于呼吸道感染、泌尿道感染、中耳炎伤寒的治疗。

磺胺嘧啶银

磺胺嘧啶银的抗菌谱广，对铜绿假单胞菌有强大抑制作用，所含银盐有收敛作用，促使创面干燥、结痂、早期愈合。临床主要用于治疗 Ⅱ度或Ⅲ度烧烫伤创面感染。

(三)甲氧苄啶

甲氧苄啶(trimethoprim，TMP)是细菌二氢叶酸还原酶抑制剂，可与多种抗菌药物合用，增加抗菌效应，故有抗菌增效剂之称。

【抗菌作用机制及特点】 抗菌谱与磺胺类药物相似。其抗菌作用机制是抑制细菌二氢叶酸还原酶，使四氢叶酸生成受阻从而抑制细菌生长繁殖。与磺胺类药物合用，可使细菌体内叶酸代谢受到双重阻断，扩大抗感染范围，抗菌作用可增加数倍至数十倍，对某些菌甚至由抑菌变为杀菌，还可减少耐药菌株出现，甚至对已耐药的细菌也有抑制作用。

(黄　凌)

第十四章　传出神经系统药物

第一节　传出神经系统药物概论

传出神经广泛分布于全身各组织、器官，当神经冲动到达神经末梢时，神经末梢释放出递质，递质作用于相应组织器官上的受体而产生生理作用，传出神经系统药物通过影响传出神经系统的递质和受体而产生药理效应。从解剖学分类，传出神经系统包括自主神经系统（autonomic nervous system）和运动神经系统（somatic motor nervous system）。自主神经分交感神经和副交感神经，主要支配心肌、平滑肌和腺体等效应器；运动神经支配骨骼肌。

根据传出神经末梢释放的递质不同，可将传出神经主要分为胆碱能神经（cholinergic nerve）和去甲肾上腺素能神经（noradrenergic nerve）两类，兴奋时，前者末梢释放乙酰胆碱（acetylcholine，ACh），后者主要释放去甲肾上腺素（noradrenaline，NA）。胆碱能神经主要包括全部交感神经和副交感神经的节前纤维、全部副交感神经的节后纤维、极少数交感神经节后纤维（支配汗腺分泌和骨骼肌血管舒张神经）和运动神经。去甲肾上腺素能神经则包括绝大多数的交感神经节后纤维，去甲肾上腺素能神经亦称为肾上腺素能神经。

传出神经末梢神经释放的递质主要有乙酰胆碱和去甲肾上腺素。传出神经系统主要有两类递质，对应地，传出神经系统也有两类受体，分别为胆碱受体（cholinoceptors）和肾上腺素受体（adrenoceptors）。能选择性地与 ACh 结合的受体，称为胆碱受体。根据其对拟胆碱药的敏感性不同，又可分为毒蕈碱（muscarine）型受体（M 型胆碱受体）和烟碱（nicotine）型胆碱受体（N 型胆碱受体）。前者对以毒蕈碱为代表的拟胆碱药较为敏感，后者对烟碱较为敏感。M 型胆碱受体共有五种亚型即 M_1、M_2、M_3、M_4、M_5 受体；N 型胆碱受体可分为 N_M 受体（N_1 受体）和 N_N 受体（N_2 受体）两种亚型。

能与去甲肾上腺素或肾上腺素结合的受体称为肾上腺素受（adrenoceptors）。肾上腺素受体又可分为 α 肾上腺素受体（α 受体）和 β 肾上腺素受体（α 受体）。α 受体主要为 α_1 和 α_2 两种亚型，β 受体可进一步分为 β_1、β_2、β_3 三种亚型。

许多传出神经系统药物可直接与胆碱受体或肾上腺素受体结合而产生效应。激动药（agonist）与受体结合后产生与神经末梢释放的递质相似的效应；而阻断药或称拮抗药（antagonist）与受体结合后则不产生或较少产生拟似递质的作用，因其可阻碍递质与受体结合，反可产生与递质相反的效应。而有些传出神经系统药物通过影响递质的生物合成、释放、贮存或转化，改变递质在突触间隙的浓度，产生拟似或拮抗递质的作用。作用于传出神经系统的药物，根据其作用方式及其对受体的选择性，可将其分类如下（表 14-1）。

表 14-1　传出神经系统药物分类

拟似药	拮抗药
1.胆破受体激动药	1. 胆碱受体阻断药
（1）M、N 受体激动药：卡巴胆碱	（1）M 受体阻断药
（2）M 受体激动药：毛果芸香碱	①非选择性的 M 受体阻断药：阿托品
（3）N 受体激动药：烟械	② M_1 受体阻断药：哌仑西平
2.抗胆碱酯酶药：新斯的明	③ M_2 受体阻断药：戈拉碘胺
3.肾上腺受体激动药	④ M_3 受体阻断药：hexahydrl，siladifenidol
（1）α、β 受体激动药：肾上腺素	（2）N 受体阻断药
（2）受体激动药	① N_1 受体阻断药：美加明

续表

拟似药	拮抗药
①α_1、α_2受体激动药：去甲肾上腺素	② N_2受体阻断药：琥珀胆碱
②α_1受体激动药：去氧肾上腺素	2.胆碱酯酶复活药：解磷定
③α_2受体激动药：可乐定	3.肾上腺受体阻断药
(3)β受体激动药	(1)受体阻断药
①β_1、β_2受体激动药：异丙肾上腺素	①α_1、α_2受体阻断药：酚妥拉明
②β_1受体激动药：多巴酚丁胺	②α_1受体阻断药：哌唑嗪
③β_2受体激动药：沙丁胺醇	③α_2受体阻断药：育享宾
	(2)β受体阻断药
	①β_1、β_2受体阻断药：普萘洛尔
	②β_1受体阻断药：阿替洛尔
	③β_2受体阻断药：布他沙明
	(3)α_1、α_2、β_1、β_2受体阻断药：拉贝洛尔

第二节　胆碱受体激动药

胆碱受体激动药(cholinoceptor agonists)可直接与胆碱受体结合，激动胆碱受体，并产生与ACh相似的作用。

毛果芸香碱

毛果芸香碱(pilocarpine，匹鲁卡品)，天然品为从毛果芸香属植物提取的生物碱，现已人工合成。

【药理作用】 可选择性激动M胆碱受体，产生M样作用，尤其对眼和腺体作用最明显。

1. 眼 局部滴眼后可产生缩瞳、降低眼内压和调节痉挛等作用(图14-1)。

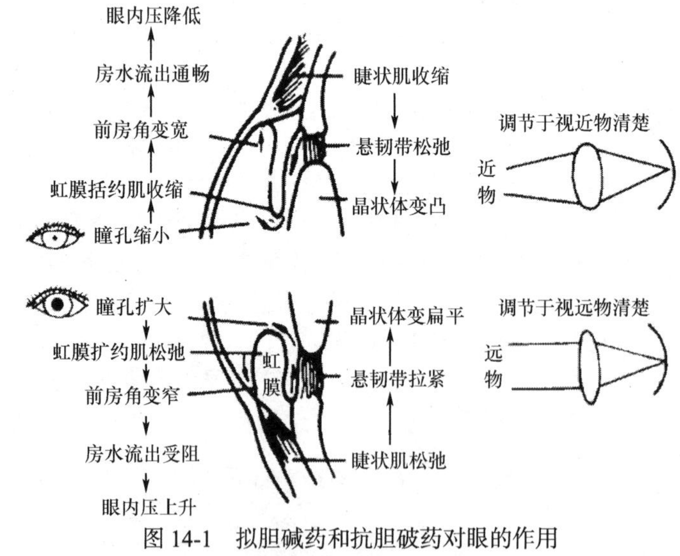

图14-1　拟胆碱药和抗胆破药对眼的作用

上图：拟胆碱药的作用；下图：抗胆碱药的作用

(1)缩瞳：兴奋瞳孔虹膜括约肌上的M受体，使虹膜括约肌收缩，随孔缩小。

(2)降低眼内压：房水由睫状体上皮细胞分泌和血管渗出产生，经瞳孔流入前房，从前房角间隙经滤帘流人：巩膜静脉窦而进入血液循环。毛果芸香碱能通过收缩虹膜括约肌使虹膜根部变薄，从而使前房角间隙扩大，房水易于通过滤帘经巩膜静脉窦进入血液循环，使眼内房水回流通畅，从而降低眼内压。

(3)调节痉挛：毛果芸香碱可激动环状肌上的 M 受体，使环状肌向瞳孔方向收缩，结果使悬韧带松弛，晶状体变凸，屈光度增加，使近物能清晰地成像于视网膜上而远物则不能，导致视近物清楚而远物模糊，这种作用称为调节痉挛。

2. 腺体 皮下注射 10～15 mg 后，毛果芸香碱能激动腺体的 M 胆碱受体，使汗腺、唾液腺、泪腺、胃腺、胰腺、小肠腺体和呼吸道黏膜分泌增加，其中以汗腺、唾液腺最为明显。

【临床应用】 毛果芸香碱在临床上主要用于青光眼的治疗。也可用于治疗虹膜睫状体炎。眼内压增高是青光眼的重要危险因素之一。通过收缩虹膜括约肌，房水回流通畅，毛果芸香碱能迅速降低眼内压，从而减轻或消除闭角型青光眼症状；通过扩张巩膜静脉窦周围的小血管以及收缩瞳状肌，改变滤帘的结构而解除房水循环障碍，结果使眼内压降低，可用于开角型青光眼的治疗。为避免产生全身作用，应压迫眼内眦滴眼给药。

第三节 抗胆碱酯酶药及胆碱酯酶复活药

抗胆碱酯酶药(anticholinesterase)能与胆碱酯酶(AChE)结合，抑制 AChE 的活性，使从胆碱能神经末梢释放的 ACh 水解受阻，造成 ACh 堆积，堆积的 ACh 激动胆碱受体产生效应。根据对胆碱酯酶抑制的程度，即酶恢复活性的难易，抗胆碱酯酶药可分为易逆性抗胆碱酯药和难逆性抗胆碱酯酶药。前者与胆碱酯酶结合较牢固，抑制 AChE 的活性，但是酶的活性容易恢复，故毒性较小，该类药物有新斯的明、毒扁豆碱等；后者与胆碱酯酶结合后不易解离，毒性很强，主要药物为有机磷酸酯类。

一、易逆性抗胆碱酯酶药

新斯的明

新斯的明(neostigmine)亦称普洛斯的明(prostigmine)，为人工合成的二甲胺基甲酸酯类化合物。具有季胺基团，不易通过血脑屏障，几无中枢作用；滴眼时不易透过角膜，对眼睛无明显作用。

【药理作用】 新斯的明可逆性抑制 AChE，使 ACh 堆积而产生 M、N 样作用。但新斯的明的作用具有选择性，对骨骼肌的兴奋作用最强，对胃肠道及膀胱平滑肌的兴奋作用较强，对心血管、腺体、眼及支气管平滑肌作用较弱。对骨骼肌的兴奋作用最强，原因是新斯的明除可抑制 AChE，使 ACh 堆积而产生作用外，还可通过促进运动神经释放 ACh 以及直接兴奋骨骼肌运动终板上 N_2受体而产生作用。

【临床应用】

1. 重症肌无力(myasthenia gravis) 重症肌无力是一种横纹肌神经肌肉接头部位传导障碍的自身免疫性疾病，表现为受累骨骼肌极易疲劳。血清中的抗 ACh 受体的抗体增多和 ACh 受体数目的减少，是本病发生的主要原因。新斯的明对骨骼肌选择性高，皮下注射或肌内注射可缓解肌无力症状。

2. 腹气胀、尿潴留 新斯的明对胃肠道及膀胱平滑肌的兴奋作用较强，可用于手术后腹气胀、尿潴留的排气、排尿。

3. 阵发性室上性心动过速 在采取压迫眼球或颈动脉窦，兴奋迷走神经无效时，皮下注射或肌内注射新斯的明可使心率减慢。

4. 非去极化型肌松药或阿托品过量中毒 用于非去极化型骨骼肌松弛药(如筒箭毒碱)过量中毒的解救。但禁用于去极化型骨骼肌松弛药(如琥珀胆碱)过量中毒的解救。因为新斯的明可抑制水解琥珀胆碱的血浆假性胆碱酯酶，使中毒加深。新斯的明的拟胆碱作用可拮抗阿托品过量引起的外周中毒症状。

【不良反应】 不良反应少见。过量可产生恶心、呕吐、腹痛、腹泻、心动过缓、肌束颤动甚至出现胆碱能危象。可用 M 受体阻断药阿托品对抗 M 样症状。机械性肠梗阻、尿路阻塞和支气管哮喘患者禁用。

二、难逆性抗胆碱酯酶药

本类药物临床治疗价值不大，主要具毒理学意义。主要药物为有机磷酸酯类，包括农药类如敌敌畏、敌百虫、乐果、对硫磷(1605)、甲基对硫磷、马拉硫磷(4049)等以及毒性更大的战争毒气如塔朋、沙林、索曼等。有机磷酸酯类药物易挥发，脂溶性高，可经呼吸道、消化道黏膜甚至完整的皮肤吸收，易致人畜中毒。

【中毒机制】 有机磷酸酯类进入人体后，其具亲电子性的磷原子与 AChE 的酯解部位丝氨酸羟基上具亲核性的氧原子以共价键结合，生成难以水解的磷酰化 AChE，使 AChE 失去水解 ACh 的能力，导致乙酰胆碱在体内堆积而引起一系列中毒症状。若不及时抢救使酶复活，则在几分钟或几小时内，磷酰化 AChE 的磷酰化基团上的一个烷基或烷氧基断裂，将生成更加稳定的单烷基或单烷氧基磷酰化 AChE，此时即使应用 AChE 复活药难以恢复酶的活性，这种现象称为“老化”。此时，只有新生 AChE 才能水解 ACh，而机体产生足够的新 AChE 约需 15～30d。因此，一旦中毒，应及时采取措施进行抢救。

【中毒症状】

1. 急性中毒 中毒症状主要表现为 M、N 样症状甚至中枢神经系统症状。根据中毒程度，可分轻度中毒：一般以 M 样症状为主；中度中毒：M 样症状、N 样症状同时出现；重度中毒：除出现 M、N 样症状外，还出现中枢神经系统症状，见表 14-2。

表 14-2 有机磷酸酯类药物中毒症状

作用	中毒症状
M 样作用	
眼	
瞳孔括约肌收缩	瞳孔缩小
睫状肌收缩	视物不清
腺体	
泪腺、睡液腺、汗腺、支气管腺和消化腺等腺体分泌增加	流泪、流涎、大汗淋漓、通气障碍
平滑肌	
呼吸道平滑肌收缩	呼吸困难
胃肠道平滑肌收缩	恶心、呕吐、腹痛、腹泻、大便失禁
膀胱逼尿肌收缩	小便失禁
心血管	
心脏抑制	心率减慢血压下降
血管扩张	心率加快、血压升高
N 样作用	肌束颤动、严重时肌无力甚至肌麻痹
激动交感、副交感神经节的 N_1 受体	先兴奋(烦躁不安、谵语、抽搐惊厥)
激动骨骼肌运动终板的 N_2 受体	
中枢神经系统	
使脑内的 Ach 含量增高，激动脑内胆碱受体	后抑制(嗜睡、昏迷)，严重时呼吸、循环衰竭

2. 慢性中毒 多发生于长期接触有机磷酸酯类的人员，如生产工人和使用人员等主要表现为

血中 AChE 活性持续下降，但临床症状较轻，表现为头昏、乏力、记忆力下降、厌食、恶心等神经衰弱征候群，偶见肌束颤动及瞳孔缩小。

【急性中毒的解救】

1. 切断毒源　对中毒者应采取清洗皮肤、洗胃、导泻等切断毒源措施，以防残留的有机磷酸酯类继续吸收进入机体。

2. 使用解毒药物　急性中毒抢救应立即解除中毒症状即对症治疗，另一方面，还要恢复 AChE 的活性，以降低体内 ACh 的浓度即对因治疗。故解毒药物相应地有阻断受体而改善症状的阿托品和 AChE 复活药两类药物。

(1)阿托品：除采取吸氧、人工呼吸和补液等一般的对症治疗为治疗外，还应及早、足量、反复地注射阿托品解除或改善中毒症状。阿托品可对抗 M 样症状，如扩瞳、加快心率、抑制腺体分泌、解除支气管痉挛、消除呼吸道阻塞症状等。较大剂量的阿托品也能消除部分中枢中毒症状。但因阿托品无阻断 N_2 受体的作用，因此不能解除中毒引起的肌束震颤。由于阿托品不能恢复 AChE 的活性，继续堆积的 ACh 将竞争性地置换出与胆碱受体结合的阿托品，从而减弱阿托品的疗效。因此，对中度或重度患者的抢救，必须联合使用 AChE 复活药。

(2)AChE 复活药

三、胆碱酯酶复活药

胆碱酯酶复活药是一类能使已被有机磷酸西當类抑制了的 AChE 恢复活性的药物。常用药物有碘解磷定、氯解磷定等肟(= N-OH)类化合物。

碘解磷定

碘解磷定(pralidoxime iodide，派姆，PAM)的水溶性较低，且水溶液不稳定，久置可释放出碘，故临用时配制。因含碘，刺激性大，须静脉注射给药。

【体内过程】　本品静脉注射后迅速分布全身，不与血浆蛋白结合，不透过血脑屏障。本品大部分在肝脏代谢，代谢产物与原形药物均从肾脏排泄。

【药理作用】　本品对有机磷酸酯类中毒引起的 N 样症状作用明显，能迅速制止肌束颤动，而对 M 样症状作用较弱，对中枢神经系统症状作用不明显。不能或难以恢复已老化的胆碱酯酶的活性，因此需及早用药。无阻断胆碱受体的作用，因此应与阿托品合用，以拮抗 ACh 的作用，及时控制症状。对不同的有机磷酸酯类的解救效果不同；对敌百虫、敌敌畏疗效较差；对乐果无效。

【不良反应】　静注速度过快可引起乏力、视力模糊、眩晕、恶心、呕吐、心动过速等，剂量过大，可直接与胆碱酯酶结合而抑制其活性，加剧有机磷酸酯类的中毒程度。因含碘，有时会引起咽痛及腮腺肿大。

第四节　胆碱受体阻断药

抗胆碱药能与胆碱受体结合而不产生或极少产生拟胆碱作用，却能妨碍乙酰胆碱或胆碱受体激动药与胆碱受体的结合，从而拮抗拟胆碱作用。依其对胆碱受体的选择性不同，抗胆碱药可分为 M 胆碱受体阻断药和 N 胆碱受体阻断药两大类。

一、M 胆碱受体阻断药

M 胆碱受体阻断药(cholinoceptor blockingdrugs)根据其来源不同可分为：①天然的阿托品类生物碱，如阿托品和东莨菪碱等；②人工合成代用品，如后马托品、普鲁本辛和哌仑西平等。本类药物可拮抗 ACh 作用，但通常对 ACh 引起的 N 胆碱受体兴奋作用影响较小；然而阿托品及其相关药物的季铵类衍生物具有较强的拮抗 N 胆碱受体的活性，可干扰外周神经节或神经肌肉的传速。在中枢神经系统，大剂量或毒性剂量的阿托品及其相关药物通常对中枢神经系统具有先兴奋后抑制的作用；但对季铵类药物，由于其较难通过血脑屏障，因此对中枢的影响很小。M 胆碱受体阻断按其作用选择性不同，主要可分为 M_1、M_2、M_3 胆碱受体阻断药。

阿托品

阿托品(atropine)为托品酸与莨菪碱所构成的酯，含叔胺基团。

【体内过程】 阿托品含叔胺基团，脂溶性高。因此，易从胃肠道及其他黏膜吸收，也可从眼或少量从皮肤吸收。口服经胃肠道吸收迅速，1h 达峰值，生物利用度为 50%。吸收后可广泛分布于全身组织，可透过血脑屏障起中枢作用，也可通过胎盘屏障进入胎儿体内。半衰期为 2～4h，约 50%经肝代谢，代谢产物及其余半数原形药物经肾排泄，也有微量经乳汁分泌。

【药理作用】 阿托品为竞争性胆碱受体阻断药。阿托品对 M 受体有较高的选择性，但大剂量时也能阻断神经节 N_1 受体。阿托品对各种 M 受体亚型的选择性较低。由于 M 受体的分布广泛，因此阿托品的作用广泛，阻断不同器官上的 M 受体将产生不同的作用。

1. 腺体 阿托品腺体上的 M 受体，可抑制腺体的分泌，对唾液腺、汗腺作用最明显，其次是泪腺、呼吸道腺，对胃酸的影响较小。小剂量(0. 5mg)即可使唾液腺、汗腺分泌减少，随着剂量的增大，抑制作用增强，且泪腺、呼吸道腺的分泌也明显减少。由于影响胃酸分泌的因素较多，因此仅阻断 M 受体对胃酸的影响较小。

2. 眼 阿托品阻断随孔括约肌和随状肌上的 M 胆碱受体，可使随孔括约肌和睫状肌松弛，产生扩瞳、眼内压升高和调节麻痹作用。

3. 内脏平滑肌 阿托品可阻断多种内脏平滑肌上的 M 胆碱受体，产生松弛作用，不同内脏平滑肌对阿托品敏感性不同，对过度活动或痉挛的平滑肌，阿托品作用更为显著。可抑制胃肠道平滑肌痉挛，降低蠕动的幅度和频率，缓解胃肠绞痛。也可降低尿道和膀胱逼尿肌的张力和收缩幅度，拮抗药物所致的输尿管压力增高作用。对肠管、输尿管的解痉作用较弱，因此，常需与镇痛药合用治疗胆绞痛和肾绞痛。对支气管平滑肌的作用较弱，加之抑制腺体分泌使痰液变稠，故不宜用于平喘。对子宫平滑肌的影响较小。

4. 心脏

(1)心率：较大剂量的阿托品(1～2mg)可阻断窦房结起搏点的 M_2 受体，解除迷走神经对心脏的抑制作用，使心率加快。加快的程度取决于迷走神经张力，迷走神经张力高的青壮年，心率加快作用显著，如肌内注射 2mg 阿托品，心率可增加 35～40 次/分。治疗剂量的阿托品(0.5mg)可使部分患者在心率加快前出项短暂性轻度减慢，一般每分钟减少 4～8 次，这可能是由于阿托品阻断突触前膜 M_1 受体，减弱突触中 ACh 激动该受体产生的负反馈抑制作用，使 ACh 释放增加所致。

(2)房室传导：阿托品可拮抗迷走神经过度兴奋所致的房室传导阻滞和心律失常。阿托品尚可缩短房室的有效不应期，从而增加房颤或房扑患者的心室率。

5. 血管与血压 治疗量阿托品可完全拮抗由胆碱酯所引起的外周血管扩张和血压下降，但单独使用时对血管与血压无显著影响，这可能是由于许多血管缺少胆碱能神经支配。大剂量的阿托品可引起皮肤血管扩张，出现潮红、温热等症状，可能是由于阿托品具直接扩张血管的作用，也可能是机体对阿托品所引起的体温升高的代偿性散热反应。

6. 中枢神经系统 治疗剂量(0. 5～1mg)的阿托品可轻度兴奋延髓及其高级中枢而引起弱的迷走神经兴奋作用；较大剂量的阿托品(1～2mg)可轻度兴奋延髓和大脑；2～5mg 时中枢兴奋明显加强，出现焦虑不安、多言、谵妄等；中毒剂量(10mg 以上)可见明显的中枢中毒症状，出现幻觉、定向障碍、运动失调和惊厥等；持续的大剂量可使中枢由兴奋转为抑制，出现昏迷和呼吸麻痹的严重中枢中毒症状。

【临床应用】

1. 解除平滑肌痉挛　适用于各种内脏痉挛，对胃肠绞痛、膀胱刺激症状如尿频、尿急等疗效较好，但对胆绞痛和肾绞痛疗效较差，常需与阿片类镇痛药合用。

2. 制止腺体分泌　用于全身麻醉前给药，以减少呼吸道腺体及唾液腺分泌，防止分泌物阻塞呼吸道及吸入性肺炎的发生。也用于严重的盗汗及流涎症。

3. 眼科

(1)虹膜睫状体炎：0.5%～1%阿托品溶液滴眼，使虹膜括约肌和睫状肌松弛，使之充分休息，有利于消炎与止痛；同时还可预防虹膜与晶状体的粘连。

(2)验光配眼镜：阿托品类的调节麻痹作用使睫状肌松弛，晶状体固定，此状态下可准确测定晶状体的屈光度，但由于阿托品的调节麻痹作用持续时间达2～3天，现对成人已少用，只适用于儿童验光。

4. 缓慢型心律失常　可用于治疗迷走神经过度兴奋所致窦性心动过缓、房室传导阻滞等缓慢型心律失常。但需注意使用剂量，剂量过低可使某些患者出现进一步的心动过缓；剂量过大则加快心率，使心肌耗氧量增加而加重心肌梗死，并有引发室颤的危险。

5. 抗休克　大剂量阿托品可解除血管痉挛，舒张外周血管，改善微循环，适用于暴发型流行性脑脊髓膜炎、中毒性菌痢、中毒性肺炎等所致的感染性休克的治疗。但对休克伴有高热或心率过快者，不用阿托品。

6. 解救有机磷酸酯类中毒

【不良反应】　阿托品对M胆碱受体的选择性低，作用广泛，且剂量的差异也影响作用的范围与强度。不良反应一般有：0.5mg剂量下可见口干、皮肤干燥，1mg时出现心率加快、瞳孔扩大、视力模糊等。随着剂量加大，其不良反应可逐渐加重，甚至出现明显的中枢中毒症状。阿托品中毒解救：立即洗胃、导泻，排出胃内药物；注射新斯的明、毒扁豆碱或毛果芸香碱等拟胆碱药；以地西泮或短效巴比妥类对抗阿托品中毒引起的中枢兴奋。

【禁忌证】　禁用于青光眼及前列腺肥大患者，因可使前者的眼内压增高、后者排尿困难加重。

山莨菪碱

山莨菪碱(anisodamine)是从茄科植物唐古特莨菪中分离出的生物碱。天然品(654)为左旋体，人工合成(654-2)为消旋体。本品是作用于M胆碱受体的抗胆碱药，有明显外周抗胆碱作用，作用与阿托品相似或稍弱，能松弛平滑肌，解除微血管痉挛，故有镇痛和改善微循环作用。其扩随和抑制腺体分泌的作用是阿托品的1/20～1/10。因不能通过血脑屏障，故中枢作用较弱。与阿托品相比，具有对血管痉挛的解痉作用选择性较高、毒副作用较低的优点。主要用于感染性休克，也可用于内脏平滑肌绞痛。不良反应和禁忌证与阿托品类似。

东莨菪碱

东莨菪碱(scopolamine)是从茄科植物洋金花、莨菪或东莨菪中分离出的左旋体生物碱。本品外周抗胆碱作用与阿托品的相似。抑制腺体分泌作用较阿托品强，扩瞳、调节麻痹具起效快、作用强、消失快特点，但对心血管作用较弱。由于可透过血脑屏障，因此中枢神经系统抑制作用较强，治疗量即有镇静作用，较大剂量可产生催眠作用。主要用于麻醉前给药，不但能抑制腺体分泌，还具有中枢抑制作用，因而优于阿托品。还可与苯海拉明合用，用于预防晕动病。也用于妊娠呕吐、放射病呕吐和帕金森病。

二、N胆碱受体阻断药

N胆碱受体阻断药根据作用受体的亚型不同，分为 N_1 胆碱受体阻断药(神经节阻断药)和 N_2 胆碱受体阻断药(骨骼肌松弛药)。

由于神经节阻断药的作用广泛、不良反应多，现已少用。目前主要用于麻醉时控制血压，以减少手术出血。此外，还用于主动脉瘤手术，可减少因牵拉主动脉引起的交感神经兴奋。还在使用的药物只有美加明(mecamylamine)和樟横咪芬(trimetaphan)。

骨骼肌松弛药(skeletal muscular relaxants)是一类作用于神经肌肉接头突触后膜上的N_2胆碱受体，产生神经肌肉阻滞作用的药物。根据其作用机制的不同，可将其分为除极化型肌松药(depolarizing muscμlar relaxants)和非除极化型肌松药(nondepolarizing muscular relaxants)两类。

除极化型肌松药

除极化型肌松药又称为非竞争型肌松药(noncompetitive muscular relaxants)，可与神经肌肉接头突触后膜上的 N_2胆碱受体结合并激动受体，产生与 ACh 相似但较持久的除极化作用，使神经肌肉接头后膜的 N 胆碱受体不能对 ACh 起反应，从而使骨骼肌松弛。除极化型肌松药的作用分两个时相，持久除极阻滞为Ⅰ相阻断，大量或反复给药后进入Ⅱ相阻断，即脱敏感阻滞相，在此时相，N_2 胆碱受体对 ACh 敏感性降低。除极化型肌松药的作用特点为：①用药后可出现短暂的肌束颤动。这是由于不同部位的骨骼肌在药物作用下除极化出现的时间先后不同所致。②连续用药可产生快速耐受性。③抗胆碱西青酶药不仅不能拮抗这类药物的肌松作用，反能加强之。因此，过量中毒不能用新斯的明解救。④治疗剂量无神经节阻断作用，相反有兴奋作用。

琥珀胆碱

琥珀胆碱(suxameonium，succinylcholine)又称为司可林(scoline)，由琥珀酸和两分子的胆碱组成。是目前唯一用于临床的除极化型肌松药。

【药理作用】 静脉注射 10～30mg 后，即可见短暂的肌束颤动。1min 后转为松弛，2min 松弛作用达到高峰，作用维持时间 5min。为延长作用时间，可采用静脉滴注途径给药。对颈部和四肢肌肉的松弛作用最强，面、舌、咽喉和咀嚼肌次之，对呼吸肌作用不明显。

【临床应用】 由于对喉肌松弛作用较强，故静脉注射琥珀胆碱适用于气管内插管、气管镜检、食管镜检等短时操作。静脉滴注也可用于较长时间手术，以减少麻醉药用量。本药可引起强烈的窒息感，故对清醒患者禁用，可先用硫喷妥钠麻醉后，再给琥珀胆碱，但两者不能混合使用，因琥珀胆碱可在碱性溶液中分解。由于该药个体差异较大，需根据反应情况调节滴速，以达到满意的肌松效果。

【不良反应】

1. 窒息 过量应用可致呼吸肌麻痹，且新斯的明不能对抗，用时必须备有人工呼吸机。

2. 肌束颤动 肌束颤动可损伤肌梭，使部分患者出现肩胛部、胸腹部肌肉疼痛甚至，一般 3～5 天可自愈。

3. 眼内压升高 琥珀胆碱使眼外骨骼肌短暂地收缩、眼内压升高，青光眼和白内障晶状体抽除术患者禁用。

4. 血钾升高 肌肉持久性除极化使钾离子释放，使血钾升高，故血钾过高者如烧伤、广泛性软组织损伤、偏瘫和脑血管意外的患者禁用，以免产生高血钾症性心搏骤停。

5. 其他 琥珀胆碱还可使腺体分泌增加、组胺释放增加，特异质反应尚可表现为恶性高热。

非除极化型肌松药

非除极化型肌松药又称竞争型肌松药(competitive muscular relaxants)，能与 ACh 竞争神经肌肉接头的 N_2 胆碱受体，阻断 ACh 与 N_2 胆碱受体结及除极化作用，使骨骼肌松弛。这类药物本身不引起突触后膜的去极化，抗胆碱酯酶可拮抗其肌松作用。

筒箭毒碱

筒箭毒碱(d-tubocurarine)，是从产于南美洲的马钱子科、防已科植物浸膏箭毒(curare)中提出的生物碱，右旋体具药理活性。

本品含季铵基团，脂溶性低，故口服难吸收。静脉注射后 4～6min 即产生肌松作用，作用维持时间 20～40min，24h 后仍有一定作用。治疗量时，松弛作用首先发生于眼、头面部肌肉，可见眼睑下垂、斜视、失语、咀嚼和吞咽困难等；其次是颈部、四肢和躯干肌肉松弛；接着是肋间肌松弛，出现腹式呼吸；如剂量过大，进而累及膈肌，患者可因呼吸肌麻痹而死亡。肌肉松弛作用消失的顺序则与出现的顺序相反。临床上主要作为胸腹手术和气管插管等手术的麻醉辅助用药，以获得满意的肌肉松弛效果。

治疗量时，筒箭毒碱还具有神经节阻断和促进组胺释放等作用，可使血压下降、心率减慢、支气管痉挛和唾液分泌增多等。禁用于重症肌无力、支气管哮喘和严重休克患者。10 岁以下儿童对此药过敏反应较多，故不宜用于儿童。过量中毒时，可进行人工呼吸，同时可用新斯的明解救。

第五节　肾上腺素受体激动药

肾上腺素受体激动药(adrenoceptor agonists)通过与肾上腺素受体结合并激动受体，产生与交感神经兴奋的效应相似的作用。根据其对受体的选择性不同可分为 α 受体激动药、α、β 受体激动药和 β 受体激动药三类。

一、α 受体激动药

去甲肾上腺素

去甲肾上腺素(Norepinephrine，NE；Noradrenaline，NA)是去甲肾上腺素能神经末梢释放的主要递质，也可由肾上腺髓质少量分泌，药用的是人工合成的左旋体。见光易失效，在碱性溶液中迅速氧化失效，在酸性溶液中较稳定。注射剂含稳定剂，易于保存。

【药理作用】　为非选择性的 α_1、α_2 受体激动药，对 β_1 受体作用较弱，对 β_2 受体几无作用。

1. 血管　激动血管的 α_1 受体，使血管收缩，主要是使小动脉和小静脉收缩。皮肤黏膜血管收缩最明显，其次是对肾脏血管的收缩作用。此外脑、肝、肠系膜甚至骨骼肌的血管也都呈收缩反应。但可使冠状血管舒张，增加冠状动脉血流，这可能由于心脏兴奋，心肌的代谢产物(如腺苷)增加，从而舒张血管，同时因血压升高，提高了冠状血管的灌注压力，故冠脉流量增加。在一定情况下，NA 也可激动血管壁的去甲肾上腺素能神经突触前 α_2 受体，抑制递质去甲肾上腺素的释放，从而发挥负反馈作用，调节外源性 NA 过于剧烈收缩血管的作用。

2. 心脏　主要激动心脏 β_1 受体，使心率加快，传导加速，心肌收缩力增强，心输出量增加，但弱于肾上腺素。在整体情况下，由于血压升高，反射性兴奋迷走神经，使心率减慢。当剂量过大，也可致心律失常，但较肾上腺素少见。

3. 血压　小剂量滴注时可使心脏兴奋，外周血管收缩，但收缩作用尚不十分剧烈，故收缩压升高，舒张压稍有升高，脉压略加大。较大剂量时，因血管强烈收缩使外周阻力明显增加，故收缩压升高的同时舒张压也明显升高，脉压变小。

4. 其他　他作用都不显著。对血管以外的平滑肌和对机体代谢的影响均较弱，只有在大剂量时才出现血糖升高。对中枢作用也较肾上腺素弱。

【临床应用】

1. 休克　NA 收缩血管升高血压而发挥抗休克作用，但长时间或大剂量应用反而加重微循环障碍。故目前 NA 仅限于某些休克类型如早期神经源性休克以及嗜铬细胞瘤切除后或药物中毒时的低血压治疗的短时、小剂量应用。

2. 上消化道出血　NA 适当稀释后口服，使食道和胃黏膜血管收缩，产生止血效果。

【不良反应】

1. 局部组织缺血坏死　静脉滴注时间过长、浓度过高或药液漏出血管，可引起局部缺血坏死。如发现外漏或注射部位皮肤苍白，应更换注射部位，进行热敷，并用普鲁卡因或 α 受体阻断药如酚妥拉明作局部浸润注射，以扩张血管。

2. 急性肾功能衰退 滴注时间过长或剂量过大，可使肾脏血管剧烈收缩，产生少尿、无尿和肾实质损伤，故用药期间尿量至少保持在每小时 25ml 以上。

本药禁用于高血压、动脉硬化症、器质性心脏病、无尿患者以及孕妇。

二、β 受体激动药

（一）β_1、β_2 受体激动药

异丙肾上腺素

异丙肾上腺素（isoprenaline，isoproterenol）是人工合成品，口服无效。舌下、气雾剂吸入给药，吸收较快，也可静脉滴注。

【药理作用】 对 β_1 和 β_2 受体选择性很低，均有很强的激动作用，对 α 受体几无作用。

1. 心脏 激动心肌 β_1 受体，产生正性肌力、正性缩率及加速传导的作用。加快心率、加速传导的作用强于肾上腺素，对窦房结有显著兴奋作用，引起心律失常的机会比肾上腺素少，也较少产生心室颤动。

2. 血管和血压 激动血管平滑肌 β_2 受体，主要使骨骼肌血管舒张，对冠状血管也有舒张作用，但对肾血管和肠系膜血管舒张作用较弱。由于心脏兴奋和外周血管舒张，使收缩压升高或不变而舒张压略下降，脉压增大。但如大剂量静脉注射给药，则可引起舒张压明显下降。

3. 支气管平滑肌 激动支气管平滑肌 β_2 受体，使支气管平滑肌松弛，作用比肾上腺素略强。也可抑制组胺等过敏性物质的释放，但对支气管黏膜的血管无收缩作用，故消除黏膜水肿的作用不如肾上腺素。

4. 其他 能增加组织的耗氧量。与肾上腺素比较，其升高血中游离脂肪酸作用相似，而升高血糖作用较弱。治疗量不易透过血脑屏障，对中枢几无影响。

【临床应用】

1. 支气管哮喘 舌下或喷雾给药，用于控制支气管哮喘急性发作，作用快速有效。

2. 房室传导阻滞 舌下或静脉滴注给药，可治疗 II、III 度房室传导阻滞。

3. 心脏骤停 心室内注射适用于心室自身节律缓慢，高度房室传导阻滞或窦房结功能衰竭而并发的心脏骤停，以及各种原因，如溺水、电击、手术意外或药物中毒而造成的心脏骤停。

4. 休克 在补足血容量的基础上，对中心静脉压高、心排出量低，外周阻力高的休克患者具有一定疗效。但本药主要舒张骨骼肌血管，而改善组织微循环障碍的作用不明显，同时能显著增加心肌耗氧量，加快心率，对休克不利，现已少用。

【不良反应】 常见的是心悸、头晕、皮肤潮红等。治疗支气管哮喘，用量过大，可致心肌耗氧量增加，易引起心律失常，甚至产生危险的心动过速及心室颤动。禁用于冠心病、心肌炎和甲状腺功能亢进、嗜铬细胞瘤患者。

（二）β_1 受体激动药

多巴酚丁胺

多巴酚丁胺（dobutamine）口服无效，须静脉滴注给药。属于 β_1 受体激动药，能加强心肌收缩力，但加快心率作用不明显，对血管影响轻微。连续应用 24h 后可产生耐受性。适用于短期治疗急性心肌梗死并发心力衰竭，中毒性休克伴有的心肌收缩力减弱或心力衰竭。禁用于心房颤动患者。

（三）β_2 受体激动药

本类药物选择性的激动 β_2 受体，常用药物有沙丁胺醇、特布他林、沙美特罗、克伦特罗等，

临床主要用于治疗支气管哮喘。

三、α、β 受体激动药

肾上腺素

肾上腺素(adrenaline，epinephrine，AD)从家畜肾上腺提取或人工合成，化学性质不稳定，见光易分解，在中性尤其是碱性溶液中，易氧化变色失效。

【药理作用】 AD 对 α、β 受体均有强大的激动作用，产生广泛而复杂的效应。

1. 心血管系统

(1)心脏：AD 激动心脏的 β_1 受体，提高心肌的兴奋性，心肌收缩力加强，传导加速，心率加快，心输出量增加。对心脏的兴奋作用迅速而强大，且又能舒张冠状血管，改善心肌的血液供应。但同时能提高心肌代谢，使心肌氧耗量增加，加上心肌兴奋性提高，当患者处于心肌缺血、缺氧及心力衰竭时，肾上限素有可能使病情加重或引起快速性心律失常，甚至引起心室纤颤。如剂量大或静脉注射快，可引起心律失常。

(2)血管：AD 主要收缩小动脉及毛细血管前括约肌，对静脉和大动脉收缩作用较弱。激动 α 受体，使 α 受体占优势的皮肤黏膜血管和部分内脏血管如肾血管显著收缩；对脑和肺血管则影响较小；激动 β_2 受体，使 β_2 受体占优势的骨骼肌血管和冠状血管舒张，冠状血管舒张也与心肌的代谢产物(如腺昔)增加有关。

(3)血压：AD 对血管总外周阻力的影响与其剂量密切相关，小剂量和治疗量使心脏兴奋，心肌收缩力增强，心输出量增加，收缩压升高，由于骨骼肌血管舒张作用对血压的影响，抵消或超过了皮肤黏膜血管收缩作用的影响，故舒张压不变或下降，脉压略加大，有利于血液对各组织器官的灌注。较大剂量静脉注射时，血管强烈收缩，外周阻力明显增高，收缩压和舒张压均升高。AD 的典型血压改变多为双相反应，即给药后迅速出现明显的升压作用，而后出现微弱的降压反应，后者持续作用时间较长。如事先给予 α 受体阻断药，则 AD 的升压作用减弱或消失，保留 AD 对血管 β_2 受体的激动作用，使血压明显下降。这种将肾上腺素的升压作用翻转为降压的现象称为“肾上腺素作用的翻转”(adrenaline reversa1)。

2. 平滑肌 AD 对平滑肌的作用主要取决于器官组织上的肾上腺素受体类型和分布密度。

(1)支气管：能激动支气管平滑肌上的 β_2 受体，使支气管平滑肌松弛。此外，能激动肥大细胞上的 β_2 受体，抑制过敏性物质如组胺等释放；还能激动支气管黏膜血管的 α_1 受体，使黏膜血管收缩，降低毛细血管的通透性，有利于消除支气管黏膜水肿。

(2)胃肠道：激动胃肠道平滑肌上的 β_1 受体，使胃肠道平滑肌张力下降，端动频率及振幅降低。

(3)子宫：对子宫平滑肌的作用与子宫状态和给药剂量有关，妊娠末期和产诲期，AD 能抑制子宫张力和收缩。

3. 代谢 治疗量下能提高机体代谢，可使耗氧量升高 20%～30%。激动肝脏上的 α 受体和 β_2 受体，促进肝糖原分解，升高血糖。此外，还能降低外周组织对葡萄糖的摄取。也能激活甘油三酯酶加速脂肪分解，使血液中游高脂肪酸升高。

4. 中枢神经系统 不易透过血脑屏障，治疗量时无中枢兴奋作用。但大剂量时可出现中枢兴奋症状，如呕吐、肌强直、惊厥等。

【临床应用】

1. 心脏骤停 用于溺水、麻醉和手术过程中的意外，药物中毒、传染病和心脏传导阻滞等所致的心脏骤停。对电击所致的心脏環停在使用肾上腺素的同时，应配合心脏除颤器或利多卡因等除颤，同时必须进行有效的人工呼吸、心脏按压和纠正酸中毒等。

2. 过敏性休克 AD 是抗过敏性休克的首选药之一。肾上腺素能抑制过敏物质的释放，改善心脏功能、升高血压和解除支气管平滑肌痉挛，迅速有效的缓解过敏性休克的临床症状。抢救时，应迅速皮下注射或肌内注射，但必须避免过量或注射过快造成的血压剧升及心律失常等不良反应。可单独使用或与糖皮质激素、抗组胺药合用。

3. 支气管哮喘 控制支气管哮喘的急性发作，皮下或肌内注射能于数分钟内奏效。

4. 局部应用 少量 AD(1：200 000)加入局麻药注射液中，可使注射局部血管收缩，延缓局麻药的吸收，减少吸收中毒的可能性，同时又可延长局麻药的麻醉时间；当鼻黏膜和齿龈出血时，可将浸有 0.1% AD 的纱布或棉花球填塞局部止血。

【不良反应】 一般不良反应为心悸、头痛、烦躁等，停药后可自行消失。如剂量过大或静脉注射过快，可引起血压骤升，有发生脑出血的危险，也可引起心律失常，故应严格控制剂量。禁用于高血压，器质性心脏病、冠状动脉病变、糖尿病和甲状腺功能亢进者等。

第六节　肾上腺素受体阻断药

根据对 α 和 β 受体的选择性不同，肾上腺素受体阻断药可分为 α 受体阻断药，β 受体阻断药和 α、β 受体阻断药三大类。

一、α 受体阻断药

α 受体阻断药能选择性地与 α 受体结合，其本身不激动或较少激动受体，却能阻断神经递质或激动药与 α 受体结合，从而拮抗 α 受体激动产生的作用。根据 α 受体阻断药对受体亚型的选择性不同，可将其分为三类：α_1、α_2 肾上腺素受体阻断药，α_1 肾上腺素受体阻断药，α_2 肾上腺素受体阻断药。

酚妥拉明(phentolamine)又名立其丁(regitine)，为 α_1、α_2 肾上腺素受体阻断药。由于能与神经递质或激动药竞争结合 α 受体，又称为竞争性 α 受体阻断药。

【药理作用】 本药对 α_1 和 α_2 受体均有阻断作用，为非选择性 α 受体阻断药。

1. 血管 除对血管平滑肌的直接舒张作用外，大剂量也阻断血管平滑肌上的 α_1 受体，使血管舒张，外周血管阻力降低，血压下降。

2. 心脏 由于血管舒张，血压下降，反射性引起心脏兴奋，也由于阻断神经末梢突触前膜 α_2 受体，促进去甲肾上腺素释放，结果使心收缩力加强，心率加快，输出量增加。

3. 其他 阻断 5-HT 受体，激动 M 胆碱受体和促进组胺释放。有拟胆碱作用和组胺样作用，使胃肠平滑肌兴奋，胃酸分泌增加，皮肤潮红等。

【临床应用】

1. 外周血管、痉挛性疾病 如雷诺综合征(肢端动脉痉挛)、血栓闭塞性脉管炎及冻伤后遗症等。也可局部浸润注射用于治疗静脉滴注 NA 过量或发生外漏时所致的血管强烈收缩。

2. 抗休克 在补足血容量基础上，能使血管舒张，外周阻力降低，心搏出量增加，从而改善微循环。目前主张与 NA 合用。

3. 肾上腺嗜铬细胞瘤 用于缓解此病所致的高血压危象及术前治疗。也可用于此病的鉴别诊断，但可靠性及安全性较差。

4. 治疗急性心程和顽固性充血性心力衰竭 扩张血管，降低外周阻力，使心脏后负荷降低，左室舒张末期压与肺动脉压下降，心输出量增加，使心力衰竭得以改善。

二、β 受体阻断药

β 受体阻断药能选择性地与 β 受体结合，竞争性阻断神经递质或 β 受体激动药与 β 受体结合，从而拮抗 β 受体激动产生的作用。根据对 β 受体的选择性和有无内在拟交感活性，可将 β 受体阻断药分为两类：

1. 非选择性 β 受体阻断药　①无内在拟交感活性的药物，如普萘洛尔，噻吗洛尔。②有内在拟交感活性的药物，如吲哚洛尔。

2. 选择性 $β_1$ 受体阻断药　①无内在拟交感活性的药物，如阿替洛尔、美托洛尔等。②有内在拟交感活性的药物，如醋丁洛尔、塞利洛尔等。

【药理作用】

1. β 受体阻断作用

(1) 心血管系统：阻断心脏 $β_1$ 受体，使心率减慢，心肌收缩力减弱，心输出量减少，心肌耗氧量下降，血压略降，还能延缓心房和房室结的传导，延长心电图的 P-R 间期(房室传导时间)。上述抑制心脏功能反射性地兴奋交感神经引起血管收缩和外周阻力增加，加之阻断血管 $β_2$ 受体的作用，普萘洛尔可致肝、肾和骨骼肌以及冠状血管血流量降低。

(2) 支气管平滑肌：阻断支气管平滑肌上的 $β_2$ 受体，使其收缩而增加呼吸道阻力。但对正常人这种作用较弱，而对于支气管哮喘的患者，有时可诱发或加重哮喘的发作。选择性 $β_1$ 受体阻断药此作用较弱。

(3) 代谢：阻断介导脂肪分解的 $β_3$ 受体抑制脂肪分解，减少游离脂肪酸自脂肪组织的释放。可抑制糖原分解，拮抗 AD 的升高血糖作用。普萘洛尔并不影响正常人的血糖水平也不影响胰岛素的降低血糖作用，但能延缓用胰岛素后血糖水平的恢复。

(4) 肾素：阻断肾小球球旁细胞上的 $β_1$ 受体抑制肾素的释放。在各种 β 受体阻断药中，普萘洛尔降低肾素释放的作用最强，噻吗洛尔次之，吲哚洛尔和阿普洛尔较弱。

2. 内在拟交感活性　具内在拟交感活性的药物除具有 β 受体阻断作用外，还具有微弱的 β 受体激动作用，称内在拟交感活性。这类药物的支气管收缩、心衰、和房室传导阻滞等不良反应较轻。

3. 膜稳定作用　能抑制细胞膜对离子的通透性，降低细胞膜的电活动的作用称为膜稳定作用。β 受体阻断药如普萘洛尔、吲哚洛尔和醋丁洛尔等在高浓度(有效血药浓度的 50～100 倍)时具有膜稳定作用，但无临床意义。

【临床应用】

1. 心律失常　对多种原因引起的室上性和室性心律失常均有效，尤其对运动、激动等所致的心律失常或心肌缺血、强心甘中毒或拟肾上腺素药引起的心律失常等疗效好。

2. 心绞痛和心肌梗死　对心绞痛的疗效良好；心肌梗死病人早期应用 β 受体阻断药，可降低复发率和猝死率。

3. 高血压　β 受体阻断药是治疗高血压的一线药物。能使高血压病人的血压下降，并能减轻其他药物引起的心率加快等不良反应。

4. 其他　用于甲状腺功能亢进及甲状腺危象的辅助治疗，可控制烦躁、心动过速和心律失常等症状，并能降低基础代谢率。也用于嗜铬细胞瘤和肥厚性心肌病。噻吗洛尔局部用药可降低眼内压，治疗青光眼。普萘洛尔还试用于偏头痛、肌震颤、肝硬化的消化道出血等。

【不良反应】

1. 常见不良反应　如恶心、呕吐、轻度腹泻等，停药后迅速消失。偶见过敏反应如皮疹、血小板减少等。

2. 严重不良反应　可引起急性心力衰竭、间歇性跛行或雷诺病、诱发或加重支气管哮喘。

3. 反跳现象　长期应用 β 受体阻断药突然停药后，常使原来的病症加重，称停药反跳，因此，停药时应逐渐减量。

严重心功能不全、窦性心动过缓、重度房室传导阻滞和支气管哮喘等患者禁用，心肌梗死患者及肝功能不良者慎用。

普萘洛尔

普萘洛尔（propranolol，心得安）为非选择性的 β 受体阻断药，无内在拟交感活性，对 β 受体具较强的阻断作用。可减慢心率，降低心收缩力和减少心输出量，使冠脉血流量下降，心肌耗氧量明显减少，对高血压病人可使血压下降，支气管阻力也有一定程度的增高。可用于治疗心律失常、心绞痛、高血压、甲状腺功能亢进等。

噻吗洛尔

噻吗洛尔（timolol，噻吗心安）的药理作用与普萘洛尔相似，是作用最强的 β 受体阻断药。此外，能减少房水的生成，降低眼内压。临床主要用于治疗青光眼，也可用于高血压、心绞痛、心肌梗死、偏头痛等的治疗。

阿替洛尔和美托洛尔

阿替洛尔（atenolol，氨酰心安）和美托洛尔（metoprolol，美多心安）为选择性 β_1 受体阻断药，对 β_2 受体作用较弱，对血管和支气管的影响较小，也无膜稳定作用。尽管增加呼吸道阻力作用较轻，但对哮喘病人仍需慎用。临床用于治疗高血压、心绞痛、心肌梗死、心律失常等。

三、α、β 受体阻断药

α、β 受体阻断药对 α 和 β 受体均有阻断作用，但对 β 受体的阻断作用要强于 α 受体，代表药有拉贝洛尔和卡维地洛。

拉贝洛尔

拉贝洛尔（labetalol）的特点是兼具 α 和 β 受体阻断作用，对 β 受体阻断作用为对 α 受体阻断作用的 5～10 倍。主要用于治疗中、重度高血压、心绞痛，静注也可用于高血压危险。

卡维地洛

卡维地洛（carvedilol）对 α_1、β_1 和 β_2 受体均具阻断作用，α_1 和 β 受体阻断作用的比率为 1∶10，故阻断 α_1 受体导致的不良反应明显减少。此外还具有抗氧化及抑制肾素-血管紧张素-醛固酮系统作用。临床用于高血压、心绞痛、充血性心力衰竭的治疗。

（黄　凌）

第十五章　中枢神经系统药物

第一节　镇静催眠药

镇静催眠药(sedative-hypnotics)是指具选择性地抑制中枢神经系统的作用，能引起镇静和近似生理性睡眠的药物。本类药物包括苯二氮䓬类(benzodiazepines，BZ)、巴比妥类(barbiturates)和其他镇静催眠药。较小剂量即可产生镇静作用，中等剂量有催眠作用，较大剂量有抗惊厥、抗癫痫作用。巴比妥类在较大剂量还可产生麻醉作用，中毒剂量可致呼吸中枢麻痹而死亡。

一、苯二氮䓬类

苯二氮䓬类均为 1，4-苯并二氮的衍生物，临床常用药有 20 余种，根据各药的消除半衰期的长短不同分为长效类、中效类、短效类，见表 15-1。它们的药理作用相似，但其抗焦虑、镇静、催眠、抗惊厥和肌松作用和临床应用各有侧重。

【药理作用与临床应用】

1. 抗焦虑作用　本类药物小于镇静剂量即可明显改善焦虑症状，临床用于治疗各种原因引起的焦虑。抗焦虑作用与选择性的作用于边缘系统的苯二氮䓬类受体有关。

2. 镇静催眠作用　随着剂量的增加，可产生镇静催眠作用，使睡眠诱导时间缩短，睡眠持续时间延长，夜间觉醒次数减少。与巴比妥类相比，有以下优点：①治疗指数高，安全范围大，即使过量也不引起麻醉和呼吸中枢麻痹；②对快动眼睡眠(rapid-eye-movement sleep，REM-S)时相影响小，停药后反跳症状较轻；③依赖性、戒断症状较轻；④嗜睡、运动失调等不良反应症状较轻；⑤几无肝药酶诱导作用，不易产生耐受性，不影响其他药物的代谢。基于以上优点，苯二氮䓬类药物基本取代了巴比妥类传统药用于镇静催眠。

3. 抗惊厥、抗癫痫作用　临床用于辅助治疗子痫、破伤风、小儿高热及药物中毒等所致的惊厥。地西泮静脉注射首选用于治疗癫痫持续状态，其他类型的癫痫发作则选用疗效较好的硝西泮和氯硝西泮。

4. 中枢性肌松作用　本类药物可抑制脊髓多突触反射、抑制中间神经元的传递而产生肌松作用。临床用于治疗大脑或脊髓损伤等中枢神经病变所致的中枢性肌僵直以及缓解腰肌劳损等肌痉挛。

【作用机制】　苯二氮䓬类的作用与药物作用于 GABA 受体密切相关。GABA 受体分为 $GABA_A$ 型和 $GABA_B$ 型。$GABA_α$ 受体为配体-门控性 Cl-通道复合体，其上有 GABA、苯二氮䓬类、巴比妥类等 5 个结合位点。GABA 与 $GABA_A$ 受体结合，使 Cl^- 开放，Cl^- 内流引起神经细胞膜超极化，细胞兴奋性降低，产生突触抑制。当苯二氮䓬类药物与其结合位点结合，使 $GABA_α$ 受体的构象发生改变，促进 GABA 与 $GABA_α$ 受体结合，使 Cl^- 通道开放的频率增加(但不延长 Cl^- 通道开放的时间，也不增加 Cl^- 的内流)，Cl^- 内流增多，从而增强 GABA 的抑制效应。

【不良反应】　安全范围大。治疗量下不良反应较轻，连续用药常见嗜睡、乏力、头晕等反应。大剂量如静脉给药速度过快或与其他中枢抑制药合用可致共济失调、运动功能障碍，甚至昏迷、呼吸抑制等；久用也可产生耐受性和依赖性，突然停药可引起戒断症状，但较巴比妥类轻。常用苯二氮䓬类药物的作用特点见表 15-1。

表 15-1 常用苯二氮䓬类药物分类、作用特点和临床应用

分类	药物	作用特点	临床应用
长效类（24～72h）	地西泮	抗焦虑、镇静、催眠、抗惊质 、中枢性肌松	焦虑症、失眠、癫痫持续状态、抗惊厥、麻醉前给药、中枢性肌强直等
	氟西泮	催眠作用强而持久，对焦虑所致的失眠效果尤佳，缩短 REMS 轻，不易产生耐受性	各型失眠症，尤其适用于对其他药物不能耐受者
中效类（10～20h）	硝西泮	催眠作用较好，抗惊嚴、抗癫病作用较强	失眠、肌阵挛性癫痫、婴儿痉挛
	氯硝西泮	抗惊厥作用强于地西泮、硝西泮	抗惊厥 、抗癫痛
	艾司唑仑	催眠作用强于硝西泮，一般无后遗效应	焦虑症、失眠症、麻醉前给药
短效类（3～8h）	三唑仑	催眠作用强而短，一般无后遗效应，依赖性较强	失眠症，对焦虑性失眠疗效较好

二、巴 比 妥 类

巴比妥类药物是巴比妥酸的衍生物，根据其脂溶性、起效快慢、和持续时间的长短可分为长效、中效、短效和超短效四类(表 15-2)。

表 15-2 常用巴比妥类分类及用途

分类	药物	起效时间/h	维持时间/h	主要用途
长效	苯巴比妥	0.5～1	6～8	抗惊厥 、抗癫癌
中效	异戊巴比妥	0. 25～0.5	3～6	镇静催眠
短效	司可巴比妥	0. 25	2～3	抗惊厥、镇静催眠
超短效	硫喷妥	立即	0. 25	静脉麻醉

【药理作用和临床应用】 随着剂量的增加，巴比妥类对中枢神经系统的抑制作用逐渐增强，依次出现镇静、催眠、抗惊厥、抗癫痫和麻醉作用。镇静催眠：小剂量可产生镇静作用，增加剂量则可催眠，使入睡时间缩短，减少觉醒次数，延长睡眠时间。因可缩短 REMS 时相，易出现停药反跳现象，引起戒断症状，故巴比妥类已不作镇静催眠的常规用药。抗惊厥、抗癫痫：巴比妥类用于小儿高热、破伤风、子痫、脑膜炎、脑炎等引起的惊厥。苯巴比妥类具有明显的抗惊厥和抗癫痫作用，主要用于癫痫大发作和癫痫持续状态。静脉麻醉或麻醉前给药：硫喷妥纳常用于静脉麻醉和诱导麻醉。异戊巴比妥和苯巴比妥常用于麻醉前给药，以消除患者术前的紧张情绪。

【不良反应】

1. 后遗效应 服药后次晨出现头晕、乏力、精神不振、精细运动不协调等现象，又称宿醉。

2. 耐受性 反复用药可使机体对苯巴比妥类产生耐受性。这与巴比妥类诱导肝药酶的活性从而促进药物自身的代谢有关。

3. 成瘾性 长期连续的使用易产生依赖性、成瘾性，一旦停药患者可出现严重的戒断症状，表现为失眠、激动、焦虑甚至惊厥。

4. 过敏反应 少数患者用药后可见皮疹等、偶致剥脱性皮炎等严重过敏反应。

5. 急性中毒 中等剂量可轻度抑制呼吸中枢，剂量过大或静脉注射过快均可引发急性中毒，

深度抑制中枢神经系统，表现为昏迷、呼吸减慢、反射减弱或消失、血压下降甚至休克，患者多因呼吸衰竭而死亡。解救原则：①洗胃或灌肠，清除胃肠道残留药物；②对症支持治疗，维持呼吸和循环功能；③应用碳酸氢钠碱化血液和尿液，促进药物自体内排出。

第二节　抗精神失常药

精神失常是指精神活动出现障碍的疾病，病人可表现出兴奋症状，如躁狂、失眠、思维奔逸、夸大观念、自我评价过高等，也可出现抑郁心境，如表情淡漠、兴趣丧失、注意困难、食欲丧失，甚至有自杀念头。抗精神失常药主要有 4 类：抗精神病药(antischizophrenic drugs)、抗躁狂症药(antimanic drugs)、抗抑郁药(antidepressive drugs)和抗焦虑症药(antianxiety drugs)。

一、抗精神病药

精神分裂症的发病机制认为与脑内多巴胺功能亢进有关，以中脑-边缘系统、中脑-皮质通路的多巴胺功能亢进为主，表现为精神活动与现实相脱离，患者常出现不合逻辑的联想，妄想、幻觉，情感不恰当以及运动和行为的异常表现。根据临床表现不同分为 2 型：I 型精神分裂症以妄想、幻觉等阳性症状为主，II 型精神分裂症以情感淡漠、主动性缺乏等阴性症状为主。

常用抗精神病药根据其化学结构不同分为吩噻嗪类(phenothiazines)、硫杂蒽类(thioxanthenes)、丁酰基类(butyrophenones)和其他类。

(一)吩噻嗪类

吩噻嗪类的共同结构是含有吩噻嗪母核，根据其侧链不同分为二甲胺类、哌嗪类和哌啶类。现以二甲胺类的氯丙嗪为代表药物进行介绍，其他吩噻嗪类药作用特点见表 15-3。

表 15-3　常用吩噻嗪类抗精神病药物的作用特点比较

类别	抗精神病剂量(mg/日)	镇静作用	锥体外系作用	降压作用
二甲胺类				
氯丙嗪	25～300	+ + +	+ +	+ + +(肌肉注射)
哌嗪类				+ +(口服)
奋乃静	8～32	+ +	+ +	+
氟奋乃静	2.5～20	+	+ + + +	+
三氟拉嗪	6～20	+	+ + +	+
哌啶类				
硫利哒嗪	200～600	+++	+	+ + +

注：“++++”表示作用最强；“+ + +”表示作用强；“+ +”表示作用次强；“+”表示作用弱

氯丙嗪(chlorpromazine，CPZ，冬眠灵 wintermin)

【体内过程】 CPZ 口服与肌内注射均易吸收，但餐后口服或同时服用胆碱受体阻断药可延缓其吸收。因为口服首过消除明显，所以生物利用度较低。肌内注射的生物利用度比口服大 3～4 倍。CPZ 脂溶性高，易透过血脑屏障分布于脑组织，脑中浓度为血浆浓度的 10 倍。V_d 约为 10～20L/kg。CPZ 主要在肝脏代谢，代谢产物由肾脏排出。老人患者对 CPZ 的代谢和消除减慢，因此要减量。不同个体间口服 CPZ 后血药浓度相差较大，可达 10 倍以上，因此临床用药剂量应个体化。

【临床应用】

1. 精神分裂症　对 I 型急性精神分裂症效果好。可迅速缓解躁狂、亢进、妄想、幻觉等阳性症状，并改善思维障碍，恢复患者的自理能力。氯丙嗪对其他精神病产生的兴奋、躁动、幻觉、妄想等症状也有治疗作用。治疗 II 型精神分裂症则无效，甚至加重病情。对 I 型慢性精神分裂症患者效果较差。

2. 呕吐和顽固性呃逆　氯丙嗪对多种药物刺激延脑化学催吐感受区而引起的呕吐有镇吐作用，如吗啡，洋地黄等。也能治疗某些疾病如尿毒症、胃肠炎、放射病、恶性肿瘤等引起的呕吐。对妊娠呕吐也有效，但对晕动病引起的呕吐无效。氯丙嗪还可用于顽固性呃逆，其作用机制认为与其抑制 CTZ 附近的呃逆中枢有关。

3. 低温麻醉和人工冬眠　氯丙嗪在物理降温（冰敷、冰浴等）的配合下可使体温降到正常以下，可用于“低温麻醉”，即麻醉时，使患者体温降到 34°C 或更低，以提高阻断流血时间，有利于心脏和大血管手术的进行。同时，氯丙嗪的降温特点还可用于“人工冬眠”，即与异丙嗪、哌替啶等药物一起合用，并在物理降温的配合下，使患者体温降到正常体温以下。“人工冬眠”用于治疗感染性休克、中毒性高热、惊厥、甲状腺危象等危急病症，目的是使机体处于保护性抑制状态，对各种病理刺激的反应性降低，并增强患者对缺氧的耐受力，使患者能顺利度过危险的缺氧、缺能阶段。

【不良反应及应用注意事项】

1. 常见不良反应　具有局部刺激性，不宜作皮下注射，可以深部肌肉注射。静脉给药易致血栓性静脉炎，应稀释后再缓慢注射。因阻断 α 受体和 M 受体作用，可产生直立性低血压、鼻.塞、心悸、口干、便秘、视力模糊等症状。还具有中枢抑制作用，出现嗜睡、表情淡漠、乏力现象。此外，氯丙嗪还可引起乳房变大、闭经、生长减慢以及男性出现阳痿等症状，这与其作用于结节一漏斗的 DA 通路，影响下丘脑分泌激素有关。

2. 锥体外系反应　氯丙嗪可阻断黑质-纹状体的 DA 通路，长期、大量应用可导致 DA 功能减弱，ACh 功能增强，可出现锥体外系反应，主要有：①帕金森综合征，较常见，患者可出现肌张力增高，静止性震颤，动作迟缓，肌肉强直、流涎等症状；②急性肌张力障碍，主要由于舌、面、颈及背部肌肉痉挛，患者表现为强迫性的张口、伸舌、斜颈、呼吸运动障碍及吞明困难；③静坐不能，表现为坐立不安，感觉非走不可，常处于不停息的运动状态。严重者会产生自杀企图。以上三种反应可以用中枢性胆碱受体阻断药如安坦等进行治疗，可以缓解症状。此外，长期应用氯丙嗪，DA 受体长期被阻断，可导致 DA 受体增敏或 DA 释放增加，而出现一种特殊而持久的运动障碍，称为迟发性运动障碍，患者表现为口一面部不自主的、有节律的刻板运动，如吸吮、舔舌、咀嚼、皱额、闭眼等。停药后仍不能消失，用抗胆碱药治疗可加重病情，用抗 DA 药如硫必利可减轻。

3. 过敏反应　多表现为皮疹、接触性皮炎，偶有患者出现肝损害、微胆管阻塞性黄疸，以及血液系统异常，如粒细胞减少、溶血性贫血和再生障碍性贫血。

4. 急性中毒　如果氯丙嗪一次用量达到 1～2g，可产生急性毒性反应，表现为中枢深度抑制，昏睡、血压下降，并出现心肌损害，心电图呈现 P-R 间期或 Q-T 间期延长，T 波低平或倒置，此时应立即对症治疗。对氯丙嗪引起的低血压应选用去甲肾上腺素来纠正，而不能用肾上腺素。

5. 禁忌证　因降低惊厥阈，可诱发癫痫，因此有癫痫病史患者慎用，必要时可以与抗癫痫药一起合用以避免癫痫发作。伴有心血管疾病的老年患者须慎用，尤其是有冠心病患者，易致死亡。过量中枢抑制药或其他原因所致昏迷者禁用。有严重肝损害者禁用。

（二）硫杂蒽类

硫杂蒽类的代表药物为氯普噻吨（ch1orprothixene）。

氯普噻吨

氯普噻吨又称泰尔登（tardan），结构与三环类抗抑郁药相似，具有较弱的抗抑郁作用。与氯丙嗪比较，其抗精神分裂症和抗幻觉、妄想作用弱，但调整情绪、控制焦虑抑郁的作用较强。临床主要用于治疗伴有焦虑或抑郁的精神分裂症、焦虑性神经官能症以及更年期抑郁症等。此外，本药对肾上腺素 α 受体和胆碱 M 受体的阻断作用较氯丙嗪弱，锥体外系作用与氯丙嗪相似。

（三）丁酰苯类

氟哌啶醇

氟哌啶醇（haloperidol）是丁酰苯类的代表药物。其化学结构与氯丙嗪完全不同，但与氯丙嗪一样通过阻断 DA 受体产生抗精神分裂作用。且对躁狂、幻觉和妄想症状的疗效明显，常用于以兴奋躁动、幻觉、妄想为主的精神分裂症及躁狂症。对慢性精神分裂症者也有较好疗效。但锥体外系反应的发生率高达 80%，成为限制其临床应用的主要原因。长期大量应用可致心肌损害。

（四）其他类

五氟利多

五氟利多（penfluridol）为长效抗精神病药，1 周仅服药一次就可维持疗效，这与其储存在脂肪组织，从而缓慢释放入血及进入脑组织有关。其抗精神病作用较强，疗效与氟哌啶醇相似，但镇静作用较弱。临床可用于急慢性精神分裂症患者治疗，尤其用于维持和巩固慢性患者的治疗。不良反应中锥体外系反应较多见。

舒必利

舒必利（sulpiride）通过阻断 D_2 受体产生抗精神病作用，且选择性的阻断边缘系统和皮层的 D_2 受体，对纹状体上的 D_2 受体影响小，因此很少引起锥体外系反应。其抗精神病疗效同氯丙嗪，可以消除患者的幻觉、妄想和退缩症状，并有抗抑郁作用。临床用于治疗急、慢性精神分裂症，或者其他药物治疗无效的难治病例。还可用于治疗抑郁症。其镇吐作用较氯丙嗪强，临床用于止吐。镇静作用较弱。

二、抗躁狂症药

躁狂症患者主要表现为思维活跃、兴奋、言语和动作增多，处于躁狂状态。认为脑内去甲肾上腺素功能增强是其发病的原因之一。临床用于治疗躁狂症的药物有氯丙嗪、卡马西平、氯普噻吨和氟哌啶醇等，最常用的是锂制剂。以碳酸锂（lithium carbonate）为代表介绍本类药。

碳酸锂

【体内过程】 碳酸锂 口服吸收快，在血中不与血浆蛋白结合，首先分布于细胞外液，再缓慢进入细胞内。由于通过血脑屏障进入脑组织和神经细胞内较慢，故显效晚，约需 4～5 天。主要经肾脏排泄。约 80%由肾小球滤过的锂在近曲小管与钠竞争重吸收，因此增加年内的摄入可促进其排泄，而缺钠内或肾小球滤过减少时，可导致锂的蓄积而中毒。

【临床应用】 碳酸锂于 1949 年开始用于临床，主要治疗躁狂症。也用于消除精神分裂症的兴奋躁动症状。对急性躁狂或轻度躁狂疗效显著。有时也应用于抗抑郁症，对躁狂和抑郁双向循环发作的患者也有效。与抗精神病药合用产生协同作用，可减少抗精神病药的用药剂量，从而减少不良反应的发生。

【不良反应】 碳酸锂的不良反应较多，在治疗量情况下，用药初期可出现胃肠道系统反应如恶心、呕吐、腹泻等和中枢神经方面反应如乏力、肢体震颤等。用药 1～2 周内上述症状逐渐消失。碳酸锂还可引起甲状腺功能低下和甲状腺肿，与它的抗甲状腺作用引起碘代谢异常有关。碳酸锂的安全范围较小，其最大有效剂量为 1. 5mmol/L，当大于 2mmol/L 时可产生毒性反应，主要表现为中枢神经症状，患者会出现意识障碍甚至昏迷、肌张力增高、深反射亢进、共济失调、震颤及癫痫发作。因此，治疗期间要每日测定血裡浓度，出现中毒可静脉注射生理盐水促进排出。

三、抗 抑 郁 药

抑郁症患者处于抑郁状态，表现为情绪低落，思维迟钝、困难，言语和动作减少。其发病机制主要认为与脑内 NA 和 5-HT 功能低下有关。临床常用抗抑郁药主要通过抑制脑神经对 NA 和(或)5-HT 再摄取，增加突触间隙 NA 和 5-HT 的浓度产生抗抑郁作用。常用抗抑郁药为三环类，其抗抑郁药作用比较见表 15-4。

表 15-4　三环类抗抑郁药作用比较

药物	半衰期/h	抑制单胺类 5-HT	递质再摄取 NA	镇静作用	抗胆碱作用
丙咪嗪	9～12	+++	+++	+++	+++
地昔帕明	14～76	−	++++	++	++
阿米替林	17～40	++++	++	++++	++++
多塞平	8～24	+	+	++++	++++

(一)三环类抗抑郁药

丙米嗪(imipramine，米帕明)

【体内过程】 丙米嗪口服吸收良好，不同个体血药浓度达峰时间差异大，Tmax 为 2～8h。在体内广泛分布于各组织，以心、脑、肝和肾药物浓度最高。主要在肝在代谢，转化成地昔帕明后仍有显著的抗抑郁作用，丙米嗪和地昔帕明最终再被氧化为羟化物而灭活，或与葡萄糖醛酸结合从尿中排出。血浆 $t_{1/2}$ 为 10～20h。

【临床应用】

1. 治疗抑郁症 可用于各种类型抑郁症，尤其对内源性、反应性及更年期抑郁症疗效较好，对精神分裂症的抑郁状态疗效较差。

2. 治疗遗尿症 对小儿遗尿的疗效肯定，但作用机制不明。

3. 焦虑和恐惧症 可用治疗伴有焦虑的抑郁症，对恐惧症也有疗效。

【不良反应】 治疗量的丙米嗪可产生明显的抑胆碱作用，出现口干、便秘、视力模糊、散瞳、心悸，还会引眼内压升高和尿潴留，因此有青光眼和前列腺肥大的患者禁用。中枢神经系统可出现乏力、肌肉震颤。心血管方面表现为体位性低血压、心动过速、心肌梗死、充血性心力衰竭等，严重的可出现突然死亡，因此有伴有心血管疾病的患者慎用。有少数患者出现皮疹、粒细胞减少、肝功能异常等过敏反应。丙米嗪可致畸胎，故孕妇禁用。

(二)其他类抗和抑郁药

氟伏沙明

氟伏沙明(fluvoxamine)通过选择性的阻断脑神经对 5-HT 的再摄取而产生抗抑郁作用。其作用特点是：对 NA 的再摄取无抑制作用，镇静作用较弱，几乎无抗胆碱、抗组胺作用，对心血管系统无作用，不产生低血压和心律失常症状。临床用于治疗各类抑郁症患者。不良反应主要有困乏、口干、呕吐和过敏等，连续用药 2～3 周症状可逐渐消失。口服吸收快而完全，血药浓度的达峰时间为 4～8h。经肝脏代谢，肾脏排泄，血浆半衰期为 15～20h。

第三节　镇　痛　药

疼痛是临床许多疾病的常见症状，常伴有不愉快的情绪。按痛觉发生部位，疼痛可分为躯体痛（包括急性痛和慢性痛）、内脏痛和神经性痛三类。镇痛药（analgesics）是指作用于中枢神经系统特定部位，在不影响患者意识状态下选择性地解除或减轻疼痛，同时缓解因疼痛而引起的那些不愉快情绪的药物。

本章介绍的镇痛药发挥镇痛作用与激动阿片受体（opiate receptors）有关，且易产生药物依赖性（drug dependence）或成瘾性（addiction），称为阿片类镇痛药（opioid analgesics）或麻醉性镇痛药（narcotic analgesics）、成瘾性镇痛药（addictive analgesics）。

一、阿片受体激动药

阿片（opium）为罂粟植物罂粟（papaver somniferum）未成熟蒴果浆汁的干燥物，被广泛用于镇痛、止咳、止泻、镇静催眠。现已知阿片含有 20 余种生物碱，其中仅有吗啡、可待因和罂粟碱具有临床药用价值。菲类生物碱吗啡由德国学者 Serther 于 1803 年首次从阿片中分离出。可待因是阿片中的另一重要菲类生物碱，也能产生阿片样作用，但镇痛作用较吗啡弱。罂粟碱属异喹啉类生物碱。

【镇痛机制】 机体的镇痛系统由内源性阿片肽和阿片受体共同组成，痛觉传入神经末梢通过释放谷氨酸、SP 等递质而将痛觉冲动传向中枢，内源性阿片肽由特定的神经元释放后可激动感觉神经突触前、后膜上的阿片受体，通过 G-蛋白偶联机制，抑制腺苷酸环化酶、激活 K^+通道、减少 Ca^{2+}内流，使突触前膜递质释放减少、突触后膜超极化，最终减弱或阻滞痛觉信号的传速，产生镇痛作用。

吗啡（morphine）是阿片中的主要生物碱，含量高达 10%。

【体内过程】 口服易被胃肠道吸收，但首关效应明显，生物利用度约为 25%，故常注射给药。与血浆蛋白结合约 1/3，游离型吗啡迅速分布于全身，肺、肝、肾和脾浓度最高。吗啡主要以其代谢产物吗啡-6-葡萄糖醛酸形式经肾排泄，少量经乳腺排泄，也可通过胎盘进入胎儿体内。吗啡在血浆中 $t_{1/2}$ 为 2～3h，吗啡-6-葡萄糖醛酸排泄缓慢，易致蓄积效应，肾功能减退者和老年患者慎用。

【临床应用】

1. 镇痛　吗啡可缓解或消除严重创伤、烧伤、手术等引起的剧痛和晚期癌症疼痛，对多种疼痛均有效；对内脏绞痛与解痉药如阿托品合用可有效缓解；对心肌梗死引起的剧痛，能缓解疼痛和减轻焦虑，还可扩血管减轻患者心脏负担。久用易成瘾除癌症剧痛外，一般仅用于其他镇痛药无效时的短期应用。诊断未明前慎用，以免掩盖病情而延误诊断。

2. 心源性哮喘　静脉注射吗啡对于左心衰竭突发急性肺水肿所致呼吸困难（心源性哮喘），可迅速缓解病人气促和窒息感，促进肺水肿液的吸收。其机制可能是由于吗啡扩张外周血管，降低外周阻力，减轻心脏前、后负荷，有利于肺水肿的消除；其镇静作用又有利于消除患者的焦虑、恐惧情绪；此外，吗啡呼吸抑制作用，减弱过度的反射性呼吸兴奋，使急促浅表的呼吸得以缓解，也有利于心源性哮喘的治疗。但当病人伴有休克、昏迷、严重肺部疾患或痰液过多时禁用。

3. 止泻　常用阿片酊或复方樟脑酊以减轻急、慢性消耗性腹泻症状。如伴有细菌感染，应同时服用抗生素。

【不良反应】

（1）治疗量吗啡可引起眩晕、恶心、呕吐、便秘、呼吸抑制、尿潴留、胆道压力升高甚至胆绞痛、直立性低血压等。偶见烦躁不安等情绪改变。

（2）长期反复应用阿片类药物易产生耐受性和成瘾性。前者是指长期用药后中枢神经系统对其敏感性降低，需要增加剂量才能达到原来的药效，剂量越大，给药间隔越短，耐受发生越快越强，且与其他阿片类药物有交叉耐受性；后者是指当本类药物被人们反复使用后，使用者对其产生依赖性。一旦停药则产生戒断综合征，表现为兴奋、失眠、流泪、流涕、出汗、呕吐、腹泻、甚至虚脱、意识丧失等，迫使患者形成继续需求药物的一种病态心理。

(3) 过量吗啡可引起急性中毒，主要表现为常伴有血压下降、严重缺氧以及尿潴留的昏迷、深度呼吸抑制以及针尖样瞳孔。主要致死的原因是呼吸麻痹。抢救措施为人工呼吸、适量给氧以及静脉注射阿片受体阻断药纳洛酮。

【禁忌证】 禁用于分娩止痛、哺乳妇止痛、支气管哮喘及肺心病患者、颅脑损伤所致颅内压增高的患者、肝功能严重减退患者及新生儿和婴儿等。

可待因（codeine，甲基吗啡）

本品为前体药物，口服易吸收，生物利用度为 50%，大部分在肝内代谢。代谢产物及少量原形（10%）经肾排泄。可待因的药理作用较吗啡弱，镇痛作用为吗啡的 1/12～1/10，对呼吸中枢抑制也较轻，无明显的镇静作用，镇咳作用为吗啡的 1/4，在临床上常被用于中等程度疼痛和剧烈干咳。副作用较少，欣快及成瘾性也低于吗啡，但仍属限制性应用的精神药品。

哌替啶（pethidine，度冷丁 dolantin）

1937 年在人工合成阿托品样类似物时发现其具有吗啡样作用，是目前临床常用的人工合成阿片受体激动药。

【临床应用】

1. 镇痛 哌替啶可替代吗啡用于创伤、术后以及晚期癌症等各种剧痛； 用于内脏绞痛须与解痉药如阿托品合用；考虑到新生儿对哌替啶抑制呼吸极为敏感，临产前 2～4h 内不宜使用于产妇分娩止痛。成瘾性比吗啡轻，产生也较慢。

2. 心源性哮喘 哌替啶可替代吗啡治疗心源性哮喘，且效果良好。机制与吗啡相同。

3. 人工冬眠 麻醉前给予哌替啶，能消除患者术前紧张和恐惧情绪，减少麻醉药用量及缩短诱导期；可与氯丙嗪、异丙嗪组成人工冬眠合剂。

【不良反应】 类似吗啡。不同之处有：过量中毒时呈瞳孔散大、心动过速、口干等阿托品样作用，也可见中枢兴奋、谵妄甚至惊厥，最终转入抑制中枢兴奋须谨慎应用巴比妥类救治。不宜作为需长期使用镇痛药的患者如癌症患者等的首选药。本品与单胺氧化酶抑制药合用可引起谵妄、高热、多汗、惊厥、严重呼吸抑制、昏迷甚至死亡；氯丙嗪、异丙嗪、三环类抗抑郁药加重哌替啶的呼吸抑制。

美沙酮（methadone，美散痛，阿米翻）为 μ 受体激动药，是左、右旋异构体各半的消旋体，镇痛作用主要为左旋美沙酮，作用强度为右旋美沙西同的 50 倍。本品口服吸收良好。血浆蛋白结合率为 90%。主要在肝脏代谢为去甲美沙酮，随尿、胆汁或粪便排泄。在酸性条件下，可增加其排泄。不良反应常见恶心、呕吐、便秘、头晕、口干和抑郁等。长期用药易致多汗、淋巴细胞数增多、血浆白蛋白和糖蛋白以及催乳素含量升高。皮下注射有局部刺激作用，可致疼痛和硬结。适用于创伤、手术及晚期癌症等所致剧痛，亦可用于吗啡、海洛因等成瘾性戒断。禁用于分娩止痛，以免影响产程和抑制胎儿呼吸。

二、阿片受体部分激动药

本类药物中大多数小剂量或单独使用时，可激动某型阿片受体，呈现镇痛等作用；当剂量加大或与激动药合用时，又可拮抗受体，故称为阿片受体部分激动药。此外，某些药物对某型受体起激动作用的同时对另一受体起拮抗作用，因此本类药物又称阿片受体混合型激动-拮抗药（mixed agonists/antagonists）。

喷他佐辛（pentazocine，镇痛新）

本品为阿片受体部分激动药，可激动 Κ 受体和拮抗 μ 受体。

【临床应用】 成瘾性小，在药政管理上已列入非麻醉品。适用于各种慢性疼痛，可用于分娩镇痛，对胎儿的呼吸抑制与哌替啶相当。

【不良反应】 喷他佐辛常见不良反应有镇静、嗜睡、眩晕、出汗、轻微头痛，恶心、呕吐少见。大剂量能引起烦躁、幻觉、噩梦、血压升高、心率增快、思维障碍和发音困难等。局部反复注射，可使局部组织产生无菌性脓肿、溃疡和瘢痕形成。经常或反复使用，可产生依赖性，但戒断症状比吗啡轻，此时应逐渐减量至停药。因能增加心脏负荷，故不适用于心肌梗死时的疼痛。不宜用于心肌梗死时的疼痛。口服用药可减少不良反应的发生。由于本品仍有产生依赖性的倾向，仍不能作为理想的吗啡替代品。

三、其他镇痛药

曲马朵(ramadol)为镇痛作用与喷他佐幸相当的中枢性镇痛药，镇咳为可待因的 1/2，呼吸抑制作用弱，对胃肠道无影响且无明显的心血管作用。本品有较弱的 μ 受体激动作用，并能抑制 NE 和 5-HT 再摄取。本品适用于手术、创伤、分娩及晚期肿瘤疼痛等中度以上的急、慢性疼痛。卡马西平可降低曲马朵血药浓度，减弱其镇痛作用。安定类药可增强其镇痛作用，合用时应调整剂量。

延胡索乙素及罗通定：延胡索乙素(tetrahydropalmatine)为中药延胡所含生物碱即消旋四氢巴马汀，有效部分为左旋体，即罗通定(rotundine)。

四、阿片受体拮抗药

纳洛酮

纳洛酮(naloxone)对各型阿片受体都有竞争性拮抗作用，作用强度依次为 μ> K>δ 受体。口服首关消除明显，故常静脉给药。静脉注射 2min 显效，持续 30～60min 血浆 $t_{1/2}$ 为 40～55min 在肝脏与葡萄糖醛酸结合而失活。纳洛酮可反转芬太尼类、哌替啶等作静脉复合麻醉或麻醉捕助用药时引起的术后呼吸抑制；与巴比妥类药物合用或长期饮酒诱导肝微粒体酶，可缩短血浆 $t_{1/2}$。临床用于阿片类药急性中毒。本品能诱发戒断症状，可用于阿片类药成瘾者的鉴别诊断。对于急性酒精中毒、休克、脊髓损伤、中风以及脑外伤等也也有一定的疗效。不良反应少，大剂量偶见轻度烦躁不安。

第四节　解热镇痛抗炎药及抗痛风药

解热镇痛抗炎药(antipyretic analgesic and anti-inflammatory drugs)抗炎作用与糖皮质激素不同，亦称非甾体抗炎药(non-steroidal anti-inflammatory drugs，NSAIDs)。是一类能解热、镇痛，且大多数还有抗炎、抗风湿作用的药物。按化学结构可分为水杨酸类、米胺类、吡座酮类及其他有机酸类等，其中抗炎作用方面各具特点，如水杨酸类阿司匹林和有机酸类吲哚美辛的抗炎作用较强，某些有机酸的抗炎作用中等，而基胺类几乎无抗炎作用；根据其对环氧酶(COX)作用的选择性可分为非选择性 COX 抑制药和选择性的 COX-2 抑制药。

一、非选择性 COX 抑制药

(一)水杨酸类

水杨酸类(salicylates)药物最常见的是阿司匹林。还包括水杨酸钠(sodium salicylate)，二氟尼柳、水杨酸等。

阿司匹林(aspirin，乙酰水杨酸 acetylsalicylic acid)

【体内过程】 本药口服后迅速被胃肠道黏膜吸收，1～2h 达到血药浓度峰值。大部分发生水解，水解后以水杨酸盐的形式可分布到全身组织，故血药中阿司匹林浓度低，血浆 $t_{1/2}$ 仅为 15min。大部分水杨酸在肝内氧化代谢，其代谢产物与甘氨酸或葡萄糖醛酸结合后从尿排出。在碱性尿时可排出 85%，而在酸性尿时则仅 5%。剂量过大时，可出现中毒症状。

【不良反应】 阿司匹林用于解热镇痛时所用剂量较小，短期应用时不良反应较轻，抗风湿剂量大，长期应用不良反应多且较重。

1. 胃肠道反应 最为常见口服可直接刺激胃黏膜，引起上腹不适、恶心、呕吐。较大剂量口服水杨酸可引起胃溃疡及无痛性胃出血，餐后服药或同服止酸药可减轻胃肠道反应。

2. 凝血障碍 本品不可逆抑制环氧酶，使血液中 TXA_2/PGI_2 比率下降，血小板凝集受到抑制，血液不易凝固，出血时间延长。大剂量时抑制凝血酶原的形成，引起凝血障碍，加重出血倾向，可用维生素 K 预防。

3. 水杨酸反应 即过量时出现的水杨酸类中毒反应，表现为头痛、眩晕、恶心、呕吐、耳鸣、视、听力减退等，严重者可出现过度呼吸、高热、脱水、酸碱平衡失调，甚至精神错乱。严重中毒者应立即停药，静脉滴入碳酸氢钠溶液以碱化尿液，加速排泄。

4. 过敏反应 少数患者可出现荨麻疹、血管神经性水肿和过敏性休克。还可诱发“阿司匹林哮喘”，它与抑制 PG 生物合成有关，并不是以抗原-抗体反应为基础的过敏反应，可用抗组胺药和糖皮质激素治疗。

5. 瑞夷综合征(Reye’s syndrome) 即在儿童感染病毒性疾病如流感、麻疹、流行性腮腺炎等使用阿司匹林退热时，偶可引起急性肝脂肪变性-脑病综合征，以肝衰竭并脑病为突出表现。可用乙酰氨基酸代替。

6. 对肾脏的影响 在少数人，特别是老年人，伴心、肝、肾功能损害的患者，可引起水肿、多尿等肾小管功能受损的症状。须立即停药，对症处理，病因可能是阿司匹林抑制 PGS，取消了前列腺素的代偿机制。偶见间质性肾炎、肾病综合征，甚至肾衰竭，其机制未明。

【禁忌证】 哮喘、鼻息肉、胃溃疡、荨麻疹患者、儿童感染病毒性疾病、严重肝病、出血倾向的疾病如血友病患者、产妇和孕妇。如需手术患者，术前 1 周停用阿司匹林。

(二)苯胺类

对乙酰氨基酚(acetaminophen)又名扑热息痛(paracetamol)，是非那西丁(phenacetin)的体内代谢产物。只抑制中枢神经系统 PGS 合成抗炎作用但解热镇痛作用与阿司匹林相似。口服易吸收，从尿中排出。主要用于退热和镇痛。短期使用不良反应轻，常见恶心和呕吐，偶见皮疹、药热和黏膜损害等过敏反应。过量中毒可引起肝损害。用药前后应检查肝肾功能。

(三)吲哚乙酸类

吲哚美辛(indomethacin，消炎痛)为人工合成的吲哚衍生物。

【体内过程】 口服迅速而完全，3h 血药浓度达峰值。血浆蛋白结合 90%。主要在肝谢，代谢物从尿、胆汁、粪便排泄。血浆 $t_{1/2}$ 为 2～3h。

【临床应用】 吲哚美辛是最强的 PG 合成酶抑制药之一，对炎性疼痛有明显镇痛效果，比阿司匹林强 10～40 倍。仅用于其他药物不能耐受或疗效不显著的病例。对急性风湿性及类风湿性关节炎，约 2/3 患者可得到明显改善。对关节强直性脊椎炎、骨关节炎也有效；也可用于牙痛、月经痛、偏头痛。对癌性发热及其他不易控制的发热常能见效。

【不良反应】 大多数反应与剂量过大有关。30%～50%患者用治疗量吲哚美辛后发生不良反应；约 20% 患者必须停药。

1. 胃肠反应 食欲减退、恶心、腹痛、上消化道溃疡；偶可穿孔、出血、腹泻(有时因溃疡引起)；还可引起急性胰腺炎。

2. 中枢神经系统　25%～50%患者有前额头痛、眩晕，偶有精神失常。

3. 造血系统　可引起粒细胞减少、血小板减少、再生障碍性贫血等。

4. 过敏反应　常见为皮疹，严重者可诱发哮喘，“阿司匹林哮喘”者禁用。

5. 肝肾损害　有肝肾功能损害的病例报道，长期用药注意检查肝肾功能和血象。

（四）芳基丙酸类

布洛芬

布洛芬（ibuprofen），又名异丁苯丙酸，异丁洛芬，是第一个应用到临床的丙酸类的NSAIDs，适用于风湿性类风湿性关节炎，骨关节炎、神经痛，月经痛和痛风等，亦可作解热用。口服吸收良好，血浆白蛋白结合率几乎 100%，在肝脏代谢，肾脏排泄。血浆中 $t_{1/2}$，久用仍应注意胃肠溃疡和出血，偶见肝肾损害、水钠潴留、造血抑制和过敏反应。可和其他解热镇痛药有交叉过敏，故凡有过敏哮喘性患者禁用。孕妇在妊娠后期应用可能导致孕期延长，产程延长甚至难产，禁用。

（五）芳基乙酸类

双氯芬酸

双氯芬酸（diclofenac）为环氧酶抑制药，是邻氨基苯乙酸（灭酸）类衍生物。口服易吸收，有首过消除，其口服生物利用度约 50%，血浆蛋白结合率 99%。可在关节滑液中积聚，经肝代谢，$t_{1/2}$ 为 1～2h，常用于各种关节炎、手术后疼痛及痛经等治疗，不良反应除与阿司匹林相同外，偶见肝功能异常，白细胞减少。

（六）烯醇酸类

吡罗昔康（piroxicam）和美洛昔康（me1oxicam）均为烯醇酸类衍生物，为 COX-2 的低选择性抑制药。尼美舒利则相反。吡罗昔康口服吸收完全，2～4h 后血药浓度达峰值，效力与吲哚美辛相似，对风湿性及类风湿性关节炎的疗效与阿司匹林、吲哚美辛和素普生相当，适用于强直性脊柱炎及急性痛风等。不良反应较少，患者耐受性良好。主要优点是血浆 $t_{1/2}$ 为 50h，用药剂量小。

（七）吡唑酮类

保泰松（phenylbutazone）具有很强的抗炎抗风湿作用，而解热作用较弱。口服保泰松吸收完全迅速，2h 达峰值，蛋白结合率达 90%，血浆 $t_{1/2}$ 为 50～65h，主要经肝脏代谢，肾脏排泄。代谢物血浆结合率高，血浆 $t_{1/2}$ 长达几天，故长期服用保泰松时，可在体内蓄积，产生毒性。临床主要用于风湿性及类风湿性关节炎，已少用。

（八）烷酮类

素丁美酮（nabumetone）是一个非酸性的 2，6 位双取代素基链的可溶性酯质酮，是一 种前体药物。吸收后被迅速代谢成的主要活性物质 6-甲氧基-2-素基乙酸（6-methoxy-2-naphthylacetic acid，6-MNA）为强效的坏氧酶抑制药，它的血浆蛋白结合率大于 99%，在肝脏代谢，肾脏排泄。临床用于治疗类风湿性关节炎取得较好的疗效，不良反应较轻。

二、选择性 COX-2 抑制药

鉴于解热、镇痛和抗炎药物治疗作用的主要机制与抑制 COX-2 有关，而抑制 COX-1 又常涉及临床常见的不良反应，如胃肠道反应，肾功能损害，消化道出血等。为此，近年来选择性的 COX-2 抑制药相继出现。

塞来昔布

塞来昔布(celecoxib)抑制 COX-2 的作用较 COX-1 高 375 倍，为选择性的 COX-2 抑制药。在治疗剂量时可抑制 PGI_2 合成。具有抗炎、镇痛和解热作用。用于风湿性、类风湿性关节炎和骨关节炎的治疗，也可用于于术后镇痛、牙痛、痛经。胃肠道不良反应、出血和溃疡发生率均较其他非选择性 NSAIDs 低。但仍有水肿、多尿和肾损害，对有血栓形成倾向的病人需慎用，磺胺类过敏的患者禁用。

（黄　凌）

第十六章　心血管系统药物

第一节　抗心律失常药物

心律失常(arthythmia)是由于起源异常和节律异常引起的心脏疾病，临床上可分为快速型心律失常和缓慢型心律失常。

一、心律失常发生的原因

(一)折返激动

当心脏两点之间存在不止一条传导通路时，冲动可以沿一条传导通路传出，并沿另一条传导通路折回，而再次兴奋原来已经被兴奋的细胞，这会影响心脏整体的协调统一，是形成心律失常的基础(图 16-1)。

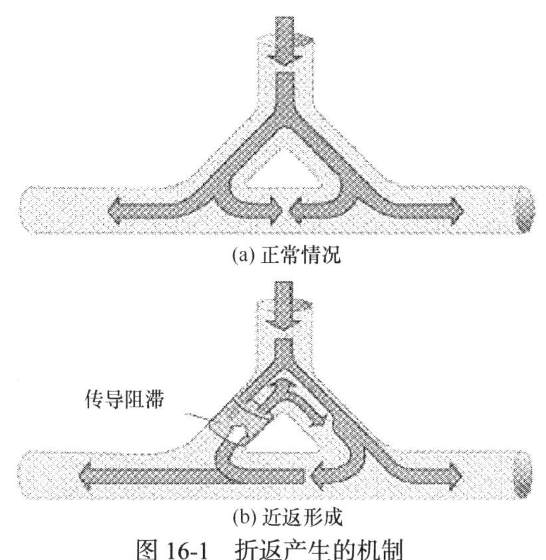

(a) 正常情况

(b) 近返形成

图 16-1　折返产生的机制

(二)自律性增加

当自律细胞的自律性增加时，可以诱发心律失常。如在交感神经活性增加、低血钾、机械牵拉等条件下，可以出现自律性增加，并诱发心律失常。非自律性细胞，在缺血缺氧的情况下，也可以出现自律性，表现为起源异常的心律失常。

(三)后除极(图 16-2)

1. 早后除极　早后除极常发生在动作电位的 2、3 相，是一种发生在完全复极之前的后除极，APD 延长时易于发生。早后除极多由钙离子内流增加所致。

2. 迟后除极　多发生于 4 相，是由于细胞内钙离子过多，诱发 Ca^{2+}-Na^{+}交换，使钠离子内流增多所致。在心肌细胞尚未完全恢复到静息期时，如果提前出现除极，就称为后除极

(afterdepo-larization)。如果后除极扩布就会引起异常节律，发生心律失常。后除极引发的异常冲动的发放，称为触发活动。

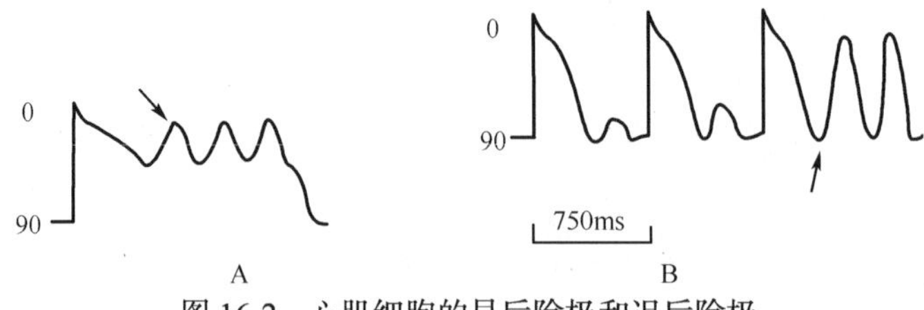

图 16-2 心肌细胞的早后除极和迟后除极

二、抗心律失常药作用机制和分类

(一)抗心律失常药作用机制

根据心律失常发生的原因，抗心律失常药可分别作用于诱发心律失常发生的各个环节而产生抗心律失常的作用。

1. 降低自律性 抗心律失常药可以通过抑制房室结、普肯耶纤维的自律性，降低异位节律，恢复窦性心律而产生抗心律失常的作用。

2. 减少后除极和触发活动 后除极和触发活性主要是由于钙离子内流，或者细胞内钠离子浓度增加，诱发钠钙交换所致，因此，钠通道阻滞药和钙通道阻、滞药可以有效地减少后除极和触发活动。

3. 消除折返 当体内存在解剖性折返通路或者功能性的折返时，可以改变传导性，钙通道阻滞药和 β-受体阻断药都可以降低房室结的传导性，使折返消除在房室结，有利于消除房室结折返所致的室上性心动过速。

(二)抗心律失常药分类

目前的抗心律失常药可以分为四大类：钠通道阻滞药、β-受体阻断药、延长动作电位时程的药物、钙通道阻滞药。

1. Ⅰ类钠通道阻滞药

(1) Ia 类，适度阻滞钠通道的药物，主要包括奎尼丁、普鲁卡因胺等。

(2) Ib 类，轻度阻滞钠通道的药物，主要包括利多卡因、苯妥英，钠等。

(3) Ic 类，重度阻滞钠通道的药物，主要包括普罗帕酮、氟卡尼等。

2. Ⅱ类 β-受体阻断药 β-受体阻断药可以阻断心肌细胞上的 β-受体，抑制交感神经兴奋所致的心律失常，临床常用药物有普萘洛尔等。

3. Ⅲ类延长动作电位时程的药物 抑制钾通道，抑制复极过程，延长 APD 和 ERP，临床常用的药物有胺碘西同等。

4. Ⅳ类钙通道阻滞药 抑制钙离子内流，抑制窦房结和房室结的自律性，减少后除极引起的触发活动，临床常用的药物有维拉帕米和地尔硫䓬。

三、临床常用的抗心律失常药

(一)I 类 钠通道阻滞药

1.Ia 类

奎尼丁(quinidine)

【体内过程】 奎尼丁口服易吸收，口服后 1～2h 血药浓度即达高峰，生物利用度约为 70%～

80%，血浆蛋白结合率约 80%，组织中的药物浓度较血药浓度高，约是血药浓度的 10～20 倍，在心肌组织的浓度最高。$t_{1/2}$ 为 5～7h 主要在肝脏代谢，其羟化的代谢产物仍有药理活性，20%以原形从尿液中排出。

【临床应用】 对大多数的心律失常都有作用，临床主要用于心房纤颤、心房扑动、室上性及室性心动过速。奎尼丁可以治疗强心苷不能控制的扑动，可以用于电复律早期控制心室律和窦性节律，也可以用于心房纤颤的预防。

【不良反应】

(1)胃肠道反应：恶心、呕吐、腹泻、腹痛等。

(2)金鸡纳反应：奎尼丁是从金鸡纳树皮中提出获得的一种生物碱，可以引起金鸡纳反应，临床主要表现为恶心、呕吐、腹痛、腹泻、头昏、耳鸣、视力模糊等胃肠道反应加中枢神经系统症状。此反应与剂量大小有关。

(3)心血管系统反应：奎尼丁心脏毒性反应较重，可以出现室内传导阻滞和房室传导阻滞。当心电图出现 QRS 波增宽，QT 间期延长时，应及时停药或者减量。奎尼丁还可以导致奎尼丁晕厥，此与剂量无关，发生率较低，但后果严重，临床表现为意识丧失，惊厥，阵发性心动过速，甚至室速，应及时抢救。阻断 α 受体可以引起血压下降，抗胆碱作用可以导致窦性心律增加，房室传导加快。

【药物相互作用】 奎尼丁与地高辛合用，可以增加地高辛的血药浓度，应注意减小地高辛的剂量。与血浆蛋白结合率较高的药物，如华法林、双香豆素等合用，可使它们的游离血浆药物浓度增加，增强这些药物的作用，联合应用时，应注意减量。与肝药酶诱导剂合用，可以加快奎尼丁的代谢。

普鲁卡因胺(procainamide)

【体内过程】 口服吸收快而完全，起效快，达峰时间约为 1h，$t_{1/2}$ 为 3～6h，生物利用度为 80%，在肝脏代谢为 *N*-乙酰普鲁卡因胺，后者亦具有抗心律失常的作用，但其药物活性与普鲁卡因胺不同，它不具有钠通道阻滞药的特征，但具有钾通道阻滞药的特征。其原形及代谢产物均由肾脏排泄。

【临床应用】 同奎尼丁，临床主要作为静脉用药，用于抢救急症病例，但不作为急性心肌梗死所致心律失常的首选药。

【不良反应】 胃肠道反应如恶心、呕吐等。静脉给药过快可以引起低血压。剂量过大时可抑制心脏。过敏反应较常见，可表现为皮疹、药热、白细胞减少等。少数患者还可出现红斑狼疮，多见于慢代谢性的患者。

2. Ib 类

利多卡因(lidocaine)

【体内过程】 口服吸收好，但首关消除明显，可达 70%，临床多静脉注射给药。血浆蛋白结合率为 70%，$t_{1/2}$ 为 2h，在肝脏代谢，10%的药物以原形经肾脏排出。

【临床应用】 室性心律失常，特别适用于急性心肌梗死或强心苷中毒所导致的室性心动过速或室颤，为首选药。对心脏手术或心导管术引起的室性心律失常也有效。

【不良反应】 肝功能不良的患者，清除本品的能力下降，$t_{1/2}$ 明显延长，在应用时应适当减少剂量。大剂量可以出现心律减慢、房室传导阻滞、血压下降等心脏反应，静脉给药过快还可以引起头昏、嗜睡、激动不安、感觉异常等。

苯妥英钠(phenytoin sodium)

与利多卡因相似，轻度抑制钠通道，降低普肯耶细胞的 4 相自动除极速率，降低其自律性。苯妥英钠能与地高辛竞争 Na^+-K^+-ATP 酶，抑制地高辛中毒导致的室性心律失常，抑制迟后除极及其所诱发的触发活动。低浓度还能够加快传导。临床主要用于地高辛中毒导致的室性及房性心律失常，其中以对室性心律失常的效果最为显著，也可以用于心肌梗死、电复律、心脏手术、心导管术等引起的室性心律失常。

3.Ic 类

普罗帕酮（propafenone）

【体内过程】 口服吸收好，服药早期首关消除明显，生物利用度低，但连续用药后，肝脏达到饱和，生物利用度可增加。口服后半小时起效，2～3h 达到高峰，作用时间 6～8h。$t_{1/2}$ 为 5～8h。在肝脏代谢后，由肾脏排泄。

【临床应用】 适用于室性及室上性期前收缩，室性及室上性心动过速，以及伴心动过速和心房颤动的预激综合征。

【不良反应】 不良反应较轻，常见胃肠道反应如味觉改变和便秘等。心血管系统可见低血压、房室传导阻滞。偶见粒细胞减少，红斑狼疮综合征。心电图 QRS 波增宽超过 20%或 RT 间期明显延长应减量或停药。不宜与其他抗心律失常药合用，以免加重心脏抑制。

（二）β-受体阻断药

主要通过阻断 β-受体发挥作用，降低交感神经活性，降低自律性，减慢传导，消除异位节律。

普萘洛尔（propranolol）

【体内过程】 口服吸收完全，但首关消除明显，生物利用度低，为 30%～40%，在体内的个体差异大，需要从小剂量开始给药，个体化用药。血浆蛋白结合率达 93 %，$t_{1/2}$ 为 3～4h，肝功能不全患者 $t_{1/2}$ 明显延长。在肝脏代谢后由肾脏排出。

【临床应用】 适用于室上性心动过速，尤其是交感神经兴奋、甲状腺功能亢进及嗜铬细胞瘤等引起的窦性心动过速。对于心肌梗死的患者，可以缩小梗死的范围，减少心律失常的发生率。对运动或情绪激动引起的室性心律失常有效。可以和强心苷合用或者单独应用于治疗心房纤颤、心房扑动及阵发性室上性心动过速。

【不良反应】 本药突然停药有反跳现象。低血压、高血脂及高血糖患者慎用，窦性心动过缓、严重的左心功能不全、传导阻滞、支气管哮喘及外周血管痉挛性疾病等禁用。

（三）延长动作电位时程的药

胺碘酮（amiodarone）

【体内过程】 口服吸收缓慢，血药浓度达峰时间为 6～8h，生物利用度约为 40%，血浆蛋白结合率高达 95%，静脉注射 10min 内起效，迅速分布到各组织器官。$t_{1/2}$ 可长达数周，主要在肝脏代谢。

【临床应用】 胺碘酮为广谱的抗心律失常药，对室上性和室性快速型心律失常均有效，可以将心房扑动、心房颤动和室上性心动过速转复为窦性心律。

【不良反应】 常见的有心血管反应，如窦性心动过缓、房室传导阻滞和 Q-T 间期延长，偶见尖端扭转型心动过速。静脉注射剂量过大或速度过快时，可以出现血压下降，甚至心力衰竭。房室传导阻滞和 Q-T 间期延长综合征的患者忌用。长期应用可见角膜褐色微粒沉着，对视力无影响，停药后可消失。少量患者可出现甲状腺功能亢进或减退、肝坏死。偶见间质性肺炎和肺纤维化。

（四）IV 类 钙通道阻滞药

维拉帕米（verapamil）

【体内过程】 口服吸收快而完全，口服 2～3h 可以达到峰浓度，首关消除明显，生物利用度仅为 10%～30%。在肝脏代谢，其代谢产物去甲维拉帕米仍有活性，$t_{1/2}$ 为 3～7h。

【临床应用】 用于治疗室上性和房室结折返引起的心律失常效果好，是治疗阵发性室上性心动过速的首选药，静脉注射后可快速恢复窦性心律。对心肌梗死、心肌缺血及洋地黄中毒引起的室性早搏亦有效。

【不良反应】 口服较安全，可引起面红、头晕、头痛等，长期服用可出现便秘和跟部水肿，静脉注射可出现血压过低、心动过缓等，并可加重心功能不全的症状。病态窦房结综合征、重度低血压、严重心功能不全和重度房室传导阻滞的患者禁用，老年患者应慎用。

(五)V 类 其他

腺苷(adenosine)

腺苷为内源性的嘌呤核苷酸，其可通过作用于 G 蛋白偶联的腺苷受体，激活心脏的乙酰胆碱敏感的钾通道，缩短 APD，延长 ERP。临床多静脉注射，起效快，$t_{1/2}$约 10s。在体内被大多数阻滞细胞摄取后被腺：首二脱氨酶灭活。临床多用于终止室上性心律失常。静脉注射速度过快可以致短暂心脏停搏。治疗剂量可出现胸闷、呼吸困难等不良反应。

第二节 抗心力衰竭药

心力衰竭(congestive heart failure，CHF)又称慢性心功能不全，是由于多种疾病导致心功能不全的一种慢性综合征。CHF 是指在充分静脉回流的情况下，心脏泵血量绝对或相对不足，不能满足全身组织器官代谢需求的一种病理状态。临床上以组织灌流不足及体循环和(或)肺循环淤血为主要特征。

一、正性肌力药

(一)强心苷类

强心苷类药物选择性地作用于心脏，具有增强心肌收缩性和影响心肌电生理的作用，临床上主要用于治疗 CHF 和某些心律失常。常用强心苷类药物有地高辛(digoxin)、洋地黄毒苷(digitoxin)、毛花苷丙(cedilanide)和毒毛花苷 K(strophanthin K)。强心苷类药物大多来源于植物如紫花洋地黄和毛花洋地黄，故又称为洋地黄类药物(digitalis)。

【体内过程】 强心苷的化学结构相似，作用性质相同，但由于其侧链的不同，导致各药具有不同的药代动力学特点。

1. 吸收 各强心苷类药物的口服吸收率差异很大，如洋地黄毒苷的脂溶性高，给药后几乎能全部吸收，地高辛的生物利用度在 20%～80%，具有较大的个体差异，而去乙酰毛花苷丙和毒毛花苷 K 在胃肠道吸收很少，不宜口服给药。

2. 分布 不同强心苷类药物在血液中具有不同的血浆蛋白结合率。强心苷在体内分布广泛，在心、肝、肾和骨骼肌中分布较多，并可透过血脑屏障到达脑组织。地高辛易通过胎盘屏障，胎儿血药浓度几乎与母体相同。

3 代谢 洋地黄毒苷在肝中代谢率较高，肝药酶诱导剂可促进其代谢，合用时应酌情增加洋地黄毒音的用量。地高辛在肝中代谢较少，主要与葡萄糖醛酸结合而失效。

4. 排泄 地高辛约 60%～90%以原形经肾排泄，毛花苷丙和毒毛花苷 K 因极性大，易溶于水，几乎全部以原形经肾排泄，老年人及肾功能不良者血药浓度升高，容易发生中毒。

【临床应用】

1. 心力衰竭 强心苷类药物一直以来都是治疗 CHF 的重要药物，现多用于以收缩功能障碍为主，对利尿药、ACE 抑制药和 β 受体阻断药疗效欠佳的患者。强心苷对不同病因所引起 CHF 的疗效有很大差别：对房颤伴心室率快的心力衰竭患者疗效最佳；对瓣膜病、风湿性心脏病(高度二尖瓣狭窄除外）、冠状动脉粥样硬化性心脏病和高血压性心脏病疗效良好；对继发于甲亢、重症贫血及维生素 B_1 缺乏等疾病的心力衰竭，因心肌能量代谢障碍而疗效较差；对肺源性心脏病、活动性心肌炎、严重心肌损伤，疗效较差，且易发生中毒；对伴有机械性阻.塞的心力衰竭，如缩窄性心包炎、严重二尖瓣狭窄等疗效不佳或无效；对扩张型心肌病、心肌肥厚、舒张性心力衰竭者不应选用强心苷，而应首选 β 受体阻断药、ACE 抑制药。

2. 某些心律失常

(1)心房纤颤：心房纤颤的主要危险在于心房过多的冲动传到心室，使心室率过快，泵血功能受损，引起严重的循环障碍。强心苷具有减慢房室传导的作用，可阻止过多的冲动通过房室结传到心室，从而减慢心室率，改善心室泵血功能，但多数患者并不能终止心房纤颤。

(2)心房扑动：心房扑动的冲动较强而规则，因而更易传入心室，引起难以控制的心室加快。强心苷可缩短心房有效不应期，使心房扑动转化为心房颤动，而在转化为心房颤动后，强心苷则较易控制其心室率，部分患者甚至在转化为房颤后停用强心苷可恢复窦性节律。

(3)阵发性室上性心动过速：强心苷通过增强迷走神经活性，降低心房的兴奋性而终止阵发性室上性心动过速，但强心甘本身所引起的室上性心动过速则禁忌使用。

(二)非强心苷类

1. 儿茶酚胺类 儿茶酚胺类药物可通过激动心脏 β_1 受体，增强心肌收缩力，增加心输出量，缓解心衰症状。但 CHF 时交感神经系统处于激活状态，内源性儿茶酚胺的长期影响使心脏 β_1 受体下调并对儿茶酚胺的敏感性下降，因此儿茶酚胺类正性肌力药仅用于强心甘类药物疗效不住或禁忌者，也适用于伴有心率减慢或传导阻滞的心衰患者。

多巴胺(dopamine)

小剂量多巴胺激动 D_1、D_2 受体，扩张肾、肠系膜及冠状血管。稍大剂量可激动 β 受体，促进去甲肾上腺素的释放，抑制其摄取，可加强心肌收缩性，增加心输出量。大剂量时可激动 β 受体，血管收缩，心脏后负荷增加。多巴胺多用于急性心力衰竭，静脉滴注给药。不良反应主要是室性心律失常和心绞痛，大剂量时还可有恶心、呕吐等反应。

多巴酚丁胺(dobutamine)

主要激动心脏 β_1 受体，对 α 和 β_2 受体的作用轻微。多巴酚丁胺能明显增强心肌收缩力，降低血管阻力，提高衰竭心脏的心脏指数，增加心排血量，适用于中度 CHF 的治疗。

2. 磷酸二酯酶抑制药(phosphodiesterase inhibitor，PDEI) 磷酸二酯确实具有水解细胞内第二信使环磷酸腺苷(cAMP)的功能，PDEI 通过抑制磷酸二酯酶活性而明显提高心肌细胞内 cAMP 的含量，从而增加细胞内的 Ca^{2+}浓度，产生正性肌力作用。

氨力农(amrinone)和米力农(milrinone)

氨力农是一种双吡啶类化合物，其不良反应重，常见恶心、呕吐，心律失常发生率较高，还可导致血小板减少和肝损害。米力农为氨力农的衍生物，对磷酸二酯酶的抑制作用比氨力农强 20 倍，不良反应较氨力农少，对血小板和肝功能影响较小，偶有头痛、失眠、室性心律失常等。

二、减轻心脏负荷药

(一)利尿药

CHF 时体内水、钠潴留导致心脏负荷加重，是加重心衰的重要因素。利尿药能促进钠、水排泄，减少血容量和回心血量，使心脏前负荷降低，并缓解静脉淤血及其所引发的组织水肿。利尿药的排钠作用，还可减少通过 Na^+-Ca^{2+}交换进入细胞内的 Ca^{2+}，使血管收缩程度降低，从而降低心脏后负荷，改善心脏泵血功能，缓解心衰症状。

利尿药是一种广泛应用于各种心力衰竭的药物，在心衰的治疗中有重要地位。但利尿药易引起水、电解质平衡紊乱，尤其是排钾利尿药可引起低钾血症，是 CHF 时诱发心律失常的常见原因，特别是与强心苷合用时更易发生，故使用时应注意补钾或与留钾利尿药合用。利尿药可因减少血容量而导致交感神经系统反射性兴奋，有效循环血量的减少还可能降低心排血量，故大剂量利尿药反而可能会导致心力衰竭的恶化。

（二）血管扩张药

CHF 的发生发展与心脏的负荷增加密切相关，适当降低心脏的前、后负荷有助于改善心功能。血管扩张药通过扩张静脉使回心血量减少，心脏前负荷降低，进而降低肺楔压、左室舒张末压（LVEDP）等，缓解肺部淤血症状；也可通过扩张小动脉使外周阻力降低，心脏后负荷下降，心排血量增加，缓解组织缺血缺氧症状。

1. 硝酸酯类 硝酸酯类药物有硝酸甘油（nitroglycerin）和硝酸异山梨酸（isosorbide dinitrate）等，其主要作用是扩张静脉，使静脉容量增加，回心血量减少，右房压力减轻，从而缓解肺部淤血以及由此引起的呼吸困难。另外还可选择性舒张心外膜冠状血管，在缺血性心肌病时增加冠脉血流可提高心室的收缩和舒张功能，缓解心衰症状。硝酸酯类扩血管机制是由于它们可在平滑肌及血管内皮细胞中产生一氧化氮（NO），NO 有强大的扩血管作用，能激活鸟苷酸环化酶，增加平滑肌细胞内 cGMP 含量，从而激活依赖于 cGMP 的蛋白激酶，促使肌球蛋白轻链去磷酸化而松弛血管平滑肌。

2. 肼屈嗪（hydralazine） 肼屈嗪能扩张小动脉，降低心脏后负荷，增加心输出量，还能明显增加肾血流，对肾功不全的病人可以选用。肼屈嗪的扩血管作用可激活交感神经系统和 RAS，故长期单独应用疗效难以持续。主要用于肾功能不全或对 ACE 抑制药不能耐受的 CHF 患者。

3. 硝普钠（nitroprusside sodium） 硝普钠能扩张小动脉和小静脉，降低心脏前、后负荷。硝普钠具有强效、快速的特点，静脉给药后 2～5min 即可见效，可快速控制危急的 CHF，适用于需迅速降低血压和肺楔压的急性肺水肿、难治性心衰、高血压危象等危重病例。

三、肾素-血管紧张素系统抑制药

RAS 系统在 CHF 的早期被代偿性激活，长期的 RAS 活性升高可加重心脏负担，并导致心肌肥厚、心脏重构。对 RAS 系统具有抑制作用的血管紧张素转化酶（ACE）抑制药和血管紧张素 II 受体（AT_1）阻断药在 CHF 的治疗中具有重要地位。临床研究表明，ACE 抑制药不仅可以缓解心衰症状、提高患者生活质量，而且能够显著降低患者的病死率。

（一）血管紧张素转化酶抑制药

该类药物基本作用相同，均通过抑制 ACE 酶而产生对 CHF 的治疗作用，临床常用药物有卡托普利（captopril）、依那普利（enalapril）、培朵普利（perindopril）、雷米普利（ramiplil）、贝那普利（benazepril）、福辛普利（fosinopril）和西拉普利（cilazapril）等。

【治疗 CHF 的机制】

1. 减轻心脏负担 ACE 抑制药可通过舒张血管降低心脏的前、后负荷。其扩血管作用是通过抑制体循环及局部组织中的血管紧张素 I 向血管紧张素 II 的转化，使血液及局部组织中血管紧张素 II 的含量减少，从而减弱血管紧张素 II 对血管的收缩作用。

2. 降低交感神经系统活性 血管紧张素 II 通过如下机制提高交感神经系统活性：①作用于交感神经突触前膜的 AT_1 受体促进去甲肾上腺素释放；②作用于中枢神经系统的 AT_1 受体，促进中枢交感神经的冲动传速；③促进交感神经节的神经传递功能。

3. 抑制心血管重构　血管紧张素 II 和醛固酮是导致心肌及血管重构的主要因素，它们能促进心肌细胞增生，使胶原纤维含量增加，心肌细胞纤维化。ACE 抑制药在小剂量不影响血压的情况下即可减少血管紧张素 II 和醛固酮的形成，因此具有防止和逆转心血管重构的功能。

【临床应用】　ACE 抑制药和利尿药一起作为治疗心力衰竭的一线药物已广泛用于临床，对舒张性心力衰竭的疗效明显优于传统药物地高辛。用于治疗 CHF 能缓解或消除症状、提高运动耐力、改善生活质量、防止和逆转心肌肥厚及降低病死率，对尚未出现症状的早期心功能不全患者，还能延缓心力衰竭的发生。

（二）血管紧张素Ⅱ受体阻断药

常用的 AT_1 阻断药有氯沙坦（losartan）、缬沙坦（valsartan）及厄贝沙坦（irbesartan）等。该类药物通过阻断血管紧张素Ⅱ与 AT_1 受体结合，拮抗 RAS 系统的活性。用于治疗 CHF 与 ACE 抑制药疗效相似，而不良反应较少，不易引起咳嗽、血管神经水肿，常作为对 ACE 抑制药不能耐受患者的替代品。

（三）醛固酮抑制药

螺内酯（spironolactone）是醛固酮的竞争性拮抗药，其结构与醛固酮相似，可竞争胞浆中的醛固酮受体，阻止醛固酮-受体复合物的核转位，产生拮抗醛固酮的作用。CHF 时由于 RAS 系统的激活，导致醛固酮的浓度明显增高，可高达正常的 20 倍以上。大量醛固酮的存在除了导致体内钠、水潴留外，还有明显的促生长作用，可促进纤维细胞增殖，导致心血管重构，加速心衰恶化。

四、β 受体阻断药

由于 β 受体阻断药可抑制心肌收缩力，故传统观点认为 CHF 的治疗应禁忌使用该药。自 20 世纪 70 年代中期以来，经大量临床试验证明，卡维地洛（carvedilol）、比索洛尔（bisoprolol）和美托洛尔（metoprolol）长期应用可显著改善 CHF 症状，提高患者生活质量，降低病死率，目前已被推荐为治疗 CHF 的常规用药。

【治疗 CHF 的机制】

1. 抗交感神经作用　交感神经系统在 CHF 时长期处于激活状态，高浓度的儿茶酚胺类物质可直接导致心肌细胞的凋亡、坏死。β 受体阻断药通过阻断心脏 β 受体，拮抗过量儿茶酚胺对心脏的毒性作用。β 受体阻断药能减轻由过量儿茶酚胺引起的心肌细胞 Ca^{2+}的大量内流以及由此导致的大量能量消耗及线粒体损伤，避免心肌细胞坏死。

2. 抗心律失常和心肌缺血作用　β 受体阻断药具有明显的抗心律失常作用和抗心肌缺血作用，这些作用均有助于其降低 CHF 的病死率及猝死率，为其治疗 CHF 的重要机制。

【临床应用】　β 受体阻断药主要用于治疗扩张型心肌病，对扩张型心肌病及缺血性 CHF，长期应用可阻止临床症状恶化、改善心功能、降低心律失常及猝死的发生。应用初期可使血压下降、心率减慢、充盈压上升、心输出量下降、心功能恶化，故应用时宜小剂量开始，并与强心苷类药物合用以消除其负性肌力作用。

【注意事项】

（1）正确选择适应证，以扩张型心肌病 CHF 的疗效最好。

（2）使用 β 受体阻断药改善心功能的平均起效时间一般为 3 个月，心功能的改善与治疗时间成正比，故该药用于治疗 CHF 时应坚持长期使用。

（3）如前所述，β 受体阻断药开始使用时因其负性肌力作用而可能使心功能恶化，故应小剂量开始使用并逐渐增加剂量，直至患者能耐受而又不加重病情的剂量。

(4)使用β受体阻断药治疗CHF应与其他抗 CHF药物合用，临床经验表明，应合并应用利尿药、ACE抑制药和地高辛，并以此作为基础治疗措施。若使用β受体阻断药时停用原有的治疗药物，可导致β受体阻断药的治疗失败。

第三节　抗高血压药

血压对维持机体的正常功能具有重要的意义。高血压是指以体循环动脉血压增高为主要表现的临床综合征，临床以收缩压≥140mmHg 和/或舒张压≥90mmHg 作为高血压的诊断标准。高血压可分为两类：原发性高血压和继发性高血压。绝大多数高血压病因不明，称为原发性高血压(primary hypertension)，占高血压患者总数的90%～95%；少数高血压是继发于某些疾病如肾动脉狭窄、嗜铬细胞瘤等的高血压，称为继发性高血压(secondary hypertension)。高血压不仅患病率高，而且可引起严重的心、脑、肾等并发症。

一、抗高血压药物的分类

形成血压的因素主要有：心输出量和外周血管阻力。此外，血压还受交感神经、RAS 等的调节，使血压处于一定的范围内。根据影响血压的作用环节的不同，抗高血压药物可分为以下几类：

1. 利尿药　如氢氯噻嗪等。

2. 交感神经抑制药

(1)中枢性降压药：如可乐定等。

(2)神经节阻断药：如樟磺咪芬等。

(3)去甲肾上腺素能神经末梢阻滞药：如利血平、胍乙啶等。

(4)肾上腺素受体阻断药：如普萘洛尔、阿替洛尔、哌唑嗪等。

3. 肾素-血管紧张素-醛固酮系统抑制药

(1)肾素抑制药：如雷米克林等。

(2)血管紧张素转化酶抑制药(angiotension converting enzyme inhibitors，ACEI)：如卡托普利、依那普利等。

(3)血管紧张素II受体阻断药：如氯沙坦、缬沙坦等。

(4)醛固酮拮抗药：螺内酯等。

4. 钙离子通道阻滞药：如硝苯地平、氨氯地平等。

5. 血管扩张药

(1)直接扩张血管药：如硝普钠、肼屈嗪等。

(2)钾通道开放药：二氮嗪等

(3)其他：乌拉地尔

目前一线的抗高血压主要有利尿药、钙拮抗药、β受体阻断药、ACEI 四大类药物，临床应根据各种降压药的作用特点及其禁忌证选用不同的药物。

二、常用抗高血压药物

(一)利尿药

心输出量和外周血管阻力是形成血压的主要因素，利尿药可以减少细胞外液的量及心输出量，起到降压的作用。早期的降压效果主要通过其利尿作用，降低血容量；长期用药后，由于体内钠离子浓度降低，可使血管平滑肌内的钠-钙交换减少，进而导致血管平滑肌内钙离子浓度降低，使血管平滑肌对缩血管物质的反应性降低。

噻嗪类利尿药是最常用的抗高血压药物，主要用于中度高血压的治疗。单用氧氯噻嗪不能达到良好的降压效果时，应与其他药物合用。长期大量的使用噻嗪类利尿药可以引起电解质紊乱，因此，应多与保钾利尿药或者血管紧张素转化酶抑制剂合用，以减少钾离子的排出。长期大量的使用噻嗪类利尿药还可以导致脂质代谢紊乱、糖耐量降低。高脂血症、糖尿病、痛风、肾功能低下的患者禁用。吲达帕胺不引起血脂改变，不良反应较少，临床多用于伴有高脂血症的患者。

利尿的代表药是呋塞米，其抗高血压作用并不比噻嗪类利尿药强，但由于其作用时间短，起效快，临床多用于高血压危象的治疗。此外，亦可用于伴有慢性肾功能不全的高血压患者。

（二）钙通道阻滞药

钙通道阻滞药通过阻滞钙通道，使心肌细胞和血管平滑肌细胞内的钙离子浓度降低，导致心输出量减少，外周血减少；可使血管扩张，血管平滑肌对缩血管物质的反应性降低，从而发挥其降压作用。

硝苯地平（nifedipine）

【体内过程】 口服或舌下含服 90%以上被吸收，口服 20min 就可以发挥降压作用，舌下含服 5～10min 开始降压，$t_{1/2}$ 为 4～5h，生物利用度在 65%以上，蛋白结合率为 98%，主要经肾排泄。口服后 1～2h 血药浓度可达高峰，作用可持续 6～8h。

【临床应用】 硝苯地平对轻、中、重度高血压都有效，多用于合并有心绞痛、肾脏疾病、糖尿病、哮喘、高脂血症及恶性高血压患者。临床多推荐使用其缓释片剂，可以减轻因快速降压引起的反射性的交感神经活性增加。

【不良反应】 用药后，由于血管扩张和反射性的交感神经兴奋作用，可以导致面部潮红、头痛、心悸、口干、眩晕等，也可出现低血压和跟部水肿。与 β 受体阻断药合用，可以降低其反射性的兴奋交感神经的作用，与利尿药联合应用，可以消除硝苯地平引起的踝部水肿。

严重主动脉瓣狭窄、低血压、肝肾功能不全者禁用。孕妇慎用或禁用。

氨氯地平（amlodipine）

可以选择性的作用于血管，在扩张血管的同时，不影响心脏的传导和收缩力。其降压作用与其扩张全身小动脉，从而降低外周血管阻力的作用有关。氨氯地平的降压作用较硝苯地平平缓，作用时间显著延长。对缺血性心脏病可以降低心脏后负荷和心肌耗氧量，增加冠状动脉的血流量，改善氧的供求失衡，可有效地控制缺血性心脏病的发作。不良反应较轻，发生率低，主要为水肿、潮红、疲劳。

（三）β 受体阻断药

β 受体阻断药被广泛用于高血压的治疗，虽然有脂溶性、内在拟交感活性、对 β_1 受体的选择性等方面的不同，但都能有效的降低血压。β 受体阻断药可通过多种机制发挥其降压作用。

普萘洛尔（propranolol）

【体内过程】 普萘洛尔脂溶性高，口服吸收迅速，但首关消除明显，生物利用度约为 25%，个体差异大。$t_{1/2}$ 约为 4h，降压作用持续时间较长。

【临床应用】 用于各种程度的原发性高血压，特别是对年轻患者、心输出量及肾素活性偏高者疗效较好。对伴有心肌梗死、心绞痛的患者疗效尤佳。

【不良反应】 一般副作用为眩晕、疲倦、嗜睡、胃肠紊乱等。突然停药有反跳现象。严重心动过缓、严重的左心功能不全、传导阻滞、支气管哮喘、外周血管痉挛性疾病者禁用，低血压、高血脂和高血糖患者慎用。

阿替洛尔(atenolol)

选择性的作用于心脏的 β_1 受体，对血管、支气管的 β_2 受体影响较小，较大剂量也可以作用于血管、支气管的 β_2 受体。无内在拟交感活性，无膜稳定作用。降压作用持续时间长，可用于各种程度的高血压的治疗。

拉贝洛尔(labetalol)

为 α、β 受体阻断药，对 β_1、β_2 受体无选择性，具有同等程度的阻滞作用，对突触后膜的 α_1 受体也有阻滞作用，其阻断 β 受体的作用较阻断 α 受体作用强 4～8 倍，对 β_1、β_2 受体的阻断作用小于普萘洛尔。降压作用快，对心率的减慢作用不及普萘洛尔。可以使肾血流量增加。

(四)血管紧张素转化酶抑制药

本类药物是继钙通道阻滞药之后又一具有里程碑意义的心血管药物，不仅能够扩张血管，降低血压，还可以延缓和逆转心室重构，阻止心肌肥厚的进一步发展。临床常用的有卡托普利(captopril)、依那普利(enalapril)、西拉普利(cilazapril)、贝那普利(benazepril)、培哚普利(perindopril)等。

卡托普利(captopril)

【体内过程】 口服易吸收，空腹服用生物利用度为 70%，饭后服用生物利用度降低，约为 30%～40%，血浆蛋白结合率为 30%，$t_{1/2}$ 为 2h，肾病患者的 $t_{1/2}$ 延长，约为 4h。

【临床应用】 适用于各型高血压，是治疗高血压的一线药物。对伴有糖尿病、胰岛素抵抗、左心室肥厚、心力衰竭、急性心肌梗死的高血压患者效果尤佳，可明显的改善生活质量且无耐受性，连续用药达一年以上疗效不会降低，停药不反跳。与利尿药或 β 受体阻断药合用治疗重型或顽固性高血压效果好。

【不良反应】 主要的不良反应如下：

1. 首剂低血压 口服吸收快、生物利用度高的 ACEI 类药物易出现首剂低血压，卡托普利首次服用 5mg，约 3. 3%的患者的平均动脉压降低 30%以上。

2. 咳嗽 无痰干咳是较常见的不良反应，可能与缓激肽降解减少，体内缓激肽、前列腺素、P 物质在肺内蓄积有关，是被迫停药的主要原因。

3. 高血钾 卡托普利可抑制肾素-血管紧张素-醛固酮系统，产生保钾作用，在与保钾利尿药合用时或肾功能下降时更易发生。

4. 低血糖 卡托普利能够增加胰岛素的敏感性，降低血糖，对 1 型、2 型糖尿病均有此作用。

5. 肾功能损伤 血管紧张素Ⅱ通过出球小动脉维持肾灌注压，卡托普利舒张出球小动脉，降低肾灌注压，导致肾滤过率和肾功能降低，停药后可恢复。

6. 其他 皮疹、味觉异常或丧失、眩晕、头痛、血压过低、胃肠道紊乱、血管神经性水肿等。

依那普利(enalapril)

是不含-SH 的长效、高效的 ACEI 类的药物，服用后，在肝脏水解为依那普利拉，后者能够和 ACE 结合，并发挥持久的抑制作用。降压作用较卡托普利强 10 倍，能降低外周阻力，增加肾血流量。降压作用强而持久，临床可用于各种程度的高血压的治疗。

(五)AT_1 受体阻断药

血管紧张素Ⅱ与其受体结合，发挥一系列药理作用。血管紧张素Ⅱ受体分为两型，即 AT_1 受体和 AT_2 受体。血管紧张素Ⅱ受体阻断药主要为 AT_1 受体阻断药。AT_1 受体阻断药可直接阻断血管紧张素Ⅱ与 AT_1 受体的结合，它不仅可拮抗肾素-血管紧张素-醛固酮系统产生的血管紧张素Ⅱ，对非肾素-血管紧张素-醛固酮系统产生的血管紧张素Ⅱ也有拮抗作用。此类药物与血管紧张素转化酶抑制药相似，但不良反应较少，主要用于不能耐受血管紧张素转化酶抑制药的患者，不易引起咳嗽、血管神经性水肿等，这可能与其不影响缓激肽的代谢有关。临床常用的药物有氯沙坦

(losartan)、缬沙坦(valsartan)、厄贝沙坦(irbesartan)等。

氯沙坦(losartan)

【体内过程】 口服易吸收，生物利用度为33%，口服后有14%的氯沙坦在肝脏代谢为5-羧酸代谢物 EXP-3174，后者的半衰期是6～9h。氯沙坦及 EXP-3174 均不能通过血脑屏障。大部分的药物在肝脏被细胞色素 P450 系统代谢，少量的氯沙坦及 EXP-3174 以原形随尿排出。

【临床应用】 用于各型高血压。

【不良反应】 不良反应较少，少数患者可出现眩晕。氯沙坦对脂质代谢和葡萄糖含量无影响，不会引起直立性低血压。

禁用于孕妇、哺乳期妇女及肾动脉狭窄的患者。低血压、严重肾功能不全及肝病患者慎用。避免与补钾药或保钾利尿药合用。

三、抗高血压药物的治疗目标及应用原则

(一)治疗目标

1. 有效降压及终生治疗 有效的降压治疗可以减少高血压并发症的发生率。由于高血压的发病原因未明，不能根治，必须终身用药。要加强健康知识的教育，避免“尽量不用药”和“无效治疗”。

2. 保护靶器官 高血压的靶器官损害包括心肌肥厚、肾小球硬化、小动脉重构等。在高血压的治疗过程中，一定要考虑高血压对靶器官的损伤，保护靶器官。

3. 平稳降压 高血压的靶器官损害主要是由血压不稳定所造成。24h 内血压存在生理性的自发性波动，称为血压波动性。研究发现，血压控制水平相同的患者，血压波动性大的患者其靶器官损害及并发症的发生率增加，给患者带来身体和经济上的损失。因此，要尽量做到平稳降压。目前应尽量控制人为因素导致的血压波动。短效的降压药对血压波动影响较大，对高血压患者，应尽量应用长效制剂，减少血压的波动。

(二)抗高血压药物的应用原则

1. 根据病情选用药物 轻度的高血压其血压升高不多且不稳定，症状不明显，可先采取控制体重、低钠饮食、运动等措施，如果血压不能达到控制目标，可以先选用利尿药氢氯噻嗪，效果不好时可改用或加用普萘洛尔。中度高血压可以在应用利尿药的基础上，加用可乐定、哌唑嗪等，也可用卡托普利或硝苯地平。重度高血压，可以在上述治疗的基础上加用或改用胍乙啶、米诺地尔等。高血压危象时可选用硝普钠、二氮嗪，但降压速度不能过快。

2. 联合用药 单一的抗高血压药物不能有效的控制血压时，如果增加剂量，不但不能增加降压效果，反而使不良反应增加。此时一般多采用联合用药，但应注意各药的作用特点，不宜将同类药物合用。若同类药物合用，不能增加降压作用，反而会增加不良反应的发生率。尽量选用降压机制不同，不良反应不叠加或者能够相互抵消的药物。

3. 根据并发症选择药物 高血压患者多伴有肥胖、高脂血症、糖尿病等并发症，应根据并发症选用药物，如合并心力衰竭者可选用利尿药、卡托普利、硝苯地平、哌唑嗪等，不宜用β受体阻断药和胍乙啶；合并心绞痛者宜用硝苯地平、β受体阻断药；合并肾功能不全者宜用卡托普利、硝苯地平、α-甲基多巴、肼屈嗪等；合并消化腺溃疡者可选用可乐定，不宜用利血平；伴有窦性心动过速者宜用普萘洛尔，合并精神抑郁者不宜用利血平和α-甲基多巴；合并支气管哮喘不宜用β受体阻断药；合并糖尿病或痛风者不宜用噻嗪类利尿药。

4. 剂量个体化 不同患者或同一患者在不同病程阶段对药物的反应性不同，所需剂量不同，应根据“最好疗效、最小不良反应”的原则，为每一位患者选用合适的药物和剂量。

第四节　利尿药和脱水药

利尿药(Diuretics)为作用于肾脏，增加电解质和水的排出的一类药物，临床上主要用于治疗各种原因如心、肝、肾等疾病引起机体不同程度的水滞留而致的组织间隙内液体的异常积聚即水肿；也可用于某些非水肿性疾病，如高血压、肾结石、高血钙症等的治疗。

按利尿药的效能和作用部位又分为三类：

1. 高效能利尿药(high efficacy diuretics)　该类药主要作用于肾脏髓袢升支粗段髓质部和皮质部，利尿作用强大。

2. 中效能利尿药(moderate efficacy diuretics)　主要作用于远曲小管近端，利尿效能中等。

3. 低效能利尿药(low efficacy diuretics)　主要作用于远曲小管和集合管以及近曲小管，利尿作用弱于上述两类。

一、常用利尿药

(一)高效能利尿药

由于该类药物作用的肾脏部位是在直接抑制髓袢升支厚壁段皮质部和髓质部 Na^+-K^+-$2Cl^-$同向协同转运体，选择性地抑制 NaCl 的重吸收发挥利尿作用，故又称其为袢利尿药(loop diuretics)，又因可使髓袢升支皮质部对 Na^+、Cl^-再吸收明显减少和影响髓袢升支尿液浓缩过程，产生强大利尿作用，故又称为高效利尿药(high efficacy diuretics)。

【临床应用】

1. 主要用于急性肺水肿和脑水肿　静脉注射呋塞米能迅速扩张容量血管，使回心血量减少，在利尿作用发生之前即可降低左室舒张末期压力而消除左心衰竭所致的急性肺水肿，是急性肺水肿的迅速有效的治疗手段之一。同时由于高效的利尿作用，使血液浓缩，血浆渗透压增高，也有利于消除脑组织水肿，对脑水肿合并心衰者尤为适用。

2. 其他利尿药无效的严重水肿　可治疗心、肝、肾性水肿等各类水肿。如肾病综合征。

3. 急慢性肾功衰竭患者的首选治疗药　可增加尿量和 K^+的排出，冲洗肾小管，减少肾小管的萎缩和坏死，但不延缓肾衰的进程。大剂量呋塞米可以治疗慢性肾衰，增加尿量。

4. 高钙血症　通过抑制 Ca^{2+}的重吸收，降低血钙。通过联合应用袢利尿药和静脉输入生理盐水而大大增加 Ca^{2+}的排泄。

5. 加速某些毒物的排泄　应用本类药物，结合输液，可使尿量增加。主要用于某些经肾排泄的药物中毒的抢救，如长效巴比妥类、水杨酸类等。

6. 慢性充血性心力衰竭和高血压的治疗　常与其他治疗药物伍用，并非首选治疗药。

7. 肝硬化腹水的治疗

【不良反应】

1. 水与电解质紊乱　常为过度利尿所引起的常见的不良反应，表现为低血容量、低血钠、低血钾、低氯性碱血症，长期应用还可引起低血镁，以低血钾最为常见，反应严重，当血钾低于3. 0mol/L 时，应及时补充氯化钾和加用保钾利尿药；低氯性碱血症是由于该类药增加盐和水的排泄，因而加强集合管 K^+和 H^+的分泌所致。

2. 耳毒性　表现为耳鸣、听力减退或暂时性耳聋，呈剂量依赖性。耳毒性的发生机制可能与药物引起内耳淋巴液电解质成分改变有关。肾功能不全或同时使用其他耳毒性药物，如并用氨基糖苷类抗生素时较易发生耳毒性。

3. 高尿酸血症　可能造成高尿酸血症，并诱发痛风。这与利尿后血容量降低，细胞外液容积减少，导致尿酸经近曲小管的重吸收增加有关。另外，本类药和尿酸竞争有机酸分泌途径也是原因之一。

4. 其他 可有恶心、呕吐，大剂量时尚可出现胃肠出血。少数病人可发生白细胞、血小板减少。亦可发生表现为皮疹、嗜酸细胞增多、偶有间质性肾炎等过敏反应。

(二)中效能利尿药

A. 噻嗪类利尿药 噻嗪类(thiazides)是一类具有杂环苯并噻二嗪和磺胺酰基组成的共同基本结构，口服作用相似，仅作用强度和作用持续时间长短不同的利尿药。包括氯噻嗪(ch1orothiazide)、氢氯噻嗪(hydrochlorothiazide)、氢氟噻嗪(hydroflumethiazide)等。

【临床应用】

1. 水肿 本类药物对轻、中度心源性和肾源性水肿疗效较好，也可用于各种原因如充血性心力衰竭、肝硬化、肾脏疾病等引起的水肿。但肾病患者利尿作用差，甚至无利尿作用。

2. 降压 是高血压病治疗的基础药，常与其他利尿药或降压药合用。

3. 尿崩症 对轻型尿崩症有一定疗效，主要用于肾性尿崩症和抗利尿激素无效的中枢性尿崩症的治疗。

4. 其他 用于高尿钙患者，还可防治高尿钙引起的钙盐成分组成的肾结石。

【不良反应】

1. 电解质紊乱 表现为低血钾、低血钠、低氯性碱血症等，加用保钾利尿药可防治。

2. 高尿酸血症 由该类药物降低细胞外液容量，增加近曲小管对尿酸的再吸收而致，可诱发痛风症。

3. 高血糖、高血脂血症 机制可能与噻嗪类抑制胰岛素分泌和糖原分解加强致使血糖升高有关，停药可自行恢复；本类药还可增加 LDL 及血清胆固醇的含量。

4. 过敏反应 如光敏性皮炎、血小板减少及坏死性脉管炎等。

【药物相互作用】 考来烯胺可减少氢氯噻嗪口服吸收，吲哚美辛可减弱其利尿作用；皮质激素、两性霉素加重氢氯噻嗪所致的低血钾；奎尼丁与噻嗪类合用可引起扭转型室性心动过速。

B. 噻嗪样作用利尿药 氯噻酮(ch1orthalidone)、希帕胺(xipamide)等，它们虽无噻嗪环但有磺胺基结构，但利尿作用机制与噻嗪类相似，故称为噻嗪样作用利尿药(表 27-1)。

(三)低效能利尿药

螺内酯

螺内酯(spironolactone)又称安体舒通(antisterone)，是人工合成的錯体化合物，其化学结构与醛固酮相似。

【临床应用】 螺内酯利尿作用弱，仅在体内有醛固酮存在时才发挥作用。

1. 治疗顽固性水肿 对肝硬化和肾病综合征水肿患者较为有效。

2. 充血性心力衰竭 用于心衰的治疗已经不仅仅限于通过排 Na^+、利尿消除水肿，而是通过多方面的作用改善病人的状况。

乙酰唑胺

乙酰唑胺(acetazolamide)又称醋唑磺胺(diamox)，化学结构中有磺胺基，是其活性必需基团。是碳酸酐酶抑制药的原形药。在应用磺胺抗菌时，发现它能造成利尿和高氯性酸中毒，进而开发出乙酰唑胺。

【临床应用】 很少作为利尿药使用。但它们仍有几种特殊的用途：

1. 治疗青光眼 减少房水的生成，降低眼内压，对多种类型的青光眼有效。

2. 急性高山病 本药可减少急性高山病时脑脊液的生成和降低脑脊液及脑组织的 pH，减轻症状，改善机体功能。在攀登前 24h 服用可起到预防作用。

3. 碱化尿液 从而促进尿酸、胱氨酸和弱酸性物质(如阿司匹林)的排泄。但只在使用初期有效，长时间服用乙酰唑胺要注意补充给予碳酸氢盐。

4. 纠正代谢性碱中毒 当心衰的病人在使用过多利尿剂造成代谢性碱中毒时可使用，因为补盐可能会增加心脏充盈压。同时，由于其微弱的利尿作用也对心衰有益。还可用于迅速纠正呼吸性酸中毒继发的代谢性碱中毒。

5. 其他 可用于伴有低血脂症的周期性瘫痪和癫痫的辅助治疗，也可用于严重高磷酸盐血症，以增加磷酸盐的尿排泄。

二、脱 水 药

脱水药(dehydrant agents)是一类在体内不被代谢或代谢较慢的小分子化合物，但大量静脉注射给药后可提高血渗透压，产生组织脱水而称之，而且它们易由肾小球滤过而不被肾小管再吸收，因而也增加了肾小管液的渗透压，减少水、Na 的再吸收，增加尿量，亦称为渗透性利尿药(osmotic diuretics)。包括甘露醇、山梨醇、高渗葡萄糖、尿素等。

甘露醇(mannitol)是已六醇结构为多醇糖，等渗浓度为 5.0%，临床主要用 20%的高渗溶液静脉注射或静脉点滴。

【药理作用和临床应用】

1. 脱水作用 口服用药则造成腹泻，可用于从胃肠道消除毒性物质。静脉注射后，该药能迅速提高血浆渗透压，不易从毛细血管渗入组织，使组织间液向血浆转移而产生组织脱水作用，可降低颅内压和眼内压。是治疗脑水肿、降低颅内压安全而有效的首选药物。也可用于青光眼急性发作和病人术前应用以降低眼内压。

2. 利尿作用 静注后，血浆渗透压升高，血容量增加，血液黏滞度降低，并通过稀释血液而增加循环血容量及肾小球滤过率。该药在肾小球滤过后不易被重吸收，使水在近曲小管和髓袢升支的重吸收减少。以上作用导致肾排水增加。抑制髓袢升支对 Na^+的重吸收，可以降低髓质高渗区的渗透压，进而抑制集合管水的重吸收。

3. 其他作用 可用于预防和治疗各种原因引起的急性肾小管坏死。

【不良反应】 少见，静滴速度过快可引起头痛、眩晕、视力模糊、心悸等。大剂量快速静滴，还发生由肾小管渗透压过高，肾小管上皮细胞损伤所致的渗透性肾病(甘露醇肾病)，严重者可发展成急性肾功衰竭，多见于老年人和低钠、脱水患者。尚可发生寒战、发热、皮疹和呼吸困难。慢性心功能不全、活动性颅内出血者禁用。

山梨醇(sorbitol)是甘露醇的同分异构体，作用与临床应用同甘露醇，进入人体内大部分在肝内转化为果糖，故作用较弱。一般可制成 25%的高渗液使用。静滴后血液渗透压升高，使脑组织脱水，颅内压下降；静滴后 30min 出现作用，持续 6h；不良反应有恶心、呕吐、头痛、视力模糊、眩晕等。

50%的高渗葡萄糖(hypertonic glucose)也有脱水及渗透性利尿作用，但因其可部分药物从血管弥散进入组织中，且易被代谢，故作用弱而不持久。停药后，可出现频繁颅内压回升而引起反跳，临床上主要用于脑水肿和急性肺水肿，一般与甘露醇合用。

(黄 凌)

第十七章　呼吸系统药物

呼吸系统疾病为常见病和多发病。其主要临床症状为喘、咳、痰，多为感染或变态反应等多种原因所致。平喘药(antiasthmatic drugs)、镇咳药(antitussives)、祛痰药(expecto-rants)能消除或缓解相应症状，减轻患者痛苦及有效预防并发症的发生。

第一节　平　喘　药

平喘药是能缓解或消除哮喘及其他呼吸系统疾病所致喘息症状的药物。常用药分为支气管扩张药、抗炎平喘药和抗过敏平喘药三类。

一、支气管扩张药

支气管扩张药可直接松弛气道平滑肌、缓解哮喘症状。此类药物种类繁多，主要包括 β 肾上腺素受体激动药、茶碱类、抗胆碱药。

二、抗炎平喘药

本类药物作用广泛，长期应用副作用多，故只在重症哮喘或哮喘持续状态经其他药物治疗无效时使用，属于重要的抢救药物。

三、抗过敏平端药

抗过敏平喘药通过抑制过敏介质释放和炎性介质作用而用于预防和治疗哮喘发作。本类药物包括肥大细胞膜稳定剂如色甘酸钠； H_1受体阻断剂如酮替芬；白三烯阻断药半胱氨酰白三烯等。

第二节　镇　咳　药

咳嗽是机体的一种反射性保护机制，可促进异物和痰液的排出，故轻度咳嗽不必应用镇咳药，但剧烈和频繁的咳嗽不仅给病人带来痛苦，而且影响休息、工作，甚至使疾病发展，引起并发症，故在对因治疗的同时应适当使用镇咳药，以缓解症状。

第三节　祛　痰　药

祛痰药是一类能使呼吸道分泌物增加，稀释痰液或降低其黏稠度，使痰容易咳出的药物。根据作用机制分为刺激性祛痰药和黏痰溶解药。

氯化铵(ammonium chloride)

氯化铵为刺激性祛痰药，口服后刺激胃黏膜引起恶心，反射性增加支气管腺体分泌，使痰液变稀，易于咳出。本药常与其他药物配成复方制剂应用于痰多不宜咳出的患者。亦用于酸化尿液和纠正代谢性碱中毒。服用后可有恶心、呕吐，过量或长期服用可造成酸中毒和低血钾。

（黄　凌）

第十八章　消化系统药物

消化系统药物包括助消化药、抗消化性溃疡药、止吐药与胃肠动力药等。

第一节　助 消 化 药

助消化药(digestants)多为消化液中的成分或是促进消化液分泌的药物，主要用于消化道分泌功能减弱或消化不良等，促进食物的消化。有些药物能阻止肠道的过度发酵，也用于消化不良的治疗。

稀盐酸(dilute hydrochloric acid)

稀盐酸主要增加胃液酸度，提高胃蛋白酶活性，用于慢性萎缩性胃炎等胃酸缺乏性疾病，与胃蛋白酶合用效果较好。常有腹胀、嗳气等不良反应。

胃蛋白酶(pepsin)

胃蛋白酶主要作用是分解蛋白质，亦能水解多肽。常与稀盐酸合用治疗胃蛋白酶缺乏症及消化功能减退。遇碱破坏失效，故不能与碱性药物配伍。

第二节　治疗消化性溃疡药

消化性溃疡属于消化系统疾病，是一种全球性的常见病、多发病，患病率约为 10%。此病可发生在能与胃酸接触的任何部位，但以胃和十二指肠最为常见。

一、抗　酸　药

碳酸氢钠(sodium bicarbonate)俗称小苏打，作用强、快而短暂。中和胃酸时产生 CO_2 气体，可引起嗳气、腹胀、继发性胃酸分泌增加。口服后可被肠道吸收，导致碱血症和碱化尿液。

碳酸氢钙(calcium carbonate)抗酸作用较强、快而持久。可产生 CO_2 气体，进入小肠的 Ca^{2+} 可促进胃泌素的分泌，引起反跳性胃酸分泌增加。

二、抑制胃酸分泌药

(一)H_2 受体阻断药

本类药物主要用于消化性溃疡的治疗，用药 4～6 周后能明显促进溃疡愈合。对十二指肠溃疡疗效优于胃溃疡。但停药后易复发，为避免复发，可用小剂量药物维持治疗。此外，亦可用于无并发症的胃食管反流的治疗和预防应激性溃疡的发生。

(二)胃壁细胞 H^+-K^+-ATP 抑制药(质子泵抑制药，proton pump inhibitors，PPI)

奥美拉唑(omeprazole)

奥美拉唑是第一个问世的质子泵抑制药。本品单次口服生物利用度为 35%，反复用药生物利用度可达 60%，因此连续服用的效果优于单次服用。由于抑酸作用强大，胃内 pH 升高，反馈性地使胃黏膜中的 G 细胞分泌胃泌素，从而使血中胃泌素水平升高。但本品对组胺、五肽胃泌素等刺激引起的胃酸分泌也有明显抑制作用，因此总体并不影响其抑制胃酸分泌作用。

兰索拉唑(lansoprazole)

兰索拉唑为第二代质子泵抑制药。口服生物利用度约 85%，对胃酸不稳定。其抑制胃酸分泌作用和抗幽门螺旋杆菌的作用比奥美拉唑强。

(三)胃泌素受体阻断药

丙谷胺(proglumide)

丙谷胺化学结构与胃泌素相似，竞争性阻断胃泌素受体，减少胃酸分泌；同时增加胃黏膜黏液合成，增强胃黏膜的屏障，从而发挥抗溃疡作用。

(四)M 胆碱受体阻断药

M 受体阻断药如阿托品及其合成代用品既可减少胃酸分泌也可松弛胃肠平滑肌，但在一般治疗剂量下抗酸分泌作用弱，增大剂量则不良反应较多，目前只有选择性 M_1 受体阻断药哌仑西平(pirenzepine)用于消化性溃疡的治疗。

三、增强胃黏膜屏障功能的药物

米索前列醇(misoprostol)

米索前列醇为前列腺素 E1 的衍生物，口服吸收良好，与血浆蛋白结合率 80%～90%，在胃、肠、肝、肾中的药物浓度高于血液，半衰期 1.6～1.8h。进入体内后与前列腺素受体结合，抑制基础胃酸及食物、组胺、胃泌素等引起的胃酸分泌，也可减少胃蛋白酶分泌。

枸橼酸铋钾(bismuth potassium citrate)

枸橼酸铋钾在胃液中形成不溶性氧化名必胶体沉者于溃疡表面或基底肉芽组织，形成保护屏障而抵御胃酸、胃蛋白酶、酸性食物对溃疡面的侵蚀和刺激；也能与胃蛋白酶结合使其失活，促进胃黏液分泌，并有抑制幽门螺杆菌的作用，这对减少溃疡复发有一定意义。

四、抗幽门螺杆菌药

幽门螺杆菌(Hp)为革兰阴性厌氧菌，在胃上皮表面生长，产生多种酶和细胞毒素，能损伤黏膜而诱发溃疡，是胃、十二指肠溃疡的危险因素。在我国，慢性胃炎患者 Hp 阳性的检出率达 60%～70%，胃溃疡达 70%～80%，十二指肠溃疡高达 90%～100%。体外试验中，幽门螺杆菌对多种抗生素都敏感，但实际上使用单一的抗生素很难在体内根除幽门螺杆菌感染，常用的抗幽门螺杆菌药物有甲硝唑、克拉霉素、阿莫西林、四环素等，都需要与抗酸药和胃黏膜保护药合用。

（黄　凌）

第十九章　血液系统药物

第一节　促凝血药

维生素 K

维生素 K（vitamin K）的基本结构为甲萘醌。维生素 K_1 存在于绿色植物中，K_2 由肠道细菌合成或得自腐败鱼粉。K_3、K_4 均为人工合成，维生素 K，现也可人工合成。

【临床应用】 用于治疗维生素 K 缺乏引起的出血，如极阻性黄疸、胆瘘，慢性腹泻所致出血；新生儿出血；香豆素类、水杨酸钠等所致出血。长期应用广谱抗生素应作适当补充，以免造成维生素 K 缺乏。

其他促凝血药

凝血因子制剂是从健康人体或动物血液中提取后，经分高提纯，冻干后制备的含不同凝血因子的制剂，主要用于凝血因子缺乏时的替代疗法。

凝血酶原复合物（prothrombin complex，人因子Ⅸ复合物）是由健康人静脉血分离而得的含有凝血因子Ⅱ、Ⅶ、Ⅸ、Ⅹ的混合制剂。临床主要用于治疗乙型血友病、严重肝脏疾病、香豆素类抗凝剂过量和维生素 K 依赖性凝血因子缺乏所致的出血。

抗血友病球蛋白（antihemophilic globulin）含凝血因子Ⅷ及少量纤维蛋白原。临床主要用于治疗甲型血友病。静脉滴注过速可引起头痛、发热、荨麻疹等症状。

第二节　抗凝血药

抗凝血药（anticoagulants）指能通过干扰机体凝血因子而影响生理性凝血的某些环节，阻止血液凝固的药物，主要用于血栓栓塞性疾病的预防与治疗。

肝素

肝素（heparin）含有长短不一的酸性粘多糖。主要由硫酸-*D*-葡萄糖胺、硫酸-L-艾杜糖酯酸、硫酸-*D*-葡萄糖胺及 *D*-葡萄糖醛酸中两种双糖单位交替连接而成，分子量为 3-15kD。因含有大量硫酸基和胺基，带大量负电荷呈强酸性。肝素存在于哺乳动物的许多脏器中，但以肺和肠黏膜的含量最高，药用肝素是从猪小肠黏膜或牛肺中提取而得。

【临床应用】

1. 血性栓塞性疾病　主要用于防止血栓形成与扩大，如深静脉血栓、肺栓塞、脑栓塞以及急性心肌梗死。尤其适用于急性动、静脉血栓形成。

2. 弥漫性血管内凝血（DIC）　应早期应用，防止因纤维蛋白原及其他凝血因子耗竭而发生继发性出血。

3. 体外抗凝　如用于心血管手术、心导管、血液透析等抗凝。

低分子量肝素

低分子量肝素（Low Molecular Weight Heparin，LMWH）系用化学或酶法使普通肝素解聚而成，平均分子量约为 4～6kD。常用制剂有依诺肝素（enoxaparin）、达替肝素（dalteparin）、阿地肝素（ardeparin）、贝米肝素（bemiparin）等。

【临床应用】 临床用于预防手术后血栓栓塞、预防深静脉血性形成、肺栓塞、血液透析时体外循环的抗凝剂、末相血管病变等。少数资料报道尚可用于因肝素引起的过敏或血小板减少症的替代治疗。尚有报道用于一些栓塞性疾病的特殊治疗。本品临床应用尚处于研究探索阶段。

香豆素类

香豆素类是一类含有 4-羟基香豆素基本结构的物质，无体外抗凝作用，口服参与体内代谢才发挥抗凝作用，故称口服抗凝药。有双香豆素（dicoumarol）、华法林（warfarin 苄丙酮香豆素）和西音硝香豆素（acenocoumarol，新抗凝）等。

【临床应用】 主要用于防止血栓形成与发展。也可作为心肌梗死辅助用药。口服有效，作用时间较长。但作用出现缓慢，剂量不易控制。也用于风湿性心脏病、关节固定术、人工置换心脏辦膜等手术后防止静脉血栓发生。

第三节　纤维蛋白溶解药与纤维蛋白溶解抑制药

当机体的生理性止血或病理因素引起小血管内形成血凝块时，需要纤维蛋白溶解系统使之溶解，以防血栓形成。凝血中形成的纤维蛋白，可经纤溶酶作用从精氨酸—赖氨酸键上分解成可溶性物质，使血性溶解。纤维蛋白溶解药（fibrinolytics）激活纤溶酶而促进纤溶，也称溶栓药（thrombolytic drugs），使纤溶酶原转为纤溶酶，导致血栓溶解。

链激酶

链激酶（streptokinase，SK）为天然的第一代溶栓药，是从 C 组 β 溶血性链球菌培养液中提取的一种非酶性单链蛋白，分子量为 47kD，链激酶 1u 相当于 0. 01g 蛋白质。现用基因工程技术制成重组链激酶（recombinant streptokinase，rSK）。

尿激酶

尿激酶（urokinase，UK）由人尿或肾细胞组织培养液提取的天然第一代溶栓药，是目前国内应用最广泛的溶栓药，无抗原性。UK 为体内纤溶系统的成员，能直接激活纤溶酶原，使纤溶酶原从精氨酸一 銅氨酸处断裂成纤溶酶。本品对纤维蛋白无选择性。进入血液中的 UK，可被循环中的纤溶酶原激活剂的抑制物（plasminogen activator inhibitor，PAI）所中和，但 PAI 很快就会被耗竭。UK 的 $t_{1/2}$ 为 11～16min，作用短暂。在肝、肾被灭活。

临床应用同 SK，主要用于心肌梗死和其他血栓栓塞性疾病。因价格昂贵，仅用于 SK 过敏或耐受者。不良反应为出血及发热，较 SK 少。禁忌证同 SK。

第四节　抗血小板药

血小板的基本生理功能是黏附、聚集、释放和分泌颗粒内容物（如 ADP、5-羟色胺等），血小板活化后能提供磷脂表面，促进血液凝固的进行，形成由纤维蛋白包绕血小板组成的血栓。血小板在止血、血栓形成、动脉粥样硬化等过程中起着重要作用。

阿司匹林

阿司匹林（aspirin）是花生四烯酸代谢过程中的环氧酶的抑制药。阿司匹林能与环加氧酶活性部分丝氨酸发生不可逆的乙酰化反应，使酶失活，抑制花生四烯酸代谢，减少对血小板有强大促聚集作用的血栓素 A_2（TXA_2）的产生，使血小板功能抑制。环加氧酶的抑制，也抑制血管内皮产生前列环素（PGI_2），后者对血小板也有抑制作用。阿司匹林对血小板中环加氧酶的抑制是不可逆的，只有当新的血小板进入血液循环才能恢复。但对血管内皮细胞中环加氧酶的抑制弱而可逆，故对 PGI_2 的形成影响小。因此，每天口服小剂量（50～75mg）的阿司匹林就能引起最大抗血小板作用。

第五节　抗贫血药

贫血是指循环血液中红细胞数或血红蛋白量低于正常。按照病因及发病机制的不同可分为缺铁性贫血、巨幼红细胞性贫血和再生障碍性贫血。后者是骨髓造血功能抑制所致，治疗比较困难。缺铁性贫血临床比较常见，由铁缺乏引起，可通过补充铁剂治疗，巨幼细胞性贫血可用补充叶酸和维生素 B_{12} 治疗。

铁剂

铁是人体必需的元素，人体每日所需至少 15mg 铁，常用外源性铁剂有硫酸亚铁(ferrous sulfate)、枸橼酸铁铵(ferric ammonium citrate)和右旋糖酐铁(iron dextran)等。

叶酸类

叶酸(folic acid)又称蝶酰谷氨酸，是由蝶啶核、对氨苯甲酸及谷氨酸三部分组成。广泛存在于动、植物性食品中。人体所需的叶酸只能直接从食物中摄取。

维生素 B_{12}

维生素 B_{12}(vitamin B_{12}，钴胺素)为含钴的水溶性 B 族维生素，广泛存在于动物内脏、牛奶、蛋黄中。体内具有辅酶活性的维生素 B_{12} 为甲钴胺和 5'-脱氧腺苷钴胺。药用维生素 B_{12} 为氰钴胺素、羟钴胺素，性质稳定。

（黄　凌）

第二十章　肾上腺皮质激素类药物

肾上腺皮质激素类药物包括糖皮质激素类药和盐皮质激素类药是人工合成品，它们的生物效应与体内分泌的同类激素基本相同。以氢化可的松为代表的糖皮质激素由肾上腺皮质分泌，它在体内产生的生物效应超过 25 种，由于糖皮质激素的生物效应广泛而复杂，因而它的临床应用也就广泛而复杂，副作用等不良反应也就广泛而复杂。

第一节　糖皮质激素

【作用机制】 糖皮质激素(GCs)发挥作用的基本机制是基因效应：GCs 的大多数作用是通过与细胞质中的糖皮质激素受体(GR)结合，经过复杂的信号转导，增加或减少靶基因的表达而实现。现已证明，GR 广泛分布于肝、肺、脑、骨、胃肠平滑肌、淋巴组织、胸腺、成纤维细胞等的靶细胞质中，是由约 800 个氨基酸构成的直链多肽，存在 GR_{α} 和 GR_{β} 两种业型。GR_{α} 活化后产生经典的激素效应，而 GR_{β} 不具备与激素结合的能力，作为 GRα 拮抗体作用。细胞质中的 GR(通常指 GR_{α})与热休克蛋白 90(heat shock protein90，HSP90)、热休克蛋白 70(HSP70)等结合而组成复合体，处于未被激活状态。一旦 GC 进入细胞与 GR 结合使 GR 构象发生改变，则 HSP 与 GR_{α} 分离，且 GR 发生磷酸化转变为活性态。活化的 GC-GR 复合物快速地转位进入细胞核，在细胞核内与特异性 DNA 位点相结合，影响基因转录，相应地引起转；录增加或减少，继而通过 mRNA 影响蛋白质合成，改变介质相关蛋白的水平，从而产生特定的生物效应。糖皮质激素(GCs)发挥作用的另一重要机制是快速效应：主要包括非基因的受体介导效应和生化效应两类。其主要特点表现为起效迅速，对转录和蛋白质合成抑制剂不敏感。

【临床应用】

1. 严重状态的应激辅助治疗 应激就是机体在受到内外环境变化的刺激时，提高机体的适应能力。糖皮质激素起着消除刺激及提高适应能力的作用。由于机体生命活动总是处在不断变化的内外环境中，因此当被切除了双侧肾上腺皮质的动物，由于丧失了提高应激功能的重要激素，动物在数天内必死无疑。如果被切除了双侧肾上腺皮质的动物，通过体外补充糖皮质激素，动物就能长期存活。由于糖皮质激素有着良好的提高应激功能作用，所以在如严重创伤、大面积烧伤、严重缺氧、大出血、疼痛、惊恐、急性一氧化碳中毒、甲状腺危象、严重感染、严重炎症及严重超敏反应等情况下，应用糖皮质激素辅助治疗，可缓解严重状态，辅助机体度过危险期。

2. 抗休克的辅助治疗 对不同病因不同类型的休克在相应的治疗措施基础上，联合应用糖皮质激素的超大剂量短期疗法，通常可获较好效果。

3. 缓解严重急性感染状态的治疗 在如中毒型菌痢、暴发性流脑、感染中毒性肺炎、重症伤寒、猩红热、败血症、急性粟粒型肺结核、重症钩端螺旋体病、重症病毒传染性肝炎、重度流行性出血热、乙型脑炎、流行性腮腺炎、麻疹、疟疾并发黑尿热、急性血吸虫病等的严重感染状态时，使用大剂量糖皮质激素可迅速缓解严重感染状态，避免心、脑等重要器官的严重损害，避免病情恶化，辅助机体度过危险期，这是需要的治疗措施。但由于糖皮质激素抑制机体的免疫功能，因而可能导致感染的加重和扩散。所以宜在有效、足量的抗病原体药物治疗前提下，宜短时间内使用糖皮质激素(在强烈病原刺激下，短时间 GCs 影响免疫不明显)。在不严重的一般感染不宜使用糖皮质激素，在目前缺乏有效杀灭病毒药物情况下，不严重的病毒感染(如带状疱疹)尤其不宜使用。

4. 急性炎症的治疗 无论是感染性还是非感染性炎症，糖皮质激素都具有强大而全面的消炎作用，能对抗各种原因如感染、物理、化学、生理、免疫等所引起的炎症性变质、渗出、增生，能够缓解由炎症造成的全身症状和器官局部损害。糖皮质激素对如类风湿性关节炎、急性痛风性关节炎、急性风湿炎、蛇毒伤口局部组织坏死炎症、生石灰(氢氧化钙)烧伤呼吸道炎症、非感染性肝炎、血管炎病(如结节性动脉周围炎)、急进性肾炎、各种感染性炎症等，都能获得较好的消炎效果。

5. 防止炎症后遗症的治疗　糖皮质激素能够良好地抑制炎性渗出和抑制纤维组织增生性炎症，从而抑制粘连及疤痕的形成。如结核性脑膜炎、脑炎、心包炎、风湿性心瓣膜炎、胸膜炎、腹膜炎、损伤性关节炎、睾丸炎及烧伤后疤痕炎症组织先增生后挛缩等，早期应用糖皮质激素，可防止后遗症发生。对于虹膜炎、角膜炎、视网膜炎和视神经炎等非特异性眼炎，应用后也可迅速消炎止痛、防止角膜浑浊及疤痕粘连的发生。

6. 免疫性疾病的治疗　糖皮质激素对 4 种类型的超敏反应都具有良好的抑制作用。

(1)过敏性疾病(多属于Ⅰ型-速发型超敏反应)：如过敏性疾病：荨麻疹、过敏性鼻炎、支气管哮喘、血管神经性水肿和过敏性休克等，主要应用肾上腺素受体激动药和抗组胺药物治疗。对严重病例或其他药物无效时，可应用糖皮质激素作辅助治疗。

(2)自身免疫性疾病(多属于Ⅱ型-细胞毒型或细胞溶解型超敏反应和 Ⅲ型-免疫复合型或血管炎型超敏反应)：如自身免疫性贫血、药物性溶血性贫血、粒细胞减少症、血小板减少性紫癜、甲状腺功能亢进、重症肌无力；类风湿、重症肌无力、严重风湿热、系统性红斑狼疮、肾病综合征；剥脱性皮炎(Ⅳ型-迟发型超敏反应)等，应用糖皮质激素后可缓解症状。对多发性皮肌炎，GCs 为首选药。不宜单用，一般采用综合疗法，以免引起不良反应。

(3)器官移植排斥反应：若与免疫抑制剂如环胞霉素 A 等合用，疗效更好，并可减少两药的剂量。

7. 某些血液病的治疗　用于急性淋巴细胞性白血病、粒细胞减少症、再生障碍性贫血、血小板减少症和过敏性紫癜等均有一定疗效。

8. 替代(补充)疗法　适用于急性或慢性皮质功能减退(也包括皮质次全切除、腺垂体功能减退、肾上腺危象)。

9. 脑水肿的利尿治疗　急性脑水肿在应用利尿药无效时，因糖皮质激素能提高肾小球滤过率和拮抗抗利尿激素作用，当加用糖皮质激素后可获得利尿和减轻脑水肿的效果。

10. 局部用药治疗　局部用药对接触性皮炎、湿疹、肛门搔痒、牛皮癣及眼前部炎症等有疗效。肌肉韧带或关节劳损，可将醋酸氢化可的松加 1%普鲁卡因注射液注入韧带压痛点或关节腔内，消炎止痛。吸入缓解哮喘。

【不良反应】　不良反应多数是由于长期大剂量应用引起。

1. 中枢神经兴奋性增高　可致精神兴奋、失眠；可诱发精神失常，可诱癫痫发作；大剂量可致小儿惊厥。

2. 诱发或加重感染　由于糖皮质激素抑制了机体的免疫机能会使原有感染加重，也可使体内潜伏感染显现，也更容易患新的感染，而且由于抗发热抗炎抗免疫，可在无任何感染体征中感染隐蔽加重。

3. 诱发或加重消化性溃疡　由于糖皮质激素促进胃酸和胃蛋白酶分泌，减少胃黏液分泌，对抗纤维组织增生，减慢了黏膜溃疡的修复，故可诱发或加剧原有溃疡，甚至引起出血或穿孔的危险。由于糖皮质激素具有提高应激和欣快作用，所以往往是无痛性溃疡、甚至出血或穿孔。

4. 愈合迟缓　创口愈合的快速依赖于炎症肉芽组织的增生，糖皮质激素抑制了毛细血管和纤维母细胞的增生及胶原蛋白的合成，延缓了肉芽组织的生成，可造成创口的愈合迟缓。

5. 骨质疏松、肌肉萎缩　糖皮质激素促进骨骼及肌肉蛋白分解，可造成骨质疏松和肌肉萎缩。并减少肠对钙吸收和促进肾尿排钙，同时由于抑制生长激素分泌从而抑制成骨细胞分裂和功能，因而易发生骨折，甚至自发性骨折，严重者可患无菌性骨关节坏死，尤其绝经期妇女易发生。

6. 生长迟缓　糖皮质激素抑制生长激素分泌，又促进蛋白质分解，儿童长期大剂量可造成生长迟缓。

7. 类皮质功能亢进综合征 向心性肥胖，血糖过高甚至出现糖尿；高血脂高胆固醇高血糖而促进动脉硬化；具有较弱的盐皮质激素样保钠排钾作用，长期用药可轻度水钠潴留；高血压等。一般无需特殊处理，停药后症状和体征逐渐消退，必要时采取对症治疗。

8. 诱发眼病 长期局部使用糖皮质激素可感染、角膜溃疡；可致眼内压升高，严重者可诱发青光眼；可并发白内障等。

9. 禁忌证 曾患或现患严重精神病及癫痫，活动性消化性溃疡病，新近胃肠吻合术，骨折，创伤修复期，角膜溃疡，肾上腺皮质功能亢进症，严重高血压，糖尿病、妊娠，抗菌药不能控制的感染如麻疹、水痘、霉菌感染等。当适应证与禁忌证同时并存时，应全面分析，权衡利弊，慎重决定。一般说，病情危重的适应证，虽有禁忌证存在，仍不得不用，待危急情况过去后，尽早停药或减量。尽管糖皮质激素是联合治疗重度重症肌无力的药物，但在未用新斯的明提高肌力前使用糖皮质激素，可致呼吸肌无力而使呼吸停止。

10. 停药反应

(1)药源性肾上腺皮质功能不全：长期超生理量应用糖皮质激素，尤其是连日给药的患者，体内糖皮质激素超过正常水平，通过负反馈作用，使下丘脑-垂体-肾上腺皮质系统抑制，腺垂体促肾上腺皮质激素(adreno-corticotropic hormone，ACTH)分泌减少，可致内源性肾上腺皮质激素分泌功能减退，严重的可致肾上腺皮质萎缩。肾上腺皮质功能恢复的时间与用药剂量、用药期限和个体差异有关。停用激素后垂体分泌 ACTH 的功能需经 3～5 个月才恢复。肾上腺皮质对 ACTH 起反应功能的恢复约需 6～9 个月或更久。当外源性糖皮质激素减量过快或突然停药时，遇到如感染、创伤、出血、手术等刺激，由于内源性肾上腺皮质激素不能立即分泌补足，机体应激能力较低下，可能出现肾上腺皮质功能不全或肾上腺危象，表现为食欲不振、恶心、呕吐、肌无力、低血糖、低血压、休克等。少数人在较小的内外环境变化刺激时，也会出现皮质功能不全或肾上腺危象，这时须及时抢救。

防治措施：停药须经缓慢的减量过程，不可骤然停药；停用糖皮质激素后应连续应用 ACTH7 天左右；在停药 1～2 年内如遇应激情况，如感染、出血、手术等，应及时给予足量的糖皮质激素。

(2)反跳现象及撤药综合征：指长期用药因减量太快或突然停药所致原有疾病复发或加重的现象，称为反跳现象。是患者对糖皮质激素产生依赖性或病情未完全控制所致，常需加大剂量再行治疗，待症状缓解后再缓慢减量直至停药。长期用药减量太快或突然停药时，有些患者出现一些原来疾病没有的症状如疲乏无力、发热、关节肌肉酸痛、肌僵直、情绪低沉、不思饮食、甚至恶心、呕吐等，称为撤药综合征。

【体内过程】

1. 吸收与分布 糖皮质激素脂溶性大，口服、注射均吸收迅速、完全。可的松或氢化可的松口服后 1～2h 血药浓度达峰值，作用持续 8～12h。氢化可的松在血浆中 80%与皮质激素转运蛋白(CBG)结合，10%与白蛋白结合，游离型约占 10%；人工合成品与 CBG 的结合较少(约 70%)，因而作用较强。

2. 代谢与排泄 主要在肝代谢，由尿排出。严重肝功能不全者，应使用 C_{11} 有羟基的氢化可的松，泼尼松龙等。肝、肾功能不全时，可使糖皮质激素 $t_{1/2}$ 延长；甲状腺功能亢进、妊娠或口服避孕药时，肝代谢加速，使 $t_{1/2}$ 缩短。与肝药酶诱导剂如苯巴比妥、妥英钠合用时，需增加糖皮质激素的用量。

第二节　盐皮质激素类药

盐皮质激素类(mineralocorticoids)主要有醛固酮(aldosterone)和去氧皮质酮(desoxy- corticosterone)两种，因其对水、盐代谢有较强的作用，而对糖代谢的作用很弱而得此名。醛固酮主要促进远曲

小管中 Na^+、Cl^-的重吸收和 K^+、H^+的排出，其中潴 Na^+的作用是原发的。

临床上，去氧皮质酮与 GCs（如可的松或氢化可的松）合用作为替代疗法，治疗慢性肾上腺皮质机能减退症，以纠正病人失钠、失水和钾潴留等，从而恢复水和电解质的平衡。替代疗法的同时，须每日补充食盐 6～10g。如伴有其他疾病如活动性结核病者，尚需积极进行抗结核等原发疾病的治疗。

（黄　凌）

第三篇 药 剂 学

第二十一章 药剂学绪论

第一节 概 述

一、药剂学的基本概念

药剂学(pharmaceutics，pharmacy)是研究药物制剂的基本理论、处方设计、制备工艺和合理应用的综合性技术科学。

一般来说，用于防病、治病及诊断的药物粉末或结晶是不能直接供病人使用的，必须制成适合于病人应用的给药形式，如栓剂、片剂、胶囊剂、注射剂、软膏剂等，这些为适应治疗或预防的需要而制备的不同给药形式，称为药物剂型，简称剂型(dosage form)。同一种剂型可以有不同的药物，如片剂中有阿司匹林片、扑热息痛片等；同一药物也可制成多种剂型，如红霉素可制成红霉素片剂供口服给药，也可制成红霉素粉针剂用于静脉注射给药。因此，在各种剂型中的有许多不同的具体品种，我们将其称为药物制剂。药物制剂是根据药典或药政管理部门批准的标准、为适应治疗或预防的需要而制备的不同给药形式的具体品种，简称制剂(pharmaceutial)，它们就是药剂学所研究的对象。

在制剂中除了具有活性成分的药物外，还包括其他成分，这些成分统称为辅料或赋形剂(excipients)。如在片剂中用到的填充剂、崩解剂等，一些液体制剂中用到的溶媒、增溶剂等。辅料必须是生理惰性的，其作用除了赋予制剂的成型和稳定外，还有助于疗效的发挥。

二、药剂学的任务

综合科研、生产、临床三个方面，药剂学的主要任务可以归纳如下：

1. 药剂学基本理论的研究 药剂学基本理论的研究对提高药物制剂的生产技术水平，制成安全、有效、稳定的制剂具有重要的意义，如粉体学理论、药物稳定性理论、固体制剂药物释放理论等。这些理论指导着药剂学的发展和进步，例如，用化学反应动力学的基本原理可以预测药物制剂的有效期。

2. 新剂型新技术的研发 剂型是药物应用的具体形式，除了药物本身的性质和药理作用外，其具体剂型也直接影响着该药的临床效果。如阿霉素对肿瘤细胞的杀伤力很强，但对心肌细胞的毒性也很大，国外制成阿霉素脂质体新剂型，可增加阿霉素对肿瘤细胞靶向作用、避免其心肌毒性，从而达到增效减毒的双重作用。

3. 新辅料的研发 没有优质的辅料，就无法实现药剂学的发展任务，新剂型的开发更是离不开新辅料的产生。

4. 制剂新设备的研发 为了获得对药品质量的更大保障和用药安全，制药机械和设备是向一机多用、多机联动和高度自动控制的方向发展。

三、药剂学的分支学科

药剂学在其不断发展过程中，与各学科互相影响、互相渗透，形成了许多分支学科。

物理药剂学（Physical pharmacy）是运用物理化学原理、方法和手段，研究药剂学中有关处方设计、制备工艺、剂型特点、质量控制等内容的边缘科学。

生物药剂学（Biopharmaceutics）是研究药物在体内的吸收、分布、代谢与排泄的机理及过程，阐明药物因素、剂型因素和生理因素与药效之间关系的边缘科学，与药物动力学具有密不可分的联系。

工业药剂学（Industrial pharmacy）是研究药物制剂工业生产的基本理论、工艺技术、生产设备和质量管理的科学。

药物动力学（Pharmacokinetics）是采用数学的方法，研究药物的吸收、分布、代谢与排泄的经时过程及其与药效之间关系的科学。

临床药学（Clinical pharmacy）是以病人为对象，研究合理、有效与安全用药的科学。

四、药剂学的沿革和发展

我国最早有文字记载的是夏商（公元前2140～1766年）的酒剂、汤剂。到了秦汉时期（公元前220～公元220年），中医药发展到了一个重要的阶段，当时文献收载的剂型不少。《黄帝内经》《五十二病方》《甲乙经》都记载了汤、丸、散、酒、膏等剂型。东汉张仲景的《伤寒论》（公元142～219年）中和《金匮要略》中又增加了栓剂、洗剂、软膏剂、糖浆剂等剂型，并记载了可以用动物胶、炼制的蜂蜜和淀粉糊为黏合剂制成丸剂。唐代《新修本草》是我国第一部，也是世界最早的国家药典。公元15世纪，我国医药学家李时珍编著了《本草纲目》，其中收载了药物1892种，剂型40余种。

国外药剂学发展最早的是埃及与巴比伦王国（今伊拉克地区），《伊伯氏纸草本》是约公元前1552年的著作，记载有散剂、硬膏剂、丸剂、软膏剂等许多剂型，并有药物的处方和制法等。被西方各国认为是药剂学鼻祖的格林（Galen，公元131～201年）是罗马籍希腊人，在格林的著作中记述了散剂、丸剂、浸膏剂、溶液剂、酒剂等多种剂型，人们称之为“格林制剂”。在格林制剂等基础之上发展起来的现代药剂学已有150余年的历史：1843年Brockedon制备了模印片，1847年Murdock发明了硬胶囊剂，1876年Remington等发明了压片机，使压制片剂得到迅速发展。1886年Limousin发明了安瓿，使注射剂也得到了迅速发展。

随着科学技术的发展，药剂学的发展也不断突飞猛进。人们把药物剂型的发展划分为四代。第一代是指简单加工供口服与外用的汤、酒、炙、条、膏、丹、丸、散剂。随着临床用药的需要，给药途径的扩大和工业机械化与自动化，产生了以片剂、注射剂、胶囊剂和气雾剂等为主的第二代剂型。后又发展到第三代缓控释剂型，以疗效仅与体内药物浓度有关而与给药时间无关这一概念为基础，不需要频繁给药，能在较长时间内维持药物的有效浓度。第四代剂型是以将药物浓集于靶器官、靶组织、靶细胞或细胞器为目的的靶向给药系统。这种剂型提高了药物在病灶部位的浓度，减少在非病灶部位的分布，能够增加药物的治疗指数并降低毒副作用。

第二节 药物剂型的重要性与分类

一、药物剂型的重要性

良好的药物剂型可以发挥出良好的药效，这可以从以下几个方面明显看出：

1. 剂型可改变药物的作用性质 例如，硫酸镁口服剂型用作泻下药，但5%注射液静脉滴注，能抑制大脑中枢神经，有镇静、镇痉作用；又如依沙吖啶(ethacridine，即利凡诺)1%注射液用于中期引产，但0.1%～0.2%溶液局部涂敷有杀菌作用。

2. 剂型能改变药物的作用速度 注射剂、吸入气雾剂等发挥药效很快，常用于急救；丸剂、缓控释制剂、植入剂等属长效制剂。

3. 改变剂型可降低(或消除)药物的毒副作用 氨茶碱治疗哮喘病效果很好，但有引起心跳加快的毒副作用，若改成栓剂则可消除这种毒副作用。

4. 剂型可产生靶向作用 脂质体制剂具有微粒结构，在体内能被网状内皮系统的巨噬细胞所吞噬，使药物在肝、脾等器官浓集性分布，即发挥出药物剂型的肝、脾靶向作用。

5. 剂型可影响疗效 固体剂型如片剂、颗粒剂、丸剂的制备工艺不同会对药效产生显著的影响，药物晶型、药物粒子大小的不同，也可直接影响药物的释放，从而影响药物的治疗效果。

二、药物剂型的分类

1. 按给药途径分类

(1)经胃肠道给药剂型 药物制剂经口服进入胃肠道，经胃肠道吸收而发挥药效的剂型，如常用的散剂、片剂、颗粒剂、胶囊剂、溶液剂、乳剂、混悬剂等。

(2)非经胃肠道给药剂型 指除经胃肠道口服给药以外的所有其他剂型：

① 注射给药剂型 如注射剂。② 呼吸道给药剂型 如喷雾剂。③ 皮肤给药剂型 如软膏剂。④黏膜给药剂型 如滴眼剂。⑤ 腔道给药剂型 如栓剂。

2. 按分散系统分类

(1)溶液型：药物以分子或离子状态分散于分散介质中所构成的均匀分散体系，也称为低分子溶液，如芳香水剂、溶液剂、糖浆剂、甘油剂、醑剂等。

(2)胶体溶液型：是药物以高分子形式分散在分散介质中所形成的均匀分散体系，也称为高分子溶液，如胶浆剂、火棉胶剂、涂膜剂等。

(3)乳剂型：是油类药物或药物油溶液以液滴状态分散在分散介质中所形成的非均匀分散体系，如口服乳剂、静脉注射乳剂、部分搽剂等。

(4)混悬型：是固体药物以微粒状态分散在分散介质中所形成的非均匀分散体系，如混悬剂。

(5)气体分散型：是液体或固体药物以微粒状态分散在气体分散介质中所形成的分散体系，如气雾剂。

(6)微粒分散型：是药物以不同大小微粒呈液体或固体状态分散，如微球、微囊等。

(7)固体分散型：是固体药物以聚集体状态存在的分散体系，如片剂、散剂、丸剂等。

3. 按制法分类 这种分类法不能包含全部剂型，故不常用。例如，浸出制剂、无菌制剂等。

4. 按形态分类 液体剂型(如芳香水剂、溶液剂等)，气体剂型(如气雾剂、喷雾剂等)，固体剂型(如散剂、丸剂等)和半固体剂型(如软膏剂、糊剂等)。形态相同的剂型，制备工艺也比较相近，例如：液体剂型制备时多采用溶解、分散等方法，固体剂型多采用粉碎、混合等方法，半固体剂型多采用熔化、研和等方法。

5. 按作用时间进行分类 包括普通、速释和缓控释制剂等。这种分类方法直接反映了用药后起效的快慢和作用持续时间的长短，有利于正确用药。

以上的剂型分类方法均不完善，各有其优缺点，常采用综合分类方法。

(刘 侠)

第二十二章　表面活性剂

第一节　概　　述

一、表面活性剂的定义

溶液的表面张力与溶质的性质和浓度有关。例如水溶液的表面张力因溶质的不同而发生变化。糖类、非挥发性的酸和碱、无机盐可略微升高水的表面张力；一些有机酸和低级醇等可略微降低水的表面张力；而当在液体水中加入油酸钠、十二烷基磺酸钠时，则水的表面张力能够显著的降低。使液体表面张力降低的性质即为表面活性。表面活性剂(surfactant)是指那些加入少量就能使液体表面张力显著降低的物质。

二、表面活性剂的结构特点

表面活性剂之所以能降低表面(界面)张力，是由于这些物质分子结构上的特点：分子中同时具有亲水基团和亲油基团，而且两部分分处两端，因此，表面活性剂分子具有既亲水又亲油的两亲性质。亲油基团一般是非极性烃链，烃链长度一般不少于 8 个碳原子；亲水基团为一个以上的极性基团。极性基团可以是解离的，也可以是不解离。

第二节　表面活性剂分类

常用的表面活性剂分类方法是根据其分子能否解离成离子，分为离子型和非离子型两大类。离子型又分为阴离子型、阳离子型和两性离子型三类。

一、阴离子表面活性剂

在水中解离后，起表面活性作用是阴离子。

(一)肥皂类

为高级脂肪酸盐，通式为$(RCOO^-)_nM^{n+}$，主要有月桂酸、油酸、硬脂酸等。因 M 不同，又分为碱金属皂、碱土金属皂、有机胺皂等。本类有良好的乳化能力，但易被酸破坏。碱金属皂还可被钙、镁盐破坏。一般用在外用制剂中。

(二)硫酸化物

系硫酸化油和高级脂肪醇硫酸酯类，通式为 $R{\cdot}O{\cdot}SO_3^- M^+$。主要有硫酸化蓖麻油(俗称土耳其红油)、十二烷基硫酸钠(SDS，又称月桂醇硫酸钠)、十六烷基硫酸钠(鲸蜡醇硫酸钠)、十八烷基硫酸钠(硬脂醇硫酸钠)等。本类有较强的乳化能力，较耐酸和钙、镁盐。对黏膜有刺激性，主要作为外用软膏的乳化剂。有时作为片剂等固体制剂的润湿剂或增溶剂。

(三)磺酸化物

系脂肪族磺酸化物、烷基芳基磺酸化物、烷基萘磺酸化物等，通式为 $R{\cdot}SO_3^- M^+$。本类在酸性水溶液中稳定，但水溶性及耐酸和钙、镁盐性比硫酸化物稍差，渗透力强，易起泡和消泡。如十二烷基苯磺酸钠为目前广泛应用的洗涤剂。二辛基琥珀酸磺酸钠（阿洛索-OT）、二己基琥珀酸磺酸钠等可用于非口服途径的药物吸收促进剂。胆石酸盐类如甘胆酸钠、牛磺胆酸钠等，常作为单脂肪酸甘油酯的增溶剂和胃肠道中脂肪的乳化剂使用。

二、阳离子表面活性剂

在水中解离后，起表面活性作用是阳离子，又称阳性皂。其分子结构的主要部分是一个五价的氮原子，为季铵类化合物。主要有苯扎氯铵（洁尔灭）、苯扎溴铵（新洁尔灭）、氯化苯甲烃铵等。本类水溶性好，有良好的表面活性作用，且在酸性和碱性溶液中均较稳定。因有很强的杀菌作用，故主要用于皮肤、黏膜、手术器械等的消毒。

三、两性离子表面活性剂

两性离子表面活性剂分子结构中同时具有正电荷和负电荷基团，因介质的 pH 不同而呈现阴离子或阳离子表面活性剂的性质。

卵磷脂是天然的两性离子表面活性剂。主要来源于大豆和蛋黄。卵磷脂对热非常敏感，在酸性、碱性和酯酶作用下易水解，不溶于水，溶于氯仿、乙醚、石油醚等有机溶剂，是制备注射用乳剂和脂质微粒的主要辅料。

氨基酸型和甜菜碱型两性离子表面活性剂为合成化合物。其阴离子部分主要是羧酸盐，其阳离子部分为胺盐的即为氨基酸型，为季铵盐的即为甜菜碱型。常用的氨基酸型两性离子表面活性剂 Tego MHG[十二烷基双（氨乙基）-甘氨酸盐酸盐]，杀菌作用强且毒性比阳离子表面活性剂小。

四、非离子型表面活性剂

（一）多元醇型

含多个羟基，这些羟基作为亲水基有的与脂肪酸结合成脂。此类表现活性剂一般不溶于水，具有良好的表面活性，在酸、碱和酶的作用下容易水解成多元醇和脂肪酸。

1. 脂肪酸甘油酯 主要是脂肪酸单甘油酯和脂肪酸二甘油酯，如单硬脂酸甘油酯等。不溶于水，易水解成甘油和脂肪酸，表面活性不强，*HLB* 值为 3～4，常作 *W/O* 型辅助乳化剂。

2. 蔗糖脂肪酸酯 简称蔗糖酯，属多元醇型非离子表面活性剂，是蔗糖与脂肪酸反应生成的一类化合物，包括单酯、二酯、三酯、多酯。在体内可分解为蔗糖和脂肪酸而被利用。*HLB* 值为 5～13，常作 *O/W* 型乳化剂和分散剂。本品也是常用的食品添加剂。

3. 脂肪酸山梨坦 系脱水山梨醇脂肪酸酯。由脱水山梨醇及其酐与脂肪酸反应而得的酯类化合物的混合物，商品名为司盘（span）。由于其亲油性较强，常作 *W/O* 型乳化剂，*HLB* 值为 1.8～3.8，多用于搽剂和软膏中。但司盘 20 和司盘 40 与吐温配伍常作 *O/W* 型的混合乳化剂。

（二）聚氧乙烯型

1. 聚山梨酯 系聚氧乙烯脱水山梨醇脂肪酸酯。在司盘类剩余的—OH 上，再结合上聚氧乙烯基而得的醚类化合物，商品名为吐温（Tween）。本类为水溶性的表面活性剂。*HLB* 值为 9.6～16.7，常作增溶剂、*O/W* 型乳化剂。

2. 聚氧乙烯脂肪酸酯 系聚乙烯二醇和长链脂肪酸缩合生成的酯，商品卖泽（myrij）为其中的一类。本类为水溶性的表面活性剂，乳化性能强，常作 *O/W* 型乳化剂和增溶剂。

3. 聚氧乙烯脂肪醇醚　系聚乙烯二醇和脂肪酸缩合生成的醚类，商品苄泽(brij)是其中的一类。常作 *O/W* 型乳化剂和增溶剂。

4. 聚氧乙烯-聚氧丙烯聚合物　系聚氧乙烯与聚氧丙烯聚合而成，又称泊洛沙姆(poloxamer)，商品名普郎尼克(pluronic)。本类对皮肤、黏膜几乎无刺激和过敏性，毒性小，有优良的乳化、润湿、分散、起泡、消泡性能，可用作静脉乳剂的 *O/W* 型乳化剂。

五、高分子表面活性剂

一些表现出较强的表面活性同时具有一定起泡、乳化、增溶等性能的水溶性高分子，称为高分子表面活性剂。这类表面活性剂的相对分子质量往往在数千以上，有时达数十万，常用的水溶性高分子化合物，如蛋白质、树脂、海藻酸钠、羧甲基纤维素钠、聚丙烯酰胺、聚乙二醇等，都是高分子表面活性剂。高分子表面活性剂降低表面张力的能力较小，增溶能力、渗透能力弱，乳化能力较强，常用做保护胶体。

第三节　表面活性剂的理化性质与生物学性质

一、表面活性剂的吸附性

(一)表面活性剂分子在溶液中的正吸附

表面活性剂溶于水时，由于其两亲性，可在水—空气界面产生定向排列，亲水基团向水，而亲油基团朝向空气。在浓度较低时，表面活性剂基本集中在表面形成单分子层，其在表面层的浓度大大高于溶液内的浓度，并使溶液的表面张力降低到水的表面张力以下。这种表面活性剂在溶液表面层聚集的现象称为正吸附。正吸附使溶液的表面性质发生了改变，最外层表现出非极性烃链性质，呈现出较低的表面张力，体现出较好的润湿性、乳化性和起泡性等。

(二)表面活性剂在固体表面的吸附

表面活性剂溶液与固体接触时，其分子很容易在固体表面产生吸附，使固体表面状态和性质发生改变。

极性固体物质对离子表面活性剂的吸附在低浓度下形成单分子层，表面活性剂分子的疏水链朝向空气；当表面活性剂溶液浓度达到临界胶束浓度时，吸附至饱和，此时为双层吸附，表面活性剂分子排列与第一层方向相反，亲水基团朝向空气。吸附量可随溶液温度的升高而减少。非极性固体物质一般只产生单分子层吸附，表面活性剂分子的亲水基团朝向空气。吸附量在表面活性剂浓度增加时并不相应增加，甚至可能减少。

二、临界胶束浓度

表面活性剂溶于水后，首先在溶液表面层聚集形成正吸附，达到饱和后，溶液表面不能再吸附，表面活性剂分子即转入溶液内部。因其分子结构具备两亲性，致使表面活性剂分子亲油基团之间相互吸引，即亲油基团朝内，亲水基团朝外，缔合形成大小不超过胶体粒子范围(1～100nm)，且在水中稳定分散的胶束。表面活性剂分子缔合形成胶束的最低浓度称为临界胶束浓度(critical micell concentration，CMC)。到达临界胶束浓度时，分散系统由真溶液变成胶体溶液，同时会发生表面张力降低，增溶作用增强，起泡性能和去污力加大，渗透压、导电度、密度和黏度等的突变。

当表面活性剂在一定浓度范围内时，胶束呈球状结构，其表面为亲水基团，与亲水基团相邻的一些次甲基排列整齐形成栅状层，而亲油基团则紊乱缠绕形成内核。随着表面活性剂浓度的增大，胶束结构可以从球状到棒状，再到六角束状，直至板状或层状（图 22-1）。与此同时，溶液由液态转变为液晶态，亲油基团也由分布紊乱转变为排列规整。在非极性溶剂中油溶性表面活性剂亦可形成相似的反向胶束。

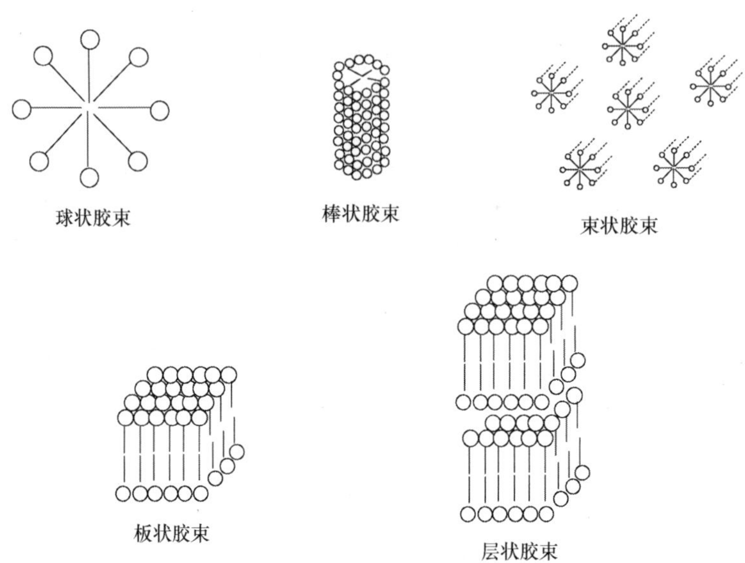

图 22-1　胶束的结构

三、亲水亲油平衡值（*HLB*）

亲水亲油平衡值（*HLB* 值）是用来表示表面活性剂亲水或亲油能力大小的值。1949 年 Griffin 提出了 *HLB* 值的概念。将非离子表面活性剂的 HLB 值的范围定为 0～20，将疏水性最大的完全由饱和烷烃基组成的石蜡的 *HLB* 值定为 0，将亲水性最大的完全由亲水性的氧乙烯基组成的聚氧乙烯的 *HLB* 值定为 20，其他的表面活性剂的 *HLB* 值则介于 0～20。*HLB* 值越大，其亲水性越强，*HLB* 值越小，其亲油性越强。随着新型表面活性剂的不断问世，已有亲水性更强的品种应用于实际，如月桂醇硫酸钠的 *HLB* 值为 40。

表面活性剂由于在油-水界面上的定向排列而具有降低界面张力的作用，所以其亲水与亲油能力应适当平衡。如果亲水或亲油能力过大，则表面活性剂就会完全溶于水相或油相中，很少存在于界面上，难以达到降低界面张力的作用。常用表面活性剂的 *HLB* 值见表 22-1。

表 22-1　常用表面活性剂的 *HLB* 值

化学组成	商品名称	*HLB*
油酸		1.0
失水山梨醇三油酸酯	Span 85	1.8
失水山梨醇硬脂酸酯	Span 65	2.1
失水山梨醇单油酸酯	Span 80	4.3
失水山梨醇单硬脂酸酯	Span 60	4.7
聚氧乙烯月桂酸酯-2	LAE-2	6.1
失水山梨醇单棕榈酸酯	Span 40	6.7

续表

化学组成	商品名称	*HLB*
失水山梨醇单月桂酸酯	Span 20	8.6
聚氧乙烯油酸酯-4	OE 4	7.7
聚氧乙烯十二醇醚-4	MOA 4	9.5
二[十二烷基]二甲基氯化铵		10.0
十四烷基苯磺酸钠	ABS	11.7
油酸三乙醇胺	FM	12.0
聚氧乙烯壬基苯酚醚-9	OP-9	13.0
聚氧乙烯十二胺-5		13.0
聚氧乙烯辛基苯酚醚-10	TritonX-10（Tx-10）	13.5
聚氧乙烯失水山梨醇单硬脂酸酯	Tween 60	14.9
聚氧乙烯失水山梨醇单油酸酯	Tween 80	15.0
十二烷基三甲基氯化铵	DTC	15.0
聚氧乙烯十二烷-15		15.3
聚氧乙希失水山梨醇棕榈酸单酯	Tween 40	15.6
聚氧乙烯硬脂酸酯-30	SE 30	16.0
聚氧乙烯硬脂酸酯-40	SE 40	16.7
聚氧乙烯失水山梨醇月桂酸单酯	Tween 20	16.7
聚氧乙烯辛基苯酚醚-30	Tx-30	17.0
油酸钠	钠皂	18.2
油酸钾	钾皂	20.0
十六烷基乙基吗啉基乙基硫酸盐	阿特拉斯 G263	25～30
十二烷基硫酸钠	AS	40

注：表中化学名称后的阿拉伯数代表氧乙烯基团数

表面活性剂的 *HLB* 值不同，其用途也不同，见图 22-2。

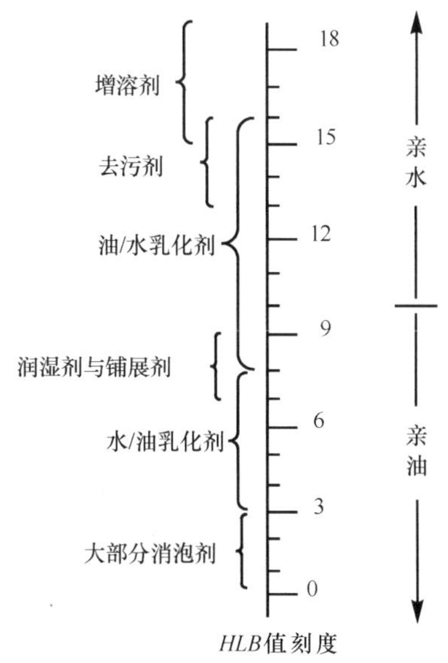

图 22-2　不同 *HLB* 值的表面活性剂的用途

非离子表面活性剂的 *HLB* 值具有加和性，因而可利用以下公式来计算两种和两种以上表面活性剂混合后的 *HLB* 值：

$$HLB_{AB} = \frac{HLB_A \times W_A + HLB_B \times W_B}{W_A + W_B} \tag{22-1}$$

式中，W_A和 W_B分别表示表面活性剂 A 和 B 的量，HLB_A和 HLB_B 则分别是 A 和 B 的 *HLB* 值，HLB_{AB} 为混合后的表面活性剂 *HLB* 值。

四、Krafft 点与昙点

一般温度升高，表面活性剂的溶解度增大，当上升到某温度后，溶解度急剧上升，此温度称为克氏点(Kraff point，Kt)。到达某温度后，溶解度又急剧下降，使溶液变混浊，甚至产生分层，但冷却后又可恢复澄明，这种由澄明变混浊的现象称为起昙，此时的温度为昙点。

如果制剂中含有能起昙的表面活性剂，当温度达昙点后，会析出表面活性剂，其增溶作用及乳化性能均下降，还可能使被增溶物析出，或使乳剂破坏，这类制剂在加热或灭菌时应特别注意。

五、表面活性剂的生物学性质

(一)表面活性剂对药物吸收的影响

通常低浓度的表面活性剂，可由于增加固体药物在胃肠道体液中的润湿性，而加速药物的溶解和吸收。但当表面活性剂的浓度增加到临界胶束浓度以上时，药物被包裹在胶束内而不易释放，或因胶束太大，不能透过生物膜，则会降低药物的吸收。表面活性剂有溶解生物膜脂质的作用，增加上皮细胞的通透性，从而改善吸收。

(二)表面活性剂与蛋白质的相互作用

蛋白质在碱性介质中羧基解离使其带负电荷，会与阳离子表面活性剂结合；在酸性介质中，其碱性基团则带正电荷，会与阴离子表面活性剂结合。另外表面活性剂还可使蛋白质产生变性。

(三)表面活性剂的毒性

表面活性剂的毒性大小，一般是阳离子型＞阴离子型＞非离子型。离子型表面活性剂还具有较强的溶血作用，故一般仅限于外用。非离子型表面活性剂有的也有溶血作用，但一般较弱。表面活性剂对皮肤和黏膜的刺激性，也是非离子型最小；表面活性剂的使用浓度越大，刺激性越大；聚氧乙烯基的聚合度越大，亲水性越强，刺激性则越低。表面活性剂均可用于外用制剂，但应注意避免因高浓度或长期作用可能带来的皮肤或黏膜损伤。

第四节　表面活性剂在药物制剂中的应用

一、表面活性剂的乳化作用

当水相与油相混合时，加入表面活性剂(乳化剂)可降低油水的界面张力，分散成稳定的乳剂。

二、表面活性剂的润湿作用

在固／液界面体系中加入表面活性剂后可以降低固液界面张力，从而降低固体与液体的接触角，对固体表面起润湿作用。因此，作为润湿剂的表面活性剂，要求分子中的亲水基和亲油基应该具有适宜平衡，其 HLB 值一般在 7～11，并应有适宜的溶解度。

三、表面活性剂的增溶作用

增溶是指一些水不溶或微溶性的物质，由于表面活性剂胶束的作用，溶解度显著增加的过程。起增溶作用的表面活性剂称为增溶剂，被增溶的物质称为增溶质。如甲酚在水中的溶解度为 2%，在肥皂溶液中则可达到 50%。在临界胶束浓度以上时，胶束数量和增溶量都随增溶剂用量的增加而增加。在增溶剂的用量一定，增溶达到平衡时，此时增溶质的饱和浓度称为最大增溶浓度（maximum additive concentration，MAC）。此时若继续加入增溶质，则溶液将析出沉淀或转变为乳浊液。临界胶束浓度愈低，缔合数就愈多，最大增溶浓度则愈大。如 1g 吐温 20 和吐温 80 能分别增溶 0.25g 和 0.19g 的丁香油，1g 十二烷基硫酸钠能增溶 0.262g 的黄体酮。

四、表面活性剂的起泡和消泡作用

泡沫为很薄的液膜包裹着气体，属气体分散在液体中的分散系统。起泡剂（foaming agent）是指可使溶液产生泡沫的表面活性剂。其一般具有较强的亲水性和较高的 HLB 值，能降低液体的表面张力使产生稳定的泡沫。起泡剂一般用于皮肤、腔道黏膜给药的剂型中。泡沫的形成易使药物在用药部位分散均匀而不易流失。消泡剂（antifoaming agent）是指用来破坏消除泡沫的表面活性剂。其通常具有较强的亲油性，*HLB* 值为 1～3，能争夺并吸附在泡沫液膜表面上，取代原有的起泡剂，而因其本身并不形成稳定的液膜而致泡沫消除。在药剂生产中，常常由于某些中药材浸出液或高分子化合物溶液本身含有表面活性剂或表面活性物质，在剧烈搅拌或蒸发浓缩时，会产生大量而稳定的泡沫，阻碍操作的进行，这时可以加入消泡剂加以克服。

五、表面活性剂的去污作用

去污剂是指可以除去污垢的表面活性剂，又称洗涤剂（detergent）。*HLB* 值为 13～16。常用的有油酸钠及其他脂肪酸钠皂和钾皂、十二烷基硫酸钠、烷基磺酸钠等。去污是润湿、增溶、乳化、分散、起泡等综合作用的结果。

六、表面活性剂的消毒和杀菌作用

表面活性剂可与细菌生物膜蛋白质发生强烈作用而使之变性和破坏。甲酚皂、苯扎溴铵、甲酚磺酸钠等大部分阳离子表面活性剂和少部分阴离子表面活性剂可作消毒剂使用。使用不同的浓度，可用于伤口、皮肤、黏膜、器械，环境等的消毒。

（刘　侠）

第二十三章　液 体 制 剂

第一节　概　　述

液体药剂系指药物分散在适宜的分散介质中制成的液体形态的可供内服或外用的制剂。

一、液体制剂的分类

(一) 按分散系统分类

1. 均相液体药剂　药物以离子或分子形式分散的澄明液体药剂。根据药物离子或分子大小不同，又可分为低分子溶液剂和高分子溶液剂

2. 非均相液体药剂　药剂中的固体或液体药物以微粒形式分散于分散介质中，为多相分散系统。根据其分散相粒子的不同，又可分为溶胶剂、混悬剂、乳剂。

(二) 按给药途径和应用方法分类

可分为内服液体制剂和外用液体制剂。

二、液体制剂的特点

液体制剂的优点：

(1) 药物的分散度大，吸收快，同相应固体剂型比较能迅速发挥药效；

(2) 能减少某些药物的刺激性，有些固体药物如溴化物、碘化物、水合氯醛等口服后由于局部浓度过高而对胃肠道产生刺激性，制成液体制剂后通过调整制剂浓度可减少刺激性；

(3) 油或油性药物制成乳剂后易服用，吸收好；

(4) 易于分剂量，服用方便，特别适用于儿童与老年患者；

(5) 给药途径广泛，可内服，也可外用，液体制剂能够深入腔道，适于腔道用药，如灌肠剂、滴鼻剂等。

液体制剂的缺点：

(1) 药物化学稳定性问题：由于液体制剂中药物分散度大，又受分散介质的影响，易引起药物的化学降解，使药效降低甚至失效，故化学性质不稳定的药物不宜制成液体制剂；

(2) 物理稳定性问题：非均相液体制剂中药物的分散度大，具有较大的相界面和界面能，存在一定程度的不稳定性；

(3) 液体制剂体积较大，携带、运输、贮存都不方便；

(4) 水性液体制剂容易霉变，需加入防腐剂，非水溶剂具有一定药理作用，成本高。

三、液体制剂的质量要求

均相液体制剂应是澄明溶液；非均相液体制剂分散相粒子应小而均匀；口服液体制剂应口感好；所有液体制剂应浓度准确，稳定，并具有一定的防腐能力，贮藏和使用过程中不应发生霉变；包装容器应方便患者用药。

第二节　液体制剂的溶剂和附加剂

一、液体制剂常用溶剂

液体药剂的溶剂，对于低分子溶液剂和高分子溶液剂而言可称为溶剂，对于溶胶、混悬剂、乳剂而言则药物不是溶解而是分散，故可称为分散介质或分散媒。

（一）水溶剂

水为最常用的极性溶剂。其理化性质稳定，生物相溶性好，吸收快。凡是水溶性药物，则多制备成药物水溶液。

（二）非水溶剂

当药物在水中难溶可选择适量的非水溶剂或混合溶剂，以增大溶解度。

1. 醇类　如乙醇、丙二醇、甘油、聚乙二醇-300、聚乙二醇-400、苯甲醇等。这类溶剂多数能与水混合。

2. 醚类　如四氢糠醛聚乙二醇醚、二乙二醇二甲基醚，能与水混合，并溶于乙醇、甘油。

3. 酰胺类　如二甲基甲酰胺、二甲基乙酰胺、正-(羟乙基)乳酰胺等，能与水混合，易溶于乙醇中。

4. 酯类　如三醋酸甘油酯、乳酸乙酯、油酸乙酯、乙酰丙酸丁酯、苯甲酸苄酯、肉豆蔻酸异丙酯等。

5. 植物油类　如豆油、玉米油、芝麻油、花生油、红花油等，作为油性制剂与乳剂的油相。

6. 亚砜类　如二甲基亚砜，能与水、乙醇混溶。

二、液体制剂常用附加剂

为增加药物的溶解度，保证药物的稳定性，增强患者的顺应性等，常在液体类制剂中加入一些附加剂如增溶剂、助溶剂、潜溶剂、防腐剂、矫味剂、pH 调节剂，抗氧剂，金属离子络合剂等。本节主要介绍防腐剂、矫味剂等，其他附加剂的介绍详见第四章。

（一）防腐剂

液体药剂尤其是以水为溶剂的液体药剂，容易被微生物污染而变质，因此，液体药剂常需加防腐剂。常用防腐剂有：

1. 羟苯酯类　也称尼泊金类，常用的有尼泊金甲酯、尼泊金乙酯、尼泊金丙酯、尼泊金丁酯等。在酸性溶液中作用较强。

2. 苯甲酸及其盐　苯甲酸未解离的分子抑菌作用强，故在酸性溶液中抑菌效果较好。苯甲酸防霉作用较尼泊金类弱，而防发酵能力则较尼泊金类强，可与尼泊金类联合应用。

3. 山梨酸及其盐　山梨酸的防腐作用是未解离的分子，故在 pH 为 4 的水溶液中抑菌效果较好。山梨酸与其他防腐剂合用产生协同作用。

4. 苯扎溴铵　又称新洁尔灭，系阳离子型表面活性剂，只用于外用药剂中。

5. 其他防腐剂　如醋酸氯乙啶，又称醋酸洗必泰，为广谱杀菌剂。其他如桉叶油、桂皮油、薄荷油均可作为防腐剂。

(二)矫味剂

常用矫味剂包括甜味剂、芳香剂、胶浆剂和泡腾剂等。

1. 甜味剂 分为天然和合成的两大类。天然甜味剂有蔗糖、甜菊甙等。甜菊甙甜味持久且不被人体吸收，不产生热能，所以是糖尿病，肥胖病患者很好的低能量天然甜味剂，但甜中带苦，故常与蔗糖或糖精钠合用。合成甜味剂有糖精钠、阿司帕坦等。阿司帕坦也称蛋白糖，其甜度为蔗糖的 150～200 倍，而无后苦味，不致龋齿，可以有效地降低热量，适用于糖尿病、肥胖症患者。

2. 芳香剂 在药剂中用以改善药剂的气味的香料和香精称为芳香剂。香料由于来源不同，分为天然香料和人造香料两类。天然香料有从植物中提取的芳香挥发性物质，如柠檬、茴香、薄荷油等，以及此类挥发性物质制成的芳香水剂、酊剂、醑剂等。人造香料亦称香精，是在人工香料中添加适量溶剂调配而成，如苹果香精、橘子香精、香蕉香精等。

3. 胶浆剂 胶浆剂具有黏稠缓和的性质，可干扰味蕾的味觉而具有矫味的作用。常用的有海藻酸钠、阿拉伯胶、明胶、甲基纤维素、羧甲基纤维素钠等的胶浆。常于胶浆中加入甜味剂，增加其矫味作用。

4. 泡腾剂 系利用有机酸(如枸橼酸、酒石酸)与碳酸氢钠混合，遇水后产生大量二氧化碳，由于二氧化碳溶于水呈酸性，能麻痹味蕾而矫味。

(三)着色剂

着色剂亦称色素，分天然的和人工合成的两类，后者又分为食用色素和外用色素。只有食用色素才可作为内服液体制剂的着色剂。

1. 天然色素 我国传统上采用无毒植物性和矿物性色素作内服液体制剂的着色剂。植物性色素有甜菜红、姜黄、胡萝卜素、松叶兰、叶绿酸铜钠盐、焦糖等。矿物性的如氧化铁(棕红色)。

2. 人工合成色素 我国目前批准内服的合成食用色素有胭脂红、苋菜红、柠檬黄、靛蓝、日落黄、姜黄以及亮蓝。这些色素均溶于水，一般用量约为 0.0005%～0.001%(不宜超过万分之一)，常配成 1%贮备液使用。外用液体药剂中常用的着色剂有伊红、品红以及亚甲蓝等合成色素。

第三节 低分子溶液剂

低分子溶液剂系指小分子药物分散在溶剂中制成的均匀分散的液体制剂，可以口服，也可外用。包括溶液剂、糖浆剂、芳香水剂、酊剂、醑剂、甘油剂等。

一、溶 液 剂

溶液剂(solutions)系指药物溶解于适宜溶剂中制成的供内服或外用的澄清液体制剂。其溶质通常是不挥发性化学药物，溶剂多为水，但也有例外，如维生素 D_2 溶液剂用油为溶剂，硝酸甘油溶液剂用醇为溶剂。

(一)制备方法

溶液剂的制备方法主要有溶解法和稀释法。溶液剂多采用溶解法制备。必要时可将固体药物先行粉碎或加热促进溶解；溶解度小的药物及附加剂应先溶：不耐热的药物宜待溶液冷却后加入。高浓度溶液或易溶性药物浓贮备液用稀释法制备成溶液剂。

(二)举例

复方碘溶液

［处方］　碘　50g

　　　　碘化钾　100g

　　　　蒸馏水　加至 1000ml

[制法]　取碘化钾，加入蒸馏水 100ml 溶解配成浓溶液，加入碘搅拌使溶，再加入蒸馏水适量至 1000ml，即得。

二、糖　浆　剂

(一)概述

糖浆剂(syrups)系指含有药物或芳香物质的浓蔗糖水溶液，供口服应用。单纯蔗糖的饱和水溶液称单糖浆，简称糖浆。单糖浆含糖量为 85%(g/ml)或 64.7%(g/g)。

糖浆剂按用途可分为两类：一类为矫味糖浆，如单糖浆、芳香糖浆等；另一类为药用糖浆，如驱蛔糖浆、硫酸亚铁糖浆等，有治疗作用。

(二)制备方法

糖浆剂的主要制备方法有溶解法和混合法，可根据药物性质选择。

1. 溶解法

(1)热溶法：蔗糖在水中的溶解度随温度的升高而增加。将蔗糖加入沸纯化水中，加热溶解后，再加可溶性药物，混合，溶解，滤过，从滤器上加适量纯化水至规定容量，即得。此法适用于制备对热稳定的药物的糖浆剂。对热不稳定的药物，则在加热后，适当降温方可加入药物。此法的优点是蔗糖容易溶解，趁热容易滤过，所含高分子杂质如蛋白质加热凝固被滤除，制得的糖浆剂易于滤清，同时在加热过程中杀灭微生物，使糖浆易于保存。但加热过久或超过 100℃时，使转化糖含量增加，糖浆剂颜色容易变深。

(2)冷溶法：系将蔗糖溶于冷蒸馏水中或含药的溶液中制成糖浆剂。可用密闭容器或渗漉器来完成。此法生产周期长，制备过程中容易污染微生物。适用于对热不稳定或挥发性药物制备糖浆剂，制备的糖浆剂颜色较浅。

2. 混合法　混合法系将药物直接或将药物溶于新沸过的冷蒸馏水中再与单糖浆混合制成。

该法的优点是方法简便，灵活，可大量配制也可小量配制，但所制备的含药糖浆含糖量较低，要特别注意防腐。

糖浆剂在制备与贮藏过程中，容易出现霉败、沉淀、变色等质量问题，应加以注意。

(三)举例

枸橼酸哌嗪糖浆

[处方]　枸橼酸哌嗪　160g　　蔗糖　650g

　　　　尼泊金乙酯　0.5g　　矫味剂　适量

　　　　蒸馏水　加至 1000ml

[制法]　取蒸馏水 500ml，煮沸，加入蔗糖与尼泊金乙酯，搅拌溶解后，滤过，滤液中加入枸橼酸哌嗪，搅拌溶解，放冷，加矫味剂与适量蒸馏水，使全量为 1000ml，搅匀，即得。

三、芳 香 水 剂

(一) 概述

芳香水剂(aromatic waters)系指芳香挥发性药物(多半为挥发油)的饱和或近饱和水溶液。用水与乙醇的混合液作溶剂，制备的含大量挥发油的溶液称为浓芳香水剂。

芳香水剂主要用作制剂的溶剂和矫味剂，也可单独用于治疗，近年研究发现，具有祛痰、止咳、平喘、清热、镇痛、抗菌等作用的挥发油较多。

(二) 制备方法

芳香水剂的制备方法因原料而异，有溶解法，稀释法，蒸馏法，纯净的挥发油或化学药物多用溶解法或稀释法；用含挥发性成分的植物药材为原料多用蒸馏法。

(三) 举例

薄荷水

[处方] 薄荷油 0.5ml 聚山梨酯 80 2ml
蒸馏水 加至 1000ml

[制法] 取薄荷油与聚山梨酯 80 混匀后，加蒸馏水适量使成 1000ml，搅匀，即得。

[作用与用途] 芳香矫味药与驱风药，用于胃肠充气，或作溶剂。

四、酊 剂

酊剂(tincture)系指药物用规定浓度的乙醇浸出或溶解制成的澄清液体制剂，亦可用流浸膏或浸膏溶解稀释制成。

酊剂可分为中草药酊剂，化学药品酊剂和中草药与化学药品合制的酊剂三类。酊剂的浓度除另有规定外，含有毒剧药品的酊剂，每 100ml 相当于原药物 10g，其他酊剂，每 100ml 相当于原药物 20g。

酊剂可用溶解法、稀释法、浸渍法和渗漉法制备。

例 碘酊

[处方] 碘 20g 碘化钾 15g
乙醇 500ml 蒸馏水 加至 1000ml

[制法] 取碘化钾，加蒸馏水 20ml 溶解后，加碘及乙醇，搅拌使溶解，再加水适量使成 1000ml，即得。

五、醑 剂

醑剂(spirits)系指挥发性药物的浓乙醇溶液，可供内服或外用。凡用于制备芳香水剂的药物一般都可制成醑剂。醑剂中药物浓度一般为 5%～10%，乙醇浓度一般为 60%～90%。醑剂可用于治疗疾病，也可用作芳香矫味剂如薄荷醑等。醑剂可用溶解法和蒸馏法制备。由于醑剂是高浓度醇溶液，故所用容器应干燥，以防遇水而使药物析出，成品浑浊。

例 复方薄荷脑醑

[处方] 薄荷脑 3g 苯酚 5g
乙醇 630ml 蒸馏水 加至 1000ml

[制法] 取薄荷脑、苯酚溶于乙醇中，然后缓缓加入蒸馏水，随加随搅拌使成 1000ml，搅匀即得。

六、甘 油 剂

甘油剂(glycerins)系指药物溶于甘油中制成的专供外用的溶液剂，用于口腔、耳鼻喉科疾病。甘油具有黏稠性、吸湿性，对皮肤、黏膜有滋润作用，增加药物在病变部位滞留时间，延长药效，缓和药物的刺激性。甘油吸湿性较大，应密闭保存。

甘油剂可用溶解法制备，如碘甘油，也可用化学反应法制备，如硼酸甘油。

例 碘甘油

[处方]	碘	10g	碘化钾	10g
	蒸馏水	10ml	甘油	加至 1000ml

[制法] 取碘化钾加水溶解后，加碘，搅拌使其溶解，再加甘油使成 1000ml，搅匀即得。

第四节 高分子溶液剂

高分子溶液剂系指高分子化合物溶解于溶剂中形成的均匀分散的液体药剂。以水为溶剂时，称为亲水性高分子溶液，又称为亲水胶体溶液或称胶浆剂。以非水溶剂制成的称为非水性高分子溶液剂。亲水性分子溶液在药剂中应用较多，如混悬剂中的助悬剂、乳剂中的乳化剂、片剂的包衣材料、血浆代用品、微囊、缓释制剂等都涉及高分子溶液。

一、高分子溶液的性质

1. 带电性 很多高分子化合物在溶液中带有电荷，其原因主要是由于高分子化合物结构中的某些基团电离所致，如琼脂、明胶等高分子水溶液带正电，淀粉、阿拉伯胶、西黄蓍胶、海藻酸钠、纤维素及其衍生物等带负电。一些高分子化合物如蛋白质分子含有羧基和氨基，在水溶液中随 pH 不同而带正电或负电。

2. 水化作用 亲水性高分子化合物结构中有大量的亲水基团，能与水形成牢固的水化膜，水化膜能阻止高分子化合物分子之间的相互凝聚，而使之稳定。凡能破坏高分子化合物水化作用的因素，均能使高分子溶液不稳定。当向溶液中加入大量电解质时，由于电解质具有比高分子化合物更强的水化作用，结合了大量的水分子而使高分子化合物的水化膜被破坏，使高分子化合物凝结而沉淀，此过程称为盐析。

破坏水化膜的另一种方法是加入大量脱水剂(如乙醇、丙酮)。通过控制所加入脱水剂的浓度，可分离出不同分子量的高分子化合物，如羧甲基淀粉钠、右旋糖酐代血浆等的制备。

带相反电荷的两种高分子溶液混合时，由于相反电荷中和作用会产生凝结沉淀。高分子溶液久置也会自发地凝结而沉淀，称为陈化现象。在其他如光、热、 pH、射线、絮凝剂等因素的影响下高分子化合物可凝结沉淀，称为絮凝现象。

3. 高分子溶液的其他性质 亲水性高分子溶液具有较高的渗透压，渗透压的大小与高分子溶液的浓度有关。高分子溶液是黏稠性流动液体，常用作助悬剂。一些亲水性高分子溶液如明胶水溶液、琼脂水溶液，在温热条件下为黏稠性流动液体，当温度降低至一定时，形成不流动的半固体的凝胶，其过程称为胶凝。

二、高分子溶液的制备

高分子溶液的制备要经过一个溶胀过程。首先水分子渗入到高分子化合物的分子间的空隙中，与高分子中的亲水基团发生水化作用而使其体积膨胀，这一过程称为有限溶胀。由于高分子空隙间存在水分子，降低了高分子分子间的作用力（范德华力），溶胀过程继续进行，最后高分子化合物完全分散在水中形成高分子溶液，这一过程称为无限溶胀。无限溶胀的过程也就是高分子化合物逐渐溶解的过程。无限溶胀常需加以搅拌或加热才能完成。形成高分子溶液的这一过程称为胶溶。

高分子化合物的种类甚多，有的溶于水而有的则溶于有机溶剂，且其溶解的速度快慢不同。如明胶、琼脂溶液的制备，是先将明胶或琼脂碎成小块或粉末，加水放置。使其充分吸水膨胀，然后加足量的水并加热使其溶解。胃蛋白酶、蛋白银等溶液的制备，需将高分子药物撒于水面，待其自然溶胀后再搅拌形成溶液。如果撒于水面后立即搅拌则形成团块，这时在团块周围形成了水化层，使溶胀过程变得相当缓慢。

第五节　溶　胶　剂

溶胶剂（sols）系指固体药物以胶粒状态分散于分散介质中形成的非均匀分散的液体药剂。又称为疏水胶体溶液。溶胶剂中的胶粒为多分子聚集体，胶粒大小一般在 1～100nm。

将药物制成溶胶分散体系，可改善药物的吸收，使药效增大或异常，对药物的刺激性也会产生影响。如粉末状的硫不被肠道吸收，但制成胶体则极易吸收，可产生毒性反应甚至中毒死亡。

一、溶胶剂的性质

1. 可滤过性　溶胶剂的胶粒（分散相）大小在 1～100nm，能透过滤纸、棉花，而不能透过半透膜。

2. 粒子具有布朗运动　溶胶的质点小，分散度大，在分散介质中存在不规则的运动，这种运动称为布朗运动。布朗运动是由于胶粒受分散介质水分子的不规则撞击产生。胶粒愈小，布朗运动愈强烈，其动力学稳定性就愈大。

3. 光学效应　由于胶粒对光线的散射作用，当一束强光通过溶胶剂时，从侧面可见到圆锥形光束，称为丁铎尔效应。这种光学性质在高分子溶液中表现不明显，因而可用于溶胶剂的鉴别。

4. 胶粒带电　溶胶剂中的固体微粒可由于自身解离或吸附溶液中的某种离子而有电荷。带电的固体微粒由于电性的作用，必然吸引带相反电荷的离子，称为反离子，部分反离子密布于固体粒子的表面，并随之运动，形成所谓胶粒。胶粒上的吸附离子与反离子构成吸附层。另一部分反离子散布于胶粒的周围，离胶粒愈近. 反离子愈密集，形成了与吸附层电荷相反的扩散层。带相反电荷的吸附层与扩散层构成了胶粒的双电层结构。双电层之间的电位差称为 ζ— 电位。由于胶粒可带正电或带负电，在电场作用下产生电泳现象。ζ— 电位愈高，电泳速度就愈快。

5. 稳定性　由于胶粒表面所带相反电荷的排斥作用，胶粒双电层中离子的水化作用以及胶粒具有的布朗运动，增加了溶胶剂的稳定性。

二、溶胶剂的制备

1. 分散法　分散法系将药物的粗粒子分散达到溶胶粒子大小范围的制备过程。可采用胶体磨、超声波分散等方法。

2. 凝聚法

（1）物理凝聚法：通过改变分散介质，使溶解的药物凝聚成溶胶剂的方法。如将硫黄溶于乙醇中制成饱和溶液，滤过，滤液细流在搅拌下流入水中。由于硫黄在水中的溶解度小，迅速析出形成胶粒而分散于水中。

（2）化学凝聚法：借助氧化、还原、水解及复分解等化学反应制备溶胶剂的方法。如硫代硫酸钠溶液与稀盐酸作用，生成新生态硫分散于水中，形成溶胶。

第六节　混　悬　剂

一、混悬剂的概念与特点

混悬剂系指难溶性固体药物以微粒状态分散于分散介质中形成的非均匀分散的液体药剂。也包括一种干混悬剂，即将难溶性药物与适宜辅料制成粉末状或颗粒状药剂，临用前加水振摇即可分散成混悬液。药物微粒的大小一般在 0.5～10μm，小的微粒可为 0.1μm，大的微粒可达 50μm 或更大。混悬剂的分散介质多为水，也有用植物油。

混悬剂可使不溶性药物或剂量超过了溶解度而不能制成溶液剂的药物制成液体药剂应用；两种溶液混合时药物的溶解度降低而析出固体药物时可制成混悬剂；与溶液剂比较，可使药物缓释长效；与固体剂型比较可加快药物的吸收速度，提高药物的生物利用度；可使减少或避免固体剂型胃局部刺激性大的情况。但对于毒剧药物或剂量太小的药物，为了保证用药的安全性则不宜制成混悬剂应用。

二、混悬剂的物理稳定性

混悬剂中的微粒在重力作用下能发生沉降，且因微粒多在 10μm 以下，分散度较高，粒子间有相互聚结的趋势。混悬剂物理不稳定性及其影响因素如下。

（一）粒子的沉降

混悬剂中微粒由于受重力作用，静置后会自然沉降，其沉降速度服从 Stoke's 定律：

$$V=\frac{2r^2(\rho_1-\rho_2)g}{9\eta} \tag{23-1}$$

式中，V 为沉降速度（cm／s），r 为微粒半径（cm），ρ_1 和 ρ_2 分别为微粒和介质的密度（g/ml），g 为重力加速度（cm／s^2），η 为分散介质的黏度（Pa · s）。

由 Stoke's 定律可见，微粒沉降速度与微粒半径平方、微粒与分散介质密度差成正比，与分散介质的黏度成反比。微粒沉降速度愈大，微粒分散体系的动力学稳定性就愈小。

为了使微粒沉降速度减小，增加微粒分散体系的稳定性，可采用以下措施：尽可能减小微粒半径，采用适当方法将药物粉碎得愈细愈好，这是最有效的一种方法；增加分散介质的黏度；减少微粒与分散介质之间的密度差。这些措施可使微粒沉降速度大为降低，有效地增加了分散体系的稳定性。

（二）絮凝与反絮凝

混悬剂的微粒间既有因双电层结构而产生的斥力，同时也存在使微粒聚集的引力，两种力保持一定的平衡时（ζ 电位在 20～25mV）微粒间可形成疏松的絮状聚集体，这种现象称为絮凝。这种疏松的絮状聚集体沉降后，振摇后又能迅速恢复均匀的混悬状态。可以在混悬剂中加入适量的电解质，控制 ζ 电位在 20～25mV 范围内，而使混悬微粒絮凝，所加入的电解质称为絮凝剂。

向絮凝状态的混悬剂中加入电解质，使絮凝状态变为非絮凝状态的过程称为反絮凝。为此目的而加入的电解质称为反絮凝剂。

(三)微粒长大和晶型转化

混悬剂中存在溶质不断溶解与结晶的动态过程。混悬剂中固体药物微粒大小不可能完全一致，小微粒由于表面积大，在溶液中的溶解速度快而不断溶解，而大微粒则不断结晶而增大，结果是小微粒数目不断减少，大微粒不断增多，使混悬微粒沉降速度加快，从而影响混悬剂的稳定性。此时必须加入抑制剂，以阻止结晶的溶解与增大，以保持混悬剂的稳定性。

具有同质多晶性质的药物，若制备时使用了亚稳定型结晶药物，在制备和贮存过程中亚稳定型可转化为稳定型，可能改变药物微粒沉降速度或结块。由于亚稳定型在体内好吸收，所以上述转型会影响药效。

三、混悬剂的稳定剂

为了增加混悬剂的稳定性，可加入适当的稳定剂。常用的稳定剂有助悬剂、润湿剂、絮凝剂与反絮凝剂。

(一)助悬剂

助悬剂(suspending agents)能增加分散介质的黏度以降低微粒的沉降速度；能被吸附在微粒表面，增加微粒的亲水性，形成保护膜，阻碍微粒合并和絮凝，并能防止结晶转型。助悬剂的种类有：

1. 低分子类 常用的低分子助悬剂有甘油、糖浆等。

2. 高分子类

(1)天然的高分子化合物：此类易被微生物污染而发霉，素以要加防腐剂。常用的有阿拉伯胶、西黄蓍胶、海藻酸钠、琼脂、白芨胶、淀粉浆等。

(2)合成或半合成高分子化合物：此类性质稳定，不易受 pH 的影响，说溶液为澄明黏稠液体。常用的有聚乙烯吡咯烷酮(PVP)、聚乙烯醇(PVA)、甲基纤维素(MC)、羧甲基纤维素钠(CMC-Na)、羟丙甲纤维素(HPMC)、羟乙基纤维素(HEC)、卡波普等。

(3)触变胶：某些胶体溶液在一定温度下静置时，逐渐变为凝胶，当搅拌或振摇时，又复变为溶胶。胶体溶液的这种可逆的变化性质称为触变性。具有触变性的胶体称为触变胶。如黄原胶、海藻酸钠等。利用触变胶作助悬剂，使静置时形成凝胶，防止微粒沉降。

(二)润湿剂

常用的润湿剂有 HLB 值在 7～11 的表面活性剂。如吐温、苄泽、泊洛沙姆等。此外，乙醇、甘油等也可作润湿剂。

(三)絮凝剂和反絮凝剂

加入絮凝剂可使 ζ 电位适当下将，微粒间斥力减小，而形成疏松的絮状聚集体，可防止微粒的快速沉降与结块；反之，为防止絮凝后溶液过度黏稠而不易倾倒，可使用反絮凝剂。

絮凝剂与反絮凝剂可以是不同的电解质，也可以是同一电解质由于用量不同而起絮凝或反絮凝作用。常用的絮凝剂和反絮凝剂有：枸橼酸盐(酸式盐或正盐)、酒石酸盐(酸式盐或正盐)、磷酸盐及一些氯化物等。

四、混悬剂的制备

混悬剂的制备方法有两种，即分散法和凝聚法。

1. 分散法　将固体药物粉碎成符合混悬剂要求的微粒，分散于分散介质中制成混悬剂的方法，称为分散法。小量制备可用乳钵，大量生产可用乳匀机、胶体磨等机械。

例　复方硫黄洗剂

[处方]　沉降硫黄　30g　硫酸锌　30g
樟脑醑　250ml　甘油　100ml
羧甲基纤维素钠　5g　蒸馏水　加至 1000ml

[制法]　取沉降硫黄置乳钵中，加入甘油研磨成细腻糊状；另将羧甲基纤维素钠溶于 200ml 蒸馏水中，在不断搅拌下缓缓加入乳钵内研匀，移入量器中，慢慢加入硫酸锌溶液(溶于 200ml 蒸馏水中)，搅匀，在搅拌下以细流加入樟脑醑，加蒸馏水至全量，搅匀，即得。

[注解] ① 沉降硫黄为强疏水性质轻药物，甘油为润湿剂，使硫黄能在水中均匀分散。② 羧甲基纤维素钠为助悬剂，可增加混悬剂动力学稳定性。③ 樟脑醑系 10%樟脑乙醇液，加入时应急剧搅拌，以免樟脑因溶剂改变而析出大颗粒。

2. 凝聚法　通过物理或化学过程，使分子或离子状态的药物凝聚成不溶性的微粒，再制成混悬剂。

(1)物理凝聚法：选择适当的溶剂，将药物制成热饱和溶液，在急速搅拌下加入另一种不同性质的冷溶剂中，使药物快速结晶，可得到 10μm 以下的微粒占 80%～90%的沉淀物，将沉淀物混悬于分散介质中即得到混悬剂。

(2)化学凝聚法：是利用两种或两种以上的化合物进行化学反应生成难溶性药物微粒，混悬于分散介质中制成混悬剂。如氢氧化铝凝胶、磺胺嘧啶混悬剂等用此法制备。

五、混悬剂的质量评定

评定混悬剂的质量主要是研究其物理稳定性，常用的评定指标如下：

(一)微粒大小测定

混悬剂中微粒大小及其分布不仅关系到混悬剂的质量和稳定性，也会影响混悬剂的药效和生物利用度。隔一定时间测定粒子大小以分析粒径及粒度分布的变化，可大概预测混悬剂的稳定性。常用于测定混悬剂粒子大小的方法有显微镜法，库尔特计数法、沉降法等。

(二)沉降体积比测定

沉降体积比(sedimentation ratio)是指沉降物的容积与沉降前混悬剂的容积之比。测定方法：除另有规定外，用具塞量筒量盛供试品 50ml，密塞，用力振摇 1min，记下混悬物的开始高度 H_0，静置 3h，记下混悬物的最终高度 H，沉降体积比 F 表示为

$$F = \frac{H}{H_0} \times 100\% \tag{23-2}$$

式中，H_0—混悬物的开始高度；H—混悬物的最终高度。

F 值在 0～1，F 值愈大，表示沉降物的高度愈接近混悬剂高度，混悬剂愈稳定。口服混悬剂(包括干混悬剂)沉降体积比应不低于 0.90。

（三）絮凝度测定

絮凝度（flocculation value）是评价混悬剂絮凝程度的重要参数。其定义为絮凝混悬剂的沉降容积比（F）与去絮凝混悬剂沉降容积比（F_∞）的比值：

$$\beta = \frac{F}{F_\infty} \tag{23-3}$$

式中，F—絮凝混悬剂的沉降容积比；F_∞—去絮凝混悬剂沉降容积比。β 表示由絮凝引起的沉降物容积增加的倍数，β 值愈大，说明混悬剂絮凝效果好，混悬剂愈稳定。

（四）重新分散实验

优良的混悬剂经过贮存后再振摇，沉降物应能很快重新分散，这样才能保证服用时的均匀性和分剂量的准确性。试验方法：将混悬剂置于带塞的试管或量筒内，静置沉降，然后用人工或机械的方法振摇，使沉降物重新分散。再分散性好的混悬剂，所需振摇的次数少或振摇时间短。

（五）ζ 电位测定

ζ 电位的高低可表明混悬剂的存在状态。一般 ζ 电位在 25mV 以下，混悬剂呈絮凝状态；ζ 电位为 50～60mV 时，混悬剂呈反絮凝状态。常用电泳法测定混悬剂的 ζ 电位，常用的测定仪器有显微电泳仪或 ζ 电位测定仪。

（六）干燥失重

除另有规定外，干混悬剂照干燥失重测定法检查，减失重量不得超过 2.0%。

第七节　乳　　剂

一、乳剂的概念、特点与分类

乳剂（emulsions）又称乳浊液，系指两种互不相溶的液体，其中一种液体以小液滴状态分散在另一种液体中所形成的非均相分散体系。其中小液滴称为分散相、内相或不连续相，分散相直径为 0.1～100μm；另一相则称为分散介质、外相或连续相。乳剂的组成有：油相、水相、乳化剂。

（一）乳剂的特点

乳剂临床应用广泛，可以口服、外用、肌肉、静脉注射，其作用特点为：乳剂中液滴的分散度很大，有利于药物的吸收和药效的发挥，提高生物利用度；油性药物制成乳剂能保证剂量准确，而且服用方便，如鱼肝油；水包油型乳剂可掩盖药物的不良臭味，也可加入矫味剂；外用乳剂可改善药物对皮肤、黏膜的渗透性，减少刺激性；静脉注射乳剂注射后分布较快，药效高，有靶向性。

（二）乳剂的类型

根据分散相的不同，乳剂可分为两类：水包油型（*O/W* 型），其中油为分散相，水为分散介质；油包水型（*W/O* 型），其中水为分散相，油为分散介质。此外还有复乳，又称二级乳，是由初乳（一级乳）进一步乳化而成的复合型乳剂，分为 *W/O/W* 和 *O/W/O* 两种类型，其分散相分别为 *W/O* 型和 *O/W* 型乳剂。

乳剂的主要鉴别方法见表 23-1。

表 23-1 *O/W* 型乳剂和 *W/O* 型乳剂的区别

鉴别方法	*O/W* 型乳剂	*W/O* 型乳剂
外观	通常为乳白色	接近油的颜色
稀释	可用水稀释	可用油稀释
导电性	导电	不导电或几乎不导电
水溶性颜料	外相染色	内相染色
油溶性颜料	内相染色	外相染色

二、乳 化 剂

乳化剂是乳剂的重要组成部分，在乳剂形成、稳定性及药效发挥等方面起着重要作用。

乳化剂的种类

1. 天然乳化剂 这类乳化剂亲水性强，常用于制备 *O/W* 型乳剂。可增加乳剂的黏度，防止液滴上浮，增加了乳剂的稳定性。用量较大，使用这类乳化剂需加入防腐剂。

(1)阿拉伯胶(acacia)：是阿拉伯酸的钾、钙、镁盐的混合物，是一种乳化能力较强的 *O/W* 型乳化剂，常与西黄蓍胶、果胶、琼脂、海藻酸钠等合用。本品适用于乳化植物油或挥发油，广泛应用于内服乳剂。

(2)西黄蓍胶(tragacanth)：可形成 *O/W* 型乳剂，因乳化能力较弱很少单独使用，常与阿拉伯胶混合使用。

(3)明胶(gelatin)：可形成 *O/W* 型乳剂，明胶为两性化合物，易受溶液 pH 及电解质的影响产生凝聚作用。常与阿拉伯胶合用。

(4)磷脂(lecithin)：由大豆或卵黄中提取，分别称为豆磷脂或卵磷脂，其主要成分均为卵磷脂。本品能显著降低油水间界面张力，乳化作用强，为 *O/W* 型乳化剂，可供内服或外用，精制品可供静注。精制的豆磷脂或卵磷脂可与泊洛沙姆 188 合用，效果更好，常用于制备静脉脂肪乳。磷脂易氧化水解，氧化物有害，需加抗氧剂。

(5)其他：白芨胶、果胶、琼脂、海藻酸钠等均为弱的 *O/W* 型乳化剂，多与阿拉伯胶合用起稳定剂作用。

2. 合成的表面活性剂类 有阴离子型乳化剂和非离子型乳化剂。通常使用混合乳化剂形成复合凝聚膜，增加乳剂的稳定性。详细内容参见第二章。

3. 固体粉末类 可聚集在油-水界面形成固体微粒膜，不受电解质影响，和非离子表面活性剂合用效果更好。固体粉末乳化剂能形成何种类型的乳剂，决定于固体粉末与水相的接触面 θ，θ<90°则形成 *O/W* 型乳剂，θ>90°则形成 *W/O* 型乳剂。常用的 *O/W* 型乳化剂有氢氧化镁、氢氧化铝、二氧化硅、硅皂土、白陶土等，*W/O* 型乳化剂有氢氧化钙、氢氧化锌、硬脂酸镁、炭黑等。

4. 纤维素衍生物类乳化剂 如羟丙基纤维素、甲基纤维素等。此类乳化剂的水溶液黏度大，但大乳化能力很弱，一般不单独使用，可与其他乳化剂合用，起辅助乳化作用。

三、乳剂的制备

(一)乳剂的制备方法

1. 干胶法 系指将水相加至含乳化剂的油相中，用力研磨使成初乳，再稀释至全量混匀的制备方法。制备初乳时油、水、胶的比例要准确，否则不易形成。乳化植物油一般为 4∶2∶1，乳化挥发油为 2∶2∶1；乳化液状石蜡为 3∶2∶1。

2. 湿胶法 系指将油相加至含乳化剂的水相中，用力研磨使成初乳，再稀释至全量混匀的制备方法。油、水、胶的比例与干胶法相同。

3. 直接混合法 不考虑混合顺序将油、水、乳化剂加在一起，乳化成乳。使用于乳化能力强的为乳化剂，或使用机械乳化时常采用此法。

对油水两相中分别含有能发生相互作用的成分，当油水两相混合时，在两相界面上发生化学反应生成乳化剂，搅拌制成乳剂。如当油相中含有硬脂酸、油酸等脂肪酸时，加入氢氧化钠、氢氧化钙、三乙醇胺等，在高温下(75～80℃)生成新生皂为乳化剂，经搅拌即形成乳剂。

(二)乳剂中药物加入方法

若药物可溶解于油相，可先将药物溶于油相再制成乳剂；若药物可溶于水相，可先将药物溶于水相后再制成乳剂；若药物既不溶于油相也不溶于水相，可用亲和性大的液相研磨药物，再将其制成乳剂；也可先用少量已制成的乳剂研磨药物，再与其余乳剂混合均匀。

(三)举例

鱼肝油乳

[处方]	鱼肝油	500ml	阿拉伯胶(细粉)	125g
	西黄蓍胶(细粉)	7g	挥发杏仁油	1ml
	糖精钠	0.1g	尼泊金乙酯	0.5g
	蒸馏水	加至 1000ml		

[制法] 将阿拉伯胶与鱼肝油研匀，一次加入蒸馏水 250ml，研磨制成初乳，加糖精钠水溶液、挥发杏仁油、尼泊金乙酯醇液，再缓缓加入西黄蓍胶胶浆，加蒸馏水至 1000ml，搅匀，即得。

[注解] ①本品系用干胶法制成的 *O/W* 型乳剂，制备初乳时油、水、胶的比例为 4∶2∶1。②本品在工厂大量生产时可采用湿胶法，即油相加到含乳化剂的水相中，在高压乳匀机中生产，所得产品洁白细腻，粒子直径在 1～5μm。

四、乳剂的定性

(一)分层

乳剂分层又称乳析，系指乳剂放置过程中出现分散相液滴上浮或下沉的现象。分层的主要原因是由于分散相和分散介质之间的密度差造成的。尽量减小液滴半径，减少分散相与分散介质之间的密度差，增加分散介质的黏度，均是减少乳剂分层有效途径。乳剂分层也与分散相的相容积大小有关，当分散相容积低于 25%时乳剂容易分层，达 50%时分层速度明显减慢。分层现象是可逆的，此时乳剂并未完全破坏，经振摇后仍能恢复成均匀的乳剂。但分层后的乳剂外观较粗糙，也容易引起絮凝甚至破坏。

(二)絮凝

乳剂中分散相液滴之间发生可逆的聚集现象称为絮凝。絮凝状态仍保持液滴及其乳化膜的完整性，与液滴的合并是不同的。但絮凝的出现表明乳剂稳定性降低，通常是乳剂破坏的前奏。乳剂絮凝的原因与混悬液相同，由于电解质的存在使 ζ 电位降低，液滴斥力减小产生聚集而絮凝。

(三)转相

乳剂由于某些条件的变化而引起乳剂类型的改变称为转相。如由 *O/W* 型转变为 *W/O* 型或由

W/*O* 型转变为 *O*/*W* 型。转相主要是由于乳化剂的性质改变而引起，如以 *O*/*W* 型乳化剂油酸钠制成的乳剂，遇到氯化钙后生成油酸钙，变为 *W*/*O* 型乳化剂，乳剂可由 *O*/*W* 型变为 *W*/*O*。向乳剂中添加反类型的乳化剂也可引起乳剂转相。乳剂的转相还受相容积比的影响。

(四)合并与破裂

乳剂中液滴周围的乳化膜破坏导致液滴变大，称为合并。合并的液滴进一步分成油水两层称为乳剂破坏。破坏后液滴界面消失，虽经振摇也不可能恢复到原来的分散状态，故破坏是不可逆的变化。影响乳剂稳定性的因素中，最重要的是乳化剂的理化性质，乳化剂形成的乳化膜愈牢固，就愈能有效地防止液滴的合并和破坏。乳剂的稳定性也与液滴大小有较大关系，液滴愈小乳剂愈稳定。乳剂中液滴大小是不一致的，小液滴常填充于大液滴之间，使液滴合并可能性增大。故为了保证乳剂的稳定，制备时尽可能使液滴大小均匀一致。另外，增加分散介质的黏度，也可使液滴合并速度减慢。

乳剂的合并和破坏还受多种外界因素的影响，如温度的过高过低、加入相反类型乳化剂、添加电解质、离心力的作用、微生物的增殖、油的酸败等均可导致乳剂的合并和破坏。

(五)酸败

乳剂受外界因素(光、热、空气等)及微生物等的作用，使乳剂中的油、乳化剂等发生变质的现象称为酸败。通常需加抗氧剂和防腐剂以防止或延缓酸败。

五、乳剂的质量评定

(一)测定乳剂的粒径大小及其分布

乳滴粒径大小及其分布是衡量乳剂的稳定性及治疗效果的重要指标，不同用途的乳剂对粒径大小要求不同，如静脉注射乳剂要求乳滴直径 80%小于 1μm，乳滴大小均匀，不得有大于 5μm 的乳滴。可以采用显微测定法。

(二)分层现象观察

乳剂经长时间放置，粒径变大，进而产生分层现象。这一过程的快慢是衡量乳剂稳定性的重要指标。为了在短时间内观察乳剂的分层，可用离心法加速其分层，以 4000r/min 离心 15min，如不分层可认为乳剂质量稳定。此法可用于筛选处方或比较不同乳剂的稳定性。另外，将乳剂放在半径为 10cm 的离心管中以 3750r/min 速度离心 5h，可相当于放置 1 年因密度不同产生的分层，絮凝或合并的结果。

(三)乳滴合并速度的测定

乳滴合并速度符合一级动力学过程，其直线方程为

$$\log N = \log N_0 - kt / 2.303 \tag{23-4}$$

式中，N 为 t 时间的乳滴数；N_0 为 t_0 时的乳滴数；K 为合并速度常数。测定不同时间 t 时的乳滴数 N，可求出乳滴的合并速度常数 K，K 值愈大，稳定性愈差。

(刘 侠)

第二十四章　注射剂与滴眼剂

第一节　注射剂的概述

一、注射剂的概念、特点与分类

注射剂(injections)俗称针剂，系指药物制成的供注入体内的无菌制剂。按分散系统可分为溶液型、乳剂型、混悬液及供临用前配制成溶液的注射用无菌粉末或浓溶液。

注射剂的特点主要有：

1. 药效迅速，作用可靠　药物不经过消化系统和肝脏直接吸收入血，不受消化液的破坏和肝脏的代谢，尤其是静脉注射，无吸收过程，故适于抢救危重病人。

2. 适用于不宜口服的药物制剂　某些药物受其本身理化性质的影响，如青霉素、胰岛素口服易被消化液破坏，链霉素、庆大霉素口服不易吸收等均可制成注射剂而发挥作用。

3. 适用于不能口服给药的患者　临床上某些昏迷、抽搐、痉厥不能吞咽，或有其他消化系统障碍不能口服给药的患者，选择注射方式是有效的给药途径。

4. 可使某些药物发挥定时、定位、定向的作用　如用于长效避孕的炔诺酮控释注射剂，用于痔核局部定位枯痔的消痔灵注射液以及抗癌脂质体靶向给药注射剂。

5. 某些注射剂可用于过敏性试验或疾病诊断　如青霉素皮试液、白喉诊断毒素。

6. 注射剂也存在一些不足　如使用不便，注射疼痛；质量要求比其他剂型严格，使用不当危险性大；制造过程复杂，生产设备和环境要求较高，成本较高。

二、注射剂的质量要求

中国药典规定，注射剂应符合下列要求：

1. 无菌　注射剂均应无菌。按药典无菌检查法检查，应符合规定。

2. 无热原　无热原是注射剂的重要质量指标，对注射量大的，特别是供静脉及脊椎腔注射的注射剂，尤其是注射用水，均需符合《中国药典》无热原或无细菌内毒素的要求。

3. 澄明度　在规定的条件下检查，不得有肉眼可见的混浊或异物。

4. pH　注射剂 pH 要求与血液相等或接近，一般应控制在 pH 4～9 范围。

5. 渗透压和等张性　注射剂的渗透压，要求与血浆的渗透压相等或接近。供静脉注射量大的注射剂，则要求具有与血液相同的等张性。

6. 安全性　注射剂不能对人体细胞、组织、器官等引起刺激或产生毒副反应，必须进行局部刺激性试验、血管刺激性试验、过敏试验、溶血试验、一般药理学试验、急性毒性试验、长期毒性试验等，对安全性进行综合评价，符合规定后方可应用于临床。

7. 稳定性　注射剂具一定的物理、化学稳定性，确保在贮存期内安全有效。

8. 其他　含量、杂质限度和装量差异限度等，均应符合药品质量标准。

第二节　热　　原

一、热原的组成与性质

热原是一种能引起恒温动物体温异常升高的致热物质，是微生物的尸体及其代谢产物。大多数微生物均能产生热原，但致热能力最强的是革兰阴性杆菌所产生的热原。真菌与病毒也能产生热源。含有热原的输液进入体内后，约 30 min 的潜伏期，就使人体体温迅速上升，伴有寒战、头痛、出汗、恶心呕吐；严重者体温达 40℃，出现昏迷、虚脱，甚至有生命危险。

（一）热源的组成

热原是微生物产生的一种内毒素，由磷脂、脂多糖和蛋白质等所组成，其中脂多糖具有特别强的致热性和耐热性。热原的分子量一般为 10×10^5 左右，分子量越大，致热作用越强。注入体内的输液中含热原量达 1μg/kg 时就可引起热原反应。

（二）热源的性质

热原除具有很强的致热性外，还具有下列性质：

1. 水溶性　热原水溶性极强。含有脂多糖的浓缩水溶液往往带有乳光，所以含有乳光的水或药液提示有可能热原不合格。

2. 不挥发性　热原本身不挥发，但在蒸馏时，可随水蒸气中的雾滴夹带入蒸馏水中，因此蒸馏水器上必须具有隔沫装置。

3. 耐热性　不同种类热原的耐热性有差异。一般来说，热原在 60℃加热 1h 不受影响，100℃加热大多也不热解，但在 180℃ 3～4h、200℃ 1h、250℃ 30～45min 或 650℃ 1min 可使热原彻底破坏。必须注意在通常的注射剂热压灭菌温度下，往往是不足以破坏热原的。

4. 滤过性　热原体积小，约为 1～5nm，可采用适宜的超滤膜进行截除。活性炭可以吸附热原，石棉板、纸浆等滤材对热原也有一定的吸附作用。

5. 其他　热原能被强酸强碱、强氧化剂(高锰酸钾、过氧化氢)所破坏。被某些离子交换树脂所吸附。超声波、某些表面活性剂(如去氧胆酸钠)能使其失活。

二、污染热原的途径与除去方法

热原常从溶媒中带入，这是注射剂出现热原的主要原因。热原还可从原料中，容器、用具和管道中带入，生产过程中也可能被污染，此外，临床所用的器具如注射器、输液瓶、胶皮管及针头等，也能被细菌污染而带入热原。

（一）除去溶剂或药液中热原的方法

1. 吸附法　常用优质针剂用活性炭处理，用量为 0.05%～0.5%(*W/V*)。活性炭除了吸附热原外，还有脱色、助滤作用。

2. 离子交换法　热原分子上含有带负电荷的磷酸根和羧酸根，用离子交换树脂吸附可除去水中的热原。

3. 凝胶过滤法　又称分子筛过滤。是利用凝胶物质作为滤过介质，如将二乙氨基乙基葡聚糖凝胶 A-25(分子筛)700～800g 装入交换柱，以每小时 80 升的流速通过，可制得 5～8 吨无热原去离子水。

4. 其他方法 用反渗透法通过三醋酸纤维膜除去热源。此外，用超滤法选用适宜孔径(一般用 3～15nm 孔径)的超滤薄膜，不但可以达到除去溶液中热原的目的，而且可以截留注射液中的大分子色素杂质以提高澄明度，具有很好的助滤脱色效果。

(二)除去容器上热原的方法

1. 高温法 凡能经受高温加热处理的容器、用具可在洗净后，于 180℃加热 2h 以上，或 250℃加热 30min 以上破坏热原。

2. 酸碱法 对于耐酸碱的玻璃容器、瓷器及其他用具可用重铬酸钾硫酸清洗液或稀氢氧化钠溶液处理，可将热原破坏。

第三节 注射剂的溶剂与附加剂

一、注射剂的溶剂

注射剂溶剂可分为注射用水、注射用油和其他非水溶剂。其中注射用水最为常用。

(一)注射用水

注射用水是纯化水经蒸馏所制得的水。注射用水再经灭菌得灭菌注射用水，作为粉针的溶剂或注射剂的稀释剂。

1. 注射用水的质量要求 在《中国药典》中有严格规定。除一般蒸馏水的检查项目，如酸碱度，氯化物、硫酸盐、钙盐、硝酸盐、亚硝酸盐，氨、二氧化碳、易氧化物、不挥发物及重金属等均应符合规定外，还必须热原检查合格，并规定应在制备后 12 小时内使用。

2. 注射用水的制备方法 注射用水是以纯化水做原水，多采用蒸馏法制备的，也有采用反渗透法制备的。而纯化水又是以饮用水做原水，经逐级提纯水质，使之符合生产要求的过程。无论采用哪种方法制备注射用水，都必须选择适当的水源，并作必要的处理。

(二)注射用油

注射用油系指精制的植物油。《中国药典》规定注射用油的质量要求为皂化值应为 188～195，碘值应为 126～140，酸值不大于 0.1。皂化值表示油中游离脂肪酸和结合成酯的脂肪酸总量，过低表明油中脂肪酸分子量较大或含不皂化的杂质较多；过高表明脂肪酸分子量较小，亲水性较强。碘值反映油中不饱和键的多少，过高表示含不饱和键多，油易氧化酸败；过低表示含有较多的蜡类杂质。酸值表示游离脂肪酸的多少，过高表示油脂酸败严重，可影响某些药物的稳定性，且有刺激性。

(三)其他非水溶剂

常用的水溶性非水溶媒有乙醇、甘油、丙二醇、聚乙二醇等，使用浓度均在 50%以下，以免产生疼痛；油溶性非水溶媒有油酸乙酯、乳酸乙酯、二甲基乙酰胺和苯甲酸苄酯等。

二、注射剂的附加剂

为使注射剂符合前述要求，注射剂中除主药外还必须加入各种附加剂。

(一)增加主药溶解度的附加剂

1. 增溶剂 增溶是指某些难溶性药物在表面活性剂的作用下，在溶剂中溶解度增大并形成澄清溶液的过程。具有增溶能力的表面活性剂称为增溶剂(Solubilizing agent)。被增溶的物质称为增溶质。例如吐温 80 对弱酸、弱碱性药物等的增溶作用。

2. 助溶剂　助溶系指难溶性药物与加入的第三种物质在溶剂中形成可溶性的络合物、复盐、缔合物等，而增加药物溶解度的现象。加入的第三种成分称为助溶剂(cosolvent)。它们一般是低分子化合物。如苯甲酸钠增加咖啡因的溶解度，苯甲酸钠为助溶剂。

3. 混合溶剂　通常，药物在混合溶剂中的溶解度，与在各单纯溶剂中溶解度相比，出现极大值，这种现象称为潜溶。这种混合溶剂称潜溶剂。如：甲硝达唑在水中溶解度为 10%(*W*/*V*)，但在水-乙醇中，溶解度提高 5 倍。

此外，制成盐类、改变部分分子结构等也可增加药物的溶解度。

(二)防止主药氧化的附加剂

1. 抗氧剂　抗氧剂是一些比药物更易氧化的还原性物质，当抗氧剂与易氧化药物共存时，空气中的氧气先与抗氧剂发生作用，消耗氧气，从而使主药保持稳定。常用的水溶性抗氧剂有亚硫酸氢钠、焦亚硫酸钠、亚硫酸钠、硫代硫酸钠等，其中前二种适用于偏酸性药液，后两种适用于偏碱性药液。油溶性抗氧剂有二丁甲苯酚、丁羟大茴香醚等。

2. 惰性气体　通入惰性气体可驱除安瓿与药液中的氧气，生产上常用的高纯度的惰性气体有氮气和二氧化碳。可在配液时通入药液、灌封时通入安瓿。

从除氧的效果看，二氧化碳优于氮气；但二氧化碳在水中呈酸性，故不宜用于磺胺嘧啶钠等强碱弱酸盐或钙盐等注射剂，否则析出沉淀。

3. 金属离子络合剂　一些微量金属离子可催化氧化反应的进行。这些金属离子可能来自原料、辅料、溶媒或制药器械等，因此常使用一些金属络合剂消除金属离子的影响。常用的有异地酸二钠、枸橼酸盐或酒石酸盐等。一般与抗氧剂合用。

(三)抑菌剂

大多数注射剂均经过灭菌，且每一安瓿均一次用完，无需使用抑菌剂。但某些采用低温间歇灭菌、滤过除菌、无菌操作法制备和多剂量装的注射剂均必须加入抑菌剂，加有抑菌剂的注射剂仍需灭菌。常用的抑菌剂为苯甲醇、三氯叔丁醇。

供静脉注射、脊椎注射的注射剂则不允许加抑菌剂，一次用量超过 5ml 的注射液应慎加。

(四)pH 调节剂

常用的有盐酸、硫酸、枸橼酸及其盐类和氢氧化钠、氢氧化钾、碳酸氢钠等。缓冲剂有磷酸二氢钠和磷酸氢二钠等。在选择 pH 调整剂时一般采用与主药同离子的酸或作用后能产生水的碱，避免反调。

(五)渗透压调节剂

凡和血液或泪液具有相同渗透压的溶液称为等渗溶液。注射剂的渗透压一般均应调节成等渗或偏高渗。常用的等渗调整剂有氯化钠、葡萄糖。

(六)其他附加剂

1. 局部止痛剂　有的注射剂由于药物本身的刺激性或其他原因，如 K^+、鞣质，对组织产生刺激或疼痛，故应加局部止痛剂。常用的有：苯甲醇、三氯叔丁醇、普鲁卡因、利多卡因等。

2. 混悬剂与乳化剂　帮助主药混悬的附加剂有：羧甲基纤维素钠(为助悬剂)、吐温-80(为润湿剂)等。

注射用乳化剂有：豆磷脂、卵磷脂、普罗流尼 F-68 等。

3. 延效剂 主要是使注射剂中的药物缓慢释放和吸收而延长其作用，常用聚维酮(pvp)。

第四节 注射剂的制备

一、注射剂制备的生产工艺

注射剂生产过程包括原辅料的准备、配制、灌封、灭菌、质量检查、包装等步骤。注射剂生产的一般工艺流程与环境区域划分如图 24-1 所示。

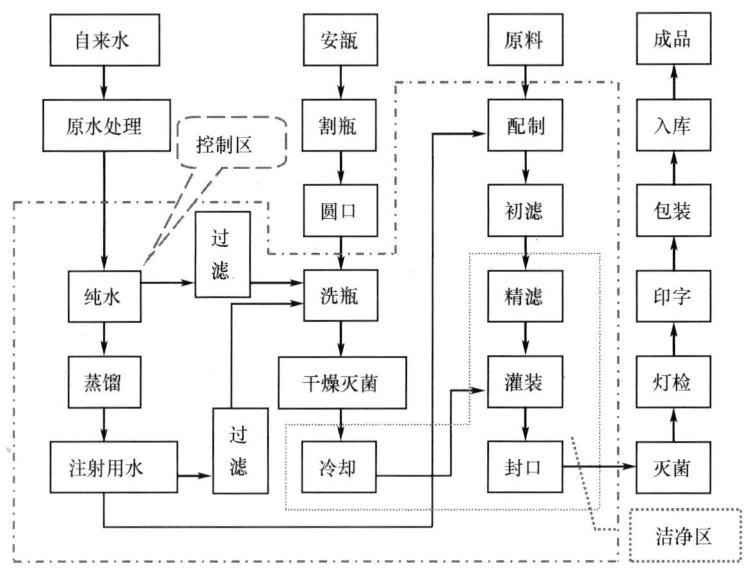

图 24-1 注射剂生产工艺流程与环境区域划分

(一)注射剂容器的种类和质量要求

注射剂容器按原材料分为玻璃容器和塑料容器，以前者为主。就盛装剂量来分，有单剂量装、多剂量装和大剂量装容器。单剂量装小容器，俗称安瓿(ampule)，以硬质中性玻璃制成为主。

安瓿在应用前必须进行物理检查(外观、尺寸、应力、清洁度、热稳定性等)、化学检查(耐酸性、耐碱性检查和中性检查)及装药试验(证明容器对注射剂的质量无影响)证明无影响后方可使用。输液瓶及玻璃小瓶要求瓶口内径大小一致，光滑圆整。

(二)注射液的配制

供注射用的原辅料，应符合“注射用”规格，并经化验合格方能投料；辅料应符合药用标准，若有注射用规格，应选用注射用规格。生产中改换原辅料的生产厂家时，甚至对于同一厂的不同批号的产品，在生产前均应作小样试验。

配液时应按处方规定和原辅料化验测定的含量结果计算出每种原辅料的投料量，并应二人核对。

配液用的器具均应用化学稳定性好的材料制成，常用的有玻璃、不锈钢、耐酸碱搪瓷或无毒聚氯乙烯桶等。铝制品不宜选用。大量生产可选用夹层的不锈钢锅，并装有搅拌器。

配液方法有两种：

浓配法：将全部原料药物加入部分溶媒中配成溶液，加热过滤，必要时冷却后再过滤，根据含量测定的结果，再用滤过的注射溶媒稀释至所需浓度。本法适用于易溶性药物，溶解度较小的杂质可在浓配时滤过除去。

稀配法：将原料加入所需的溶媒中直接配制成所需浓度。适用于溶解度不大的药物及小剂量注射剂的生产。

有些注射液，由于色泽及澄明度的原因，配制中需加活性炭处理，方法是将需用量的活性炭与药液一起加热煮沸，稍冷(或趁热)滤过，可有较好的吸附除热原、脱色、助滤和除杂效果。使用的活性炭必须是注射用规格，使用前于 150℃活化 4～5h。一般用量为 0.1%～1%，视药液澄明度和活性炭本身质量而定。药液配好后，必须进行半成品质量检查，主要测定 pH 及含量，合格后才能精滤、灌封。

配制油性注射液，一般先将注射用油在 150～160℃灭菌 1～2h，待冷却后进行配制。

(三)注射液的滤过与灌封

滤过是保证注射液澄明的重要操作，一般分为两步完成，先初滤，后精滤。

初滤滤器包括砂滤棒、板框式压滤器、钛滤器；精滤滤器包括垂熔玻璃滤器、微孔膜滤器、超滤膜滤器。

灌封包括灌注药液和封口两步，灌封应在同一室内进行。灌注后立即封口，以免污染。灌封室是灭菌制剂制备的关键地区，其环境要严格控制，达到尽可能高的洁净度。

目前，我国已设计制成洗、灌、封联动机和割、洗、灌、封联动机，并配有层流装置，大大提高了生产效率，可以用于生产无菌产品，有利于提高产品质量。

(四)注射剂的灭菌与捡漏

灌封后的注射剂应及时灭菌。注射剂从配制到灭菌，必须在规定时间内完成(一般为 12h)。应注意相同品种、不同批号或相同色泽，不同品种的注射剂，不能在同一灭菌器内同时灭菌，以免混药。凡对热稳定的产品，应采用热压灭菌。对热敏感的产品，可采用滤过灭菌法，要求滤器(如纤维素酯膜滤器)的孔径大小必须小到足以阻止细菌和芽胞进入滤孔之内，一般要求孔径小于为 0.2 μm。某些药品加热灭菌后发生变质、变色或含量降低者可采用无菌操作法进行生产。

灭菌通常可与检漏结合起来。检漏目的是将熔封不严，有毛细孔或微小裂缝的注射剂检出剔除。—般采用能灭菌检漏两用的灭菌器完成。

(五)注射剂的质量检查、印字与包装

灌封灭菌的注射液经装量检查、pH、澄明度检查、杂质检查、鉴别试验、含量测定、溶血及安全性试验等项目检验合格后，方可进行印字与包装。

每支注射剂应直接印上名称、规格及批号。

二、注射剂举例

三尖杉酯碱注射液

[处方]　三尖杉酯碱　1000mg　丙二醇　20ml
　　　　酒石酸　500mg　4%氢氧化钠　适量
　　　　注射用水　加至 1 000ml

[制法]　将酒石酸溶于少量热注射用水中，取三尖杉酯碱溶于丙二醇，倒入酒石酸溶液中，搅

拌溶解后，加注射用水至近总量时，用4%氢氧化钠调至 pH 3.6～4.2，加入注射用水至 1000ml。药液经酸洗石棉板预滤，滤液再经 4 号垂熔玻璃漏斗滤至澄明，通氮气灌封于 1ml 安瓿中，100℃灭菌 30min，即得。

[注解] ①三尖杉酯碱为粗榧科植物三尖杉枝、叶中提取的生物碱，难溶于水，故用丙二醇助溶，及加一定量酒石酸，使注射液澄明度稳定。②酸洗石棉板制备法，酸洗石棉预先用注射用水煮沸，再用注射用水反复抽洗，至滤出的注射用水澄明度合格。③药液不可用活性炭处理。经实验，活性炭脱色后，成品含量下降达 15%。④慎与碱性药物配伍，否则，会引起 pH 增大，导致三尖杉酯碱析出。

第五节 输 液 剂

一、概 述

输液剂系指由静脉滴注输入体内的大剂量(一次给药在 100ml 以上)注射液。输液剂通常包装在玻璃的输液瓶或塑料的输液袋中，不含抑菌剂。

输液剂主要用于：纠正体内水和电解质代谢紊乱；恢复和维持血容量以防治休克；在各种原因引起中毒时，用以扩充血容量、稀释毒素、促使毒物排泄；调节体液酸碱平衡；补充营养、热量和水分。此外，也常把输液剂作为载体，将抗生素类、强心药、升压药等通常加入输液剂中静脉滴注，可迅速起效，保持稳定的血药浓度，且避免高浓度药液静脉推注时对血管的刺激。

(一)输液剂的种类

临床上常用的输液分类如下：

1. 电解质输液 用以补充体内水分和电解质，纠正体内酸碱平衡等。如氯化钠注射液(含0.9%氯化钠)。

2. 营养输液 用于不能口服吸收营养的患者，其品种有：①糖类及多元醇类输液，用以供给机体热量和补充体液。②氨基酸类输液，用于危重患者和不能口服进食的患者补充营养。③脂肪乳剂输液，是一种胃肠道外的高能输液剂。为不能口服进食、严重缺乏营养的患者提供全静脉营养，脂肪乳剂必须单独输入。

3. 胶体类输液 又称血浆代用液，系指一种与血浆等渗及有近似黏度的胶体溶液，不能代替全血应用，必要时可与氨基酸输液合用，克服代血浆只有扩张血容量作用而无营养功能的缺点。

(二)输液剂的质量要求

输液剂的质量要求基本上与安瓿剂是一致的，但由于其一次用量较大(一次常用量为 500～2000ml)，故除应符合一般注射剂的要求外，还有下列质量要求：

(1)应调节适宜的 pH：在保证疗效和稳定性的基础上，输液剂的 pH 应力求接近人体血液的pH，一般控制在 4～9。

(2)应具有适宜的渗透压：可为等渗或偏高渗，除个别特殊病例外，不得配成低渗溶液。因为大量输入低渗溶液会有引起溶血的危险。

(3)应无毒性：输入体内不应引起血象异常变化，不得有溶血、过敏和损害肝、肾功能等毒副反应。

(4)应澄明、无菌、无热原反应。

(5)输液剂中不得添加任何抑菌剂。

二、输液剂的制备

（一）输液剂的生产工艺流程（图 24-2）

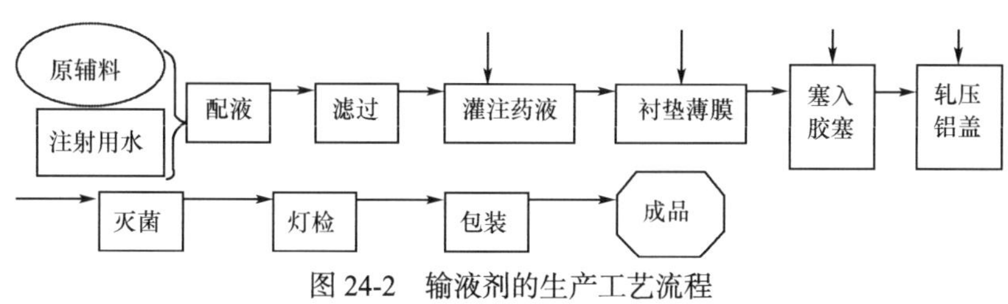

图 24-2　输液剂的生产工艺流程

（二）容器及包装材料的质量要求和处理方法

输液的包装材料包括输液瓶、隔离膜、橡胶塞及铝盖等。容器以中性硬质玻璃瓶为主，也有聚丙烯塑料瓶和软体聚氯乙烯塑料袋。

输液瓶应无色透明、瓶口圆滑均匀，端正、无条纹、气泡，耐酸、耐碱、耐水，经灭菌及贮存期不会脱片。输液瓶的清洗有酸洗法和碱洗法两种。

胶塞应具有弹性和柔曲性、性质稳定，不与药液起反应，能耐高温、高压，具有一定耐溶性，吸附作用小，无毒，当针头刺入和拔出后应立即闭合，而且能耐受多次穿刺而无碎屑脱落。

隔离膜常用的有涤纶薄膜。质量上要求无通透性、理化性质稳定、抗水、弹性好、无异臭、不皱折、不脆裂，并有一定的耐热性和机械强度。采用丁基橡胶时，可不使用涤纶薄膜。

（三）输液剂的配制

输液配制的基本操作、环境要求及原辅料等质量要求与安瓿注射剂基本相同，配液必须用新鲜的注射用水，原料应是优质供注射用的。

（四）输液剂的滤过与灌封

输液的滤过与安瓿注射剂相同，先用砂滤棒滤过，后经微孔滤膜滤过至药液澄明。为提高产品质量，目前生产多采加压三级（砂棒—垂熔玻璃滤球—微孔滤膜）过滤。

输液的灌封分为灌注药液、衬垫薄膜、塞胶塞、轧铝盖等四步。采用局部层流，严格控制洁净度（局部 A 级）。大量生产多采用自动转盘式灌装机、自动翻塞机和自动落盖轧口机等完成整个灌封过程。

（五）输液剂的灭菌

灌封后的输液应及时灭菌，从配液到灭菌以不超过 4 h 为宜。根据药液中原辅料的性质，选择不同的灭菌方法和时间，一般采用 115℃ / 30min 热压灭菌。塑料袋装的输液用 109℃/15 min 灭菌，生产过程更应注意防止污染。

（六）输液剂的质量检查与包装

输液的检查，包括不溶性微粒、装量、澄明度、热原、无菌、 pH 以及含量测定等项，均应符合药典规定。检查合格的产品，贴上印有品名、规格、批号的标签进行包装，装箱时应装严装紧，便于运输。

三、输液剂存在的问题及解决办法

输液剂生产中存在的主要问题是澄明度问题、染菌和热原反应。

澄明度问题主要由微粒引起，微粒包括炭黑、碳酸钙、氧化锌、纤维素、纸屑、黏土、玻璃屑、细菌、真菌等。微粒产生的原因及解决方法有：

1. 原料与附加剂 杂质的存在，会使输液中产生乳光、小白点、浑浊等现象，含量较多时，还影响药液的稳定性。因此，应严格控制原辅料的质量，国内已制定了输液用原辅料的质量标准。

2. 生产工艺及操作 车间洁净度差，容器及附件洗涤不净，滤器选择不当，过滤与灌封操作不符合要求，工序安排不合理等都可能会导致澄明度不合格，因此应严格遵循生产操作规程。微孔滤膜滤过药液也是比较有效的消除输液中微粒的方法。

3. 贮存过程 大输液在贮存过程中也会出现异物，主要原因是封口不严，玻璃瓶质量不佳，药液侵蚀玻璃等因素。在氯化钠注射液中最常见因药液侵蚀玻璃所致白点。另外，输液应贮存冷暗处，并避免横卧或倒置，否则药液易透过隔离薄膜与橡胶塞接触，造成澄明度不合格。

4. 输液容器与输液器 输液中的小白点主要是钙、镁、铁、硅酸盐等物质，这些物质主要来源于橡胶塞和玻璃输液瓶。因此，应选用优质的橡胶塞和输液瓶。此外，医院使用输液器静脉滴注药液时，应注意在倾入药液前，先用部分药液冲洗输液器、胶管、滴管和针头。国内外在使用输液过程中，为滤除药液中的异物与细菌，在输液管上加一终端滤器(平均孔径为 5μm)，接在橡皮管末端靠近注射针头处使用，是解决使用过程中微粒污染的重要措施。

四、输液剂举例

葡萄糖注射液

[处方] 注射用葡萄糖 50g 1%盐酸 适量注射用水加至 1000ml

[制法] 取葡萄糖投入煮沸的注射用水中，使成 50%～70%的浓溶液，用盐酸调节 pH 为 3.8～4.0，加活性炭 0.1%～0.2%(g/ml)混匀，煮沸 20～30min，趁热滤除活性炭，滤液中加入热注射用水至 1 000ml，测 pH、含量，合格后，精滤及微孔滤膜滤至澄明，灌装、封口，热压灭菌 115.5℃ 68.7kPa(0.7kg/cm^2)30min 即得。

[注释] ①本品有时澄明度不合格(产生絮状物或小白点)往往与原料质量有关。因葡萄糖由淀粉经酸水解、糖化而成，故可能带入淀粉中的杂质如蛋白质等，也可含有未完全糖化的糊精等。若在溶液中加入适量盐酸，就能使胶粒凝聚成较大的粒子而滤去。同时盐酸可使糊精继续水解为葡萄糖，以改善输液的澄明度。此外，在操作中采用浓配，加热，使用活性炭等措施，使成品的澄明度合格。②本品的不稳定性主要表现为颜色变黄和 pH 下降。本品的灭菌温度愈高、时间愈长，则使成品变色，尤其在 pH 不适合条件下，加热灭菌可引起显著变色。一般在 pH 3.0 时分解最少，故配液时用盐酸调节 pH 在 3.8～4.0，同时严格控制灭菌温度和受热时间使药液稳定。

第六节 注射用无菌粉末

注射用无菌粉末简称粉针剂，系用无菌操作法将经过无菌精制的药物分(灌)装于无菌容器中，临用前再用灭菌的注射用溶媒溶解或混悬而制成的剂型。凡遇热或遇水不稳定的药物如青霉素 G 、辅酶 A 、胰蛋白酶等均需制成粉针。

根据制备方法不同，粉针分为注射用冷冻干燥制品和注射用无菌分装产品两类。

一、注射用冷冻干燥制品

注射用冷冻干燥制品系先将药物制成无菌水溶液，进行无菌灌装，再经冷冻干燥，在无菌条件下封口制成的粉针剂。

(一)冷冻干燥制品的特点

产品剂量准确，外观优良；所得产品质地疏松，加水后迅速溶解；含水量低，一般在1%～3%范围内，同时干燥在真空中进行，故不易氧化；避免药品成分因高热而分解变质，如蛋白质等生物制品则不致变性；在制备过程中污染机会少，产品中的微粉杂质也相对较少。

冷冻干燥制品的不足之处为溶剂不能随意选择，某些产品重新溶解成溶液时出现浑浊。且设备特殊，成本较高。

(二)生产工艺

制备冻干无菌粉末前药液的配制基本与水性注射剂相同，其冻干粉末的制备工艺流程如下：分装好药液的安瓿或小瓶→预冻→升华干燥→再干燥。

二、注射用无菌粉末分装产品

注射用无菌分装产品是将符合注射用要求的药物粉末，在无菌操作条件下直接分装于洁净灭菌的小瓶或安瓿中，密封而成。工艺流程如下：

1. 药物的制备 无菌原料可用灭菌溶剂结晶法、喷雾干燥法或冷冻干燥法制备，若细度不符合要求，则需在无菌条件下粉碎、过筛以制得符合注射用的无菌粉末。

2. 容器的处理 安瓿或小瓶及橡胶塞的质量要求及处理方法与注射剂相同，但均须进行灭菌处理。各种分装容器洗净后，需用干热灭菌或红外线灭菌后备用。已灭菌的空瓶存放柜中应有净化空气保护，存放时间不超过24h。

3. 分装 分装必须在高度洁净的无菌室中按无菌操作法进行。分装室的相对湿度必须控制在分装产品的临界相对湿度以下。分装过程中应注意抽样检查装量差异。分装后，小瓶立即加塞铝盖密封，安瓿熔封。药物的分装及安瓿的封口宜在局部层流下进行。目前使用的分装机械有螺旋自动分装机、插管式及真空吸粉式分装机等。此外，青霉素分装车间不得与其他抗生素分装车间轮换生产，以防交叉污染。

4. 灭菌及异物检查 对于耐热品种，可选用适宜灭菌方法进行补充灭菌，以确保安全。对于不耐热品种，必须严格无菌操作，产品不再灭菌。异物检查一般在传送带上目检。

第七节 滴 眼 剂

一、概 述

滴眼剂系指直接用于眼部的外用液体药剂。以澄明的水溶液为主，也有少数为胶体溶液和水性混悬液。眼用液体药剂除滴眼剂外，在临床上常用的还有洗眼剂。洗眼剂系指药物配成一定浓度的灭菌水溶液，供眼部冲洗、清洁用。如生理氯化钠溶液，2%硼酸溶液等。

滴眼剂质量要求类似注射剂。中国药典规定，滴眼剂应符合下列要求：

1. pH 应为5.0～9.0，pH不当可引起刺激性，增加泪液的分泌，导致药物流失，甚至损伤角膜。

2. 渗透压 为减少刺激性，滴眼剂的渗透压应与泪液的渗透压相近。眼球能适应的渗透压范围相当于浓度为 0.6%～1.5%的氯化钠溶液，超过 2%就有明显的不适。

3. 无菌 供角膜创伤或手术用的滴眼剂，必须无菌，以无菌操作法制成单剂量制剂，且不得加抑菌剂；其他用的滴眼剂，为多剂量滴眼剂必须加抑菌剂，不得检出绿脓杆菌和金黄色葡萄球菌。

4. 澄明度与混悬微粒细度 滴眼剂应澄明无异物，特别是不得有碎玻璃屑。混悬液型滴眼剂的颗粒细度要求小于 50μm，其中含 15μm 以下的颗粒不得少于 90%，并且颗粒不得结块，易摇匀后再分散性良好。

5. 黏度 适当增加黏度，可延长药物在眼内的停留时间，有利于增强疗效，同时黏度增加后亦减少了刺激性。滴眼剂合适的黏度在 4～5cPa•s（厘泊）。

二、滴眼剂的附加剂

（一）pH 调节剂

为避免过强的刺激性和使药物稳定，常用缓冲溶液来稳定药液的 pH。常用的缓冲溶液有硼酸缓冲液、磷酸盐缓冲液、硼酸盐缓冲液。

（二）等渗调节剂

眼球对渗透压有一定的耐受范围，渗透压的调整不必很精密，但低渗溶液宜调至等渗。常用的调整剂有氯化钠、硼酸、硼砂等。

（三）抑菌剂

滴眼剂是多剂量剂型，故必须加入抑菌剂。常用的有硝酸苯汞、醋酸苯汞、硫柳汞等。单一的抑菌剂常因处方的 pH 不适合，或与其他成分有配伍禁忌，不能达到速效目的，故采用复合抑菌剂发挥协同作用，提高杀菌效能。

（四）黏度调节剂

增加滴眼剂的黏度，延长药物在眼部的滞留时间。常用甲基纤维素、聚乙二醇、聚维酮等。

三、滴眼剂的制备

滴眼剂的制备工艺流程：

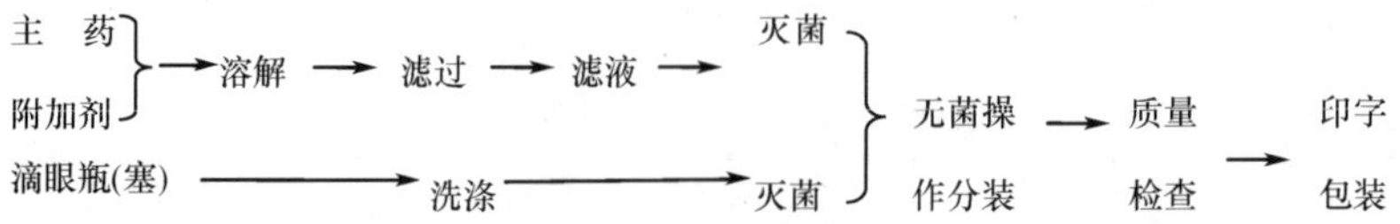

主药、附加剂 → 溶解 → 滤过 → 滤液 → 灭菌
滴眼瓶(塞) → 洗涤 → 灭菌
→ 无菌操作分装 → 质量检查 → 印字包装

该工艺适用于性质稳定的药物。不耐热的药物，需采用垂熔玻璃滤器或微孔薄膜滤器滤过，分装，全部制备过程采用无菌操作法。用于眼外伤或眼部手术的滴眼剂，必须制成单剂量包装药剂，按注射剂生产工艺进行，保证完全无菌。

四、滴眼剂举例

氯霉素滴眼液

[处方]	氯霉素	2.5g	硼酸	19g
	硼砂	0.38g	硫柳汞	0.04g
	灭菌蒸馏水	加至 1000ml		

[制法]　取灭菌蒸馏水适量，煮沸，加入硼砂、硼酸，溶解，冷却至 60℃，加入氯霉素、硫柳汞，搅拌溶解，过滤，自滤器上加入灭菌蒸馏水至 1000ml，检查澄明度合格后，无菌分装。

[注释]　①氯霉素在水中的溶解度为 1∶400，其 0.25%溶液已经达到饱和，若配置高浓度时，可加入吐温-80 作为增溶剂；②氯霉素在中性或弱酸性时较稳定，但在强酸或强碱性溶液中迅速破坏失效，所以用硼酸盐缓冲液调整 pH 在 5.8～6.5。

（刘　侠）

第二十五章 固 体 制 剂

固体制剂包括散剂、颗粒剂、胶囊剂、片剂、丸剂等。固体制剂在临床上的使用剂型中所占比例很大。固体制剂具有的共同特点是药物的物理、化学稳定性比液体制剂要高，生产制造程序简单、成本较低，服用和携带方便。

第一节 散 剂

一、概 述

散剂(powders)系指药物与适宜辅料经粉碎、均匀混合而制成的干燥粉末状制剂，可供内服或外用。

散剂粒径小，分散度大，起效迅速；散剂外用覆盖面积大，对溃疡、外伤等起到收敛保护等作用；散剂的剂量可随症加减，易于控制，尤其适用于婴幼儿、老人；散剂制法简便，运输、携带与贮藏方便。但是由于散剂比表面积大，故其嗅味、刺激性、吸湿性、药物的不良气味以及化学活性等相应增加，且挥发性成分易散失，因此腐蚀性强、易吸潮变质的药物一般不宜制成散剂。另外，散剂的口感不好，剂量较大的还会造成服用困难。

散剂按医疗用途可分为内服散剂如口服补液散，外用散剂如冰硼散。按药物组成分为单方散剂和复方散剂。按剂量可分为分剂量散剂和不分剂量散剂。

二、散剂的制备

散剂制备的一般工艺流程是：粉碎→过筛→混合→质检→分剂量与包装。

(一)粉碎与过筛

制备散剂所用的固体原、辅料，如细度未达到要求，均需进行粉碎与过筛。粉碎过筛的目的是减小药物的粒径，增大药物的比表面积，从而提高生物利用度，调节药物粉末的流动性，改善不同药物粉末混合的均匀性，降低药物粉末对创面的机械刺激性。

粉碎后的药粉经过筛处理，可按其粗细进行分级，以达到粒度均匀的目的。药物粉碎的细度应视药物性质、作用及给药途径而定。在内服散剂中，对于易溶于水的药物不必粉碎得太细，在胃中不稳定的药物、有不良嗅味的药物及刺激性较强的药物也不宜粉碎得太细；对于难溶性药物，为加速其溶解和吸收，应粉碎得细一些；对于用于治疗胃溃疡的不溶性药物，必须粉碎成最细粉，以利于发挥其保护作用及药效。外用散剂主要用于皮肤或伤口，其中多为不溶性药物，一般要求粉碎成细粉，以减轻对组织或黏膜的机械刺激。

(二)混合

对于散剂，均匀混合是保证其安全、有效的基础，目前常用的混合方法主要有研磨混合法、搅拌混合法与过筛混合法等，通常用前两种方法混合后，再兼用过筛混合法，以确保混合的均匀性。

研磨混合法适用于小量药物的混合，常用器械为研钵。大生产则多使用形状各异混合筒混合，其中以 V 形混合筒效率较高。除混合筒外，尚有双螺旋锥形混合机、槽形混合机、气流混合机等。

(三)分剂量

将混合均匀的散剂，按重量要求分成等重份数的过程叫分剂量。常用方法有：

1. 目测法　系以目测分成若干等分的方法。此法简便，但准确性差。药房临时调配少量普通药物散剂时可用此方法。

2. 容量法　系用固定容量的容器进行分剂量的方法。此法效率高，但准确性不如重量法。机械化生产多用容量法分剂量。

3. 重量法　系逐份称重的方法。此法分剂量准确，但操作麻烦，效率低。主要用于含毒剧药物、贵重药物。

(四)包装与贮藏

散剂的吸湿性比较突出，吸湿后可发生潮解、结块、变色、分解或效价下降等变化，从而降低药物的稳定性，影响散剂的质量和用药安全。因此防潮是关键，必须选用适宜的包装材料和贮藏条件。

常用的包装材料有蜡纸、塑料瓶、铝塑袋及聚乙烯塑料薄膜袋等。大包装复方散剂用瓶装时，瓶内药物应填满、压实，以免在运输过程中因震动而使药物分层，破坏其均匀性。散剂在贮存中药注意调控温湿度和避光。一般散剂应密闭贮存，含挥发性药物或可吸湿药物的散剂以及泡腾散剂应密封贮存。

三、散剂的质量检查

在药典中收载了散剂的质量检查项目，主要有：

1. 外观均匀度　散剂应干燥、疏松、混合均匀、色泽一致。

2. 粒度　除另有规定外，取供试品 10g，精密称定，按《中国药典》(粒度和粒度分布测定法)测定，局部用散剂用七号筛振摇至少 3min，精密称定通过筛网的粉末重量，应不低于 95%。

3. 干燥失重　除另有规定外，取供试品，在 105℃干燥至恒重，减失重量不得过 2.0%。

4. 装量差异　单剂量包装的散剂，取供试品 10 袋(瓶)，分别称定每袋(瓶)内容物的重量，每袋(瓶)装量与标示量相比较，超出装量差异限度的不得多于 2 袋(瓶)，并不得有 1 袋(瓶)超出限度 1 倍。多剂量包装的散剂，按《中国药典》最低装量检查法检查，均应符合规定。

此外，用于烧伤或严重创伤的外用散剂，按《中国药典》无菌检查法检查，应符合规定。微生物限度按《中国药典》微生物限度检查法检查，应符合规定。

四、散 剂 举 例

口服补液盐散

[处方]　氯化钠 1750g　碳酸氢钠 1250g　氯化钾 750g　葡萄糖 11 000g　制成 1000 包

[制法]　取葡萄糖、氯化钠粉碎成细粉，混匀，分装于大袋中；另取氯化钾、碳酸氢钠碎成细粉，混匀，分装于小袋中；将大小袋同装于一包，即得。

[注解]　①本品将氯化钠、葡萄糖和氯化钾、碳酸氢钠分开包装，是因氯化钠、葡萄糖易吸潮，若混合包装，易造成碳酸氢钠水解，碱性增大；②心力衰竭、高血钾症、急慢性肾衰竭少尿患者禁用。

第二节 颗 粒 剂

一、概 述

颗粒剂(granules)是将药物与适宜的辅料配合而制成的干燥颗粒状制剂。

颗粒剂可以吞服，也可分散或溶解在水中或其他适宜的液体中服用。颗粒剂按溶解性能可分为可溶性颗粒剂、混悬性颗粒剂及泡腾性颗粒剂。可溶性颗粒剂按溶剂又分为水溶性颗粒剂和酒溶性颗粒剂。泡腾性颗粒剂中含有泡腾崩解剂，遇水会产生二氧化碳气体而使药液产生气泡而成泡腾状态，促使颗粒迅速崩散溶解，同时，CO_2溶于水后呈酸性，能刺激味蕾，因而可达到矫味作用，若配有甜味剂和芳香剂，可以得到碳酸饮料的风味。其他还有肠溶颗粒剂、缓释颗粒剂和控释颗粒剂等。

颗粒剂的特点主要有：①比片剂、胶囊剂分散度大，利于吸收和发挥疗效；②分剂量比散剂容易，飞散性、附着性、聚集性、吸湿性等较散剂小；③性质稳定，运输、携带、储存方便；④服用方便，可根据需要加入着色剂、芳香剂、矫味剂等，提高了患者顺应性；⑤必要时对颗粒进行包衣，使其具有缓释性、控释性或肠溶性，但包衣时需要注意颗粒大小的均匀性以及表面光洁度，以保证包衣的均匀性。缺点是颗粒剂容易吸潮，因此在生产、贮存和包装密封性上应加以注意。

二、颗粒剂的制备

颗粒剂的主要制备工艺流程：

物料→混合→制粒→干燥→整粒→质检→包装

(一)制粒

制粒(granulation)是把粉末、块状物、溶液、熔融液等状态的物料进行处理、制成具有一定形态和大小的颗粒(粒子)的操作。

多数的固体剂型都要经过“制粒”过程。制粒的目的有：①使粒子具有良好的流动性，在药物的输送、包装、充填等方面容易实现自动化、连续化、定量化；②防止由于粒度、密度的差异而引起的分离现象，有利于各种成分的均匀混合；③防止操作过程的粉尘飞扬及在器壁上的黏着，避免环境污染和原料的损失；④调整堆密度，改善溶解性能；⑤使压片过程中压力的传递均匀；⑥配方和操作适当时，可提高药效和药物的稳定性；⑦便于服用等。

制粒是颗粒剂制备的关键工艺技术。制粒方法分为湿法制粒与干法制粒。

1. 湿法制粒 系指在原材料粉末中加入黏合液，靠黏合液的架桥或黏结作用使粉末聚结在一起而制备颗粒的方法。由湿法制成的颗粒经过表面润湿，其表面性质较好，外形美观，耐磨性较强、压缩成形性好，在制药工业生产中应用最为广泛。湿法制粒包括挤出式制粒、快速搅拌制粒、流化喷雾制粒、喷雾干燥制粒等方法。

2. 干法制粒 将固体辅料及药物的混合粉末用较大压力压制成较大的粒状或片状物后再破碎成大小适宜的颗粒的操作叫干法制粒。该法工艺简便，能够避免有效成分湿热破坏，保证颗粒和性状的均一性，提高颗粒的稳定性和溶散性。常用于热敏性物料、遇水易分解的药物以及容易压缩成形的药物的制粒。

(二)湿颗粒干燥

除了流化或喷雾制粒法制得的颗粒已被干燥以外，其他湿法制得的颗粒必须在用适宜的方法加以干燥，以除去水分、防止结块、或受压变形。常用的方法有：箱式干燥法、流化床干燥法等。干燥程度可通过测定含水量进行控制，一般应控制在2%以内。

生产中常用的干燥设备有热风循环式烘箱、沸腾干燥床、振动式远红外干燥机等。

（三）整粒和分级

在干燥过程中，某些颗粒可能发生粘连、甚至结块。所以必须通过整粒以制成一定粒度的均匀颗粒。一般采用过筛的方法整粒和分级。具体操作时，一般按粒度规格的上限，过一号筛（12～14 目），把不能通过的部分进行适当粉碎，然后再按照粒度规格的下限，过四号筛（60 目），以进行分级，除去粉末部分。

（四）包装

颗粒剂易吸潮结块，甚至溶化，故应及时密封包装，并干燥贮藏。若处方中含挥发性成分，一般宜溶于适量乙醇中，用雾化器均匀地喷洒在干燥的颗粒上，然后密封放置一定时间，等颗粒均匀吸收后方可进行包装。为提高挥发性成分的稳定性，也可将其用 β-环糊精制成包合物加入到整粒后的颗粒中。

生产上常用自动颗粒包装机包装。包装材料常用复合铝塑袋分装，这类材料不易透湿、透气，贮存期内一般不会出现吸潮软化现象。

三、颗粒剂的质量检查

在《中国药典》中收载了颗粒剂的质量检查项目，主要有：

1. 外观　颗粒应干燥、均匀、色泽一致，无吸潮、软化、结块、潮解等现象。

2. 粒度　除另有规定外，一般取单剂量包装的颗粒剂五包或多剂量包装颗粒剂一包，称重，置药筛内轻轻筛动 3min，不能通过一号筛和能通过四号筛的颗粒和粉末总和不得过 8%。

3. 干燥失重　取供试品照《中国药典》方法测定，除另有规定外，不得超过 2.0%。

4. 溶化性　取供试颗粒 10g，加热水 200ml，搅拌 5min，可溶性颗粒应全部溶化或可允许有轻微混浊，但不得有焦屑等异物。混悬型颗粒剂应能混悬均匀，泡腾性颗粒剂应立即产生二氧化碳气体，并呈泡腾状。

5. 装量差异　单剂量包装的颗粒剂，其装量差异限度应符合规定。

四、举　　例

感冒清热颗粒剂

[处方]　荆芥穗 200g　薄荷 60g　紫苏叶 60g　防风 100g　柴胡 100g　苦杏仁 80g
桔梗 60g　苦地丁 200g　芦根 160g　白芷 60g　葛根 100g

[制法]　以上 11 味，取荆芥穗、薄荷、紫苏叶提取挥发油，蒸馏后的水液另器收集；药渣与其余防风等 8 味，加水煎煮两次，每次 1.5h，合并煎液，滤过，滤液与上述水液合并，合并液浓缩成相对密度为 1.08～1.10（55℃）的药液，喷雾干燥，制成干膏粉，取干膏粉，加淀粉、乳糖适量，混合，加入上述挥发油，混匀，制成颗粒 400g，即得。

[注解]　①荆芥穗、薄荷、紫苏叶三味药材中含有挥发油，其他药物均含有水溶性药效成分，因此采取双提法既防止挥发油由于水煎而丢失又使水溶性成分得以保留。诸药挥发油密度均小于1.0，可用共蒸馏法提取挥发油。②采用喷雾干燥技术替代传统干燥技术快速制得药物干膏粉，可减少成分破坏和辅料用量，进而减少药物服用剂量。也可考虑采用一步制粒技术，制粒和干燥一

次完成，缩短了生产周期，提高了生产效率。③挥发油喷入浸膏后制粒，易造成挥发油分布不均，且常温下易挥散，且易氧化变质。故可采用环糊精包合技术包合挥发油，以保证其稳定性。④采用对患者血糖无影响的辅料适用于特种人群如糖尿病患者、肥胖病患者等。

第三节 胶 囊 剂

一、概 述

胶囊剂(capsules)是指将药物或加有辅料充填于空心硬质胶囊或弹性软质囊材中而制成的制剂。

胶囊剂可分为硬胶囊剂和软胶囊剂两类，其中包括具有特殊释释药性能的肠溶胶囊剂、缓释胶囊剂与控释胶囊剂等。

硬胶囊剂(hard capsules)是将原、辅料(也可不加辅料)制成均匀的粉末或颗粒，填装于空心硬胶囊中而制成的胶囊剂。

软胶囊剂(soft capsules)是将原料溶于适当辅料中，再用压制法或滴制法使之密封于球形或橄榄形的软质胶囊中而制成的胶囊剂。

肠溶胶囊剂(enteric capsules)是在囊壳中加入了特殊的药用高分子材料或经特殊处理，所以它在胃液中不溶解，仅在肠液中崩解溶化而释放出活性成分，故而称为肠溶胶囊剂。

胶囊剂主要供口服。但近年来为了适应医疗上的不同需要，也出现了许多其他给药途径应用的胶囊剂，如植入胶囊、气雾胶囊、直肠胶囊和外用胶囊等。

胶囊剂具有如下优点：①能掩盖药物不良嗅味、提高稳定性：因药物装在胶囊壳中与外界隔离，避开了水分、空气、光线的影响，对具不良嗅味、不稳定的药物，如挥发油、维生素、抗生素等可装入不透光的胶囊中，保护药物免受湿气、空气中氧和光线的作用，保证药物稳定。②药物的生物利用度较高：胶囊剂中的药物是以粉末或颗粒状态直接填装于囊壳中，不受压力等因素的影响，所以在胃肠道中迅速分散、溶出和吸收，其生物利用度将高于丸剂、片剂等剂型。③液态药物的固体剂型化：含油量高的药物或液态药物难以制成丸剂、片剂等，都可制成软胶囊剂。④可延缓药物的释放和定位释药：可将药物按需要制成缓释颗粒装入胶囊中，达到缓释延效作用，康泰克胶囊即属此种类型；制成肠溶胶囊剂即可将药物定位于释放于小肠以供吸收，亦可制成直肠给药或阴道给药的胶囊剂，使定位在这些腔道释药；对在结肠段吸收较好的蛋白类、多肽类药物，可制成结肠靶向胶囊剂。

但有些药物不能制成胶囊剂：①明胶是胶囊剂的最主要囊材，若药物为水溶液或乙醇溶液，能使胶囊壁溶解；②风化性药物，可使囊壁软化；③吸湿性很强的药物，可使囊壁脆裂；④易溶性及小剂量的刺激性药物，因其在胃中溶解后局部浓度过高会刺激胃黏膜。

二、胶囊剂的制备

(一)硬胶囊剂

1. 空胶囊 空胶囊的主要成分是明胶，根据需要可加入增塑剂、增稠剂、遮光剂、表面活性剂、食用色素、防腐剂、矫味剂等。

空胶囊系由囊体和囊帽组成。空胶囊呈圆筒形，共有 8 种规格(为 000、00、0、1、2、3、4、5 号)，常用的为 0～5 号，随着号数由小到大，容积由大到小。

空胶囊的主要制备流程如下：

溶胶→蘸胶(制坯)→干燥→拔壳→切割→整理，一般由自动化生产线完成，生产环境洁净度应达10 000级，温度10～25℃，相对湿度35%～45%。为了便于识别，空胶囊壳上还可用食用油墨印字。

2. 硬胶囊剂的制备工艺 硬胶囊剂中充填的药物通常是固体。通常是将一定量的药物加适宜的辅料如稀释剂、助流剂、崩解剂等制成均匀的粉末、颗粒、小丸、小片等进行填充。

大生产可采用自动填充机，主要流程是：空胶囊供给→排列→校正方向→空胶囊帽体分开→药物填入→残品剔除→胶囊帽体套合→成品排出。生产环境应控制温度 40℃以下、相对湿度30%～40%，以保持空胶囊壳含水量。

(二)软胶囊剂

1. 软胶囊的囊壳 软胶囊的囊壳由胶料(明胶或阿拉伯胶)、增塑剂(甘油、山梨醇或两者的混合物)、附加剂(防腐剂、遮光剂、色素、芳香剂等)和水组成，具弹性和可塑性，是软胶囊的特点和形成基础。其弹性与明胶、增塑剂和水三者比例有关，重量比例通常是干明胶：干增塑剂：水=1：(0.4～0.6)：1。

2. 软胶囊内填充物的要求 软胶囊壁以明胶为主，填充的药物和附加剂需对蛋白质性质无影响，各种油类、对明胶无溶解作用的液体药物或混悬液、固体药物等均可填充。若填充物的含水量超过5%，或含低分子量水溶性或挥发性有机物如乙醇、羧酸、胺类或酯类等，均能使囊壳软化或溶解，因而此类物质不宜作软胶囊的填充物；*O*/*W* 型乳剂可使乳剂失水破坏，醛类可使明胶变性，均不能制成软胶囊剂。液体药物可用磷酸盐、乳酸盐等缓冲液调整pH在4.5～7.5为宜，因强酸性可引起明胶的水解而漏泄，强碱性可引起明胶变性而影响溶解释放。

3. 软胶囊剂的制备方法 软胶囊剂的制法可分为滴制法和压制法，前者制成有缝胶丸，后者制成无缝胶丸。

滴制法由具双层喷头的滴丸机完成。以明胶为主的软质囊材(通常称为胶液)与被包药液，分别在双层喷头的外层与内层以不同速度喷出，使定量的胶液将定量的药液包裹后，滴入与胶液不相混溶的冷却液中，由于表面张力作用使之形成球形，并逐渐冷却、凝固成软胶囊，如常见的鱼肝油胶丸等。

压制法是将胶液制成厚薄均匀的胶片，再将药液置于两个胶片之间，用钢板模或旋转模压制软胶囊的一种方法，目前生产上主要采用旋转模压法(模具可为椭圆形、球形或其他形状)。

(三)包装贮藏对质量的影响

包装贮藏的环境温度、湿度及时间对胶囊剂的质量有明显的影响，高温、高湿(相对湿度＞60%)可对胶囊剂产生不良影响，不仅会使胶囊吸湿、软化、变粘、膨胀、内容物结团，而且会造成微生物滋生。因此，必须选择适当的包装容器与贮藏条件。一般应选用密封性能良好的玻璃容器、透湿系数小的塑料容器和泡罩式包装，在< 25℃、相对湿度< 60%的干燥阴凉处，密闭贮藏。

三、胶囊剂的质量检查

胶囊剂的质量检查项目主要有：

1. 外观 胶囊外观应整洁，不得有黏结、变形或破裂现象，并应无异臭。硬胶囊剂的内容物应干燥、松紧适度、混合均匀。

2. 水分 硬胶囊剂内容物的水分，除另有规定外，不得超过9.0%。

3. 装量差异 取供试品20粒，分别精密称定重量，倾出内容物，硬胶囊剂囊壳用小刷或其他适宜的用具拭净(软胶囊剂囊壳用乙醚等溶剂洗净，置通风处使溶剂挥散尽)，再分别精密称定囊壳重量，求出每粒胶囊内容物的装量与20粒的平均装量。每粒装量与平均装量相比较，超出装量差异限度的不得多于2粒，并不得有一粒超出限度一倍(平均装量为0.3g以下，装量差异限度为±10.0%；0.3g或0.3g以上，装量差异限度为±7.5%)。

4. 崩解度与溶出度 胶囊剂应作崩解度、溶出度或释放度检查，除另有规定外，应符合规定。凡规定检查溶出度或释放度的胶囊不再检查崩解度。

四、举　　例

速效感冒胶囊(硬胶囊剂)

[处方] 对乙酰氨基酚　250g　　人工牛黄　10g　　咖啡因　15g
马来酸氯苯那敏　3g　　10%淀粉浆　　适量
食用色素　　适量　　共制成1000粒

[制法] 取上述各药物，分别粉碎，过80目筛；将10%淀粉浆分为三份，一份加入食用胭脂红少量制成红糊，一份加入食用橘黄少量制成黄糊，另一份不加色素为空白糊；将对乙酰氨基酚分为三份，一份与扑尔敏混匀后加入红糊，一份与胆汁粉、维生素C混匀后加入黄糊，另一份与咖啡因混匀后加入白糊，分别制成软材后，过14目尼龙筛制粒，于70℃干燥至水分3%以下；将上述三种颜色的颗粒混合均匀后，填入空胶囊中，即得。

[注解] 本品为一种复方制剂，所含成分的性质、数量各不相同，为防止混合不均匀和填充不均匀，采用制粒的方法首先制得流动性良好的颗粒，再进行填充，这是一种常用的方法；另外，加入食用色素可使颗粒呈现不同的颜色，若选用透明胶囊壳，将使本制剂看上去比较美观。

第四节　片　　剂

一、概　　述

(一)片剂的含义与特点

片剂(Tablets)是指药物与辅料均匀混合后压制而成的片状制剂，它是现代药物制剂中应用最为广泛的重要剂型之一。

片剂的特点：①溶出度及生物利用度通常较丸剂好；②剂量准确，药物含量差异较小；③质量稳定，而且可以通过包衣等措施对易氧化变质、见光分解及易吸潮的药物进行保护；④服用、携带、运输等较方便；⑤机械化连续生产，产量大，成本低；⑥儿童及昏迷病人不易吞服片剂；⑦含挥发性成分的片剂贮存较久时会产生花片、含量降低等。

(二)片剂的分类

片剂按给药途径，结合制备与作用分类：

1. 口服片剂 在胃肠道内崩解吸收而发挥疗效。

(1)普遍压制片：是药物与辅料混合压制而成的、未经包衣的普通片剂(称素片或片芯)，如磺胺嘧啶片、复方乙酰水杨酸片等。

(2)包衣片：是指在片芯(压制片)外包有衣膜的片剂。按照包衣物料或作用不同，可分为糖衣片、薄膜衣片、肠溶衣片等。

(3)咀嚼片：是指在口腔内嚼碎后咽下的片剂。较适合于小儿服用和治疗胃部疾病，常加入蔗糖、薄荷油等甜味剂及食用香料调整口味，如健胃消食片。

(4)泡腾片：是指含有泡腾崩解剂的片剂。所谓泡腾崩解剂是指碳酸氢钠与枸橼酸等物质成对构成的混合物，遇水时，两者可产生大量的二氧化碳气体使片剂的迅速崩解。多用于可溶性药物的片剂，起效快，生物利用度高，如维生素C泡腾片。

(5)分散片：是指遇水能迅速崩解(3分钟内)并分散均匀的片剂。可口服或加水分散后饮用，也可以嚼服或含服，如雷尼替丁分散片。

(6)缓释片：是指能使药物缓慢释放而延长作用时间的片剂，如氨茶碱缓释片。

(7)控释片：是指药物以受控形式恒速释放的片剂，如格列吡嗪渗透泵片。

(8)多层片：是指由两层或多层组成的片剂。各层含不同药物或各层药物相同而辅料不同。制成多层片的目的是：①避免复方制剂中不同药物之间的配伍变化；②制成一层由速效颗粒制成，另一层由缓释颗粒制成的缓释片剂，双层复方茶碱片。

2. 口腔用片剂

(1)口含片：又称含片，是指含在颊膜内缓缓溶解而发挥治疗作用的压制片。口含片多用于口腔及咽喉疾患，可在局部产生较久的消炎、消毒等疗效，如复方草珊瑚含片。

(2)舌下片：系指置于舌下能迅速溶化，药物经舌下黏膜吸收发挥全身作用的片剂。舌下片可防止胃肠液pH及酶对药物的不良影响，并避免药物首过效应，如硝酸甘油。

3. 外用片

(1)阴道用片：是指用于阴道内产生局部作用的片剂，起消炎、杀菌、杀精子等作用。为加快崩解常制成泡腾片使用，如甲硝唑泡腾片。

(2)溶液片：是指临用前加适量水溶解成一定浓度的溶液后而使用的片剂。溶液片的组成成分均应为可溶物，一般供漱口、消毒、洗涤伤口等用，如复方硼砂漱口片。

4. 其他片剂

(1)注射用片：是指临用时用注射用水溶解后供注射用的无菌片剂，供皮下或肌内注射。因溶液不能保证完全无菌，现已少用。

(2)植入片：是指用特殊注射器或手术埋植于皮下产生持久药效(长达数月至数年)的片剂。适用于需要长期使用的药物，如避孕药制成植入片。

二、片剂的常用辅料

片剂的常用辅料一般包括填充剂(稀释剂与吸收剂)、润湿剂与黏合剂、崩解剂、润滑剂等几类。另外还可以加入矫味剂、着色剂等改善口感和外观。

(一)填充剂(fillers)

主要作用是用来填充片剂的重量或体积。由于受压片工艺、制剂设备等因素所决定，片剂的直径一般不能小于6mm、片重多在100mg以上，如果片剂中的主药只有几毫克或几十毫克时，不加入适当的填充剂，将无法制成片剂。常用的填充剂有淀粉(starch)、糖粉(suger powder)、糊精(dextrin)、乳糖(lactose)、甘露醇和山梨醇、预胶化淀粉(pregelatinized starch)、微晶纤维素(microcrystalline cellulose，MCC)、无机盐类等

(二)润湿剂(moistening agents)与黏合剂(adhesives)

润湿剂是一类本身无黏性，但可诱发物料黏性的物质。常用的润湿剂有纯化水和乙醇。

某些药物粉末本身不具有黏性或黏性较小，需要加入黏性物质才能使其黏合起来，这时所加

入的黏性物质就称为黏合剂。常用的黏合剂有 8%～15%的淀粉浆、50%～70%的糖浆、1%～2%的羧甲基纤维素钠(CMC-Na)、2%～5%的羟丙甲纤维素(HPMC)、5%～20%的明胶溶液、3%～5%的聚乙烯吡咯烷酮(PVP)的水溶液或醇溶液等。

(三)崩解剂(disintegrants)

崩解剂是使片剂在胃肠液中迅速裂碎成细小颗粒的物质。由于崩解剂具有很强的吸水膨胀性，能够瓦解片剂的结合力，使片剂从一个整体的片状物裂碎成许多细小的颗粒，实现片剂的崩解，所以十分有利于片剂中主药的溶解和吸收。除了缓(控)释片以及某些特殊用途的片剂以外，一般的片剂中都应加入崩解剂。常用的崩解剂有干淀粉、羧甲基淀粉钠(CMS-Na)、低取代羟丙基纤维素(L—HPC)、交联聚乙烯比咯烷酮(交联 PVP)、泡腾崩解剂(Effervescent disintegrants)、表面活性剂等。

(四)润滑剂(lubricants)

在药剂学中，润滑剂是一个广义的概念，是助流剂、抗粘剂和(狭义)润滑剂的总称，一般将具有上述任何一种作用的辅料都统称为润滑剂。常用的润滑剂有硬脂酸镁、微粉硅胶、滑石粉、氢化植物油、聚乙二醇类、月挂醇硫酸镁等。

片剂中加入何种辅料，都应符合药用的要求，且不能与主药发生反应，也不应妨碍主药的溶出和吸收。目前已知乳糖能降低戊巴比妥、安体舒通的吸收，淀粉能延缓水杨酸钠的吸收，碳酸钙能影响四环素类药物的吸收。因此，应当根据主药的理化性质和生物学性质，结合具体的生产工艺，通过体内外实验，选用适当的辅料。

三、片剂的制备

片剂的制备工艺流程：

原辅料→粉碎→过筛→混合→制粒→干燥→整粒→压片→包衣→质检→包装。

要制得良好的片剂，用于压片的物料(颗粒或粉末)就必须具有良好的可压性，以及优良的流动性。为了满足这两个前提条件，产生了不同的制备方法。例如，某些药物呈立方体结晶(如氯化钾等)，具有良好的流动性和可压性，经干燥即可直接压片；而另一些药物呈鳞片状结晶，可压性及流动性都很差，需加入适当辅料及黏合剂制成颗粒，即湿法制粒，再压片；还有一些药物采用干颗粒法制片。

粉碎、过筛、混合、制粒、干燥、整粒过程见固体制剂的前述各节。

(一)压片

压片的设备有单冲压片机和多冲旋转压片机两大类。单冲压片机仅适用于很小批量的生产和实验室的试制。旋转式压片机是目前生产中应用较广的多冲压片机，有多种型号，饲粉方式合理，片重差异较小；由上、下两侧加压，压力分布均匀；生产效率较高。

(二)包衣

片剂包衣是指在片剂(片芯)表面包上用适宜材料构成的衣层。

片剂包衣的目的有：①增强片芯中药物的稳定性。有的片剂易吸潮，有的药物易氧化变质，有的药物对光敏感，选用适宜的隔湿、遮光等材料包衣后，可显著增强其稳定性；②控制药物的释放部位。例如易在胃液中因酸性或胃酶破坏以及对胃有刺激性并影响食欲，甚至引起呕吐的药物都可包肠溶衣，使在胃中不溶，而在肠中溶解；近年还用包衣法定位给药，例如结肠给药；③可将两种有化学性配伍禁忌的药物分别置于片芯和衣层等，制成多层片；④掩盖片剂中药物的不良的嗅、味；⑤改善片剂的外观，便于识别，在一定程度上也会增加患者的依从性。

根据衣层材料以及溶解特性不同，常分为糖衣、薄膜衣及肠溶衣等。常用的包衣设备有普通包衣机、高效包衣机、流化包衣装置、压制包衣机等。

（三）包装

片剂一般均应密封包装，以防潮、隔绝空气等以防止变质和保证卫生标准合格；某些对光敏感的药片，应采用遮光容器。单剂量包装一般采用铝箔和密封性好的塑料膜黏合包装，包装的成品常见者如泡罩式包装，是用优质铝箔为背层材料，用聚氯乙烯制成泡罩，将片密封于泡罩内；背面可印上药品名称、用法、用量等。多剂量包装常用的容器是玻璃瓶、塑料瓶等。

四、片剂的质量检查

片剂的质量检查项目主要有：

1. 外观性状 片剂表面应色泽均匀、光洁，无杂斑，无异物，并在规定的有效期内保持不变，良好的外观可增强病人对药物的信任，故应严格控制。

2. 片重差异 取 20 片，精密称定每片的片重并求得平均片重，然后以每片片重与平均片重比较，超出上表中差异限度的药片不得多于 2 片，并不得有 1 片超出限度 1 倍。

糖衣片、薄膜衣片（包括肠衣片）应在包衣前检查片芯的重量差异，符合规定后方可包衣；包衣后不再检查片重差异。另外，凡已规定检查含量均匀度的片剂，不必进行片重差异检查。

3. 硬度和脆碎度 应用孟山都（Monsanto）硬度计法和罗许（Roche）脆碎仪法。

4. 崩解度 除药典规定进行“溶出度或释放度”检查的片剂以及某些特殊的片剂（如缓控释片剂、口含片、咀嚼片等）以外，一般的口服片剂需做崩解度检查，其具体要求见表 25-1。

表 25-1 片剂的崩解时限要求

片剂	崩解时限/min
压制片	15
浸膏片	60
糖衣片	60
薄膜衣片	60
肠溶衣片	人工胃液中 2hr 不得有裂缝、崩解或软化等，人工肠液中 1hr 全部溶散或崩解并通过筛网

崩解度检查采用“吊篮法”：使 6 根底部镶有筛网（直径 2mm）的玻璃管，上下往复通过 37±1℃的水，每个玻璃管中的每个药片应在表 25-1 中规定的时间内全部通过筛网。

5. 溶出度或释放度 对于难溶性药物而言，虽然崩解度合格却并不一定能保证药物快速而完全的溶解出来，一般片剂需检查溶出度，缓控释制剂需检查释放度。

6. 含量均匀度 含量均匀度系指小剂量药物在每个片剂中的含量偏离标示量程度。片剂标示量小于 10mg 或主药含量小于每片重量 5%者均应检查含量均匀度。

五、片 剂 举 例

复方磺胺甲基异恶唑片（复方新诺明片）

[处方] 磺胺甲基异恶唑(SMZ) 400g　　三甲氧苄氨嘧啶(TMP)　80g
淀粉　40g　　10%淀粉浆　24g
干淀粉　23g(4%左右)　　硬脂酸镁　3g(0.5%左右)
制成 1000 片(每片含 SMZ 0.4g)

[制法] 将 SMZ、TMP 过 80 目筛，与淀粉混匀，加淀粉浆制成软材，以 14 目筛制粒后，置 70～80℃干燥后于 12 目筛整粒，加入干淀粉及硬脂酸镁混匀后，压片，即得。

[注解] 处方中 SMZ 为主药，TMP 为抗菌增效剂，常与磺胺类药物联合应用从而使药物对革兰阴性杆菌(如痢疾杆菌、大肠杆菌等)有更强的抑菌作用。淀粉主要作为填充剂，同时也兼有内加崩解剂的作用；干淀粉为外加崩解剂；淀粉浆为黏合剂；硬脂酸镁为润滑剂。

第五节　滴　丸　剂

一、概　　述

滴丸剂系指固体或液体药物与适当物质(一般称为基质)加热熔化混匀后，滴入不相混溶的冷凝液中、收缩冷凝而制成的小丸状制剂，主要供口服使用，亦可供外用和局部(如耳鼻、直肠、阴道)使用，还有眼用滴丸。

滴丸的特点有：①药物在基质中呈分子、胶体或微粉状态分散，吸收迅速、生物利用度高。如灰黄霉素滴丸有效剂量是细粉(100 目)的 1/4、微粉(粒径 5μm 以下)的 1/2。②因药物与基质熔合后，与空气接触面积减小，不易氧化和挥发，非水性基质不易引起水解，从而增加药物的稳定性。③基质容纳液态药物量大，可使液态药物固化，便于携带和服用。如芸香油滴丸含油可达 83.5%。④适用于耳、鼻、口腔等局部用药，五官科制剂多为液态或半固态剂型，作用时间不持久，作成滴丸可起到延效作用。⑤工艺设备简单，生产方便，周期短，效率高，利于劳动保护，易于大生产；工艺条件易于控制，质量稳定，剂量准确。⑥载药量较小，服用数量较大。

二、滴丸剂的基质和冷凝液

滴丸剂中除主药以外的赋形剂均称为基质，一般具备类似凝胶的不等温溶胶凝胶互变性，常用的有水溶性和脂溶性两大类。水溶性基质常用的有 PEG 类，如 PEG6000、PEG4000、PEG9300 及肥皂类如硬脂酸钠和甘油明胶等。脂溶性基质常用的有硬脂酸、单硬脂酸甘油酯、氢化植物油、虫蜡等。

用于冷凝滴出的液滴，使之冷凝成为固体药丸的液体称为冷凝液。冷凝液应符合下列要求：安全无害、不溶解主药与基质，也不与主药或基质发生作用；密度与液滴密度相近，使滴丸在冷却液中缓缓下沉或上浮，充分凝固，丸形圆整。常用的冷凝液分两类，水溶性基质可用液状石蜡、甲基硅油，植物油、煤油等；非水溶性基质可用水、不同浓度乙醇、无机盐溶液等。

三、滴丸剂的制备

滴丸剂的制备工艺流程：将药物溶解、乳化或混悬于加热熔融的基质中，保持恒定的温度(80～100℃)，经过一定大小管径的滴头，匀速滴入冷却液中，凝固形成的丸粒，徐徐沉于器底或浮于冷却液的表面，取出，洗去冷却液，干燥即成滴丸。根据药物的性质与使用、贮藏的要求，在滴丸制成后可包衣。

保证滴丸圆整成形、丸重差异合格的制备关键是：选择适宜基质与冷凝液、确定合适的滴管内外口径、滴制过程中保持恒温、滴制液静液压恒定、及时冷凝等。

四、滴丸剂的质量检查

滴丸剂的质量检查项目主要有：

1. 外观 滴丸应圆整均匀，色泽一致，无粘连现象，表面无冷凝液黏附。

2. 重量差异 取供试品 20 丸，精密称定总重量，求得平均丸重后，再分别精密称定每丸的重量。每丸重量与平均丸重相比较，超出重量差异限度的不得多于 2 丸，并不得有 1 丸超出限度 1 倍。包糖衣滴丸应检查丸芯的重量差异并符合规定，包糖衣后不再检查重量差异。包薄膜衣滴丸应在包衣后检查重量差异并符合规定。

3. 溶散时限 按《中国药典》崩解时限检查法检查，一般滴丸剂应在 30min 内全部溶散，包衣滴丸应在 1h 内全部溶散。

五、滴丸剂举例

灰黄霉素滴丸

[处方] 灰黄霉素　1 份　　PEG6000　9 份

[制法] 取 PEG6000 在油浴上加热至约 135℃，加入灰黄霉素细粉，不断搅拌使全部熔融，趁热过滤，置贮液瓶中，135℃下保温，用管口内、外径分别为 9.0mm、9.8mm 的滴管滴制，滴速 80 滴/min，滴入含 43%煤油的液状石蜡（外层为冰水浴）冷却液中，冷凝成丸，以液状石蜡洗丸，至无煤油味，用毛边纸吸去黏附的液状石蜡，即得。

[注解] 灰黄霉素与 PEG6000 以 1∶9 比例混合，在 135℃时可以成为两者的固态溶液，使 95%灰黄霉素均为粒径 2μm 以下的微晶分散，因而有较高的生物利用度，其剂量仅为微粉的 1/2。

（刘　侠）

第二十六章　软膏剂、栓剂、膜剂与涂膜剂

第一节　软　膏　剂

一、概　　述

软膏剂(ointments)指药物与适宜基质均匀混合制成的具有一定稠度的半固体外用制剂。软膏剂主要有保护创面、润滑皮肤和局部治疗作用的特点。

软膏剂根据基质的不同可分为三类：以油脂性基质制备的软膏剂称为油膏剂；以乳剂型基质制成的软膏剂称为乳膏剂；药物与能形成凝胶的辅料制成的软膏剂一般称为凝胶剂。根据药物在软膏中的分散状态可将软膏剂分为三类，即溶液型，混悬型和乳剂型软膏剂。药物粉末含量一般在25%以上的软膏剂称为糊剂。

一般软膏剂应具备的质量要求有：均匀、细腻，涂于皮肤上无粗糙感；具有适当的黏稠度，易于涂布于皮肤或黏膜上，且不融化；性质稳定无酸败、异臭、变色、变硬、油水分离等变质现象；无刺激性、过敏性及其他不良反应；用于创伤面(如大面积烧伤、严重损伤等)的软膏剂应无菌。

眼膏剂系指药物与适宜的基质制成的供眼用的膏状制剂，眼膏剂的制备与一般软膏剂的制法基本相同，但必须在净化条件下进行，一般可在净化室或超净台中配制，所用基质、药物、器械与包装容器等均应严格灭菌。

二、软膏剂的基质

软膏剂由药物和基质两部分组成，基质是软膏剂形成和发挥药效的重要组成部分。常用的基质可分为油脂性基质、乳剂型基质和水溶性基质三类。

(一)油脂性基质

油脂性基质属于强疏水性物质，包括烃类、类脂及动、植物油脂等。此类基质的特点是润滑、无刺激性，涂于皮肤上能形成封闭性油膜，促进皮肤水合作用，对皮肤有保护、软化作用，不易长菌，适用于表皮增厚、角化、皲裂等慢性皮损和某些感染性皮肤病的早期。但由于其油腻及疏水性大，造成药物释药性能差，不适用于有渗出液的创面，不易用水洗除，故不适用于有渗出液的皮肤损伤，主要用于遇水不稳定的药物，一般不单独使用。为克服其强疏水性，常加入表面活性剂，或制成乳剂型基质。常见的有烃类(如凡士林、固体石蜡、液状石蜡、硅酮等)、类脂类(如羊毛脂、蜂蜡与鲸蜡等)、油脂类(如花生油、麻油、豚脂等)

(二)乳剂型基质

乳剂型基质是油相与水相借乳化剂的作用在一定温度下混合乳化，最后在室温下形成半固体的基质，分为水包油(*O/W*)型和油包水(*W/O*)型两类。与乳浊液型液体药剂相似，乳剂型基质也是由油相、水相和乳化剂三部分组成的，常用的油相如硬脂酸、蜂蜡、石蜡、高级醇(十八醇)、凡士林等，有时为了调节稠度，也可加入一定量液状石蜡、植物油等。常用的乳化剂有皂类、月桂

醇硫酸钠、多元醇的脂肪酸、聚山梨酯类、脱水山梨坦、乳化剂 OP 等。

乳剂型基质 *O/W* 型乳剂基质能与大量水混合，基质含水量较高，无油腻性，易洗除，色白如雪，故有“雪花膏”之称；*W/O* 型乳剂基质较不含水的油脂性基质油腻性小，易涂布，且使用后水分从皮肤蒸发时有和缓的冷却作用，故有“冷霜”之称。

(三)水溶性基质

水溶性基质是由天然或合成的水溶性高分子物质胶溶在水中形成的半固体状的凝胶。常用于制备此类基质的高分子物质有甘油明胶、淀粉甘油、纤维素衍生物、聚乙烯醇和聚乙二醇类等，目前常用的是聚乙二醇类。水溶性基质释药速度快，无油腻性，易涂布，能与水溶液混合，能吸收组织渗出液，多用于湿润、糜烂创面，有利于分泌物的排除，也常用于腔道黏膜，常作为防油保护性软膏的基质。但其润滑性差，不稳定，易霉败，水分易蒸发，一般要求加入防腐剂和保湿剂。

三、软膏剂的制备

软膏剂的制备方法有研和法、熔和法和乳化法三种，应根据药物与基质的性质、制备量及设备条件选择不同的方法。一般来说，溶液型或混悬型软膏剂多采用研和法和熔和法，乳剂型基质的软膏剂则采用乳化法。

(一)研和法

基质为油脂性的半固体时，可直接采用研和法。一般在常温下将药物与基质等量递加混合均匀。此法适用于小量制备，而且药物不溶于基质。用软膏刀在陶瓷或玻璃的软膏板上调制，也可在乳钵中研制，或用机器研磨。

(二)熔和法

油脂性基质大量制备时，常采用熔和法。适用于软膏中含有的基质熔点较高，在常温下不能均匀混合者。一般先将熔点较高的物质熔化，再加熔点低的物质，最后加液体成分和药物，以避免低熔点物质受热分解。在熔融和冷凝过程中，均应不断加以搅拌，使成品均匀光滑，并通过胶体磨或研磨机进一步混匀，使软膏均匀、细腻、无颗粒感。

(三)乳化法

将处方中油脂性和油溶性组分一并加热熔化至 80℃左右成为油相，用纱布过滤，保持油相温度在 80℃左右；另将水溶性组分溶于水，并加热至与油相相同温度，或略高于油相温度，油、水两相混合，不断搅拌，直至乳化完成并冷凝。将处方中油溶性成分在一起加热至肋 80℃左右成为油相，用纱布过滤；另将水溶性组分溶于水中，加热到 80℃或较油相温度略高时(防止两相混合时油相组分过早析出或凝结)，两相混合，边加边搅拌，直至形成乳剂基质，在温度降低到 30℃时，再通过胶体磨或研磨机使基质更加均匀细腻。

四、软膏剂的质量检查

软膏剂的质量检查项目主要有：

1. 物理性状　色泽均匀一致，质地细腻，无粗糙感和刺激性。混悬型软膏剂不得检出大于 180μm 的粒子。

2. 无菌　除另有规定外，软膏剂用于大面积烧伤及严重损伤的皮肤时，照无菌检查法项下的方法检查，应符合规定。

3. 熔点 一般软膏以接近凡士林的熔点为宜。

4. 刺激性 考察软膏对皮肤、黏膜有无刺激性或致敏作用。测定方法有皮肤测定法、黏膜测定法。

五、软膏剂举例

维甲酸软膏

[处方] 维甲酸 0.5g　　丙二醇 10g(9.6ml)　　维生素 E 0.5g
　　　凡士林 984g　　司盘-60 5g　　制成 1000g

[制法] 取维甲酸、丙二醇、维生素 E 和脱水山梨醇硬脂酸酯(司盘-60)共同研磨至均匀，再将凡士林少量多次加入，研匀，即得。

第二节 栓 剂

一、概 述

栓剂(suppository)系指药物与适宜基质制成供人体腔道给药的制剂。栓剂在常温下为固体，塞入人体腔道后，在体温下能迅速软化、熔融或溶解于分泌液，逐渐释放药物而产生局部或全身作用。

栓剂按给药途径分有肛门栓、尿道栓、喉道栓、耳用栓和鼻用栓等。目前，常用的栓剂有直肠栓和阴道栓，这两种栓剂的形状和大小各不相同。肛门栓的形状有圆锥形、圆柱形、鱼雷形等，阴道栓的形状有球形、卵形、鸭嘴形等。

栓剂的一般质量要求：药物与基质应混合均匀，栓剂外形应完整光滑；塞入腔道后应无刺激性，应能融化、软化、或溶化，并与分泌液混合，逐步释放出药物，产生局部或全身作用；并应有适宜的硬度，以免在包装、贮藏或用时变形。

二、栓剂的基质

栓剂基质对剂型特性和药物释放均具重要影响。栓剂的基质分为油脂性基质和水溶性基质两种。

油脂性基质常用的有天然的可可豆脂和半合成脂肪酸甘油酯。水溶性基质常用的有甘油明胶、聚乙二醇类、泊洛沙姆(Poloxamer)等。

基质中可以根据实际情况，选择性地可加入表面活性剂、稀释剂、吸收剂、润滑剂和防腐剂等，以提高栓剂中的药物的生物利用度及制剂的稳定性。

三、栓剂的制备

栓剂的制备方法有两种，即冷压法与热熔法。可以按照基质的种类和制备的数量选择制法。一般用油脂性基质制备栓剂可采用任何一种方法，水溶性基质多采用热溶法，此外还有一种搓捏法，可用于临时搓制。

1. 冷压法 此法采用制栓机制备，是将药物与基质的粉末置于冷却的容器内混合均匀，然后装入制栓模型机内压成一定形状的栓剂，即得。机压模型成型者较一致、美观。

2. 热熔法 热熔法是将基质用水浴或蒸气浴加热熔化，然后按药物性质以不同方法加入药物混合均匀，倾入冷却并涂有润滑剂模型中至稍为溢出模口为度。放冷，待完全凝固后，削去溢出部分，开模取出。小量生产热熔后用手工灌模的方法；大量生产则用自动模制机器操作。

栓剂一般应贮存于 30℃以下，脂肪性基质的栓剂最好冷藏保存。

四、栓剂的质量检查

栓剂的质量检查项目主要有：

1. 重量差异　取栓剂 10 粒，精密称出总重量，求得平均粒重后，再分别精密称定各粒的重量。取每粒重量与平均粒重相比较(凡标示粒重的栓剂，每粒重与标示粒重相比较)，超出限度的药粒不得多出一粒，并不得超出限度一倍。

2. 融变时限　此项是测定栓剂在体温(37℃±1℃)下熔化、软化或溶解的时间。油脂性基质的栓剂应在 30min 内全部融化或软化或无硬心；水溶性基质栓剂应在 60min 内全部溶解。如有 1 粒不合格应另取 3 粒复试，应符合规定。

3. 其他　必要时可对栓剂进行稳定性试验、刺激性试验、体外溶出试验与体内吸收试验等。

五、栓 剂 举 例

甘油栓的制备

[处方]　甘油 8.0g 干燥碳酸钠 0.2g

硬脂酸 0.8g 纯化水 1.0ml 制成肛门栓 3 枚

[制法] 干燥碳酸钠溶于水，加甘油混合置水浴上加热，缓缓加硬脂酸细粉，随加随搅，待沸腾停止，溶液澄明，倾入涂了润滑剂的栓模中(稍为溢出模口)，冷后削平，取出包装即得。

[注解] ①欲求外观透明，皂化必须完全(水浴上需 1～2h)加酸搅拌不宜太快，以免搅入气泡。②碱量比理论量超过 10%～15%，皂化快，成品软而透明。③水分含量不宜过多，否则成品浑浊。④栓模预热至 80℃左右，成品硬度更适宜。

第三节　膜剂与涂膜剂

一、概　　述

膜剂系指药物溶解或均匀分散于成膜材料中加工成的薄膜制剂。膜剂可供口服、口含、舌下给药，也可用于眼结膜囊内或阴道内；外用可作皮肤和黏膜创伤、烧伤或炎症表面的覆盖。根据膜剂的结构类型分类，有单层膜、多层膜(复合)与夹心膜等。膜剂的形状、大小和厚度等视用药部位的特点和含药量而定。一般膜剂的厚度为 0.1～0.2μm，面积为 1cm^2 的可供口服，0.5cm^2 的供眼用。

膜剂按结构分类分为单层膜剂、多层膜剂和夹心膜剂；按给药途径分类可分为口服膜剂、口腔用膜剂、眼用膜剂、鼻用膜剂、阴道用药膜、皮肤外用膜剂等。

膜剂的特点有工艺简单，生产中没有粉末飞扬；成膜材料较其他剂型用量小；含量准确；稳定性好；吸收起效快；膜剂体积小，质量轻，应用、携带及运输方便。采用不同的成膜材料可制成不同释药速度的膜剂，即可制备速释膜又可制备缓释或恒释膜剂。缺点是载药量小，只适合于小剂量的药物，膜剂的重量差异不易控制，收率不高。

二、成 膜 材 料

成膜材料的性能、质量不仅对膜剂成型工艺有影响，而且对膜剂的质量及药效产生重要影响。常用的成膜材料有天然的或合成的高分子化合物。

天然的高分子材料有明胶、虫胶、阿拉伯胶、琼脂、淀粉、糊精等；此类成膜材料多数可降解或溶解，但成膜性能较差，故常与其他成膜材料合用。

合成的高分子材料常用的有聚乙烯醇(PVA)、聚乙烯吡咯烷酮(PVP)、乙烯-醋酸乙烯共聚物(EVA)、聚乙烯醇缩醛、甲基丙烯酸酯-甲基丙烯酸共聚物、羟丙基纤维素、羟丙甲纤维素、聚维酮等。大生产上常采用成膜性能好、柔韧性、吸湿性和水溶性较好的 PVA。

三、膜剂的制备

膜剂的制备方法有匀浆制膜法、热塑制膜法、复合制膜法。

(一) 匀浆制膜法

本法将成膜材料溶解于水，滤过，将主药加入，充分搅拌溶解。不溶于水的主药可以预先制成微晶或粉碎成细粉，用搅拌或研磨等方法均匀分散于浆液中，脱去气泡。小量制备时顷于平板玻璃上涂成宽厚一致的涂层，大量生产可用涂膜机涂膜。烘干后根据主药含量计算单剂量膜的面积，剪切成单剂量的小格。

(二) 热塑制膜法

本法系将药物细粉和成膜材料如 EVA 颗粒相混合，用橡皮滚筒混炼，热压成膜：或将热融的成膜材如聚乳酸、聚乙醇酸等，在热融状态下加入药物细粉，使溶入或均匀混合，在冷却过程中成膜。

(三) 复合制膜法

本法以不溶性的热塑性成膜材料(如 EVA)为外膜，分别制成具有凹穴的底外膜带和上外膜带，另用水溶性的成膜材料(如 PVA 或海藻酸钠)用均浆制膜法制成含药的内膜带，剪切后置于底外膜带的凹穴中：也可用易挥发性溶剂制成含药匀浆，以间隙定量注入的方法注入底外膜带的凹穴中。经吹风干燥后，盖上上外膜带，热封即成。

四、涂 膜 剂

涂膜剂系指用有机溶剂溶解成膜材料并与药物混溶而制成的一种外用涂剂。用时涂于患处，溶剂挥发后形成薄膜以保护创面，同时逐渐释放所含药物而起治疗作用。涂膜剂一般用于慢性无渗出的损害性皮肤病、过敏性皮炎、牛皮癣和神经性皮炎等，成膜材料常用的有聚乙烯醇缩甲乙醛、聚乙烯醇缩丁醛、聚乙烯醇-124、火棉胶、聚维酮、乙基纤维素等。增塑剂有邻苯二甲酸二丁酯、甘油、丙二醇等。溶剂一般为混合溶剂，如丙酮和乙醇单独应用或以一定比例混合使用。

涂膜剂的一般制法：涂膜剂中所含药物，如能溶于溶剂中，可直接加入溶解。如为中草药，则应先制成提取液或提取物的乙醇丙酮溶液，再加入到基质溶液中去。已有的涂膜剂有治疗神经性皮炎的 0.5%氢化可的松涂膜剂、烫伤涂膜剂、冻疮涂膜剂、伤湿涂膜剂、复方鞣酸涂膜剂等。

(刘　侠)

第二十七章　气雾剂、喷雾剂与粉雾剂

第一节　气　雾　剂

一、概　　述

气雾剂（aerosol）系指药物与适宜的抛射剂封装于具有特制阀门系统的耐压密封容器中而制成的制剂。使用时，借抛射剂的压力将内容物定量或非定量地喷出。药物喷出时多为细雾状气溶胶，其粒子直径小于 50μm；也可以使药物喷出时呈烟雾状、泡沫状或细流。气雾剂可在呼吸道、皮肤或其他腔道起局部或全身作用。

气雾剂的主要特点有：①具有速效和定位作用，如治哮喘的气雾剂可使药物粒子直接进入肺部，吸入后能立即起效；②由于药物在容器内清洁无菌，且容器不透光、不透水，所以能增加药物的稳定性；③使用方便，药物可避免胃肠道的破坏和肝脏首过作用；④可以用定量阀门准确控制剂量；⑤由于气雾剂需要耐压容器、阀门系统和特殊的生产设备，所以生产成本高；⑥抛射剂有高度挥发性因而具有制冷效应，多次使用于受伤皮肤上可引起不适与刺激；⑦氟氯烷烃类抛射剂在动物或人体内达一定浓度都可致敏心脏，造成心律失常。

气雾剂按分散系统可分为溶液型、混悬型以及乳剂型；按医疗用途可分为呼吸道吸入用气雾剂、皮肤和黏膜用气雾剂、空间消毒和杀虫用气雾剂；按相的组成可分为二相气雾剂和三相气雾剂

二、气雾剂的组成

气雾剂是由抛射剂、药物与附加剂、耐压容器和阀门系统组成的。

（一）抛射剂

抛射剂（Propellents）是喷射药液的动力，有时兼有药物溶剂的作用。抛射剂多为液化气体，在常压下沸点低于室温。抛射剂的喷射能力的大小直接受其种类和用量的影响，同时也要根据气雾剂用药目的和要求加以合理的选择。抛射剂一般分为氟氯烷烃、碳氢化合物及压缩气体三类。

1. 氟氯烷烃类　又称氟利昂（freon），是气雾剂常用的抛射剂，其特点是沸点低，常温下蒸气压略高于大气压，易控制，性质稳定，不易燃烧，液化后密度大，无味，基本无臭，毒性较小。不溶于水，可作脂溶性药物的溶剂，至今仍是医用气雾剂选择抛射剂的主要对象。由于氟利昂对大气臭氧层的破坏作用已被禁用，改用其替代品如四氟乙烷（HFA 134a）、七氟丙烷（HFA 227）及二甲醚（DME），氟利昂替代品性状与氟利昂类似，但其化学稳定性略差，极性更小。

2. 碳氢化合物　作为抛射剂的主要品种有丙烷、正丁烷和异丁烷。此类抛射剂虽然稳定，密度低，但毒性大，易燃、易爆，工艺要求高，不宜单独应用，常与氟氯烷烃类抛射剂合用。

3. 压缩气体类　用作抛射剂的主要有二氧化碳、氮气和一氧化氮等。其化学性质稳定，不与药物发生反应，不燃烧。但液化后的沸点较上述二类低得多，常温时蒸气压过高，要求包装容器的耐压性能高（需小钢瓶包装）。若在常温下充入它们的非液化压缩气体，则压力容易迅速降低，达不到持久喷射的效果，目前在气雾剂中基本不用，常用于喷雾剂。

（二）药物与附加剂

液体、固体药物均可制成气雾剂供临床使用，但常需添加适宜的附加剂，才能将药物制成质

量稳定的溶液型、混悬型或乳剂型气雾剂。气雾剂中常用的附加剂有潜溶剂、润湿剂、乳化剂与稳定剂等，必要时气雾剂中还可添加矫味剂，如芸香草油气雾剂中加有适量甜味剂与香精矫味。

(三)耐压容器

气雾剂的容器必须不与药物和抛射剂起作用，具有一定的耐压性和耐撞击性，耐腐蚀，价廉易得。耐压容器有玻璃容器，金属容器，塑料容器。

1. 玻璃容器 化学性质稳定，耐腐蚀及抗泄漏性强，是目前国内气雾剂产品的首选容器，但其耐压性和耐撞击性差，故常在瓶外裹一层高分子树脂的搪塑防护层，以弥补这种缺点。一般只盛装压力和容积(15～30ml)均不大的气雾剂。

2. 金属容器 常用的有不锈钢，铝质和马口铁三种。因其耐压性好，易于机械化生产，但其成本较高，对药液不稳定，需内涂聚乙烯或环氧树脂等。

3. 塑料容器 一般由热塑性好的聚丁烯对苯二甲酸树脂和乙缩醛共聚树脂等制成，质地轻，牢固耐压，具有良好的抗撞击性和抗腐蚀性。但由于塑料本身通透性较高，其添加剂可能会影响药物的稳定性，且价格偏高，不如前两种应用广泛。

(四)阀门系统

除一般阀门系统外，气雾剂还有供吸入用的定量阀门，供腔道或皮肤等用的泡沫阀门等特殊阀门系统。目前使用最多的为定量型吸入气雾剂阀门系统，其的组成部件有封帽、阀杆、橡胶封圈、弹簧、定量室、浸入管、推动钮等。

三、气雾剂的制备

气雾剂的制备过程可分为：容器阀门系统的处理与装配，药物的配制、分装和充填抛射剂(压灌法和冷灌法)三部分，最后经质量检查合格后为气雾剂成品。

1. 溶液型气雾剂 系由药物溶于抛射剂中或在潜溶剂的作用下与抛射剂混溶而成的均相分散体系。为配制需要，一般可加入适量乙醇或丙二醇、聚乙二醇作潜溶剂，使药物和抛射剂混溶成均相溶液，喷射后，抛射剂气化，药物成为极细的雾滴，形成气雾，目前主要用于吸入治疗。

例盐酸异丙肾上腺素气雾剂(Isoprenaline hydrochloride aerosol)

[处方] 盐酸异丙肾上腺素 2.5g 维生素 C1.0g 乙醇 296.5g F_{12}适量 制成 1000g

[注解] 盐酸异丙肾上腺素在 F_{12}中溶解性能差，加入乙醇作潜溶剂，维生素 C 为抗氧剂。将药物与维生素 C 加乙醇制成溶液分装于气雾剂容器，安装阀门，轧紧封帽后，充装抛射剂 F_{12}。

2. 混悬型气雾剂 固体药物制成混悬型气雾剂时，有时需加固体润湿剂如滑石粉、胶体二氧化硅等使药物易分散混悬于抛射剂中；有时还需添加三油酸山梨坦，油脂，月桂醇等稳定剂，使药物不聚集；有时添加适量惰性附加剂细粉，以调整主药的相对密度，如异丙肾上腺素混悬型气雾剂中加有无水硫酸钠细粉(<5μm)。

例沙丁胺醇气雾剂(Salbutamol aerosol)

[处方] 沙丁胺醇 26.4g 油酸适量 F_{11}适量 F_{12}适量 共制成 1000 瓶

[制备] 取沙丁胺醇(微粉)与油酸混合均匀成糊状。按量加入 F_{11}，用混合器混合，使沙丁胺醇微粉充分分散制成混悬液后，分剂量灌装，封接剂量阀门系统，分别再压入 F_{12}即得。

[注解] 沙丁胺醇主要作用于支气管平滑肌的β受体，用于治疗哮喘。气雾剂吸入，副作用小于口服。油酸为稳定剂，可防止药物凝聚与结晶增长，还可增加阀门系统的润滑和封闭性能。

3. 乳剂型气雾剂 抛射剂为内相时，喷出的泡沫较稳定而持久，为外相时，喷出的泡沫易破裂而成药物薄层留于作用部位。由于氟氯烷烃类抛射剂与水的密度相差较大，单独使用时难以获得稳定乳剂，通常采用混合抛射剂，其用量一般为 8%～10%。

例：大蒜油气雾剂

[处方]　大蒜油 10ml　聚山梨酯 80 30g　油酸山梨坦 35g　十二烷基磺酸钠 20g　甘油 250ml　F_{12} 62.5ml　蒸馏水加至 1400ml

[注解]　本品为三相气雾剂的乳剂型气雾剂，用聚山梨酯 80、油酸山梨坦及十二烷基磺酸钠作乳化剂，将油-水两相液体混合成乳剂，分装成为 175 瓶，每瓶压入 5.5g F_{12}，密封而得。喷射后产生大量泡沫，药物有抗真菌作用，适用于真菌性阴道炎。

四、气雾剂的质量评价

气雾剂的质量评价，首先应对气雾剂的内在质量进行检测评定以确定其是否符合规定要求，如《中国药典》版附录规定，二相气雾剂应为澄清、均匀的溶液；三相气雾剂应将微粉化药物和附加剂充分混合制得稳定的混悬液，药物粒径大小应控制在 10μm 以下，其中大多数应为 5μm 以下。然后，对气雾剂的包装容器和喷射情况等，进行逐项检查，主要检查项目如下：每瓶总揿次、泄漏率、每揿主药含量、微生物限度、无菌检查、有效部位药物沉积量检查、喷射速度与喷出总量检查、雾粒大小测定等。

第二节　喷　雾　剂

一、概　　述

喷雾剂系指不含抛射剂，借助于手动泵的压力将内容物以雾状等形态释出的制剂。喷雾剂按分散系统可分为溶液型、乳剂型以及混悬型三类。溶液型喷雾剂药液应澄清，乳剂型气雾剂液滴在分散介质中应分散均匀，混悬型气雾剂应将药物细粉和附加剂充分混匀，制成稳定的混悬剂。由于喷雾剂雾粒粒径较大，不适用于肺部吸入，目前，喷雾剂多用于舌下、鼻腔等黏膜给药。喷雾剂应在避菌环境下配制，各种用具、容器等须用适宜的方法清洁、消毒，在整个操作过程中应注意防止微生物的污染。烧伤、创伤用喷雾剂应在无菌环境下配制，各种用具、容器等须用适宜的方法清洁、灭菌。配制喷雾剂时，可按药物的性质添加适宜的溶剂、抗氧剂，表面活性剂或其他附加剂。所有附加剂应对呼吸道、皮肤或黏膜无刺激性、无毒性。

二、喷雾剂装置

手动泵系采用手压触动器产生的压力使喷雾器内含药液以所需形式释放的装置。设计良好的手动泵应具备以下特点：性能可靠；相容性好，所用材料应符合国际标准，目前采用的材料多为聚丙烯、聚乙烯、不锈钢弹簧及钢珠；使用方便，仅需很小的触动力，很快达到全喷量，无需预压；适用范围广，应适用于不同大小口颈的容器，适合于不同的用途。手动泵主要由泵杆、支持体、密封垫、固定杯、弹簧、活塞、泵体、弹簧帽、活动垫或舌状垫及浸入管等基本元件组成。与气雾剂不同，手动泵产生喷雾所需的压力大小取决于手揿压力或与之平衡的泵体内弹簧的压力，其远远小于抛射剂产生的压力。在压力下，液体经小孔产生的雾形与液体所受的压力、喷雾孔径、液体黏度等有关。喷雾剂由于无需抛射剂作动力，无大气污染问题，且生产处方、工艺简单，产品成本较气雾剂低，因而作为非吸入用气雾剂的一种替代形式，将会有较大的发展。

三、喷雾剂的质量评定

与气雾剂相类似喷雾剂亦应检查每瓶总喷次、每揿喷量、每喷主药含量、装量、微生物限度、无菌，应符合规定。

第三节 粉 雾 剂

一、概 述

根据临床给药途径不同，粉雾剂可分为吸入粉雾剂和非吸入粉雾剂。

（一）吸入粉雾剂

系指微粉化药物或与载体以胶囊、泡囊或多剂量贮库形式，采用特制的干粉吸入装置，由患者主动吸入雾化药物至肺部的制剂，吸入粉雾剂中药物粒度大小应控制在 10μm 以下，其中大多数应在 5μm 以下。吸入粉雾剂应在避菌环境下配制，各种用具、容器等须用适宜的方法清洁、消毒，在整个操作过程中应注意防止微生物的污染。配制粉雾剂时，为改善吸入粉末的流动性，可加入适宜的载体和润滑剂。所有附加剂均应为生理可接受物质，且对呼吸道黏膜和纤毛无刺激性。粉雾剂应置凉暗处保存，防止吸潮，以保持粉末细度和良好的流动性。Nivem RW 等研究表明，重组人粒细胞集落刺激因子(rhG-CSF)肺部给药与注射给药相比同样能引起机体系统淋巴细胞、中性粒细胞的免疫应答，且采用干粉剂吸入比溶液滴入肺部更有效。

（二）非吸入粉雾剂

系指药物或与载体以胶囊或泡囊形式，采用特制的干粉给药装置，将雾化药物喷至腔道黏膜的制剂，其中鼻黏膜用粉雾剂应用较多，Ryden 等曾比较过胰岛素溶液和粉末制剂经狗鼻腔给药的吸收情况，表明粉末制剂比液体制剂有更高的生物利用度。鼻用粉雾剂中药物及所用附加剂均应对鼻纤毛无毒性，且粉末粒径大多数应在 30～150μm，以有利于药物的吸收，其他同吸入粉雾剂。

二、粉末雾化器

粉末雾化器也称吸纳器，是简单的粉末药物吸入装置，其原理是病人吸气时使内含胶囊转动，药物粉末经打了孔的胶囊两端释出并随气流被吸入病人肺中。装置结构主要有雾化器的主体、扇叶推进器和口吸器三部分组成。在主体外套有能上下移动的套筒，套筒内上端装有不锈钢针；口吸器的中心也装有不锈钢针，作为扇叶推进器的轴心及胶囊一端的致孔针。使用时，将组成的三部分卸开，先将扇叶套于口吸器的不锈钢针上，再将装有极细粉的胶囊的深色盖端插入推进器扇叶的中孔中，然后将三部分组成整体，并旋转主体使与口吸器连接并试验其牢固性。压下套筒，使胶囊两端刺入不锈钢针；再提起套筒，使胶囊两端的不锈钢针脱开，扇叶内胶囊的两端已致孔，并能随扇叶自由转动，即可供患者应用。

三、粉雾剂的质量测定

与气雾剂、喷雾剂相类似，粉雾剂的主要质量评定项目如下均应符合规定：装量差异、含量均匀度、排空率、每瓶总吸次、每吸主药含量、有效部位药物沉积量、微生物限度等。

（刘 侠）

第二十八章　浸 出 制 剂

第一节　概　　述

一、浸出制剂的含义与特点

浸出制剂系指用适当的浸出溶剂和方法，从动植物药材中浸出有效成分，经适当精制与浓缩得到的供内服或外用的一类制剂。提取的浸出液可直接制成供内服或外用的液体药物制剂，如汤剂、浸膏、流浸膏，也可把浸出液作为原料制备其他制剂，如丸剂、片剂、糖浆剂、软膏剂、注射剂等。

浸出制剂特点主要有：

(1)综合作用：浸出制剂中含有多种成分，有利于发挥某些成分的多效性，有时还能发挥单一成分起不到的作用。如阿片酊不仅具有镇痛作用，还有止泻功能，但从阿片粉中提取的纯吗啡只有镇痛作用。

(2)作用缓和、持久，毒性低：浸出制剂中共存的辅助成分，常能缓和有效成分的作用或抑制有效成分的分解。如鞣质可缓解生物碱的作用并使药效延长。

(3)便于服用：浸出制剂与原药材相比，去除了动植物组织和某些无效成分，提高了有效成分浓度，减少了用量，便于服用。同时在浸出过程中处理或去除了酶、脂肪等，不但增加了某些有效成分的稳定性，也提高制剂有效性和安全性。

(4)浸出制剂中均有不同程度的无效成分，如高分子物质，黏液质、多糖等，在贮存时易发生沉淀、变质，影响浸出制剂的质量和药效，特别是水性浸出制剂。

二、浸出制剂的分类

1. 水浸出制剂　指在一定的加热条件下，用水浸出的制剂。如汤剂、中药合剂等。

2. 含醇浸出制剂　指在一定条件下用适当浓度的乙醇或酒浸出的制剂。如酊剂、酒剂、流浸膏剂等。有些流浸膏剂虽然是用水浸出有效成分，但其成品中一般加有适量乙醇。

3. 含糖浸出制剂　指在水浸出制剂基础上，经精制、浓缩等处理后，加入适量糖或蜂蜜或其他赋形剂制成。如煎膏剂、冲剂、糖浆剂等。

4. 精制浸出制剂　指选用适当溶剂浸出有效成分后，浸出液经过适当精制处理而制成的药剂。如口服液、注射剂、片剂、滴丸等。

三、浸出溶剂及浸出辅助剂

最常用浸出溶剂为水、乙醇。通常选用乙醇与水不同比例的混合溶剂，有利于选择性浸出有效成分。90% 以上乙醇用于浸出挥发油、有机酸、内酯、树脂等；50%～70%的乙醇适用于浸出生物碱、甙类等；50% 以下的乙醇适用于浸出蒽醌类等化合物。

为了增加浸出效果，或提高浸出成分的溶解度及浸出制剂的稳定性，有时也应用一些浸出辅助剂。如适当用酸可以促进生物碱的浸出；适当用碱可以促进某些有机酸的浸出；应用适当的表面活性剂能提高浸出溶剂的浸出效果；应用乙醚、氯仿、丙酮、石油醚等可用于中药材的脱脂，脱脂后再用水或乙醇浸出有效成分。

第二节　浸 出 方 法

常用的浸出方法有煎煮法、浸渍法、渗漉法、回流法、水蒸气蒸馏法、超临界流体提取法、微波提取法以及超声波提取法等。

一、煎　煮　法

煎煮法系在药材中加水煎煮取汁的方法。提取过程为：在提取容器中加入原药材和一定量的水浸泡或不浸泡，加热使沸腾一定时间，滤过，滤液另存，药渣再煎煮 1～2 次。合并各次滤液，即得提取液。

应用特点：使用广泛，浸提出的药物成分除了有效成分外，常常还含有较多的无效成分及杂质，给后续工艺操作带来不利；通过加热能够杀酶保苷，杀死微生物。适用于极性较大的水溶性成分及对湿、热较稳定的药物成分的提取。

煎煮时水的用量、煎煮次数、煎煮时间、药材的粒度等均会影响浸提的效果。煎煮时一般以药材透心或药渣中药材气味淡及基本无味为度。

二、浸　渍　法

浸渍法是在规定的温度下，将药材饮片或粗颗粒在适量的溶媒中浸泡来浸提药材中有效组分的方法。包括：冷浸法、热浸法和重浸法。

浸渍法应用特点：浸渍法对于药物成分遇热易破坏或挥发的药材、黏性药材、树脂及树胶等无组织结构的药材、鲜药材、容易膨胀的药材、一般的芳香性药材浸提比较适合；而对于贵重细料药材、含毒性成分的药材及需要制备成高浓度的制剂则不适合；浸渍的溶媒通常为不同浓度的乙醇，用量一般较大；操作时间长，浸出成分常常不完全。

浸渍过程中采用重浸渍法、药材粉碎成粗粉、搅拌、溶媒循环等措施可以提高浸出效果。

三、渗　漉　法

渗漉法是将一定粒度的药材粗颗粒置渗漉容器中，从渗漉容器中上部加入溶媒，溶媒流经药材粗颗粒后浸出其中药物有效成分的方法。

渗漉法应用特点：渗漉法属于动态浸出。对于药物成分遇热易破坏或挥发的药材、贵重细料药材、含毒性成分的药材、需要制备成高浓度的制剂和药材中低含量有效成分的提取比较适合；而对于鲜药材、容易膨胀的药材、树脂及树胶等无组织结构的药材则不适合（与浸渍法正相反）；浸渍的溶媒通常为不同浓度的乙醇，用量一般较大。

四、回　流　法

回流法是采用乙醇等有机溶剂提取药材时，溶媒由于受热而挥发，经过冷凝器时被冷凝而流回浸出器中，如此循环直至达到提取要求的提取方法。

回流法应用特点：回流提取法节省溶媒用量，但由于浸出液中药物的成分受热时间较长，故只适用于热稳定的药材成分浸出。

五、水蒸气蒸馏法

水蒸气蒸馏法系指将含有挥发性成分的药材与水或水蒸气共同蒸馏，挥发性成分会随着水蒸气被蒸出，经冷凝器冷却后，分取挥发性成分的浸提方法。包括水中蒸馏(共水蒸馏)、水上蒸馏和通水蒸气蒸馏。

水蒸气蒸馏法应用特点：在较低的沸点下沸腾。适用于不与水反应，不溶或难溶于水中的挥发性成分，如中药中的挥发油类成分。

其他提取方法还有超临界流体提取、超声波提取等。

第三节 常用浸出制剂

一、汤剂与合剂

(一)概述

汤剂是指药材加水煎煮，去渣取汁得到的液体剂型，亦称为“煎剂”。汤剂的主要优点是适应中医辨证论治的需要；其处方组成及用量可以根据病情变化适当加减，灵活运用；汤剂多为复方，药物之间相互促进，相互抑制，达到增强药效，缓和药性，有利于发挥药物成分的综合疗效；汤剂易于吸收发挥药效迅速；制备简单易行。但汤剂需临用另煎，不利于抢救危重病人；以水为溶剂使成分的煎出有限制，有效组分利用率低；服用量大，味苦；易霉变。

合剂是将药材用水或其他溶剂，采用适宜的方法提取，经浓缩制成的内服液体制剂。它是在汤剂基础上改进发展的。是汤剂的浓缩品，因此，浓度较高，服用量小，便于大量制备及贮存，省去临时煎服的麻烦，服用方便。

(二)制备方法

汤剂按煎煮法制备，需要考虑药材的加工、煎器的选择、浸泡时间、煎煮次数和时间、入药次序等几个方面。为提高汤剂的煎出量，减少挥发性物质损失和有效成分的破坏，应视各种药物不同性质，入药时分别对待。如对质地坚硬，有效成分不易煎出的矿石类、贝壳类、角甲类药材以及天竺黄、藏青果、火麻仁等有毒的药物(乌头、附子)应先煎；含挥发油的药材如薄荷、砂仁等以及不易久煎的如杏仁、大黄等应后下；药粉类药材如松花粉、蒲黄，含淀粉较多的浮小麦、车前子，细小种子类如苏子、菟丝子等以及附有绒毛药材如旋复花均应采取包煎；对于胶类或糖类，宜加适量水溶化后，冲入汤液中服用，即烊化。

中药合剂与汤剂制法相似，一般将药材加溶媒煎煮两次，每次 1～2h，过滤合并煎液，加热浓缩至每剂 20～50ml，必要时加矫味剂与防腐剂，分装于灭菌的容器内，加盖，贴签即得。

(三)举例

麻黄汤

[处方] 麻黄 3～9g 桂枝 3～9g 炙甘草 3g 杏仁 9g

[制法] 将麻黄先煎约 15min，再加入甘草、杏仁合煎，桂枝最后于煎毕前 15min 加入，第二煎 25min，滤取煎液，将二次煎液合并即得。

[功能与主治] 本品用于辛温发表，治风寒感冒、恶寒发热、无汗、咳嗽、气喘等症。

[用法与用量] 口服，分两次温服。

二、酒剂与酊剂

(一) 概述

酒剂又名药酒，系用蒸馏酒浸提药材而制得的澄明液体制剂。药酒多供内服，少数作外用，也有兼供内服和外用，为了矫味或着色，可酌情加入适量糖或蜂蜜。

酊剂系指用不同浓度的乙醇浸出或溶解药物而制得的澄清液体制剂。酊剂的浓度一般随药材性质而异。除另有规定外，含毒剧药品酊剂，每 100ml 应相当于原药材 10g，其他药物酊剂每 100ml 相当于原药材 20g。多数酊剂供内服，少数供外用。

(二) 制备方法

酒剂常用浸渍法制备，有冷浸和温浸二种，也可用渗漉法制备。

酊剂制备方法可按原料不同用溶解法、稀释法、浸渍法或渗漉法。溶解法系指将药物直接溶解于乙醇中即得，适用于化学药物或提纯品酊剂。稀释法系指原料加规定浓度的乙醇稀至需要量，适用于以流浸膏或浸膏为原料的酊剂制备。浸渍法与渗漉法适用于用药材为原料的酊剂制备。

(三) 举例

复方土槿皮酊

[处方] 土槿皮酊 50ml 水杨酸 3g 苯甲酸 6g 乙醇加至 100ml

[制法] 将水杨酸、苯甲酸溶解在土槿皮酊中，加适量乙醇使成 100ml，搅拌均匀，过滤即得。

[功能与主治] 具软化角质，抗表皮霉菌作用。用于汗疮型、糜烂型手足癣等。

[用法与用量] 本品外用，涂于患处，一日 1～2 次。

[禁忌] 湿疹起泡或糜烂的急炎症。

三、流浸膏剂与浸膏剂

(一) 概述

流浸膏剂是指药材用适宜的溶剂浸出有效成分，蒸去部分溶剂调整浓度至规定标准而制成的制剂。流浸膏剂除另有规定，每 ml 与原药材 1g 相当。流浸膏剂与酊剂中均含醇，但流浸膏剂有效成分较酊剂高。流浸膏剂一般多用作配制酊剂、合剂、糖浆剂或其他制剂的原料。

浸膏剂系指药材用适宜溶剂浸出有效成分，蒸去部分或全部溶剂，调整浓度至规定标准而制成的制剂。除另有规定外，浸膏剂的浓度每 g 相当于 2～5g 药材。浸膏剂中常加入稀释剂如淀粉、乳糖、蔗糖、磷酸钙、药渣等。由于浸膏剂的吸湿性，使用稀释剂时应注意水分。干浸膏剂往往因稀释剂选用不当造成回潮，结块，而使浸膏不易粉碎和混合。

(二) 制备方法

流浸膏剂系浓缩制剂，制备方法遵循充分浸出有效成分、浓缩稀浸液的原则进行。常采用渗漉法，多级浸出等工艺。若用沸水作溶剂，可用热回流法或多级浸出工艺。

浸膏剂的制法与流浸膏剂相似，可用煎煮法或渗漉法制备。得到的煎液或漉液，低温浓缩至稠膏状，加入适宜稀释剂或继续浓缩至规定标准。

含油脂的药材制备浸膏时，往往不能干燥和磨成细粉，须除去油脂。可用下法脱脂；将制得的软浸膏，按 100g 加石油醚 300ml，摇匀，浸渍 2h，经常振摇，该浸膏下沉后，倾去石油醚，再加石油醚，依法处理三次，最后倾去石油醚，残留液在 70℃ 以下干燥即得。

（三）举例

桔梗流浸膏

[处方] 桔梗（5 号粉）1000g 55% 乙醇适量

[制法] 按渗漉法制备。先收集 850ml 初漉液，继续渗漉至完全，收集漉液，在 60℃以下浓缩至稠膏状，加入初漉液，混合，再加入适量乙醇（70%）稀释至每 ml 流浸膏相当 1g 桔梗，静置 12h，过滤即得。

[功能与主治] 本品为祛痰镇咳剂，常用于咳嗽糖浆等制剂原料。

[用法与用量] 口服，常用量一次 1～2ml，一日 3～6ml。

四、煎 膏 剂

（一）概述

煎膏剂系指药材加水煎煮，去渣浓缩后，加炼糖或炼蜜制成的稠厚半流体状的浸出制剂。煎膏剂的效用以滋补为主，兼有缓和的治疗作用，习称“膏滋”。

（二）制备方法

煎膏剂的制法一般按煎煮法进行。即将药材加工成片或段，加水煎煮，浓缩成清膏后，另取与清膏等重量或倍量（一般不超过 3 倍量）的炼糖或炼蜜，加入清膏中，搅匀，微炼，除沫，装于无菌瓶中密封即得。

（三）举例

益母草膏

[处方] 益母草 2500g 红糖 150g

[制法] 取益母草，切碎，加水煎煮二次，每次 2h，合并煎液，滤过，滤液浓缩至相对密度为 1.21～1.25（80～85℃）的清膏。每 100g 清膏加红糖 200g，加热熔化，混匀，浓缩至相对密度，即得。

[功能与主治] 活血调经。用于经闭、痛经及产后淤血腹痛。孕妇忌用。

[用法与用量] 口服，一次 10g，一日 1～2 次。

（刘 侠）

第二十九章　其 他 剂 型

第一节　微　　囊

一、概　　述

微囊(microcapsule)是利用天然的或合成的高分子材料作为囊材，将固态药物或液态药物(称为囊心物)包裹而成药库型微型胶囊，简称微囊。

药物微囊化后有以下特点：掩盖药物的不良气味及口味；提高药物的稳定性；防止药物在胃内失活或减少对胃的刺激性；使液态药物固态化便于应用与贮存；减少复方药物的配伍变化；控制药物释放速率；使药物浓集于靶区；将活细胞、疫苗等生物活性物质包囊不引起活性损失或变性等。

二、囊　　材

1. 天然高分子材料　明胶、阿拉伯胶、海藻酸盐、壳聚糖等

2. 半合成高分子囊材　羧甲基纤维素盐(CMC-Na)、醋酸纤维素酞酸酯(CAP)、乙基纤维素(EC)等。

3. 合成高分子囊材　如聚乳酸、聚氨基酸等。

三、微囊中药物的释放

微囊中药物释放的机制通常有以下三种：

1. 透过囊壁扩散　药物经体液溶解再透过囊壁扩散，这是物理过程，这时囊壁不溶解。

2. 囊壁的溶解　囊壁溶解属于物理化学过程，其速率主要取决于囊材的性质、体液的体积、组成、pH以及温度等，但不包括酶的作用。

3. 囊壁的消化降解　这是在酶作用下的生化过程。当微囊进入体内后，囊壁可受胃蛋白酶或其他酶的消化降解成为体内的代谢产物。

第二节　微　　球

一、概　　述

微球(microspheres)系药物与高分子材料制成的球形或类球形骨架实体。药物溶解或分散于实体中，其大小因使用目的而异，通常微球的粒径范围为1～250μm。目前产品有肌肉注射的丙氨瑞林微球、植入的黄体酮微球、口服的阿昔洛韦微球、布洛芬微球等。

药物制成微球后可具有以下主要特点：缓慢释放延长药效；保护多肽蛋白类药物避免酶的破坏；控制微球粒径，吸入给药可降低剂量提高疗效，或静注给药被肺毛细血管机械截留，使药物浓集于肺，降低全身毒副作用；可直接注射于癌变部位或动脉栓塞部位提高疗效；亦可利用磁性达到定位释放等。

二、微球的载体材料

制备微球常用的材料天然高分子材料中(明胶、白蛋白、淀粉、葡聚糖、壳聚糖、海藻酸及其盐类等)及合成与半合成的材料(聚乳酸、丙交酯乙交酯共聚物、聚丙烯酸树脂类、聚酰胺、聚乙烯醇、乙基纤维素等)等。

药物在微球中的分散状态通常有三种情况，包括溶解在微球内；以结晶状态镶嵌在微球内；药物被吸附或镶嵌在微球表面。

三、磁 性 微 球

磁性微球作为药物载体，被注射到体内，在外加磁场下，移向病变区。磁性微球可减少用药剂量，增强药物对靶组织的特异性，提高疗效，降低药物对正常细胞的伤害，减少不良反应

磁性微球首先用共沉淀法制备磁流体。磁流体与材料制备磁性微球。最后吸附药物制备含药磁性微球。

第三节　脂　质　体

一、概　　述

脂质体(Liposomes)是指将药物包封于类脂质双分子层内而形成的微小囊泡，又称类脂小球、液晶微囊。

脂质体具有包封脂溶性或水溶性药物的特性，药物被包封后其主要特点有：靶向性和淋巴定向性；缓释性和长效性；细胞亲和性和组织相容性；降低药物的毒性；提高药物的稳定性。

20 世纪 60 年代末 Rahman 等人首先将脂质体作为药物载体应用。近年来脂质体作为药物载体的研究愈来愈受到重视，这方面的研究进展非常迅速。至今，FDA 已批准下列产品上市，如：阿霉素脂质体、柔红霉素脂质体和两性霉素 B 脂质体等。

脂质体按其结构可分为单室脂质体、多室脂质体、大多孔脂质体。按性能可分为常规脂质体、特殊性能脂质体。脂质体按其荷电性可分为中性脂质体、负电性脂质体、正电性脂质体。

二、脂质体的组成

脂质体由类脂质双分子层膜所构成，其双分子层厚度约为 4nm。类脂质膜的主要成分为磷脂和胆固醇，而磷脂与胆固醇亦是共同构成细胞膜的基础物质。由于结构上类似生物膜，故脂质体又被称为“人工生物膜”。

磷脂具有两亲性，结构中含有一个磷酸基和一个季铵盐基，均为亲水性基团，另外还有两个较长的烃基为疏水链。磷脂包括天然的卵磷脂、脑磷脂、豆磷脂以及合成磷脂等，均可用作脂质体双分子层基本材料。

胆固醇亦属于两亲物质，其结构中亦具有疏水与亲水两种基团，其疏水性较亲水性强。胆固醇具有调节膜流动性的作用，是脂质体的“流动性缓冲剂”。

三、脂质体的作用机制与应用

(一) 脂质体的作用机制

脂质体的给药途径主要包括：静脉注射给药；肌内和皮下注射给药；口服给药；眼部给药；肺部给药；经皮给药；鼻腔给药等。

脂质体与细胞之间存在吸附、脂交换、内吞、融合、渗漏和扩散等相互作用。脂质体静脉给药后，优先集中于网状内皮组织，主要被肝、脾摄取，肌肉注射大部分集中于淋巴结中，口服后可到达血管。

(二) 脂质体的应用

1. 抗肿瘤药物的载体 脂质体作为抗癌药物载体具有能增加与癌细胞的亲和力、克服耐药性、增加药物被癌细胞的摄取量、降低用药剂量、提高疗效和降低毒副作用的特点。实验证明，脂质体包裹的阿霉素比游离药物的毒性降低 50%～70%，在抑癌活性上脂质体剂型比游离药物高得多，使用阿霉素脂质体多次治疗可增加荷瘤动物的存活时间，而使用游离药物多次注射并不增加存活时间，因为注射游离药物 3 次可观察到明显的毒性，而使用阿霉素脂质体注射 3 次后可以找到接近痊愈动物。

2. 抗寄生虫药物载体 由于脂质体的天然靶向性，静脉注射脂质体后，可迅速被网状内皮细胞摄取。利用这一特点，可以用含药脂质体治疗网状内皮系统疾病，如利什曼氏病和疟疾是某种寄生虫侵入网状内皮细胞引起病变。治疗利什曼氏病需使用含锑和砷的药物杀死寄生虫，但此类药物毒性很大，可引起心肌炎和肾炎的发生而限制了使用。如果将这些药物包封成脂质体不仅能有效地杀死寄生虫，同时也极大降低了药物的毒性，避免了心肌炎和肾炎的发生。

3. 抗菌药物载体 利用脂质体与生物细胞膜亲和力强的特性，将抗生素包裹在脂质体内可提高抗菌效果。如青霉素 G 脂质体制成眼用制剂时，局部透过角膜的能力大于单纯药物 4 倍。

4. 激素类药物载体 有人用泼尼松龙脂质体给大鼠臀部注射，30h 后血药浓度比泼尼松龙大 8 倍，24h 后大 29 倍，表明用小剂量激素脂质体即能维持长时间药效。

5. 酶的载体 脂质体的天然靶向性使包封酶的脂质体主要被肝摄取，脂质体是治疗酶原贮积病药物最好载体。此外脂质体具有保护酶，防止其失活的作用。

6. 作为解毒剂的载体 某些重金属如铅、钚等过量进入体内能引起中毒。使用某些螯合物如 EDTA 或 DTPA（二乙撑三胺五醋酸）可以溶解金属，治疗金属贮积病，但由于这些螯合物不能透过细胞膜而影响了它们的体内效果。如果将螯合物制成脂质体剂型，脂质体作为将螯合物转运到贮积金属的细胞中的载体，例如将 DTPA 包封在脂质体中，即可有效地从肝中除去钚，从肾中除去汞和促进胶体金从粪便中排出。

7. 作为免疫激活剂、抗肿瘤转移 活化的巨噬细胞，如肝中的巨噬细胞对肿瘤细胞的转移有细胞毒作用，使用游离的巨噬细胞活化因子（MAF）或合成的胞壁酰二肽（MDP）直接注射入机体，巨噬细胞很少被活化。然而将这些药物包封成脂质体后注入机体，即可使巨噬细胞的摄取量明显增加，并能有效地活化巨噬细胞，抑制肿瘤的生长和转移。

8. 抗结核药物的载体 结核病是一种常见病，结核病菌主要寄生于正常细胞内，有一定的耐药性，使用一般的抗结核药常需较长的治疗时间。若将抗结核药物包入脂质体中，脂质体可将药物带入细胞内，杀死结核菌，并且脂质体剂型还可以从提高机体的免疫功能方面来加快结核病的治愈。

9. 脂质体在遗传工程中应用 将 RNA、DNA 这些遗传基因包入脂质体中，将其引入细胞为遗传工程提供了新的途径和方法。

第四节 缓、控释制剂

一、概 述

(一)缓、控释制剂的定义与特点

缓释制剂系指药物在规定介质中，按要求缓慢地非恒速释放，且每日用药次数与相应的普通制剂比较至少减少一次或用药间隔时间有所延长的制剂。如萘普生缓释片、硝苯地平缓释片及盐酸地尔硫䓬缓释片等。控释制剂系指药物在规定介质中，按要求缓慢地恒速或接近恒速释放，且每日用药次数与相应的普通制剂比较至少减少一次或用药间隔时间有所延长的制剂。其体外释放符合零级或近似零级过程。如维拉帕米，氯化钾渗透泵片。

缓释、控释制剂特点有减少服药次数，使用方便；使血药浓度平稳，避免峰谷现象，有利于降低药物的毒副作用；可减少用药的总剂量，以最小剂量达到最大药效；某些有首过效应的药物，制备成缓释、控释制剂可能使生物利用度降低或升高，如心得安。

(二)缓释、控释制剂分类

1. 按药物的存在状态 缓释、控释制剂可分为骨架型、贮库型以及渗透泵型三种。

骨架型缓释、控释制剂主要有：①骨架片：亲水性凝胶骨架片、蜡质类骨架片、不溶性骨架片；②缓释、控释颗粒(微囊)压制片；③胃内滞留片；④生物黏附片；⑤骨架型小丸。

膜控型缓释、控释制剂主要有：①微孔膜包衣片；②膜控释小片；③肠溶膜控释片；④膜控释小丸。

2. 按释药原理 缓释、控释制剂可分为溶出型、扩散型、溶蚀型、渗透泵型或离子交换型。

3. 按给药途径与给药方式 缓释、控释制剂可分为口服、透皮、植入、注射缓释、控释制剂等。

4. 按释药类型 口服缓释、控释制剂可分为定速、定位、定时释药系统。

(三)缓释、控释制剂的质量要求

缓释、控释制剂的质量要求主要包括：体外释放(溶出)、药物的体内动力学和临床试验等方面。其质量研究与常规剂型相似，如外观性状、活性成分的含量测定、稳定性、释放度等项目。但由于缓释、控释制剂的特征是使活性成分定时定量的按设计程序输出，所以体外释放速率和体内吸收速率的测定比普通剂型重要，在缓、控释制剂的质量标准中这是必不可少的质量控制指标。

二、缓释、控释制剂的释药原理

1. 溶出原理 由于药物的释放受溶出速度的限制，溶出速度慢的药物显示出缓释的性质。可将药物制成溶解度小的盐类及衍生物或控制粒子大小，以达到延缓释药的目的。例如胰岛素注射液在人体有效时间极短，一般皮下注射，每日需注射3～4次，鱼精蛋白可与胰岛素结合成溶解度小的鱼精蛋白胰岛素，加入锌盐成为鱼精蛋白锌胰岛素，药效可维持18～24h或更长；而超慢性胰岛素中所含胰岛素锌晶粒甚粗(大部分超过10um)，故其作用可长达30h；含晶粒较小(不超过2um)的半慢性胰岛素锌，作用时间则为12～14h。

2. 扩散原理 以扩散为主的缓释、控释制剂，药物首先溶解成溶液，再从制剂中扩散出来进入体液，其释药受扩散速率的控制。药物的释放以扩散为主的结构有：贮库型(膜控型)和骨架型。

利用扩散原理达到缓、控释作用的方法包括：增加黏度以减小扩散速度、包衣、制微囊、不溶性骨架片、植入剂、乳剂等。

3. 其他原理　可同时采用上述两种原理来控制药物释放，此外，也可采用渗透压原理或离子交换作用。

利用渗透压原理制成的控释制剂，能均匀恒速地释放药物，比骨架型缓释制剂更优越。以口服单室渗透泵型片剂为例说明其原理和构造：片芯为水溶性药物和水溶性聚合物和具有高渗透压的渗透促进剂，加其他辅料制成，外面用水不溶性聚合物的半渗透膜包衣，水可渗透进入膜内，而药物则不能渗出。然后用激光在片芯包衣膜上开一个或一个以上的释药小孔，口服后胃肠道的水分通过半透膜进入片芯，使药物溶解成饱和溶液或混悬液，加之具高渗透压辅料的溶解，故此种片剂膜内的溶液为高渗溶液，由于膜内外存在大的渗透压差，药物溶液则通过释药小孔持续流出，其流出量与渗透进入膜内的水量相等，直到片芯的药物溶尽。

离子交换作用是采用用由水不溶性交联聚合物组成的树脂，其聚合物链的重复单元上含有成盐基团，药物可结合于树脂上。当带有适当电荷的离子与离子交换基团接触时，通过交换将药物游离释放出来。

三、缓释、控释制剂的常用辅料

缓释、控释制剂中利用高分子化合物作为阻滞剂（retardants）控制药物的释放速度。其分类有骨架型、包衣膜型缓控释材料和增稠剂等。

（一）骨架型

1. 亲水性凝胶骨架材料　遇水膨胀后形成凝胶屏障控制药物的释放。常有的有羧甲基纤维素钠（CMC-Na）、甲基纤维素（MC）、羟丙甲纤维素（HPMC）、聚维酮（PVP）、卡波姆、海藻酸盐、脱乙酰壳多糖（壳聚糖）等。

2. 不溶性骨架材料　指不溶于水或水溶性极小的高分子聚合物。常用的有聚甲基丙烯酸酯（eudragit RS，eudragit RL）、乙基纤维素（EC）、聚乙烯、无毒聚氯乙烯、乙烯一醋酸乙烯共聚物、硅橡胶等。

3. 生物溶蚀性骨架材料　常用的有动物脂肪、蜂蜡、巴西棕榈蜡、氢化植物油、硬脂醇、单硬脂酸甘油酯等，可延滞水溶性药物的溶解、释放过程。

（二）包衣膜型

1. 不溶性高分子材料　如不溶性骨架材料 EC 等。

2. 肠溶性高分子材料　如丙烯酸树脂 L 和 S 型、醋酸纤维素酞酸酯（CAP）、醋酸羟丙甲纤维素琥珀酸酯（HPMCAS）和羟丙甲纤维素酞酸酯（HPMCP）等。

（三）增稠剂

主要用于液体制剂。常用的有明胶、PVP、CMC、聚乙烯醇、右旋糖酐等。

四、口服缓释、控释制剂举例

1. 卡托普利亲水凝胶骨架片（25mg/片）

[处方]　卡托普利 25g　HPMC 60g　乳糖 15g　硬脂酸镁适量

[注解]　处方中卡托普利为主药，HPMC 为亲水凝胶骨架材料，乳糖为稀释剂，硬脂酸镁为

润滑剂。

2. 茶碱微孔膜缓释小片(1000 片)

[处方] 片芯：茶碱 15g(10%乙醇 2.95ml)5% CMC 浆液适量

硬脂酸镁 0.1g

包衣液 1：乙基纤维素 0.6g　　聚山梨酯 20　0.3g

包衣液 2：Eudragit RL100 0.3g　　Eudragit RS100 0.6g

[注解] 处方中茶碱为主药，CMC 浆液为黏合剂，硬脂酸镁为润滑剂，乙基纤维素为其中一种包衣材料，聚山梨酯 20 为致孔剂，Eudragit RL100 和 Eudragit RS100 共同构成处方中另一种包衣材料。

五、口服缓释、控释制剂的临床使用

1. 用药次数

(1)用药次数过多：口服缓释、控释制剂每片(粒)的剂量远大于普通制剂，用药次数过多或增加给药剂量使血药浓度不稳定而带来不安全因素。临床用药调查表明，用药次数过多的差错率占品种的 60%以上。虽然药品说明书已标明药品每天服药一次能够维持有效血药浓度 24h，但有部分临床医师仍坚持按普通药物的用法。

(2)用药次数过少：用药次数不够使药物的血药浓度过低，达不到应有的疗效。如茶碱缓释片 2 片/次，有效血药浓度维持 12h，每天早晨服用一次，不能起到有效防治夜间哮喘发作的作用，正确的给药方法是 1 次 2 片、每 12h 一次。

2. 服用方法 可分剂量服用的缓控释制剂通常外观有一分割痕，服用时也要保持半片的完整性。所有的口服缓、控释制剂一般均要求患者不要压碎或咀嚼，以免破坏剂型失去其缓、控释作用。

3. 服药间隔时间 口服缓释、控释制剂的服药间隔时间一般为 12h 或 24h。

第五节　靶 向 制 剂

一、概　　述

靶向制剂是通过载体使药物选择性浓集于病变部位的给药系统，靶向制剂不仅要求药物到达病变部位，而且要求具有一定浓度的药物在这些靶部位滞留一定时间。靶向制剂应具备定位浓集、控制释药、无毒及生物可降解性等要素。

靶向制剂的特点：与注射剂，片剂等普通制剂比较，靶向制剂可以提高药物疗效，降低药物毒副作用，提高用药的安全性、有效性和可靠性。靶向制剂还可弥补其他药物制剂存在的问题，如在药剂学方面提高药物制剂稳定性和增加溶解度；生物药剂学方面可改善药物的吸收或增强生物稳定性，避免药物受体内酶或 pH 的影响等；药物动力学方面延长半衰期和提高药物特异性和组织选择性；提高药物临床应用的治疗指数(药物中毒剂量和治疗剂量之比)。

靶向制剂可以分为被动靶向制剂、主动靶向制剂、物理化学靶向制剂等

二、被动靶向制剂

亦称自然靶向，由靶向载体药物微粒在体内被单核—巨噬细胞系统的巨噬细胞(尤其是肝的 Kupffer 细胞)摄取，并通过正常生理过程运送至肝、脾等器官，故具有淋巴系统的选择性和靶向

性。这类靶向制剂主要有脂质体、微球、纳米囊和纳米球等。

三、主动靶向制剂

主动靶向制剂系指用经过修饰的药物载体作为“导弹”，将药物定向地运送到靶区浓集发挥药效。如载药微粒表面经修饰，连接特定的配体或单克隆抗体制成的主动靶向制剂，既能避免巨噬细胞的摄取，防止在肝内浓集，改变了微粒在体内的分布而到达特定的靶部位。

主动靶向制剂包括经过表面修饰的药物载体及前体药物两大类制剂。目前研究较多的为修饰的药物载体，包括长循环脂质体、免疫脂质体和免疫纳米球等。药物载体经修饰后可将疏水表面由亲水表面代替，就可以减少或避免单核—巨噬细胞系统的吞噬作用，有利于靶向于肝脾以外的缺少单核—巨噬细胞系统的组织，又称为反向靶向。利用抗体修饰，可制成定位于细胞表面抗原的免疫靶向制剂。

四、物理化学靶向制剂

物理化学靶向制剂应用物理化学方法使靶向制剂在特定部位发挥药效。如应用磁性材料与药物制成磁导向制剂，在足够强的体外磁场引导下，通过血管到达并定位于特定靶区；使用对温度敏感的载体制成热敏感制剂，使热敏感制剂在靶区释放；也可利用对 pH 敏感的载体制备 pH 敏感制剂，使药物在特定的 pH 靶区内释药。制备栓塞性制剂阻断靶区的血供与营养，起到栓塞和靶向化疗的双重作用，也属于物理化学靶向制剂。

第六节　经皮给药制剂

一、概　　述

经皮吸收制剂或称经皮给药系统系指经皮给药后，药物由皮肤吸收进入全身血液循环并达到有效血药浓度、实现疾病治疗或预防的一类制剂。

经皮给药制剂主要有以下的优点：保持血药水平较长时间稳定在治疗有效浓度范围内；避免了胃肠道及肝的首过作用，透皮给药比口服给药能更稳定地直接进入血流；改善病人的顺应性，不必频繁给药；提高安全性，如有副作用，容易将贴剂移去，减少了口服或注射给药的危险性。

经皮给药制剂的局限性：由于起效慢、不适合要求起效快的药物；大面积给药，可能会对皮肤产生刺激性和过敏性；存在皮肤的代谢与储库作用。

经皮给药制剂可大致分为膜控释型、黏胶分散性、骨架扩散型和微贮库型等。

二、经皮给药制剂的常用材料

经皮给药制剂主要组成有以下三部分：由聚合物、药物、赋形剂或渗透促进剂组成的贮库装置，必要时还有限速膜；胶黏系统，常用压敏胶，起到把装置黏附到皮肤上的作用；不透性薄膜构成的背衬层。

(一) 控释膜材料

经皮给药制剂的控释膜分为均质膜和微孔膜。用作均质膜的材料有乙烯-醋酸乙烯(EVA)共聚物和聚硅氧烷等。采用的醋酸乙烯含量不同，则药物释放速率不同。常用微孔膜的有聚丙烯拉伸微孔膜，此外，醋酸纤维素膜也有报道。另外，又有用核径迹微孔膜(核孔膜)，是采用生物相容性的薄膜经高能重核子照射，形状规则、大小分布均匀的微孔膜，此法膜孔大小精细可调，但成本较高。

(二)骨架材料

骨架材料通常作为药物的贮库，大量的天然与合成的高分子材料均可作为骨架材料，如聚氨酯、醋酸纤维素、聚乙烯醇、卡波沫等。

(三)压敏胶

压敏胶是指在轻微的压力下即可实现粘贴同时又容易剥离的一类胶粘材料。药用压敏胶应对皮肤无刺激、不致敏、与药物相容和具有防水性能等要求。常用的有聚异丁烯(PIB)类压敏胶、丙烯酸型压敏胶

(四)背衬材料

常用多层复合铝箔，即由铝箔、聚乙烯或聚丙烯等膜材复合而成的双层或三层复合膜。还有PET、高密度PE、聚苯乙烯等。

(五)防粘材料

常用聚乙烯、聚苯乙烯、聚丙烯、聚四氟乙烯、聚碳酸酯等高分子膜材。

(六)经皮吸收促进剂

经皮吸收促进剂是指能够降低药物通过皮肤的阻力，加速药物穿透皮肤的物质。常用的经皮吸收促进剂有:

1. 有机酸、脂肪醇类 一些脂肪酸与脂肪醇在适当的溶剂中，能对很多药物的经皮吸收有促进作用。如油酸与皮肤中的脂肪酸有相似的结构，使角质层细胞间类脂分子排列发生变化，增加类脂的流动性，皮肤的渗透性增大。油酸能促进阳离子药物萘呋唑啉的经皮渗透。

2. 表面活性剂类 表面活性剂对皮肤的作用可分对皮肤的脱脂作用和与角质层作用两方面。如十二烷基硫酸钠(SLS)，它促进水、氯霉素、萘普生和纳洛酮等的经皮渗透；Tween80 能增加氯霉素、氢化可的松和利多卡因的透皮速率；卵磷脂使茶碱的透皮量从 0.97mg 增加到 11.88mg。

3. 月桂氮䓬酮 商品名为 Azone，对亲水性药物的渗透促进作用强于对亲脂性药物，对双乙酰阿糖腺苷的促进作用为 44 倍，对阿糖胞苷达 100 倍以上，但对甾体激素醋酸氟羟泼尼松龙仅 2～5 倍。

4. 醇类化合物 低级醇类在经皮给药制剂中用作溶剂，它们既可增加药物的溶解度，又常能促进药物的经皮吸收。如乙醇，其他直链醇类丙醇、丁醇、戊醇、己醇、辛醇、癸醇亦有透皮吸收促进作用，己醇具有最大的透皮促进作用，碳链再增长促进作用下降。

5. 角质保湿剂 尿素能增加角质层的水化作用，与皮肤长期接触后可引起角质溶解，制剂中用作渗透促进剂的尿素一般浓度较低。临床用的制剂中，如一些激素类霜剂，一般的浓度为 10%。

6. 其他渗透促进剂 精油的主要成分是一些萜烯类化合物，如薄荷油，桉叶油，松节油等。这些物质具有较强的渗透促进能力和刺激皮下毛细血管的血液循环。桉油精对 5-FU 的促进效果可与 Azone 相当，皮肤刺激性则明显小于 Azone，且与丙二醇合用时也有明显的协同作用。

三、经皮给药制剂举例

硝酸甘油经皮给药系统

硝酸甘油是一种有效的心绞痛治疗剂，常用片剂舌下黏膜吸收给药，但由于生物半衰期小，作用时间短，需频繁给药。当血药浓度高时，出现头痛、头胀等副作用，所以硝酸甘油控释制剂的研究具有广泛的意义。

硝酸甘油无色油状液体，略有挥发性，稍溶于水（1∶800），易溶于乙醇，消除半衰期约 3min，口服给药首过效应达 60%，其物理性质与药物动力学性质均适合于经皮给药。

硝酸甘油经皮给药系统是应用最多的，商品有 Transdermal—Nitro、Nitro—Dur 和 Nitrodisc。以 Nitro-Dur（硝酸甘油贴剂）为例，有六层结构，最下层铝箔膜覆盖层；第二层药物骨架：硝酸甘油加乳糖分散在 PVA 和 PVP（介质为甘油和水）中；第三层圆形铝塑膜；第四层黏胶层：黏胶部分涂于背衬层内测的外周；第五层：海绵垫，吸附用药过程中产生的液体；最上层为背衬层。

（刘　侠）

第三十章　药物制剂的稳定性

药物制剂稳定性是指药物制剂从制备到使用期间保持稳定的程度，通常指药物制剂的体外稳定性。药物制剂的最基本的要求是安全、有效、稳定。药物制剂在生产、贮存、使用过程中，会因各种因素的影响发生分解变质，从而导致药物疗效降低或副作用增加，有些药物甚至产生有毒物质，也可能造成较大的经济损失。通过对药物制剂稳定性的研究，考察影响药物制剂稳定性的因素及增加稳定性的各种措施、预测药物制剂的有效期，从而既能保证制剂产品的质量，又可减少由于制剂不稳定而导致的经济损失；此外，为了科学地进行处方设计，提高制剂质量，保证用药的安全、有效，我国在《药品注册管理办法》中对新药的稳定性也极为重视，规定新药申请必须呈报稳定性资料。

第一节　影响药物制剂降解的因素及稳定化方法

一、处方因素的影响及稳定化方法

药物制剂的处方组成比较复杂，除主药外，还加入各种辅料；辅料的合适与否，对制剂的稳定性影响较大，尤其是对注射剂等液体制剂，溶液的 pH、缓冲溶液、溶剂、离子强度、表面活性剂及处方中的其他辅料均可能影响主药的稳定性。

1. pH 的影响　很多药物的降解反应都可为 H^+和 OH^-催化，其溶液的稳定只是在一定的 pH 范围内，所以，在配制药物溶液，特别是配制注射液时，就要慎重考虑 pH 的调节问题，以延缓药物水解、氧化等，增加药物的稳定性。

pH 的调节常用盐酸和氢氧化钠；也有为了不增加药液中其他离子，而用药物本身所含相同的酸或碱来调节，如硫酸卡那霉素用硫酸来调节 pH；也有为了保持药液中 pH 的相对恒定，采用各种缓冲液，如磷酸盐缓冲液、枸橼酸盐缓冲液等，但要注意缓冲溶液对药物的催化作用，应通过实验选择合适的缓冲溶液浓度，以减少催化作用。

一般缓冲盐的浓度越大，催化速度也越快，故应使缓冲盐保持在尽可能低的浓度。

2. 溶媒的影响　溶媒的极性和介电常数均能影响药物的降解反应，尤其对药物的水解反应影响很大。当药物离子与催化水解的离子电荷相同时，采用介电常数低的溶媒如甘油、乙醇、丙二醇等，可降低水解速度；反之，当药物离子与催化水解的离子电荷相反时，则采用介电常数高的溶媒较好。如用介电常数较低的丙二醇 60% 制成的苯巴比妥钠注射液，稳定性提高，有效期可达一年；氯霉素的水解产物极性较小，其水溶液的稳定性比丙二醇溶液好。

3. 离子强度的影响　在制剂处方中，为了调节等渗、加入抗氧剂、调节 pH 等，常加入电解质，从而改变药液中的离子强度，产生离子强度对药物降解速度的影响。当药物带正电荷并受 H^+催化或药物带负电荷并受 OH^-催化时，可因盐的加入，引起离子强度的增加，造成降解反应速度的加快；如果药物是中性分子，则改变离子强度对降解没有太大影响。

4. 表面活性剂的影响　某些易水解的药物，加入表面活性剂后，水解速度降低，稳定性增加，如苯佐卡因易受 OH^-催化水解，当加入 5%月桂醇硫酸钠后，使其半衰期增加 18 倍。这是因为胶团起了“屏障”作用，阻止了催化离子的接近和进入；但也有一些表面活性剂会使某些药物的分解加快，如吐温-80 使维生素 D_3稳定性下降，故应通过实验来正确选择表面活性剂。

5. 处方中其他辅料的影响　栓剂、软膏剂中药物稳定性与基质有关，如 PGE 能促进氢化可的松、乙酰水杨酸的分解。某些赋形剂对药物也产生影响，如润滑剂硬脂酸镁可促进乙酰水杨酸的水解。赋形剂中的水分、微量金属离子有时也能对药物的稳定性产生间接的影响。

二、外界因素的影响及稳定化方法

外界因素即环境因素，包括温度、光线、空气、金属离子、湿度与水分、包装材料等。

1. 光线的影响 药物的光解主要与药物的化学结构有关，酚类药物如苯酚、吗啡、肾上腺素、可待因、水杨酸等，还有分子中含双键的药物如维生素 A、维生素 D 等都能在光线的作用下发生氧化反应。光敏感药物还有氯丙嗪、异丙嗪、核黄素、氢化可的松、强的松、叶酸、辅酶 Q、硝苯吡啶等。

光敏感的药物制剂，制备过程中要避光操作，选择包装甚为重要。有人对抗组胺药物用透明玻璃容器加速实验，8 周含量下降 36%，而用棕色瓶包装几乎没有变化。

2. 空气(氧)的影响 大多数药物的氧化是自动氧化反应，有些仅需痕量的氧就能引起反应。在药物制剂的溶液内部和容器空间都存在着一定量的氧，这足以使药物发生氧化。因此，为了减小药物的氧化降解，目前生产上常采用惰性气体(如 N_2 或 CO_2)驱除氧，以及加抗氧剂来消耗氧的方法。对于固体药物，也可采取真空包装。

3. 金属离子的影响 制剂中金属离子的来源主要是原辅料、溶媒、容器及生产操作中使用的工具、机械。微量的金属离子尤其是二价以上的金属离子，对制剂中药物的自氧化反应有显著的催化作用，如：0.0002mol/L 的铜能使维生素 C 氧化速度增大 10 000 倍。

要避免金属离子的影响，应选用纯度较高的原辅料，操作过程中不要使用金属器具，同时还可加入螯合剂如依地酸盐或枸橼酸、酒石酸、磷酸、二巯乙基甘氨酸等附加剂。

4. 湿度与水分的影响 许多反应没有水分存在就不会进行，对于化学稳定性差的固体制剂，由于湿度和水分影响，在固体表面吸附了一层液膜，药物在液膜中发生了降解反应，如维生素 C 片、乙酰水杨酸片、维生素 B_{12}、青霉素盐类粉针、硫酸亚铁等。

一般固体药物受水分影响的降解速度与相对湿度成正比，相对湿度越大，反应越快。所以在药物制剂的生产过程和贮存过程中应多考虑湿度和水分影响，采用适当的包装材料。

5. 包装材料的影响 包装材料恰当与否、质量好坏对药品受外界环境的影响及药物自身的稳定都有直接关系。在选择包装材料时，必须经过“装样试验”，确定合适的包装材料。药物制剂最常用的容器材料是玻璃、金属、塑料、橡胶等。

玻璃性质较稳定，不与药物及空气中氧、二氧化碳等作用，但会放出碱性物质和不溶性脱片于溶液中。

塑料容器质轻、价格低廉，但有两向穿透性，有些药物能与塑料中的附加剂发生理化作用，或药液黏附在容器中。不同的塑料其穿透性、附加剂成分不同，选用时应经过必要的试验，确认该塑料对药物制剂无影响才能使用。

金属容器牢固、密封性能好，药物不易受污染。但易被氧化剂、酸性物质所腐蚀，选用时注意表面要涂环氧树脂层，以耐腐蚀。

橡胶被用来作塞子、垫圈、滴头等，使用时应注意橡皮塞与瓶中溶液接触可能吸收主药和防腐剂，需用该防腐剂浸泡后使用。橡皮塞用环氧树脂涂覆，可有效地阻止橡胶塞中成分溶入溶液中而产生白点，干扰药物分析。还应注意橡胶塞是否有与主药、抗氧剂相互作用，以保证药物制剂的质量。

第二节　药物稳定性试验方法

稳定性试验包括影响因素试验、加速试验与长期试验。

一、影响因素试验

影响因素试验(强化试验 stress testing)在比加速试验更激烈的条件下进行，其目的是探讨药物的固有稳定性、了解影响其稳定性的因素及可能的降解途径与降解产物，为制剂生产工艺、包装、贮存条件与建立有关物质分析方法提供科学依据。供试品可以用一批原料药进行，将供试品置适宜的开口容器中(如称量瓶或培养皿)，摊成≤5mm 厚的薄层，疏松原料药摊成≤10mm 厚薄层，进行以下实验。

1. 高温试验 供试品开口置适宜的洁净容器中，60°C 温度下放置十天，于五、十天取样，按稳定性重点考察项目进行检测，同时准确称量试验前后供试品的重量，以考察供试品风化失重的情况。若供试品有明显变化(如含量下降 5%)则在 40°C 条件下同法进行试验。若 60°C 无明显变化，不再进行 40°C 试验。

2. 高湿试验 供试品开口置恒湿密闭容器中，在 25°C 分别于相对湿度(90±5)%条件下放置 10 天，于 5、10 天取样，按稳定性重点考察项目要求检测，同时准确称量试验前后供试品的重量，以考察供试品的吸湿潮解性能。若吸湿增重 5%以上，则在相对湿度(75±5)%条件下，同法进行试验；若吸湿增重 5%以下且其他条件符合要求，则不再进行此项试验。恒湿条件可在密闭容器如干燥器下部放置饱和盐溶液，根据不同相对湿度的要求，可以选择 NaCl 饱和溶液[相对湿度(75±1)%，15.5～60°C]，KNO_3 饱和溶液(相对湿度 92.5%，25°C)。

3. 强光照射试验 供试品开口放置在光橱或其他适宜的光照仪器内，于照度为 5000±500 Lx 的条件下放置十天(总照度量为 120 万 Lx·h)，于 5 天、10 天取样，按稳定性重点考察项目进行检测，特别要注意供试品的外观变化。有条件时还应采用紫外光照射(200whr/m^2)

二、加速试验

加速试验(accelerated testing)是在超常的条件下进行。其目的是通过加速药物的化学或物理变化，为药品审评、包装、运输及贮存提供必要的资料。原料药物与药物制剂均需进行此项试验，供试品要求三批，按市售包装，在温度(40±2)°C，相对湿度(75±5)%的条件下放置六个月。所用设备应能控制温度±2 °C，相对湿度±5%，并能对真实温度与湿度进行监测。在试验期间第 1 个月、第 2 个月、第 3 个月、第 6 个月取样一次，按稳定性重点考察项目检测。在上述条件下，如六个月内供试品经检测不符合制订的质量标准，则应在中间条件下即在温度(30±2)°C，相对湿度(60±5)%的情况下(可用 $NaNO_2$ 饱和溶液，25～40°C 相对湿度 64%～61.5%)进行加速试验，时间仍为六个月。

三、长期试验

长期试验(long-term testing)是在接近药品的实际贮存条件(25±2)℃下进行，其目的是为制订药物的有效期提供依据。原料药与药物制剂均需进行长期试验，供试品三批，市售包装，在温度(25±2)°C，相对湿度(60±10)%的条件下放置 12 个月。每 3 个月取样一次，分别于 0、3、6、9、12 个月，按稳定性重点考察项目进行检测。12 个月以后，仍需继续考察，分别于 18、24、36 个月取样进行检测。将结果与 0 月比较以确定药品的有效期。

对温度特别敏感的药品，长期试验可在温度(6±2)°C 的条件下放置 12 个月，按上述时间要求进行检测，12 个月以后，仍需按规定继续考察，制订在低温贮存条件下的有效期。此种方式确定的药品有效期，在药品标签及说明书中均应指明在控制温度下保存，即 15～30℃。

(刘 佚)

第四篇　药物分析学

第三十一章　药物分析学绪论

第一节　药物分析学性质和任务

药物分析学是研究与发展药品质量控制的方法学科。其研究对象是药品。药品是指用于预防、治疗、诊断人的疾病，有目的地调节人的生理功能并规定有适应证或者功能主治、用法和用量的物质，是一种关系人民生命健康的特殊商品。应注意药品与普通商品的不同，它们的共同特征是可以流通，而它们的不同之处在于药品服用的不可超量及对症下药等特征，这是普通商品无须考虑的。药品质量好坏直接关系到人民的生命健康，因此，要高度重视对于药品的质量控制。质量控制的目的是在药品的研制、生产、供应和临床使用过程中采用先进的分析手段进行严格的分析检验，以确保用药的安全、合理和有效。

随着科学技术的不断提高，对于药品质量控制的手段也在不断更新，这些方法涉及物理学、化学、物理化学、生物学乃至微生物学等领域，如高效液相色谱法、紫外分光光度法及薄层色谱法等。进行药品质量控制的宗旨是实现药品质量的全面控制，因此，涉及多学科、多方面的综合性工作，其中药物分析工作是最主要的。

随着药学事业的蓬勃发展，药物分析工作日益复杂，表现在分析的工作范畴由静态逐步转为动态，使用的分析方法灵敏度逐渐提高，LC-MS、LC-MS-MS 及核磁共振技术广泛应用于该领域。分析内容由原来的仅仅对于药物及其制剂在生产过程中的质量控制转变为深入到工艺流程、反应历程、生物体内代谢过程和综合评价的动态分析监控中，具体如下内容：

(1) 跟踪产品的生产工艺进行产品质量分析，实现产品质量提高的目标。

(2) 在药物贮藏过程对药物质量与稳定性进行考察，实现采用科学合理的贮藏条件和管理方法保管药品，保证药品质量在贮藏过程稳定不变。

(3) 研究分析药物在体内吸收、分布、排泄和代谢转化的动态过程，目的是正确指导临床用药，减少药品的毒副作用。

(4) 对于研发的新型制剂质量标准进行研究和制定。

(5) 对于中成药质量进行综合评价。

以上研究内容充分反映了该学科由静态到动态的发展势态。在这些日益更新的研究工作中没有灵敏专属的分析手段支撑，研究工作是不可能完成的。

第二节　药品质量管理规范

我国对药品质量控制的全过程起指导作用的法令性文件有《药物非临床研究质量管理规范》《药品生产质量管理规范》《药品经营质量管理规范》和《药物临床试验管理规范》四个管理规范。具体内容如下：

1. 《药物非临床研究质量管理规范》（good laboractory practice，GLP）　药物非临床研究系指为了评价药物安全性，在实验室条件下，用实验系统进行的各种毒性试验，包括单次给药的毒性试验、生殖毒性试验、致突变试验、致癌试验、各种刺激试验、依赖性试验及与评价药品安全性有关的其他毒性试验。其中实验系统指用于毒性试验的动物、植物、微生物和细胞等。

2.《药物临床试验管理规范》(good clinical practice，GCP)　为了保证药物临床试验过程规范、结果科学可靠，保护受试者的权益并保障其安全，据《中华人民共和国药品管理法》，参照国际公认原则而制订。

3.《药品生产质量管理规范》(good manufacture practice，GMP)　适用于药品制剂生产全程、原料生产中影响成品质量的关键工序，是药品生产和质量管理的基本原则。规范中列有“质量管理”专章，明确规定药品生产企业的质量管理部门应负责药品生产全过程的质量管理和检验的职能。

4.《药品经营质量管理规范》(good supply practice，GSP)　为保证经销药品的质量，保护用户、消费者的合法权益和人民用药安全有效而制定的。主要包括医药商品进、存、销三个环节确保所必备的硬件设施，人员资格，质量管理程序和制度及文件管理系统。

第三节　药品检验工作的机构和基本程序

我国目前的药品检验机构有：①国务院药品监督管理部门设置的药品检验机构——中国食品药品检定研究院。②自治区、直辖市人民政府药品监督管理部门设置药品检验机构——省级食品药品检验所。③由省、自治区、直辖市人民政府药品监督管理部门提出，报省、自治区、直辖市人民政府批准设置的地级食品药品检验所。

药品检验工作的基本程序包括取样、鉴别、检查、含量测定及写出检验报告等几个程序。其中鉴别用于判断药物的真伪，而杂质检查和含量测定用于判断药物的优劣。

一、取　样

应具有科学性、真实性和代表性，因此，取样的原则是均匀、合理。如生产规模的固体原料药的取药须采用取样探子。

二、鉴　别

依据药物的化学结构和理化性质进行某些化学反应，测定某些理化常数或光谱特征，来判断药物及其制剂的真伪。通常还包括性状，即对药物的外观、色泽、气味、晶形、物理常数等的描述。

通常采用一组(两个或多个)试验项目全面评价一个药物，而不能单凭一个试验下结论，才能保证结论正确无误。

三、检　查

即杂质检查，是在不影响药物疗效及人体健康的前提下，按照药品质量标准规定的项目进行检查，以判断药物的纯度是否符合限量规定要求。

杂质检查也称限度检查或纯度检查。

四、含量测定

即采用化学分析或理化分析方法测定药物中有效成分的含量。以确定药物的含量是否符合药品标准规定的要求。

五、检验报告的书写

应提供如下信息：①供试品的有关信息(名称、批号、来源等)。②检验的项目、依据、方法。③检验的数据、结果和结论。④要求：真实完整、结论明确、签名盖章。

第四节 药物分析数据的处理

一、误 差

1. 误差分类 按计算方法分为绝对误差和相对误差；按误差来源分为系统误差和偶然误差。

2. 系统误差 由某种确定原因引起，有固定的大小和方向。一般包括方法误差、仪器误差、试剂误差和操作误差等。一般方法误差用标准品作对照试验校正，仪器误差通过校正仪器来校正，试剂误差通过增加空白试验来校正，操作误差通过增加对照试验来校正。

3. 偶然误差 由偶然原因引起，无固定的大小和方向，但有一定的规律性：大误差的概率小；小误差的概率大，可通过增加平行测定的次数以减免。

二、有 效 数 字

在分析工作中实际能测量到的数字称为有效数字。

(一)有效数字位数的确定

由第一个不为零的数记起。通常首位为 8 或 9 的数据，多计一位，对数数值(lgK 或 pH)取决于小数部分位数。举例如下：

0.04050 记为四位；1.036 记为四位；1.30 记为三位；pH =9.05 记为两位；

86 记为三位；25ml 量筒(25ml，记为两位)移液管(25.00ml)，记为四位。

(二)修约规则

(1)四舍六入五成双；五后有数则进位

$2.0149 \rightarrow 2.01$；$5.2386 \rightarrow 5.24$；$3.125001 \rightarrow 3.13$；$1.755 \rightarrow 1.76$；$4.105 \rightarrow 4.10$

(2)一次修约非多次：$2.15491 \rightarrow 2.15$

(3)运算过程多一位；出结果后再修约

(4)标准差修约：S= 0.213 → 如取两位有效数字 S= 0.22，取一位则 S= 0.3。

(三)运算法则

1. 加减法 结果的绝对误差应与各数中绝对误差最大的那个相当(位数最少的为准)。

$0.5364 + 0.0014 + 0.25 = 0.79$ $4.2518 - 4.25 = 0.00$

$10.0051 + 1.97 + 0.0003 = 11.98$

2. 乘除法 结果的相对误差应与各数中相对误差最大的那个相当(位数最少的为准)。

$$0.12 \times 9.678234 = 0.12 \times 9.7 = 1.2$$

(黄 艳)

第三十二章　药品质量标准及分析方法的验证

第一节　药品质量标准

一、药品质量标准

（一）基本概念

药品质量标准是国家对药品质量、规格及检验方法所作的技术规定，是药品生产、供应、使用、检验和药政管理部门共同遵循的法定依据。

制定药品质量标准的意义：将对我国的医药科学技术、生产管理、经济效益和社会效益产生良好的影响与促进作用。

（二）药品质量标准的分类

1. 国家药品标准　《中华人民共和国药品管理法》明确规定“药品必须符合国家药品标准”；“国务院药品监督管理部门颁布的《中华人民共和国药典》和药品标准为国家药品标准”。药典、国家食品药品监督管理总局（CFDA）颁布的药品标准属于法定标准。

2. 临床研究用药质量标准　为了保证临床用药的安全和使临床的结论可靠，需由新药研制单位制订并由国家药品监督管理部门批准的一个临时性的质量标准。此标准仅在临床试验期间有效，且仅供研制单位与临床试验单位使用。

3. 暂行或试行药品标准　新药临床试验后报试生产时，制订的药品标准叫“暂行药品标准”，该标准执行两年后，如果药品质量稳定，该药转为正式生产，此时的药品标准叫“试行药品标准”。该标准执行两年后，如果药品质量仍然稳定，经国家药监局主管部门批准转为国家药品标准。

4. 企业标准　由药品生产企业自己制订并用于控制其药品质量的标准，称为企业标准或企业内控标准。企业标准属于非法定标准，一般有两种情况：一种是因为检验方法尚不够成熟，但能达到某种程度的质量控制；另一种是高于法定标准的要求，主要是增加了检验项目或提高了限度标准。

二、国家药品质量标准制订的原则

1. 安全有效　药品质量的优劣，主要表现为安全（即毒副反应小）、有效（即疗效肯定）。药物的毒副反应，一方面是由药物本身造成的；另一方面可能是由引入的杂质所造成的。因此，对那些毒性较大的杂质应严格控制。药物的晶型及异构体可能对生物利用度及临床疗效有较大影响，故应着重研究。

2. 先进性　在制订药品质量标准的过程中，所采用的方法与技术，在我国国情允许的情况下，应尽可能采用较先进的方法与技术。

3. 针对性　要从生产工艺、流通、使用各个环节了解影响药品质量的因素，有针对性地规定检测项目。要充分考虑使用的要求，针对不同晶型规定检测项目及确定合理的限度，一般而言，对内服药品的质量要求严些，注射用药和麻醉用药更严，而外用药要求可以稍宽。

三、国家药品质量标准的主要内容

包括名称、性状、鉴别、检查、含量测定、类别和贮藏等内容。

1. 名称 中文名称应按照“中国药品通用名称(CADN)”推荐的名称以及命名原则命名，为药品的法定名称。英文名称应尽量采用世界卫生组织制订的“国际非专利药品名(INN)”，INN中没有的，可采用其他合适的英文名称。中文名称和英文名称尽量相对应，可采用音译、意译和合译，一般以音译为主。

2. 性状 药物的外观、臭、味、溶解性、稳定性及物理常数。

3. 鉴别 是用规定的试验方法辨别药物的真伪。包括化学方法、物理化学方法和生物学方法。化学方法包括显色反应、沉淀反应、制备衍生物测熔点；物理化学方法包括紫外、红外、色谱法；生物学方法指利用微生物或实验动物进行鉴别，主要用于抗生素和生化药物的鉴别。

4. 检查 包括有效性、均一性、纯度要求和安全性。有效指和疗效有关，但在鉴别、纯度检查和含量测定中不能有效控制的项目；均一性指检查制剂的均匀程度；纯度要求指对杂质(一般杂质和特殊杂质)进行检查，一般为限量检查；安全性指药品中某些痕量物质的检查，这些痕量物质可能对生物体产生特殊的生理作用，从而严重影响用药的安全。

5. 含量测定 指用规定方法测定药物中有效成分的含量。

6. 类别 指按药品的主要作用、主要用途或学科划分的类别(高血压药、抗肿瘤药等)。

7. 贮藏 贮藏项下规定的贮藏条件是据药物的稳定性，对药品包装和贮存的基本要求，以避免或减缓药品在正常贮藏期内变质。

四、《中国药典》

《中国药典》的全称为《中华人民共和国药典》(Chinese Pharmacopoeia，缩写为 Ch. P.)，自1953年首版颁布以来，共出版了十版药典(1953，1963，1977，1985，1990，1995，2000，2005，2010，2015)。《中国药典》(2015年版)由一部、二部、三部和四部构成。一部收载药材和饮片、植物油脂和提取物、成方制剂和单味制剂等；二部收载化学药品、抗生素、生化药品以及放射性药品等；三部收载生物制品；四部收载通则(制剂通则、检定方法、标准物质、试剂试药和指导原则)及药用辅料。《中国药典》(2015年版)二部主要由凡例、品名目次、正文和索引四部分组成。

1. 凡例 凡例是解释和正确使用《中国药典》进行药品质量检定的基本原则，是对《中国药典》正文、通则与药品质量检定有关的共性问题的统一规定，避免在全书中重复说明。凡例中的有关规定具有法律约束力。凡例的内容有总则，正文，通则，名称与编排，项目与要求，检验方法和限度，标准品与对照品，计量，精确度，试药、试液、指示剂，动物试验，说明书、包装、标签。其主要内容介绍如下：

(1)项目与要求

1)性状项下记载药品的外观、臭、味、溶解度及物理常数等。在一定程度上反映药品的质量特性。

a. 外观性状是对药品的色泽和外表感观的规定。

b. 溶解度是药品的一种物理性质，表示药品在溶剂中的溶解性能。药典凡例中对药品的近似溶解度以术语“极易溶解”“易溶”“溶解”“略溶”“微溶”“极微溶解”“几乎不溶或不溶”来表示：

“极易溶解”系指溶质1g(ml)能在溶剂不到1ml中溶解；“易溶”系指溶质1g(ml)能在溶剂1～不到10ml中溶解；“溶解”系指溶质1g(ml)能在溶剂10～不到30ml中溶解；“略溶”系指溶质1g(ml)能在溶剂30～不到100ml中溶解；“微溶”系指溶质1g(ml)能在溶剂100～不到1000ml中

溶解；“极微溶解”系指溶质 1g(ml)能在溶剂 1000～不到 10 000ml 中溶解；“几乎不溶或不溶”系指溶质 1g(ml)在溶剂 10 000ml 中不能完全溶解。

c. 物理常数包括相对密度、馏程、熔点、凝点、比旋度、折光率、黏度、吸收系数、碘值、皂化值和酸值等。物理常数的测定结果不仅对药品具有鉴别意义，也可以反映药品的纯度，是评价药品质量的主要指标之一。

2)鉴别项下规定的试验方法，是根据反映该药品某些物理、化学或生物学等特性所进行的药物鉴别试验，不完全代表对该药品化学结构的确证。

3)检查项下包括反映药品的安全性与有效性的试验方法和限度、均一性与纯度等制备工艺要求等内容。对于规定中的各种杂质检查项目，是指该药品在按既定工艺进行生产和正常贮藏过程中可能含有或产生并需要控制的杂质(如残留溶剂、有关物质等)。

4)含量测定项下规定的试验方法，用于测定原料及制剂中有效成分的含量，一般可采用化学、仪器或生物测定方法。

5)制剂的规格，是指每一支、片或其他每一个单位制剂中含有主药的重量(或效价)或含量(%)或装量。注射液项下，如为“1ml：10mg”，是指 1ml 中含有主药 10mg；对于列有处方或标有浓度的制剂，也可同时规定装量规格。

6)贮藏项下的规定，是为避免污染和降解而对药品贮存与保管的基本要求，以下列名词术语表示：

“遮光”系指用不透光的容器包装，例如棕色容器或黑纸包裹的无色透明或半透明容器；“避光”系指避免日光直射；“密闭”系指将容器密闭，以防止尘土及异物进入；“密封”系指将容器密封以防止风化、吸潮、挥发或异物进入；“熔封或严封”系指将容器熔封或用适宜的材料严封，以防止空气与水分的侵入并防止污染；“阴凉处”系指不超过 20℃；“凉暗处”系指避光并不超过 20℃；“冷处”系指 2～10℃；“常温”系指 10～30℃。除另有规定外，贮藏项下未规定贮藏温度的一般是指常温。

(2)精确度：《中国药典》规定取样量的准确度和试验精密度。

试验中供试品与试药等“称重”或“量取”的量，均以阿拉伯数码表示，其精确度可根据数值的有效数位来确定，如称取“0.1g”，系指称取重量可为 0.06～0.14g；称取“2g”，系指称取重量可为 1.5～2.5g；称取“2.0g”，系指称取重量可为 1.95～2.05g；称取“2.00g”，系指称取重量可为 1.995～2.005g。

“精密称定”系指称取重量应准确至所取重量的千分之一；“称定”系指称取重量应准确至所取重量的百分之一；“精密量取”系指量取体积的准确度应符合国家标准中对该体积移液管的精密度要求；“量取”系指可用量筒或按照量取体积的有效数位选用量具。取用量为“约”若干时，系指取用量不得超过规定量的±10%。

恒重，除另有规定外，系指供试品连续两次干燥或炽灼后称重的差异在 0.3mg 以下的重量；干燥至恒重的第二次及以后各次称重均应在规定条件下继续干燥 1h 后进行；炽灼至恒重的第二次称重应在继续炽灼 30min 后进行。

(3)包装、标签：凡例中规定，盛装药品的各种容器均应无毒、洁净，与内容药品不发生化学反应，不影响内容药品质量；药品标签应符合《中华人民共和国药品管理法》对标签的规定，其内容应包括法定通用名称、规格、装量、生产企业、批准文号、产品批号、产品主要成分、适应证、用法用量、不良反应、注意事项、有效期及贮藏条件。

2. 品名目次　品名目次位于凡例之后，按中文名称笔画顺序排列，前部分为正文品种第一部分目次，后部分为正文品种第二部分目次。

3. 正文　正文部分为收载药品或制剂的质量标准，据品种和剂型的不同，每一品种项下分别列有品名，有机药物的结构式，分子式与分子量，来源或有机物的化学名称、含量或效价的规定，处方，制法，性状，鉴别，检查，含量或效价测定，类别，规格，贮藏和制剂。

4. 索引的种类　《中国药典》(2015 版)有中文索引和英文索引两种索引。

第二节　药品分析方法的验证

一、分析方法验证的目的与意义

证明采用的方法适合于相应检测要求。

二、需要验证的分析项目

一般应根据具体的实验内容来确定需要验证的项目。

(1)用于鉴别试验时，只对专属性、检测限、耐用性有所要求，其余均无要求。

(2)用于原料药中杂质测定或制剂中降解产物测定时，如是定量，除检测限不必要求外，其余七项指标均应有要求；如是限度检查，只对专属性、检测限和耐用性三项指标有要求，其余均无需要求。

(3)用于原料药中主成分或制剂中有效组分含量测定及溶出度测定时，除了检测限和定量限二项指标外，其余六项指标均应有所要求。

三、分析方法验证的内容

1. 准确度　测定结果与真实值或参考值接近的程度称为准确度，一般用回收率表示。

(1)原料药：可用已知纯度的对照品或样品进行测定，或用本法所得结果与已建立准确度的另一方法测定的结果进行比较。

(2)制剂：可用含已知量的被测物的各组分混合物进行测定。如不能得到制剂的全部组分，可向制剂中加入已知量的被测物进行测定，或与另一个已建立准确度的方法比较结果。

(3)制剂的含量测定：考察辅料对回收率的影响及作单独辅料的空白测定；一般测定液配制高、中、低三个浓度，每个浓度测 3 份(RSD < 2%)。一般回收率可达 98%～102%范围内。

2. 精密度　在规定条件下，同一均匀样品，经多次取样测定所得结果之间的接近程度称为精密度。

含量测定和杂质定量测定考虑方法的精密度。一般用偏差、标准偏差和相对标准偏差表示。其中最为重要的是相对标准偏差，用 RSD 表示，对于 UV 法要求 RSD<1%，而 HPLC 法要求 RSD<2%。包括重复性、中间精密度和重现性三种。

(1)重复性：在相同条件下，由一个分析人员测定所得结果的精密度称为重复性。一般用 3 个浓度，9 次测定结果进行评价。

(2)中间精密度：在同一实验室，不同时间由不同分析人员用不同设备测定结果的精密度称为中间精密度。一般设计变动因素为不同日期、不同分析人员及不同设备进行中间精密度试验考察。

(3)重现性：在不同实验室由不同分析人员测定结果的精密度称为重现性。当分析方法被法定采用时，应进行重现性试验。

3. 专属性　在其他成分(杂质、降解产物、辅料等)可能存在的情况下，采用的方法能准确测定出被测组分的特性称为专属性。对于鉴别反应、杂质检查及含量测定应考察该指标。

(1)鉴别反应：应能与可能共存的物质或结构相似化合物相区别，不含被测成分的样品以及结构相似或组分中的化合物均应呈负反应。

(2)含量测定和杂质检查：对于色谱法等，应附代表图谱，以说明专属性(注明诸成分位置，分离度应符合要求)。如杂质可获得，在含量测定中，试样中可加入杂质或辅料，考察测定结果是否受干扰，并可与未加杂质或辅料的试样比较测定结果；对于杂质测定，可向试样中加入一定量的杂质，考察杂质能否得到分离。在杂质或降解产物不可得的情况下，可将含有杂质或降解产物的试样进行测定，与另一个经验证了的或药典方法比较结果，或对试样加速破坏进行研究。

4. 检测限　分析方法在规定的实验条件下，所能检出被测组分的最低浓度或最低量称为检测限。检测限的确定因分析方法的不同而异。常用非仪器分析方法和仪器分析方法两种方法确定，对于非仪器分析方法，一般配制不同浓度样品通过分析确定；对于仪器分析方法，以信噪比为 3∶1 或 2∶1 时相应的浓度或进样量来确定。

5. 定量限　分析方法在规定的实验条件下，所能定量检出被测组分的最低量称为定量限。常用非仪器分析方法和仪器分析方法两种方法确定，对于非仪器分析方法，一般配制不同浓度样品通过分析确定；对于仪器分析方法，以信噪比为 10∶1 时相应的浓度或进样量来确定。

6. 线性　在设计范围内，测试结果与试验中被测物浓度直接呈线性关系的程度称为线性。至少用 5 份供试液，回归系数 r 应接近于 1.00。在结果中应列出回归方程、相关系数和线性图。

7. 范围　能达到一定精密度、准确度和线性的条件下，测试方法适用的高低限浓度或量的区间称为范围。应据分析方法应用的具体情况及精密度、准确度和线性试验的结果来确定。

8. 耐用性　测定条件稍有变动时，测定结果不受影响的程度称为耐用性。一般变动因素有样品溶液稳定性、样品提取次数和时间。在建立方法时，经试验应说明小的变动能否通过设计的系统适用性试验，以考察方法的耐用性。

（黄　艳）

第三十三章　常用的分析方法

药物常用的分析方法有物理常数测定法、化学分析法、仪器分析法等。

第一节　物理常数测定法

物理常数是表示药品物理性质的重要特征常数，在一定条件下是定值，其测定结果不仅对药品具有鉴别意义，也可反映药品的纯度，还可用于某些药物的含量测定，是评价药品质量的主要指标之一。《中国药典》(2015 年版) 四部通则收载的物理常数有相对密度、馏程、熔点、凝点、旋光度、折光率、pH 和黏度等。下面仅简单介绍常用的几种方法。

一、熔点测定法

熔点是指一种物质照规定方法测定，由固体熔化成液体的温度、熔融同时分解的温度或在熔化时自初熔至全熔的一段温度。“初熔”指供试品在毛细管内开始局部液化出现明显液滴的温度；“全熔”指供试品全部液化时的温度。

根据被测物质的性质不同,《中国药典》(2015 年版) 四部通则中收载的熔点测定法有三种。第一法用于测定易粉碎的固体药品，第二法用于测定不易粉碎的固体药品(如脂肪、脂肪酸、石蜡、羊毛脂等)，第三法用于测定凡士林或其他类似物质。在各品种项下一般明确规定应选用的方法，遇有在品种项下未注明时，均系指采用第一法。

二、旋光度测定法

平面偏振光通过含有某些光学活性化合物(含有不对称碳原子的化合物)的液体或溶液时，能引起旋光现象，使偏振光的平面向左或向右旋转，旋转的度数，称为旋光度。在一定波长与温度下，偏振光透过每 1ml 含有 1g 旋光性物质的溶液且光路长度为 1dm 时，测得的旋光度称为比旋度。

除另有规定外，测定时采用钠光谱的 D 线(589.3nm)测定旋光度，测定管长度为 1dm，测定温度为 20℃。使用读数至 0.01°并经过检定的旋光计。

比旋度(或旋光度)是反映手性药物特性及其纯度的主要指标，除了可用于鉴别或检查光学活性药品的纯杂程度外，还可用于光学活性药品的含量测定。

三、pH 测定法

pH 是水溶液中氢离子活度的方便表示方法。pH 定义为氢离子活度的负对数，即 $pH=-\lg\alpha^{+}_{H}$。pH 用来表示溶液的酸碱度，一般采用电位法测定 pH，通常使用酸度计测定。水溶液的 pH 通常以玻璃电极为指示电极、饱和甘汞电极或银-氯化银电极为参比电极进行测定。酸度计应定期进行计量检定，并符合国家有关规定。测定前，采用《中国药典》规定标准缓冲液校正仪器，或用国家标准物质管理部门发放的标示 pH 准确至 0.01pH 单位的各种标准缓冲液校正仪器。

第二节　容量分析法

容量分析法也称滴定分析法，是将已知浓度的滴定液由滴定管添加到待测药物的溶液中，直到所加滴定液与被测药物按化学计量反应完全为止，然后根据滴定液的浓度和消耗的体积，就可以计算出被测药物的含量。

容量分析法由于其具有耐用性好、经济、精密度高等优点，一直以来被广泛应用，其主要的不足就是取样量较大和专属性较差，因此容量分析法多用于化学原料药的含量测定。常用的容量分析法有酸碱滴定法、非水溶液滴定法、氧化还原滴定法。

一、酸碱滴定法

酸碱滴定法是以水溶液中的质子转移反应为基础的滴定分析方法，又称中和法。此法广泛用于测定无机酸、碱和有机酸、碱，以及能和酸、碱直接或间接发生反应的物质。包括强酸强碱的滴定、一元弱酸弱碱的滴定和多元酸碱的滴定。在药物分析中，由于多数药物为弱酸弱碱或其盐类，故最常见的是应用强酸强碱滴定弱碱弱酸，常用的滴定剂有盐酸、硫酸、氢氧化钠等。

二、非水溶液滴定法

非水溶液滴定法是以质子传递反应为基础的在水以外的溶剂中进行滴定的方法。分为非水酸量法和非水碱量法两种。

1. 非水酸量法 在非水溶剂中用强碱溶液直接滴定的方法，常用甲醇、苯等有机溶剂或二甲基甲酰胺等碱性溶剂作介质，溴麝香草酚蓝或偶氮紫为指示剂，以甲醇钾（钠）的甲醇或乙醇溶液或氢氧化四丁基铵的氯苯溶液作滴定剂。

2. 非水碱量法 在非水溶剂中用强酸溶液直接滴定的方法，常用冰醋酸与适量醋酐的混合溶剂作介质，结晶紫、喹哪啶红为指示剂，以高氯酸溶液作滴定剂。

一般方法：除另有规定外，精密称取供试品适量[约消耗高氯酸滴定液（0.1mol/L）8ml]，加冰醋酸 10～30ml 使溶解，加各品种项下规定的指示液 1～2 滴，用高氯酸滴定液（0.1mol/L）滴定。终点颜色以电位滴定时的突跃点为准，并将滴定的结果用空白试验校正。

供试品为氢卤酸盐，应在加入醋酸汞试液 3～5ml 后，再进行滴定；供试品如为硫酸盐，可直接滴定，但滴定至其成为硫酸氢盐为止，供试品如为硝酸盐，因硝酸可使指示剂褪色，终点极难观察，可以电位法指示终点。

当弱碱 $K_b=10^{-8}$～10^{-10} 时，用冰醋酸作溶剂；当弱碱 $K_b=10^{-10}$～10^{-12}，用冰醋酸加适量醋酐作溶剂；当弱碱 $K_b<10^{-12}$ 用醋酐作溶剂。

三、氧化还原滴定法

氧化还原滴定法是以溶液中氧化剂和还原剂之间的电子转移为基础的滴定分析方法。常用的有碘量法、溴量法、亚硝酸钠法、铈量法等。

1. 碘量法 以碘作为氧化剂，或以碘化物（碘化钾）作为还原剂进行滴定的方法。据滴定方式不同分为直接碘量法和间接碘量法，间接碘量法又分为置换碘量法和剩余碘量法。

（1）直接碘量法：用碘滴定液直接滴定的方法。适用于测定还原性较强药物。如维生素 C；指示剂为淀粉或碘溶液（对于无色药物），终点颜色分别为蓝色或黄色。

（2）剩余碘量法：在供试品中先加入定量、过量的碘滴定液，待 I_2 与测定组分反应完全后，再用硫代硫酸钠滴定液滴定剩余的碘，根据与药物作用的碘的量来计算药物含量的方法。适用于测定还原性较强药物；滴定液为 $Na_2S_2O_3$ 溶液，指示剂为淀粉溶液，应在近终点时加入；宜在碘量瓶中进行。

（3）置换碘量法：在供试品溶液中加入碘化钾，氧化剂将碘化钾氧化成碘，再用硫代硫酸钠滴定液滴定碘。适用于测定氧化性较强药物，如 $K_2Cr_2O_7$、H_2O_2、$CuSO_4$；必须在碘量瓶中进行；指示剂为淀粉溶液，应在近终点时加入。

2. 溴量法 以溴的氧化作用和溴代作用为基础的滴定法。

由于溴溶液易挥发，浓度不稳定，难于操作，因此，配制溴酸钾和溴化钾的混合溶液(亦称溴液)代替溴溶液进行分析测定。

滴定时先将上述混合液加到含被测物的酸性溶液中，$KBrO_3$ 与 KBr 在酸性溶液中立即反应生成 Br_2，反应式为

$$BrO^{3-} + 5Br^{-} + 6H^{+} \rightleftharpoons 3Br_2 + 3H_2O$$

待生成的 Br_2 与被测物反应完成后，向溶液中加入过量的 KI 与剩余的 Br_2 作用，置换出化学计量的 I_2，

$$Br_2 + 2I^{-} \rightleftharpoons I_2 + 2Br^{-}$$

再用 $Na_2S_2O_3$ 滴定液滴定 I_2，以淀粉为指示剂，据溴溶液的加入量和 $Na_2S_2O_3$ 滴定液用量计算被测物的含量。

3. 亚硝酸钠滴定法 利用亚硝酸钠在盐酸存在下可与具有芳伯氨基的化合物发生重氮化反应，定量生成重氮盐，根据滴定时消耗亚硝酸钠的量计算药物含量的滴定分析方法。

第三节 分光光度法

分光光度法是通过测定物质在特定波长处或一定波长范围内的吸光度或发光强度，对该物质进行定性和定量分析的方法。在药物分析中用于含量测定的主要是紫外-可见分光光度法、红外光谱法、荧光分析法和原子吸收分光光度法。

一、紫外-可见分光光度法

有机化合物分子结构中如含有共轭双键、芳香环等发色基团，均可在紫外或可见光区有特征吸收。紫外-可见分光光度法是根据物质分子对波长为 200～760nm 这一范围的电磁波的吸收特性建立起来的一种定性、定量和结构分析方法。

当光穿过被测物质溶液时，物质对光的吸收程度随光的波长不同而变化。因此，通过测定物质在不同波长处的吸光度，并绘制其吸光度与波长的关系图即得被测物质的吸收光谱。从吸收光谱中，可以确定最大吸收波长 λ_{max} 和最小吸收波长 λ_{min}。物质的吸收光谱具有与其结构相关的特征性。因此，可以通过特定波长范围内样品的光谱与对照光谱或对照品光谱的比较，或通过确定最大吸收波长，或通过测量两个特定波长处的吸收比值而鉴别物质。

紫外-可见分光光度法定量的依据是朗伯-比尔定律。

$$A = -\lg T = \mathrm{E}Cl$$

式中，A 为吸光度；T 为透光率；E 为吸收系数；C 为被测溶液的浓度；l 为液层厚度(通常是 1cm)。

吸收系数的物理意义是吸光物质在单位浓度及单位厚度时的吸光度。吸收系数有两种表示方式：

摩尔吸收系数 是指在一定波长时，溶液浓度为 1mol/L，液层厚度为 1cm 的吸光度，用 ε 或 E_M 标记。

百分吸收系数 是指在一定波长时，溶液质量浓度为 1%(W/V)，厚度为 1cm 的吸光度，用 $E_{1cm}^{1\%}$ 表示。

摩尔吸收系数与百分吸收系数之间的关系是

$$\varepsilon = \frac{M}{10} \times E_{1cm}^{1\%}$$

式中，M 为吸光物质的摩尔质量。

在药物定量分析中应用的吸收系数主要是百分吸收系数。常用的含量测定方法有以下几种：

1. 对照品比较法　按各品种项下的方法，分别配制供试品溶液和对照品溶液，对照品溶液中所含被测成分的量应为供试品溶液中被测成分规定量的 100%±10%，所用溶剂也应完全一致，在规定的波长下测定供试品溶液和对照品溶液的吸光度后，按下式计算供试品溶液中被测物质的浓度：

$$C_X = \frac{A_X \times C_R}{A_{\mathrm{R}}}$$

式中，C_X 为供试品溶液中被测物质的浓度；A_X 为供试品吸光度；A_R 为对照品吸光度；C_R 为对照品溶液的浓度。

2. 吸收系数法　按各品种项下的方法配制供试品溶液，在规定的波长处测定其吸光度，再以该品种在规定条件下的吸收系数计算含量。按下式计算供试品溶液中被测物质的浓度：

$$C_X(\mathrm{g/100\,ml}) = \frac{A}{E_{1\mathrm{cm}}^{1\%} \times l}$$

式中，C_X为供试品溶液中被测物质的浓度；A 为供试品吸光度；$E_{1\mathrm{cm}}^{1\%}$ 为供试品溶液中被测物质的百分吸收系数；l 为液层厚度(cm)。

3. 比色法　供试品本身在紫外-可见区没有强吸收，或在紫外区虽有吸收但为了避免干扰或提高灵敏度，可加入适当的显色剂显色后测定。比色法的影响因素较多，定量时一般采用对照品比较法或标准曲线法，应取供试品和对照品同时操作。

二、红外光谱法

红外线是波长长于可见光而短于微波的电磁波(0.76～1000μm)。习惯上按红外线波长的不同，将红外线划分为三个区域，0.76～2.5μm 称为近红外区，2.5～25μm 称为中红外区，25μm 以上称为远红外区。其中中红外区(波长 2.5～25μm，波数 4000～400cm^{-1})是研究最多，应用最广的区域，物质分子吸收该区的红外线得到的吸收光谱称为中红外光谱，简称红外吸收光谱或红外光谱。

红外光谱是由分子的振动、转动能级引起的光谱。连续改变辐射红外光的波数，记录红外光的透光率，就得到了物质的红外吸收光谱。对红外光谱进行分析，可对物质进行定性分析。各个物质的含量也将反映在红外吸收光谱上，可根据峰位置、吸收强度进行定量分析。

三、荧光分析法

荧光是物质分子接受光子能量被激发后，从激发态的最低振动能级返回基态时发射出的光。荧光分析法是根据物质的荧光谱线位置及其强度进行物质鉴定和含量测定的方法。

荧光法不易测定物质的绝对荧光强度，一般是在一定条件下，荧光分析法都是在一定条件下，用对照品溶液测定荧光强度与浓度的线性关系。当线性良好时，可在每次测定前，用一定浓度的对照品溶液校正仪器的灵敏度，然后在相同的条件下，分别读取对照品溶液及其试剂空白的荧光强度与供试品溶液及其试剂空白的荧光强度，可计算供试品浓度。

四、原子吸收分光光度法

原子吸收分光光度法是基于蒸气中的基态原子对特征电磁辐射的吸收来测定试样中该元素含量的方法。测量对象是呈原子状态的金属元素和部分非金属元素。由待测元素灯发出的特征谱线通过供试品经原子化产生的原子蒸气时，被蒸气中待测元素的基态原子所吸收，通过测定辐射光强度减弱的程度，求出供试品中待测元素的含量。原子吸收分光光度法遵循分光光度法的吸收定律，其具有灵敏度高、专属性好等优点，含量测定方法采用标准曲线法和标准加入法。

第四节 色 谱 法

色谱法是指混合物中各组分因吸附能力、分配系数、分子大小或离子电荷等不同而产生差速迁移，使混合物得以分离后对各组分进行分析的方法。根据分离方法的不同，色谱法可分为薄层色谱法、高效液相色谱法和气相色谱法等。

一、薄层色谱法

薄层色谱法(TLC)是把固定相均匀地涂布在具有光洁表面的玻璃板、塑料板或金属板上形成厚薄均匀的薄层，在此薄层上进行混合组分分离的色谱法。按照薄层色谱法的分离机制不同，薄层色谱法又可以分为吸附薄层色谱法、分配薄层色谱法和分子排阻薄层色谱法。但用得较多的是吸附薄层色谱法。

吸附薄层色谱法是以吸附剂为固定相的薄层色谱法。在吸附薄层色谱中，将含有 A、B 两组分的混合溶液点在薄层板的一端，在密闭的容器中，用适当的溶剂展开。在展开的过程中 A、B 两组分首先被吸附剂吸附，然后被展开剂溶解而解吸附，并随展开剂向前移动，遇到新的吸附剂 A、B 两组分又被吸附，随后又被展开剂解吸附。由于 A、B 两组分在吸附剂和展开剂中的吸附系数不同，在薄层板上进行无数次的吸附、解吸附、再吸附、再解吸附，吸附系数大的在板上移动速度慢，R_f 值小；吸附系数小的在板上移动速度快，R_f 值大，在薄层板上产生差速迁移而得到分离。

薄层色谱法既可用于药物的鉴别，也可用于药物的杂质检查。

薄层色谱法用于药物的鉴别主要为对照品比较法，其定性参数为比移值 R_f。判定方法为供试品溶液所显主斑点的颜色和位置应与对照品溶液的主斑点一致。

薄层色谱法用于杂质检查主要有以下三种方法，即杂质对照品法、供试品自身对照法及对照药物法。在已知杂质并能制备杂质对照品的情况下一般采用杂质对照品法。据杂质限量，将供试品溶液和一定浓度的杂质对照品溶液，分别点样同一硅胶薄层板上，展开、定位、检查，供试品中所含杂质的斑点，不得超过相应杂质的对照斑点。在杂质的结构不清或无杂质对照品的情况下一般采用供试品自身对照法。将供试品溶液按限量要求稀释至一定浓度作为对照溶液，与供试品溶液分别点于同一薄层板上，展开、定位、检查。供试品溶液所显杂质斑点不得深于对照溶液所显主斑点颜色。当供试品中有多个杂质存在时，可配制几种限量的对照品溶液，加以比较。当无合适的杂质对照品，尤其是供试品显示的杂质斑点颜色与主成分斑点颜色有差异，难以判断限量时，可用与供试品相同的药物作为对照品，此对照药物所含待检杂质需符合限量要求，且稳定性好。

二、气相色谱法

气相色谱法(GC)是以气体为流动相流经装有填充剂的色谱柱进行分离测定的色谱方法。样品中各组分在固定相和载气间分配，由于各组分的分配系数不等，它们将按分配系数大小的顺序依次被载气带出色谱柱。分配系数小的组分先流出；分配系数大的后流出。

气相色谱法主要用于分离分析易挥发的物质，在药学和中药学领域，该法已成为药物含量测定和杂质检查、中药挥发油分析、溶剂残留分析、体内药物分析等的一种重要手段。

三、高效液相色谱法

高效液相色谱法（HPLC）是在经典液相色谱的基础上，引入了气相色谱法的理论和实验技术，以高压输送流动相，采用高效固定相及高灵敏度检测器，发展而成的现代液相色谱分析方法。它是用高压输液泵将具有不同极性的单一溶剂或不同比例的混合溶剂、缓冲液等流动相泵入装有固定相的色谱柱，经进样阀注入供试品，由流动相带入柱内，在柱内各成分被分离后，依次进入检测器，色谱信号由记录仪或积分仪记录。具有分离效率高、选择性好、分析速度快、检测灵敏度高、操作自动化和应用范围广的特点。

高效液相色谱法可用于药物的鉴别、杂质检查及含量测定。

高效液相色谱法用于药物的鉴别，主要为对照品比较法，其定性参数为保留时间值 t_R，判定方法为要求供试品与对照品的保留时间完全一致。

高效液相色谱法用于药物的杂质检查，主要有峰面积归一法、不加校正因子的主成分自身对照法、加校正因子的主成分自身对照法、内标法加校正因子测定供试品中杂质的含量及外标法测定供试品中某个杂质或主成分的含量五种方法，目前主要应用于化药尤其是一些抗生素类药物中有关物质的检查。

高效液相色谱法用于药物的含量测定，主要有内标法加校正因子测定供试品中主成分含量和外标法测定供试品中主成分含量两种方法，

（黄　艳）

第三十四章　药物的杂质检查

药物的杂质是指药物中存在的无治疗作用、或影响药物的稳定性和疗效、甚至对人体健康有害的物质。杂质的存在不仅影响药物的质量，而且还反映出生产贮藏中存在的问题。因此，对药物所含杂质进行检查既可以保证用药的安全、有效，也为生产、贮藏过程的质量保证提供依据。

第一节　杂质的来源及分类

一、杂质的来源

药物中存在的杂质主要来源于药物的生产过程和药物的贮藏过程。

(一) 生产过程引入的杂质

在合成药的生产过程中，未反应完全的原料、反应的中间体和副产物，在精制时未能完全除去，就会成为产品中的杂质。如阿司匹林的合成过程中引入的酚类、水杨酸以及醋酸苯酯、水杨酸苯酯、乙酰水杨酸苯酯等。从植物原料中提取分离药物时，由于植物中常含有与药物结构、性质相近的物质，很难完全分离除去，可能引入产品中。如自阿片提取吗啡，有可能引入罂粟碱及阿片中其他生物碱。

在药物的生产过程中，常需用到试剂、溶剂。这些化合物若不能完全除去，也会引入有关杂质。如使用酸性或碱性试剂处理后，可能使产品中带有酸性或碱性杂质；用有机溶剂提取或精制后，在产品中就可能有残留有机溶剂。此外，在生产中所用的金属器皿、装置以及其他不耐酸、碱的金属工具，都可能使产品中引入砷盐，以及铅、铁、铜、锌等金属杂质。

(二) 贮藏过程引入的杂质

药品因贮藏条件不当或贮藏时间过长，在外界条件如温度、湿度、日光、空气的影响下或因微生物的作用可能发生水解、氧化、分解、异构化、晶型转变、聚合、潮解和发霉等变化，产生有关杂质。如阿托品水解生成莨菪醇和消旋莨菪酸，麻醉乙醚在日光、空气及水分的作用下，易氧化分解为醛及有毒的过氧化物。

二、杂质的分类

药物中的杂质按来源可分为一般杂质和特殊杂质。一般杂质是指在自然界中分布较广泛，在多种药物的生产和贮藏过程中容易引入的杂质，如酸、碱、水分、氯化物、硫酸盐、砷盐、重金属等。特殊杂质是指在特定药物的生产和贮藏过程中引入的杂质。如阿司匹林中的游离水杨酸。杂质按其性质可分为信号杂质和毒性杂质。信号杂质本身一般无害，但其含量的多少可以反映出药物的纯度水平，如含量过多，表明药物的纯度差，提示药物的生产工艺不合理或生产控制存在问题。氯化物、硫酸盐就属于信号杂质。毒性杂质如重金属、砷盐、氟化物等，对人体有毒性。杂质按其结构又可分为无机杂质和有机杂质。无机杂质有氯化物、硫酸盐、硫化物、氰化物、重金属等。有机杂质如有机药物中引入的原料、中间体、副产物、分解产物、异构体和残留溶剂等。

第二节　杂质的限量检查法

一、杂质的限量

药物中的杂质是不可能完全除去的，也没有必要完全除去，把杂质的量控制在一定的限度以内，仍然能够保证用药的安全与有效，因此在不影响疗效和不发生毒性的前提下，对于药物中可能存在的杂质允许有一定的量。这一允许量被称为杂质的限量。

药物中杂质的检查，一般也不要求测定其含量，而只检查杂质的量是否超过限量，这种杂质检查的方法叫做杂质的限量检查。

二、杂质限量的计算

杂质的限量通常用百分之几或百万分之几来表示。对危害人体健康或影响药物稳定性的杂质允许限量值很低。如砷对人体有毒，其限量规定一般不超过百万分之十；重金属易在体内积蓄，引起慢性中毒，并影响药物的稳定性，允许存在的量一般不超过百万分之五十。

根据定义，药物中杂质的限量可按照下式来计算：

$$\text{杂质限量}(\%)=\frac{\text{杂质量大允许量}}{\text{供试品量}}\times 100\%$$

进行杂质的限量检查时，可取一定量的被检杂质标准溶液和一定量供试品溶液，在相同条件下处理，比较反应结果，以确定杂质含量是否超过限量。由于供试品（S）中所含杂质的最大允许量可以通过杂质标准溶液的浓度（C）和体积（V）的乘积获得，所以，杂质限量（L）的计算公式可表示为

$$\text{杂质限量}(\%)=\frac{\text{标准溶液的浓度}\times\text{标准溶液的体积}}{\text{供试品量}}\times 100\%$$

即

$$L(\%)=\frac{C\times V}{S}\times 100\%$$

例 1　地西泮中氯化物的检查：取本品 1.0g，加水 50ml，振摇 10 分钟，滤过，分取滤液 25ml，依法检查，与标准氯化钠溶液（10μgCl/ml）7.0ml 制成的对照液比较，不得更浓，求氯化物的限量。

$$L(\%)=\frac{C\times V}{S}\times 100\%=\frac{10\times 10^{-6}\times 7.0}{1.0\times\frac{25}{50}}\times 100\%=0.014\%$$

例 2　对乙酰氨基酚中重金属的检查：取本品 1.0g，加水 20ml，置水浴中加热使溶解放冷，滤过，取滤液加醋酸盐缓冲液（pH 3.5）2ml 与水适量使成 25ml，依法检查，与标准铅溶液（10μgPb/ml）所呈颜色相比较，不得更深，重金属不得超过百万分之十。应取标准铅溶液多少毫升？

$$V=\frac{L\times S}{C}=\frac{10\times 10^{-6}\times 1.0}{1.0\times 10^{-6}}=1.0(\text{ml})$$

例 3　葡萄糖酸钙中的砷盐的检查：取本品 1.0g，加盐酸 5ml 与水 23ml 溶解后，依法检查，与标准砷溶液 2.0ml 所呈颜色相比较，不得更深，砷盐的限量为百万分之二。求标准砷溶液的浓度。

$$C=\frac{L\times S}{V}=\frac{2\times 10^{-6}\times 10\times 10^{6}}{2.0}=1(\mu\text{g/ml})$$

第三节　一般杂质的检查方法

一般杂质广泛存在于药物中，主要包括酸、碱、水分、氯化物、硫酸盐、铁盐、砷盐、重金属等，《中国药典》将它们的检查方法收载于第四部中。本节介绍一般杂质检查的原理、检查方法和注意事项。

一、氯化物检查法

药物的生产过程中，常常要用到盐酸，氯化物因此极易被引入到药物中。氯化物对人体虽然无害，但它的量可以反映出药物的纯净程度及生产过程是否正常。因此作为信号杂质，氯化物在很多药物中需要检查。

1. 原理　利用氯化物在硝酸酸性溶液中与硝酸银试液作用，生成氯化银白色浑浊液，与一定量标准氯化钠溶液在相同条件下生成的浑浊液比较，判断药物中氯化物是否符合限量规定。

$$Cl^- + Ag^+ \longrightarrow AgCl\downarrow (白)$$

2. 检查方法　除另有规定外，取各药品项下规定量的供试品，加水溶解使成 25ml(溶液如显碱性，可滴加硝酸使成中性)，再加稀硝酸 10ml；溶液如不澄清，应滤过；置 50ml 纳氏比色管中，加水使成约 40ml，摇匀，即得供试溶液。另取各药品项下规定量的标准氯化钠溶液，置 50ml 纳氏比色管中，加稀硝酸 10ml，加水使成 40ml，摇匀，即得对照溶液。于供试溶液与对照溶液中，分别加入硝酸银试液 1.0ml，用水稀释至 50ml，摇匀，在暗处放置 5min，同置黑色背景上，从比色管上方向下观察，比较。

3. 注意事项　标准氯化钠溶液每 1ml 相当于 10μg 的 Cl^-；在测定条件下，氯化物浓度以 50ml 中含 50～80μg 的 Cl^-所显浑浊梯度明显，便于比较；氯化物检查宜在硝酸酸性溶液中进行，因加入硝酸可避免弱酸银盐如碳酸银、磷酸银以及氧化银沉淀的形成而干扰检查，同时还可加速氯化银沉淀的生成并产生较好的乳浊；为了避免光线使单质银析出，在观察前应在暗处放置 5min；由于氯化银为白色沉淀，比较时应将比色管置黑色背景上，从上向下观察，比较；供试品溶液如不澄清，可用含硝酸的水洗净滤纸中的氯化物后滤过，取滤液进行检查；供试品溶液如带颜色，可按《中国药典》所规定的方法处理。

二、硫酸盐检查法

1. 原理　利用硫酸盐在盐酸酸性溶液中与氯化钡生成硫酸钡的白色浑浊液，与一定量标准硫酸钾溶液在相同条件下生成的浑浊液比较，判断药物中硫酸盐是否符合限量规定。

$$SO_4^{2-} + Ba^{2+} \longrightarrow BaSO_4\downarrow (白)$$

2. 检查方法　除另有规定外，取各药品项下规定量的供试品，加水溶解使成约 40ml(溶液如显碱性可滴加盐酸使成中性)；溶液如不澄清，应滤过；置 50ml 纳氏比色管中，加稀盐酸 2m1，摇匀，制得供试溶液。另取各药品项下规定量的标准硫酸钾溶液，置 50 ml 纳氏比色管中，加水使成约 40ml，加稀盐酸 2ml，摇匀，制得对照溶液。于供试溶液与对照溶液中，分别加入 25%氯化钡溶液 5ml，用水稀释至 50ml，充分摇匀，放置 10min，同置黑色背景上，从比色管上方向下观察，比较。

3. 注意事项　标准硫酸钾溶液每 1ml 相当于 0.1mg 的 SO_4^{2-}；硫酸盐浓度为每 50ml 溶液中含 0.1～0.5mg 的 SO_4^{2-} 所显浑浊梯度明显，便于比较；供试品溶液加盐酸成酸性，可防止碳酸钡或磷酸钡等沉淀的生成，以 50ml 中含稀盐酸 2ml，溶液的 pH 约为 1 为宜，酸度增加，灵敏度下降，应注意控制；供试品溶液如需滤过，应先用盐酸使成酸性的水洗净滤纸中硫酸盐，再滤过，取滤液进行检查；供试品溶液如有颜色，处理同氯化物检查法。

三、铁盐检查法

1. 原理　利用铁盐在盐酸酸性溶液中与硫氰酸盐生成红色可溶性硫氰酸铁配位离子，与一定量标准铁溶液用同法处理后所呈的颜色比较，判断药物中铁盐是否符合限量规定。

$$Fe^{3+}+6SCN^- \xrightarrow{H^+} [Fe(SCN)_6]^{3-}$$

2. 检查方法　除另有规定外，取各药品项下规定量的供试品，加水溶解使成 25ml，移置于 50ml 纳氏比色管，加稀盐酸 4ml 与过硫酸铵 50mg，加水稀释至约 35ml 后，加 30%硫氰酸铵溶液 3ml，再加水适量使成 50ml，如显色，立即与标准铁溶液一定量按相同方法制成的对照溶液比较。

3. 注意事项　用硫酸铁铵$[FeNH_4(SO_4)_2 \cdot 12H_2O]$配制标准铁溶液，并加入硫酸防止铁盐水解，使易于保存；标准铁溶液每 1ml 相当于 10μg 的 Fe^{3+}；当 50ml 溶液中含 Fe^{3+}为 5～90μg 时，溶液的吸光度与浓度呈良好线性关系，目视比色时以 50ml 溶液中含 10～50μg Fe^{3+}为宜，在此范围内，溶液的色泽梯度明显，易于区别；在盐酸酸性条件下，可防止 Fe^{3+}的水解，以 50ml 溶液中含稀盐酸 4ml 为宜；加入过硫酸铵既可氧化供试品中 Fe^{2+}成 Fe^{3+}，同时可防止由于光线使硫氰酸铁还原或分解褪色；某些有机药物特别是具环状结构的有机药物，在实验条件下不溶解或对检查有干扰，需经炽灼破坏，使铁盐转变成三氧化二铁留于残渣中，处理后再依法检查。

四、重金属检查法

重金属系指在实验条件下能与硫代乙酰胺或硫化钠作用显色的金属杂质，如银、铅、汞、铜、锡、镉等。在药品生产过程中遇到铅的机会较多，铅在体内又易积蓄中毒，故检查时以铅为代表。《中国药典》对重金属的检查一共收载有三种方法。

第一法　硫代乙酰胺法，适用于溶于水、稀酸和乙醇的药物。

1. 原理　硫代乙酰胺在碱性条件下水解，产生的硫化氢在弱酸性（pH 3.5 醋酸盐缓冲液）条件下与微量重金属离子作用生成黄色到棕黑色的硫化物，与一定量标准铅溶液经处理后产生的颜色比较，判断药物中重金属是否符合限量规定。

$$CH_3CSNH_2+H_2O \longrightarrow CH_3CONH_2+H_2S$$

$$Pb^{2+}+H_2S \xrightarrow{pH3.5} Pbs\downarrow +2H^+$$

2. 检查方法　除另有规定外，取 25ml 纳氏比色管三支，甲管中加标准铅溶液一定量与醋酸盐缓冲液（pH 3.5）2ml 后，加水或各品种项下规定的溶剂稀释成 25ml，乙管中加入按各品种项下规定的方法制成的供试液 25ml，丙管中加入与甲管相同量的标准铅溶液后，再加入与乙管相同量的按各品种项下规定的方法制成的供试液，加水或各品种项下规定的溶剂使成 25ml；再在甲乙丙三管中分别加硫代乙酰胺试液各 2ml，摇匀，放置 2min，同置白纸上，自上向下透视，当丙管中显出的颜色不浅于甲管时，乙管中显出的颜色与甲管比较，不得更深。

3. 注意事项　标准铅溶液为每 1ml 相当于 10μg 的 Pb^{2+}；适宜目视比色的浓度范围为每 27ml 溶液中含 10μg～20μg 的 Pb^{2+}，相当于标准铅溶液 1～2ml；溶液的 pH 对于金属离子与硫化氢呈色影响较大。当 pH 3.0～3.5 时，硫化铅沉淀较完全；若供试液带颜色，可在加硫代乙酰胺试液前在甲管与丙管中滴加少量的稀焦糖溶液或其他无干扰的有色溶液，使之均与乙管一致；如丙管中显出的颜色浅于甲管，应取样按第二法重新检查。

第二法　炽灼后硫代乙酰胺法，适用于含芳环、杂环以及不溶于水、稀酸、乙醇及碱的有机药物。

1. 原理　将供试品炽灼破坏后，加硝酸加热处理，使有机物分解、破坏完全后，再按第一法检查。

2. 检查方法 取各品种项下规定量的供试品，按炽灼残渣检查法进行炽灼处理，然后取遗留的残渣，如供试品为溶液，则取各品种项下规定量的溶液，蒸发至干，再按上述方法处理后取遗留的残渣，加硝酸 0.5ml，蒸干，至氧化氮蒸气除尽后，放冷，加盐酸 2ml，置水浴上蒸干后加水 15ml，滴加氨试液至对酚酞指示液显微粉红色，再加醋酸盐缓冲液（pH 3.5）2ml，微热溶液后，移置纳氏比色管中，加水稀释成 25ml；另取配置供试品溶液的试剂，置瓷皿中蒸干后，加醋酸盐缓冲液（pH 3.5）2ml 与水 15ml，微热溶液后，移置纳氏比色管中，加标准铅溶液一定量，再用水稀释成 25ml，照上述第一法检查。

3. 注意事项 炽灼温度对重金属检查影响较大，温度越高，重金属损失越多，炽灼温度应控制在 500～600℃；炽灼残渣加硝酸加热处理后，必须蒸干、除尽氧化氮，否则亚硝酸可氧化硫化氢析出硫，影响比色；含钠盐或氟的有机药物在炽灼时能腐蚀瓷坩埚而引入重金属，应改用铂坩埚或硬质玻璃蒸发皿。

第三法 硫化钠法，适用于溶于碱而不溶于稀酸或在稀酸中生成沉淀的药物。

1. 原理 将供试品在碱性条件下，以硫化钠为显色剂，Pb^{2+}和 S^{2-}作用生成 PbS 微粒的混悬液，与一定量标准铅溶液经同法处理后的颜色比较，判断药物中重金属是否符合限量规定。

$$Pb^{2+}+S^{2-} \longrightarrow PbS\downarrow$$

2. 检查方法 除有另外规定外，取供试品适量，加氢氧化钠试液 5ml 与水 20ml 溶解后，置纳氏比色管中，加硫化钠试液 5 滴，摇匀，与一定量的标准铅溶液同样处理后的颜色比较，不得更深。

3. 注意事项 硫化钠试液对玻璃有一定的腐蚀性，且久置后会产生絮状物，应临用新制。

五、砷盐检查法

砷盐是有毒的物质，多由药物生产过程所使用的无机试剂引入。和重金属一样，在多种药物中要求检查砷盐。《中国药典》对砷盐的检查共收载两种方法。

（一）古蔡氏法

1. 原理 金属锌与酸作用产生新生态的氢，与药物中微量砷反应，生成具有挥发性的砷化氢，遇溴化汞试纸，产生黄色至棕色的砷斑，与相同条件下一定量标准砷溶液所生成的砷斑比较，判断药物中砷盐是否符合限量规定。

$$As^{3+}+3Zn+3H^{+} \longrightarrow 3Zn^{2+}+AsH_3\uparrow$$

$$AsO_3^{3-}+3Zn+9H^{+} \longrightarrow 3Zn^{2+}+3H_2O+AsH_3\uparrow$$

$$AsH_3+3HgBr_2 \longrightarrow 3HBr+As(HgBr)_3 \text{（黄色）}$$

$$AsH_3+2As(HgBr)_3 \longrightarrow 3AsH(HgBr)_2 \text{（棕色）}$$

$$AsH_3+As(HgBr)_3 \longrightarrow 3HBr+As_2Hg_3 \text{（黑色）}$$

2. 检查方法 检砷装置如图 34-1 所示，于导气管 C 中装入醋酸铅棉花 60mg（装管一高度约 60～80mm），再于旋塞 D 的顶端平面上放一片溴化汞试纸，盖上旋塞 E 并旋紧。精密量取标准砷溶液 2ml，置 A 瓶中，加盐酸 5ml 与水 21ml，再加碘化钾试液 5ml 与酸性氯化亚锡试液 5 滴，在室温放置 10 min 后，加锌粒 2g，立即将装妥的导气管 C 密塞于 A 瓶上，并将 A 瓶置 25～40℃水浴中，反应 45min，取出溴化汞试纸，即得。另取规定量的供试品，加盐酸 5ml 与水 23ml 溶解后，照标准砷斑制备，自“再加碘化钾试液 5ml”起，依法操作。将生成的砷斑与标准砷斑比较，不得更深。

3. 注意事项 本法用三氧化二砷配制贮备液，于临用前取贮备液新鲜配制标准砷溶液，每 1ml 标准砷溶液相当于 1μg 的 As；制备标准砷斑采用 2ml 标准砷溶液（相当 2μg As）时，所得砷斑清晰；酸性氯化亚锡及碘化钾的作用是将五价砷还原为三价砷，加快反应速度；醋酸铅棉花的作用是消除锌粒及供试品中少量硫化物的干扰，醋酸铅棉花 60mg 装管高度为 60～80mm；溴化汞试纸与砷化氢作用较氯化汞试纸灵敏，但所呈砷斑不够稳定，在反应中应保持干燥及避光，并立即与标准砷斑比较。

（二）二乙基二硫代氨基甲酸银法（Ag-DDC 法）

1. 原理　金属锌与酸作用产生新生态的氢，与药物中微量砷反应，生成具有挥发性的砷化氢，砷化氢把二乙基二硫代氨基甲酸银还原为红色胶态银。与相同条件下一定量标准砷溶液所产生的红色比较，判断药物中砷盐是否符合限量规定。

$$AsH_3 + 6Ag(DDC) \longrightarrow As(DDC)_3 + 6Ag + 3HDDC$$

2. 检查方法　检砷装置如图 34-2 所示，取照各品种项下规定方法制成的供试品溶液（或标准砷溶液）置 A 瓶中，加盐酸 5ml 与水 21ml，再加碘化钾试液 5ml 与酸性氯化亚锡试液 5 滴，在室温放置 10 min 后，加锌粒 2g，立即将装妥的导气管 C 密塞于 A 瓶上，使生成的砷化氢导入装有 Ag(DDC)溶液 5.0ml 的 D 管中，将 A 瓶置 25～40℃水浴中，反应 45 min 后，取出 D 管，添加三氯甲烷至 5.0ml，混匀。将供试溶液 D 管和对照溶液 D 管同置白色背景上，自管上方向下观察比色。必要时，可将吸收液分别移入 1cm 吸收池中，以 Ag(DDC)溶液为空白，于 510nm 波长处，测定吸光度，供试溶液的吸光度不得大于标准砷对照液的吸光度。

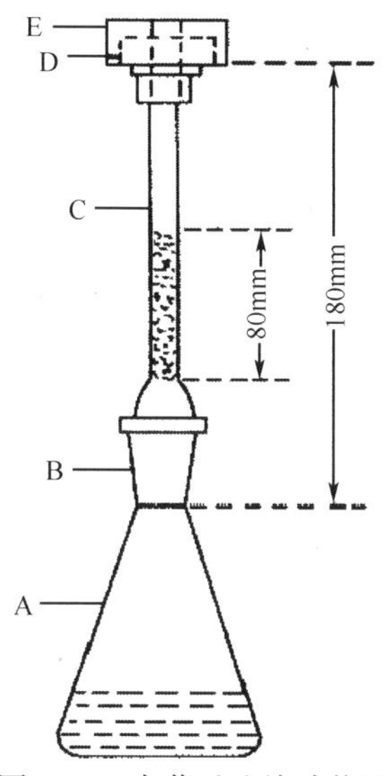

图 34-1　古蔡氏法检砷装置

A. 标准磨口锥形瓶；B. 中空标准磨口塞；C. 导气管；D. 具孔有机玻璃旋塞；E. 有机琉璃旋塞盖

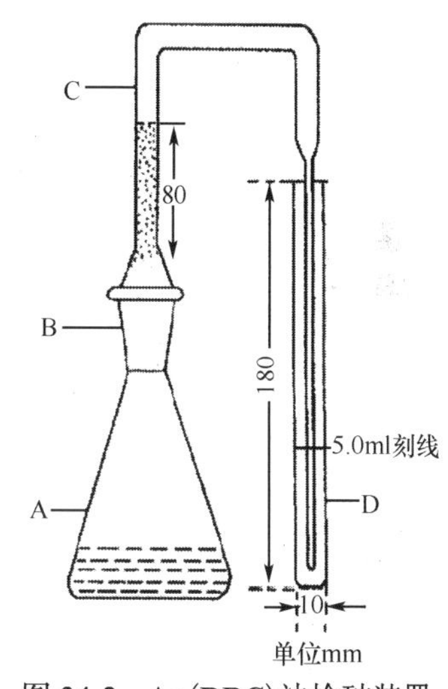

图 34-2　Ag(DDC)法检砷装置

A. 标准磨口锥形瓶；B. 中空标准磨口塞；C. 导气管；D. 平底玻璃管

3. 注意事项　当 As 浓度为 1μg/40ml～10μg/40ml 范围内时，线性关系良好，显色在 2h 内稳定，重现性好，并可测得砷盐含量。

六、干燥失重测定法

干燥失重系指药品在规定的条件下，经干燥后所减失的量，以百分率表示。干燥失重的量应恒重。干燥失重主要是检查药物中的水分及其他挥发性物质，如残留的挥发性有机溶剂等。测定方法主要有下列三种。

(一)常压恒温干燥法

1. 适用范围 适用于受热较稳定的药物。

2. 测定方法 将供试品置于相同条件下已干燥至恒重的扁形称量瓶中，在烘箱内于规定温度下干燥至恒重，由减失的重量和取样量即可计算供试品的干燥失重。

3. 注意事项 干燥温度一般为105℃。

(二)干燥剂干燥法

1. 适用范围 适用于受热分解、或易于挥发的供试品。

2. 测定方法 将供试品置干燥器中，利用干燥器内的干燥剂吸收水分，干燥至恒重。

3. 注意事项 药典中常用的干燥剂有硅胶、硫酸和五氧化二磷等。

(三)减压干燥法

1. 适用范围 适用于熔点低、受热不稳定或难赶除水分的药物。

2. 测定方法 在一定温度下，采用减压干燥器或恒温减压干燥箱干燥，压力应控制在2.67kPa(20mmHg)以下。

3. 注意事项 减压干燥器初次使用时，应用厚布包好再进行减压，以防炸裂伤人；开盖时，因器外压力大于内压，必须先将活塞缓缓旋开，使空气缓缓进入，勿使气流进入太快，将称量瓶中的供试品吹散；在供试品取出后应立即关闭活塞。

七、炽灼残渣检查法

炽灼残渣系指有机药物经炭化或挥发性无机药物加热分解后，高温炽灼，所产生的非挥发性无机杂质的硫酸盐。炽灼残渣的量应恒重。

1. 检查方法 取供试品1.0～2.0g或各药品项下规定的重量，置已炽灼至恒重的坩埚中，精密称定，缓缓炽灼至完全炭化，放冷至室温；除另有规定外，加硫酸0.5～lml使湿润，低温加热至硫酸蒸气除尽后，在700～800℃炽灼使完全灰化，移置干燥器内，放冷至室温，精密称定后，再在700～800℃炽灼至恒重，即得。

2. 注意事项 供试品的取用量应根据炽灼残渣限量和称量误差决定。样品量过多，炭化和灰化时间太长；样品量过少，称量误差增大；为了避免供试品炭化时骤然膨胀而逸出，可采用将坩埚斜置方式，缓缓加热，直至完全灰化(不产生烟雾)；含氟的药品对瓷坩埚有腐蚀，应采用铂坩埚。一些重金属(如铅)于高温下易挥发，故若需将炽灼残渣留作重金属检查时，炽灼温度必须控制在500～600℃。

八、易碳化物检查法

易炭化物检查法是检查药物中遇硫酸易炭化或易氧化而呈色的微量有机杂质。

1. 检查方法 取内径一致的比色管两支：甲管中加各品种项下规定的对照液5ml；乙管中加硫酸[含 H_2SO_4 94.5%～95.5%(g/g)]5ml后，分次缓缓加入规定量的供试品，振摇使溶解。除另有规定外，静置15min后，将甲乙两管同置白色背景前，平视观察，乙管中所显颜色不得较甲管更深。

2. 注意事项 比色时，应将甲、乙两管同置白色背景前，平视观察比较，判断结果；供试品为固体时，应先研成细粉，以利于溶解、呈色和检出；如需加热才能溶解时，可取供试品与硫酸混合均匀，加热溶解，放冷至室温。再移至比色管中。

九、溶液颜色检查法

药物溶液的颜色及其与规定颜色的差异能在一定程度上反映药物的纯度。《中国药典》采用的检查方法有三种。

(一)目视比色法

取各药品项下规定量的供试品，加水溶解，置于 25ml 纳氏比色管中，加水稀释至 10ml。另取规定色调和色号的标准比色液 10ml，置于纳氏比色管中，两管同置白色背景上，自上向下透视或平视观察，供试品管呈现的颜色与对照管比较，不得更深。

标准比色液系由比色用重铬酸钾液、比色用氯化钴液和比色用硫酸铜液，按一定比例配成黄绿、黄、橙黄、橙红和棕红五种不同色调的贮备液，再加不同量的水稀释制成 10 个色号。检查时，根据供试品所含有色杂质的颜色及对有色杂质的限量要求，选择相应色号的标准比色液作为对照液，进行比较。

(二)分光光度法

除另有规定外，取规定量的供试品，加水溶解使成 10ml，必要时滤过(除去不溶性杂质对吸光度测定的干扰)，滤液于规定波长处测定，吸光度不得超过规定值。

(三)色差计法

除另有规定外，用水对仪器进行校准。取按各品种项下规定方法分别制得的供试品溶液和标准比色液，置仪器上进行测定，供试品溶液与水的色差值 ΔE^*应不超过相应色调的标准比色液与水的色差值 ΔE^*。

十、溶液澄清度检查法

澄清度检查是检查药品溶液中是否有不溶性杂质，是控制注射用原料药纯度的重要指标。

1. 检查方法　在室温条件下，将用水稀释至一定浓度的供试品溶液与等量的浊度标准液分别置于配对的比浊用玻璃管(内径 15～16mm，平底，具塞，以无色、透明、中性硬质玻璃制成)中，在浊度标准液制备后 5min，在暗室内垂直同置于伞棚灯下，照度为 1000 lx，从水平方向观察、比较，以检查溶液的澄清度或其浑浊程度。除另有规定外，供试品溶解后应立即检视。

2. 注意事项　多数药物的澄清度检查以水为溶剂，但也有或同时有用酸、碱或有机溶剂(如乙醇、甲醇、丙酮)作溶剂的；有机酸的碱金属盐类药物强调用“新沸过的冷水”，因为水中若溶有二氧化碳，将影响溶液的澄清度。

十一、残留溶剂测定法

药物中的残留溶剂系指在原料药或辅料的生产中，以及在制剂制备过程中使用的，但在工艺过程中未能完全去除的有机溶剂。不少有机溶剂对人体有害，为了保证药品的安全性，《中国药典》于 1995 年版起正式收载“有机溶剂残留量测定法”，用以检查药物在生产过程中残留的有害有机溶剂。

《中国药典》采用气相色谱法检查残留有机溶剂。在测定残留溶剂前应作色谱系统适用性试验，确定色谱系统应符合以下几点：

(1)用待测物的色谱峰计算，毛细管色谱柱的理论板数一般不低于 5000；填充柱法的理论板数一般不低于 1000。

(2)色谱图中，待测物色谱峰与其相邻色谱峰的分离度应大于 1.5。

(3)以内标法测定时，对照液连续进样 5 次，所得待测物与内标物峰面积之比的相对标准偏差(RSD)应不大于 5%；若以外标法测定，所得待测物峰面积的 RSD 应不大于 10%。

《中国药典》附录收载的残留溶剂测定法有三种。

第一法　毛细管柱顶空进样等温法　适用于需要检查的有机溶剂的数量不多，并极性差异较小时残留溶剂的检查。

第二法　毛细管柱顶空进样系统程序升温法　适用于需要检查的有机溶剂数量较多，且极性差异较大时残留溶剂的检查。

第三法　溶液直接进样法可采用填充柱，亦可采用适宜极性的毛细管柱。

（黄　艳）

第三十五章 药物制剂分析

第一节 药物制剂分析的特点

原料药经过一定的生产工艺制成适合于应用的形式，称为药物制剂(或剂型)。通过制成制剂后可以更好地发挥疗效、降低毒性或副作用、方便使用、贮存和运输。《中国药典》“制剂通则”中收载的药物制剂有二十几种。

制剂分析是利用法定的方法，对不同剂型的药物制剂进行质量检验，以确定该制剂是否符合其质量标准的要求。

一、制剂分析的复杂性

药物的制剂与原料药不同，除含有主药及杂质(来源于原料药、制剂过程及制剂的储存过程)以外，还含有赋形剂、稀释剂和附加剂(包括稳定剂、抗氧剂、防腐剂和着色剂等)。这些附加成分常会影响主药的测定，致使制剂分析复杂化。因此，在制剂的鉴别、检查、含量测定等试验中，要考虑这些附加成分有无干扰，干扰程度如何以及如何消除或防止这些干扰。

由于复方制剂中同时存在两种或两种以上的主要成分，使得分析更为复杂，不但要考虑附加成分对主药测定的影响，还要考虑有效成分之间可能存在的相互干扰，特别是复方制剂中性质相似的各有效成分，更增加了制剂分析的复杂性。

二、制剂分析与原料药分析的差异性

(一)检查的分析项目不同

1. 检查制剂在生产和贮运过程中所产生的杂质 药物制剂生产时，所用的原料药一般在投料前均按标准进行分析，合格后再投料，所以一般原料药项下的检查项目不需重复检查，只检查在制备和储运过程中产生的杂质及制剂相应的检查项目。

2. 制剂的检查，还需检查是否符合剂型方面的有关要求 《中国药典》“制剂通则”对每种剂型规定了一般常规检查项目。除常规检查项目外，对某些制剂还需做一些特殊的检查，如对小剂量的片剂和胶囊剂等，需做含量均匀度检查；对水溶性较差的药物片剂，需做溶出度测定等。

(二)对同一检查项目要求不同

如阿司匹林片，虽然在原料药中已检查游离水杨酸，但由于阿司匹林在潮湿空气中极易水解成水杨酸和醋酸，故片剂中仍检查水杨酸，只是要求不同，原料药中游离水杨酸的限度为0.1%，而其片剂中限度为0.3%。

三、含量测定结果的表示方法及限度要求不同

原料药的含量测定结果是用百分含量来表示，即有效成分的量占总量的百分数。而制剂的测定结果使用标示量的百分含量来表示。

《中国药典》对原料药和制剂都规定了含量限度。但含量限度各有不同。一般来说对原料药的含量限度要求较为严格，而对制剂则要求较宽些。这是因为原料药的含量如果远离 100%，则说明其中杂质多。制剂是用合格原料制成的，杂质在允许限度内。从用药方面来说，给药量误差在 5%～10%范围内对药效不会有太大的影响；从生产的角度看，要控制每一个制剂中主药含量绝对准确也是不可能的，所以误差通常可在 5%～10%。如《中国药典》规定阿司匹林的含量不得少于 99.5%，阿司匹林片应为标示量的 95.0%～105.0%。

第二节　片剂分析

片剂系指药物与适宜的辅料通过制剂技术制成片状或异形片状的固体制剂。片剂以口服普通片为主，另有含片、舌下片、口腔贴片、咀嚼片、分散片、可溶片、泡腾片、阴道泡腾片、缓释片、控释片和肠溶片等。

一、片剂分析的基本步骤

首先对片剂进行性状检查，包括外观、色泽、臭、味等，其次进行鉴别药品的真伪；然后进行常规检查及杂质检查，以检查片剂在生产过程中是否有杂质带入，或在储藏过程中有否变质；再者对片剂进行细菌数、霉菌数及活螨的检查；最后进行含量测定，以判断它是否符合药品质量标准。

二、片剂的常规检查项目

(一) 重量差异检查法

重量差异系指按照称量法测定片剂每片与平均片重之间的差异程度。是片剂均匀性的快速、简便的检查方法。片剂重量差异不得超过表 35-1 的规定。

表 35-1　片剂差异的限度表

平均重量或标示片重	重量差异限度
0.30g 以下	±7.5%
0.30g 及 0.3g 以上	±5.0%

取供试品 20 片，精密称定总重量，求得平均片重后，再分别精密称定每片的重量，每片重量与平均片重相比较（凡无含量测定的片剂，每片重量应与标示片重比较），按表中的规定，超出重量差异限度的不得多于 2 片，并不得有 1 片超出限度 1 倍。

糖衣片的片心应检查重量差异并符合规定，包糖衣后不再检查重量差异。薄膜衣片应在包薄膜衣后检查重量差异并符合规定。凡规定检查含量均匀度的片剂，一般不再进行重量差异检查。

(二) 崩解时限检查

崩解时限系指口服固体制剂在规定条件下全部崩解溶散或成碎粒，并全部通过筛网（不溶性包衣材料或破碎的胶囊壳除外；如有少量碎粒不能通过筛网，应软化或轻质上漂且无硬心）所需时间的规定限度。凡规定检查溶出度、释放度、融变时限或分散均匀性的片剂，不再进行崩解时限检查。

检查时将吊篮通过上端的不锈钢轴悬挂于崩解仪的金属支架上，浸入 1000ml 烧杯中，并调节吊篮位置使其下降时筛网距烧杯底部 25mm，烧杯内盛有温度为 37℃±1℃的水，调节水位高度使吊篮上升时筛网在水面下 15mm 处。除另有规定外，取供试品 6 片，分别置上述吊篮的玻璃管中，启动崩解仪进行检查，各片均应在 15min 内全部崩解。如有 1 片不能完全崩解，应另取 6 片复试，均应符合规定。

(三)溶出度测定

溶出度系指药物从片剂或胶囊剂等固体制剂在规定溶剂中溶出的速率和程度。《中国药典》采用转篮法、桨法或小杯法测定。固体口服制剂服用后，在胃肠道要经过崩解、溶解、吸收等过程，才能产生药效，片剂崩解是药物溶出的前提，但由于受辅料、工艺条件的影响，崩解以后药物溶出速度仍会有差别。所以对于主药在水中的溶解度小于 0.1%～1%，或在体内吸收不良；或治疗量与中毒量相接近；或因制剂工艺造成临床疗效不稳定的品种要做溶出度检查。

(四)含量均匀度检查

含量均匀度系指小剂量或单剂量的固体制剂、半固体制剂和非均相液体制剂每片(个)含量符合标示量的程度。除另有规定外，片剂、硬胶囊剂或注射用无菌粉末，每片(个)标示量不大于 25mg 或主药含量不大于每片(个)重量 25%者；内容物非均一溶液的软胶囊、单剂量包装的口服混悬液、透皮贴剂、吸入剂和栓剂，均应检查含量均匀度。凡检查含量均匀度的制剂，不再检查重(装)量差异。除另有规定外，取供试品 10 片(个)，照各品种项下规定的方法。

三、常用辅料对含量测定的干扰及其排除

(一)常用辅料对含量测定的干扰及其排除

片剂中的赋形剂常对主药的含量测定带来干扰。但当主药的含量较大，采用的方法不受赋形剂的影响，或影响可以忽略不计时，一般均采用直接测定法。例如《中国药典》中，安乃近片用碘量法测定，乳酸钙片用配位滴定法测定。对这些片剂都不必将赋形剂分离，可直接进行测定。但当附加成分对药物的测定有影响时，应根据主药、附加成分的理化性质，采用适当的方法予以排除。

1. 糖类的干扰及其排除　辅料中如含有淀粉、糊精、蔗糖、乳糖，他们的水解产物最终均为葡萄糖。淀粉水解后依次产生糊精、麦芽糖及葡萄糖，蔗糖水解产物为果糖和葡萄糖。因为葡萄糖是醛糖，可以被氧化成葡萄糖酸，所以糖类可能干扰氧化还原滴定，特别是使用具有较强氧化性的滴定剂，如高锰酸钾法、溴酸钾法等。

2. 硬脂酸镁的干扰及排除　硬脂酸镁为片剂常用的润滑剂，它会干扰配位滴定法或非水滴定法。

(1)采用配位滴定法测定主药的含量时，用碱性溶液就引起干扰，这是由于硬脂酸镁中的 Mg^{2+}能与 EDTA 形成稳定的配合物，从而使含量偏高。通常选用合适的指示剂或用隐蔽剂可以消除干扰。如在 pH 6～7.5 的条件下，酒石酸可和镁离子形成稳定的配位化合物而将其掩蔽。

(2)当采用非水滴定法测定制剂中主药的含量时，若主药含量大、辅料的含量少，则硬脂酸镁的存在对测定的影响不大，可直接测定；反之，在主药含量少而硬脂酸镁含量较大时，因硬脂酸镁也要消耗高氯酸滴定液，如 25ml 经硬脂酸镁饱和的冰醋酸要消耗高氯酸滴定液(0.1mol/L)0.4m1，故造成测定结果偏高，常用下列几种方法避免干扰：①用有机溶剂(如三氯甲烷、丙酮和乙醚等)进行提取，再将提取液蒸干后或部分蒸去后进行非水滴定。②以水提取，用碱碱化后，再用三氯甲烷提取碱性物质，蒸去三氯甲烷并烘干进行重量法测定，或提取后加冰醋酸直接进行非水测定。③加入掩蔽剂以排除干扰。如采用草酸或酒石酸等有机溶剂掩蔽。其

机理为：有机酸与硬脂酸镁作用，生成在冰醋酸和醋酐中难溶的酒石酸镁沉淀。同时产生的硬脂酸镁对测定结果无干扰。

3. 滑石粉的干扰及排除　若片剂中含有滑石粉、硫酸钙、淀粉等，因在水溶液中不易溶解，而使溶液混浊，所以当采用比色分析法、比浊法及旋光度法测定片剂中主药的含量时，由于物理作用的关系，这些物质的存在，会使溶液混浊而影响测定，可利用他们不溶于水及有机溶剂的特性，过滤除去后，再进行测定。

第三节　注射剂的分析

注射剂系指药物与适宜的溶剂或分散介质制成的供注入体内的溶液、乳状液或混悬液及供临用前配制或稀释成溶液或混悬液的粉末或浓溶液的无菌制剂。注射剂可分为注射液、注射用无菌粉末与注射用浓溶液。

一、注射剂分析的基本步骤

在注射剂分析前，首先要观察注射液的色泽、澄明度，并作裂缝与渗透压检查后，再进行鉴别试验，pH 检查，常规检查和杂质检查，最后进行含量测定。

少数以植物油为溶剂的注射液，有时还需检查植物油的碘价、酸价和皂化价。另外为了保证注射剂的质量稳定，对充填惰性气体的品种均应测定其针剂空间的残余含氧率。

二、注射剂的常规检查

中国药典规定注射剂的常规检查项目有：注射液的装量，装量差异，渗透压摩尔浓度，可见异物，不溶性微粒，无菌，细菌内毒素或热原检查。

(一)装量

为保证注射液的注射用量不少于标示量，需对注射液及注射用浓溶液的装量进行检查。

中国药典规定标示装量不大于 2ml 者取供试品 5 支，2ml 以上至 50ml 者取供试品 3 支。开启时注意避免损失，将内容物分别用相应体积的干燥注射器及注射针头抽尽，然后注入经标化的量具内(量具的大小应使待测体积至少占其额定体积的 40%)，在室温下检视。测定油溶液或混悬液的装量时，应先加温摇匀，再用干燥注射器及注射针头抽尽后，同前法操作，放冷，检视，每支的装量均不得少于其标示装量。

(二)装量差异

注射用无菌粉末需检查装量差异，以保证药品含量的均匀性。凡规定检查含量均匀度的注射用无菌粉末，一般不再进行装量差异检查。

取供试品 5 瓶(支)，除去标签、铝盖，容器外壁用乙醇擦净，干燥，开启时注意避免玻璃屑等异物落入容器中，分别迅速精密称定，倾出内容物，容器用水或乙醇洗净，在适宜条件下干燥后，再分别精密称定每一容器的重量，求出每瓶(支)的装量与平均装量。每瓶(支)装量与平均装量相比较，应符合表 35-2 的规定，如有 1 瓶(支)不符合规定，应另取 10 瓶(支)复试，应符合规定。

表 35-2　装量差异限度

平均装量	装量差异限度
0.05g 及 0.05g 以下	±15%
0.05g 以上至 0.15g	±10%
0.15g 以上至 0.50g	±7%
0.50g 以上	±5%

（三）渗透压摩尔浓度

生物膜，例如人体的细胞膜或毛细血管壁，一般具有半透膜的性质，溶剂通过半透膜由低浓度溶液向高浓度溶液扩散的现象称为渗透，阻止渗透所需施加的压力，即为渗透压。在涉及溶质的扩散或通过生物膜的液体转运各种生物过程中渗透压都起着极其重要的作用。因此，静脉输液及椎管注射用注射液需进行渗透压摩尔浓度的测定，照《中国药典》渗透压摩尔浓度测定法检查，应符合规定。

（四）可见异物

可见异物指存在于注射液中，在规定条件下目视可以观测到的不溶性物质，其粒径可见异物是指存在于注射剂、液体型眼用制剂中，在规定条件下目视可以观测到的不溶性物质，其粒径或长度通常大于 50μm。注射剂中若有可见异物，使用后可能引起脉管炎，过敏反应，较大的微粒甚至可以堵塞毛细血管，因此注射剂的可见异物检查为其常规检查项目之一。

（五）不溶性微粒

本法系在可见异物检查符合规定后，用以检查静脉用注射剂（溶液型注射液、注射用无菌粉末、注射用浓溶液）及供静脉注射用无菌原料药中不溶性微粒的大小及数量。

（六）无菌

无菌检查法系用于检查药典要求无菌的药品、医疗器具、原料、辅料、及其他品种是否无菌的一种方法。若供试品符合无菌检查法的规定，仅表明了供试品在该检验条件下未发现微生物污染。无菌检查应在环境洁净度 10 000 级下的局部洁净度 100 级的单向流空气区域内或隔离系统中进行，其全过程应严格遵守无菌操作，防止微生物污染，防止污染的措施不得影响供试品中微生物的检出。

（七）细菌内毒素或热原

热原指注射后能引起人体特殊致热反应的物质。当含有热原的注射液注入人体后，病人在 0.5～1h 内出现冷颤、高热、出汗、昏晕、呕吐等症状，高热时体温可达 40℃，严重者甚至可休克，因此除在注射剂的生产工艺中必须要有除去热原的措施外，对成品也需进行热原检查。热原检查和细菌内毒素检查均是控制引起体温升高的杂质，检查时选用其中一种即可。

三、常见附加剂对含量测定的干扰及其排除

注射剂一般是将原料药溶解于注射用水中，配成一定的浓度，经过滤、灌封、灭菌而制成。为保证药液稳定，减少对人体组织的刺激等原因，常加一些附加剂。如用酸碱来调节酸碱度；用

适当的盐来调节等渗；加入助溶剂防止药物结晶析出；加入抗氧剂抑制氧化；加入抑菌剂及止痛剂等。当附加成分对主药含量测定有干扰时，可分别采用下列方法排除。

1. 酸或碱的干扰与排除 注射剂有时加入酸或碱来调节酸碱度，由于这样，对含量测定有时就会产生干扰，例如一些有机酸类或生物碱类的盐酸盐的注射剂，假如在配制时用盐酸调节过酸度，就不能用银量法进行测定。

2. 抗氧剂的干扰与排除 注射剂中常加入亚硫酸钠、亚硫酸氢钠、焦亚硫酸钠和硫代硫酸钠作为抗氧剂，这些物质的存在，对测定有干扰时，可分别用以下方法处理。若有亚硫酸钠、亚硫酸氢钠存在，如用碘量法、银量法、铈量法或重氮化法测定主药含量时，则要引起干扰。《中国药典》中加入丙酮作掩蔽剂，可以排除；有焦亚硫酸钠存在时，对碘量法或铈量法等有干扰，可采用一些方法排除干扰。如安乃近注射液含有焦亚硫酸钠，可加入甲醛掩蔽。

（黄　艳）

第三十六章　中药制剂分析概论

第一节　概　　述

中药制剂分析是以中医药理论为指导，应用现代分析理论和方法，研究中药制剂质量的一门应用学科。

中药制剂是以中药为原料，按中医药学理论基础配方、组方，以一定的制备工艺和方法制成一定剂型的药物制剂。又称中成药。

一、中药制剂分析的目的意义

目的：全面保证中药制剂质量稳定、疗效可靠和使用安全。

(1)运用现代分析手段和方法(物理学、化学、生物学和微生物学等)，对中药制剂的各个环节(原料、半成品及成品)进行质量分析。

(2)用现代科技手段，寻找测定复方制剂中的有效物质，研究符合中药分析要求的定性、定量用对照品，采用更加灵敏、准确、专属和快速的分析仪器和方法，制定科学、规范的原料药材及中药制剂的质量标准。

二、中药制剂分析的特点

(一)中药制剂化学成分的多样性与复杂性

(1)任何一种中药的化学成分都十分复杂，包括各类型的有机和无机化合物，由几味以至几十味药组成的复杂中药制剂所含成分更为复杂；

(2)中药制剂化学成分可以是不同类别的，如生物碱，黄酮等，在相同类别的成分中可能含有性质相近的多种同系物；

(3)中药制剂中所含成分的含量高低差别很大，含量高者可达百分之几十，低者可至千分之几；

(4)有些化学成分还会相互影响，含量发生较大变化，给质量分析增加难度。

(二)中药制剂原料药材质量的差别

(1)原料药材的品种，规格，产地，生长环境，药用部位，采收季节，加工方法等均会影响药材中有效成分的含量，从而影响中药制剂的质量和临床疗效。

(2)炮制方法的影响　中药材经加工炮制后，其化学成分，性味，药理作用等方面都会发生一定的变化，为了保证中药制剂的质量，药材应严格遵守中药炮制规范，对炮制工艺，成品质量都要严格把关，才能保证中药制剂质量稳定，可靠。

(三)以中医药理论为指导原则，评价中药制剂质量

(1)中药制剂的组方原则有君、臣、佐、使之分，在进行质量分析时，首先进行组方分析，按功能主治分出君、臣、佐、使药味，选择合适的化学成分为指标来评价其质量。

(2)由于中药成分的复杂性，药理作用的多方面性，难于以某个或某些成分的含量评价中药制剂质量。目前多根据制剂中单味药有效成分的特性建立控制制剂中某味药质和量的检测方法，随

方分析主药或药群的有效成分，进行质量评价。

(3) 在检测成分上要注意中医临床功能主治与现代药理学相结合进行研究。

(四) 中药制剂工艺及辅料的特殊性

(1) 同一种中药制剂，由于不同生产厂家生产工艺上的差别，将会影响到制剂中化学成分的含量。

(2) 中药制剂的剂型种类繁多，制备方法各异，工艺较为复杂，很多在单味中药鲜品中存在的化学成分，经过炮制或制备工艺中经加热处理后，结构发生变化，已不复存在或含量甚微，有些则在制备过程中因挥发，分解，沉淀等原因使质量分析更加困难。

(3) 中药制剂所用辅料各式各样，如蜂蜜，蜂蜡，糯米粉，植物油，铅丹等都可作为辅料，这些辅料的存在，则对质量分析均有一定的影响，需选择合适的方法，将其干扰排除，才能获得准确的分析结果。

(五) 中药制剂杂质来源的多途径性

中约制剂的杂质来源要比化学制剂复杂得多。①由生产过程中带入的；②药材中非药用部位及未除净的泥沙；药材中所含的重金属及残留农药；③包装，保管不当所产生的霉变，走油，泛糖，虫蛀等产生的杂质；④洗涤原料的水质二次污染等途径均可混入杂质。所以中药制剂易含有较高的重金属，砷盐，残留农药等杂质。

(六) 中药制剂有效成分的非单一性

(1) 中药制剂产生的疗效不是某单一成分作用的结果，也不是某些成分简单作用的加和，是各成分之间的协同作用。用一种成分衡量其质量优劣有失偏颇，某单一成分的含量高低并不一定与其临床作用效果具有简单的线性关系，检测任何一种活性成分均不能反映它所体现的整体疗效。

(2) 研究复方中药制剂的物质基础，应用灵敏可靠的分析仪器，测定多种有效成分，才能更加科学，客观地评价中药制剂质量。

第二节　中药制剂分析的基本程序

中药制剂分析的基本程序一般包括：供试样品的抽取、供试品溶液的制备与纯化、样品的真伪鉴别试验、样品的质量检查、样品中主药的含量测定和检验记录等。现简介如下：

一、取样与样品保存

中药制剂的检验，一般多采取估计取样，即将整批成品中抽出一部分具有代表性的供试样品进行分析、观察，得出规律性“估计”的一种方法。取样的代表性直接影响到检定结果的正确性。因此，必须重视以下几点：

(一) 供试品要具有一定的代表性

由于中药制剂的形态各不相同，有液体、固体。即使同为固体，还有粉末状、颗粒状等形态上的不同，因此，取样时应分别对待，要考虑到取样的科学性、真实性、代表性。取样要符合均匀、合理的原则。

（二）必须严格按照规定的取样方法进行取样

取样的部位不当，操作方法不合理，会影响所取得供试品的代表性。一般从包装的四角和中间五处取样，袋装可从中间直接插入，桶装可在桶中央取样，深度可达 1/3～2/3 处。数量至少够 3 次检验用量，贵重药可酌情取样。

取得的样品可装入清洁、干燥、具塞磨口容器中或密封的塑料袋中，并标上品名、批号、数量、取样日期及取样人等，取样人员应熟悉各类中成药的理化性质，对外观性状已发生变化者应分别取样，装入不同容器内。

二、待测成分的提取分离和纯化

中药制剂测试样品溶液的制备一般分为提取、分离、净化等过程。

（一）提取

1. 萃取法　利用溶质在两种互不相溶的溶剂中溶解度的不同，使物质从一种溶剂转移到另一种溶剂中，将测定组分提取出来的方法。萃取法主要用于液体制剂中测定组分的提取分离，多用有机溶剂将制剂中的有机组分萃取出来，以便进行分析。

2. 冷浸法　将溶剂加入样品粉末中，室温下放置一定时间，组分因扩散而从样品粉末中浸出的提取方法。适用于固体制剂中测定组分的提取。

方法：精密称取一定量样品粉末，置具塞锥形瓶中，精密加入一定体积的溶液，密塞，称定重量，室温下放置一定时间（一般为 8～24h），并时时振摇，浸泡后再称量，并补足减失重量，摇匀，滤过，精密量取一定量续滤液备用。

3. 回流提取法　将样品粉末置烧瓶中，加入一定量有机溶剂，加热进行回流提取的方法。主要用于固体制剂的提取。

优点：在加热条件下，组分溶解度增大，加快溶出速度，有利于提取。

缺点：回流提取法提取速度快，但操作稍繁琐。

4. 连续回流提取法　使用索氏提取器连续进行提取，操作简便，节省溶剂，蒸发的溶剂经冷凝流回样品管，其中不含测定组分，因而提取效率高。

5. 水蒸气蒸馏法　部分具挥发性可随水蒸气蒸出的组分，可采用水蒸气蒸馏法提取，收集馏出液供分析用。挥发油、一些小分子的生物碱如麻黄碱、槟榔碱，某些酚类物质如丹皮酚等可以用本法提取。用本法提出的组分对热应稳定。

6. 超声提取法　利用超声波的助溶作用进行提取。

原理：超声波在液体中以疏密相间的形式向物体辐射，出现“空化”现象（气泡的形成、产生及破裂现象），形成超过 1000 个大气压的冲击力。

方法：提取时将供试品粉末置具塞锥形瓶中，加入一定量提取溶剂，再将锥形瓶置超声振荡器（或超声清洗机）槽内，槽内应加有适量水，开启超声振荡器，进行超声振荡提取。由于超声波的助溶作用，超声提取较冷浸法速度快，一般仅需数十分钟浸出即可达到平衡。

优点：超声提取法简便，不需加热，提取时间短，适用于固体制剂中测定组分的提取，应用日益广泛；用于药材粉末的提取时，由于组分是由细胞内逐步扩散出来，速度较慢，加溶剂后宜先放置一段时间，再超声振荡提取。

7. 超临界流体萃取（supercritical fluid extraction，SFE）　超临界流体是指当压力和温度达物质的临界点时，所形成的单一相态。如 CO_2 的临界温度为 31℃，临界压力为 7390kPa，当压力和温度超过此临界点时，CO_2 便成为超临界流体。SFE 适合于中药及其制剂中测定组分的提取。

提取时使用超临界流体萃取仪，将样品置于萃取池中，萃取池应恒定在实验温度下，用泵将超临界流体送人萃取池，萃取完毕后，再将溶液送入收集器中。

影响萃取的因素：主要有温度、压力、改性剂和提取时间等。

（二）纯化

纯化是指组分被提出后，还需作进一步的处理，以除去干扰组分的干扰。中药制剂的组成复杂，提取液中成分复杂，有时还有较多的杂质和色素，或使用专属性不太强的测定方法，如容量法、紫外分光光度法等，常常需对提取液进行纯化处理。

1. 液-液萃取法 不仅用于测定组分的提取，也可用于纯化。如测定制剂中生物碱的含量：一般先用酸水溶液从提取液中萃取出生物碱，生物碱成盐在水中溶解度增大而被提出，分取水相，加浓氨溶液使成碱性后，再用有机溶剂(如三氯甲烷)将生物碱从水相提出。萃取二次可分别除去中性、酸性脂溶性杂质及水溶性杂质，达到纯化的目的。又如可以用乙醚、石油醚等非极性溶剂提取除去脂溶性色素。

2. 柱色谱法 是最常用的纯化方法之一。常用的固定相有硅胶、氧化铝、大孔吸附树脂等。柱色谱法常根据组分和杂质性质的差异来选择适当的固定相，装填于玻璃色谱柱内，填料的量视杂质和测定组分的量而定。纯化时将提取液加于柱顶，用适当溶剂洗脱。可以使组分保留于柱上，将杂质洗去，再用适当溶剂将组分洗下；也可将组分洗下而将杂质保留于柱上，达到纯化的目的。

三、鉴　　别

中药制剂的鉴别是利用一定的方法来确定中药制剂中原料药的组成，从而判断该制剂的真伪。它主要包括性状鉴别、显微鉴别、理化鉴别等方面，有时在性状鉴别中还应作相应物理常数的测定。

（一）性状鉴别

中药制剂的性状是指除去包装后的性状。中药制剂性状鉴别包括大小、色泽、表面特征、质地、气味等方面。一种制剂的性状往往与投料的原料质量及工艺有关，原料质量保证，工艺恒定则成品的性状应该是基本一致的，故制剂的性状，能初步反映其质量状况。

制剂的性状指成品的颜色、形态、气味等。片剂、丸剂如有包衣的还应描述除去包衣后的片心、丸心的颜色及气味；硬胶囊剂应写明除去胶囊后内容物的性状。制剂色泽如以两种色调组合的，描写时以后者为主，如棕红色，以红色为主。

（二）显微鉴别

中药制剂的显微鉴别是利用显微镜来观察中药制剂中原药材的组织碎片、细胞或内含物等特征，从而鉴别制剂的处方组成。一般凡以药材粉碎成细粉后直接制成制剂或添加有部分药材粉末的制剂，由于其在制作过程中原药材的显微特征仍保留到制剂中去，因此均可用显微定性鉴别法进行鉴别。本法操作简便，准确可靠，耗费少。为《中国药典》收载的鉴别中药制剂常用方法。

（三）理化鉴别

中药制剂的理化鉴别是指利用物理的、化学的或物理化学的方法对制剂中所含的化学成分进行定性鉴别，从而判断制剂的真伪。目前中药制剂的理化定性鉴别方法有一般化学反应、升华法、光谱法和色谱法等。其中以薄层色谱法最常用。

四、检　查

样品的质量检查包括一般理化检查项目、杂质检查及必要的理化常数测定。中药及其制剂在不影响疗效，不影响人体健康的情况下，一般可以允许少量杂质存在，而中药注射剂则不允许或只允许微量的杂质存在，但均要作限量检查，以控制其质量。

(1)一般理化检查项目：包括浸出物及总固体测定、相对密度测定、旋光度测定、折光率测定、水分测定、干燥失重测定、乙醇含量测定等。

(2)杂质检查：包括杂质限量检查、灰分测定、酸碱度检查、氯化物检查、特殊杂质与参伪物检查等。

(3)重金属检查：包括铅盐、砷盐、铁盐的测定及其他重金属测定。

(4)对中药及其制剂中有机溶剂残留和农药残留量的限度检查。

五、含量测定

由于中药所含成分复杂，加之大多数有效成分还不清楚，因此有效成分的含量测定应用尚不普遍。在实际分析工作中根据实际情况，选择较为适当或具特征性的成分进行分析。主要有以下几种方法：

1. 有效成分含量测定　对于有效成分明确的中药及中成药，应进行有效成分的含量测定以确保质量。

2. 有效部位含量测定　某些中药及中成药，如能大致明确主要活性物质是哪一类成分，亦可进行其有效部位的测定，如总生物碱、总皂苷、总黄酮等，测定的是有效部位的总量。

3. 有效成分不明确的中药及中成药测定　可选择一个或几个认为可能的有效成分或主要成分(指示性成分)进行测定；测定药物的总固体量，如水浸出物量、酸浸出物量、乙醚浸出物量，以间接控制质量；对于在加工炮制、制备、贮藏过程中易损失、破坏的成分进行含量或限量检查；可选用适当的生物效价或其他化学方法控制质量。

4. 贵重药材或含剧毒成分的中药测定　尽可能测定其中的有效成分或剧毒性成分的含量。

六、原始记录和检验报告

(一)原始记录

中药制剂分析必须有完整的原始记录，记录要真实，内容完整、齐全，书写清晰、整洁。应采用专用记录本，并用蓝黑墨水或碳素笔书写(显微绘图可用铅笔)。凡用微机打印的数据与图谱，应剪贴于记录上的适宜处，并有操作者签名；如系用热敏纸打印的数据，为防止日久褪色难以识别，应以蓝黑墨水或碳素笔将主要数据记录于记录纸上。

记录内容一般包括供试药品名称、来源、批号、数量、规格、取样方法、外观性状、包装情况、检验目的、检验方法及依据、收到日期、报告日期、检验中观察到的现象、检验数据、检验结果、结论等。若进行质量标准的研究，对于方法的选择、样品的处理、研究结果等都应用图谱、照片或复印件等形式记录下来。

原始记录应妥善保存，以便备查。

（二）检验报告

书写报告时文字要简洁，内容要完整，报告内容一般包括检验项目（定性鉴别、检查、含量测定等）、标准规定（标准中规定的检测结果或数据）、检验结果（实际检验结果或数据）等内容。

经检验所有项目符合规定者，应作出符合规定的结论，否则应提出不符合规定的项目及相应的结论。

（黄　艳）

第三十七章　巴比妥类药物的分析

巴比妥类药物是巴比妥酸的衍生物，为环状丙二酰脲类镇静催眠药，有抑制中枢神经的作用。临床上常用的有苯巴比妥及其钠盐、异戊巴比妥及其钠盐、司可巴比妥钠以及硫喷妥钠等。本章主要介绍巴比妥类药物结构、性质以及苯巴比妥、司可巴比妥钠、注射用硫喷妥钠的鉴别、杂质检查和含量测定方法。

第一节　结构与性质

一、基 本 结 构

(一)基本结构

本类药物结构中具有环状丙二酰脲的母核，基本结构如下：

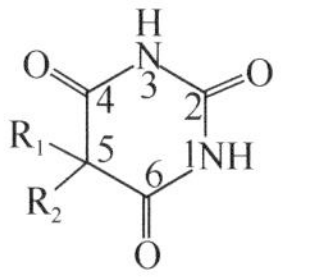

由于 5 位取代基 R_1 和 R_2 的不同，形成不同的巴比妥类药物。临床上常用的多为巴比妥酸的 5，5-二取代衍生物，少数为 1，5，5-三取代衍生物或 C_2 位为硫取代的硫代巴比妥酸的 5，5-二取代衍生物。《中国药典》收载的本类药物有苯巴比妥(phenobarbital)及其钠盐、异戊巴比妥(amobarbital)及其钠盐、司可巴比妥钠(secobarbital sodinm)以及注射用硫喷妥钠(thiopental sodinm for injection)等。本章主要介绍苯巴比妥、司可巴比妥钠和注射用硫喷妥钠的分析。

(二)典型药物

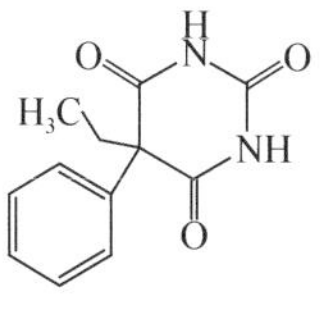

苯巴比妥 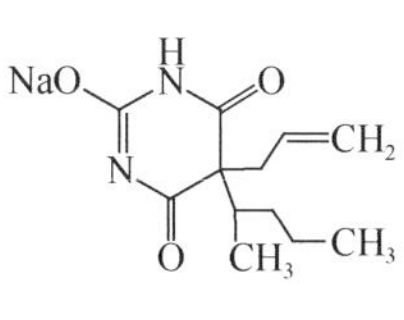　　司可巴比妥钠 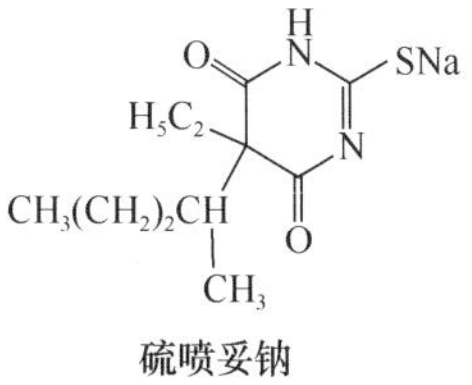　　硫喷妥钠

巴比妥类药物的分子结构可分为两部分，一部分为母核巴比妥酸的环状丙二酰脲结构，是巴比妥类药物的共同结构，决定巴比妥类药物的共性，可用于与其他类相区别。另一部分是取代基部分，根据取代基 R_1 和 R_2 不同，可形成不同的巴比妥类药物，具有不同的理化性质，可用于各种巴比妥类药物之间的相互区别，例如：苯巴比妥结构中有苯环，司可巴比妥结构中有双键，硫喷妥钠结构中有硫原子，根据苯环、双键和硫原子性质的不同，可区别这几种巴比妥类药物。

二、性　　质

(一)母核的性质

1. 弱酸性　巴比妥类药物的母核环状结构中含有1，3-二酰亚胺基团，能使其分子发生酮式-烯醇式互变异构，在水溶液中发生二级电离。

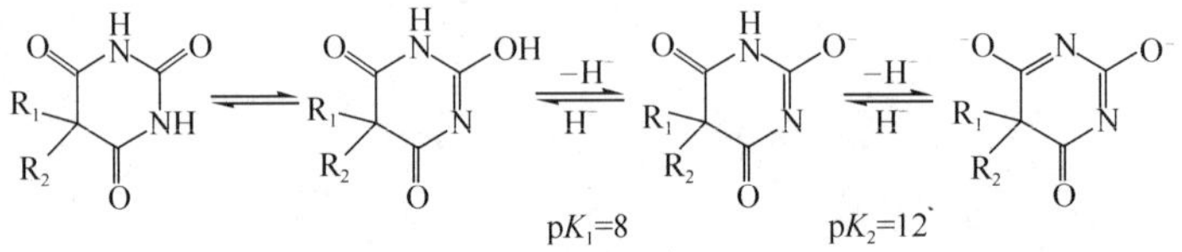

因此，本类药物的水溶液显弱酸性(一般 pK_a 为7.3～8.4)，可与强碱生成水溶性盐类，一般为钠盐。由弱酸与强碱形成的巴比妥钠盐，水溶液显碱性，加酸酸化后，析出结晶性的游离巴比妥类药物，可用有机溶剂将其提取出来。此性质可用于巴比妥类药物的提取分离、鉴别、检查和含量测定。

2. 与重金属离子的反应　巴比妥类药物分子结构中含有丙二酰脲，在适当的pH溶液中，可与 Ag^{+}、Cu^{2+}、Co^{2+}、Hg^{2+}等金属离子反应呈色或产生有色沉淀。虽然此类反应专属性不强，但仍常用于巴比妥类药物的鉴别和含量测定。

(1)与银盐反应：巴比妥类药物在碳酸钠试液中生成钠盐而溶解，再与硝酸银试液反应，首先生成可溶性的一银盐，在加入过量的硝酸银试液，则生成难溶性二银盐白色沉淀。此反应可用于巴比妥类药物的鉴别和含量测定。

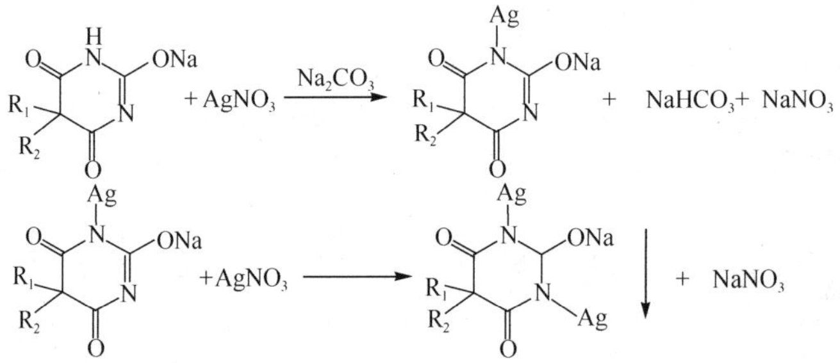

(2)与铜盐反应：巴比妥类药物在吡啶溶液中生成的烯醇式异构体与铜吡啶试液反应，生成稳定的配位化合物，显紫堇色或紫色沉淀；硫代巴比妥类药物则生成绿色沉淀。此反应可用于本类药物的鉴别以及硫代巴比妥类药物与其他巴比妥类药物的区别。

(3)与钴盐的反应：巴比妥类药物在碱性溶液中可与钴盐反应生成紫堇色配位化合物。无水下比较灵敏，且有色产物较稳定。常用试剂为无水甲醇或无水乙醇；钴盐为醋酸钴、硝酸钴或氯化钴；碱以有机碱为好，一般采用异丙胺。

(4)与汞盐的反应：巴比妥类药物与硝酸汞或氯化汞试液反应，生成白色汞盐沉淀，此沉淀可溶于氨试液。

3. 紫外吸收光谱特征　巴比妥类药物的紫外吸收光谱随着其电离级数不同，发生显著变化，如图37-1所示。在酸性溶液中，5，5-二取代和1，5，5-三取代巴比妥类药物不电离，无明显的紫外吸收峰；在pH 10的碱性溶液中，发生一级电离，形成共轭体系的结构，在240nm波长处有最大吸收峰；在pH 13的强碱性溶液中，5，5-二取代巴比妥类药物发生二级电离，引起共轭体系延长，导致吸收峰红移至255nm；1，5，5-三取代巴比妥类药物，因1位上有取代基，不发生二级电离，最大吸收波长仍位于240nm。硫代巴比妥类药物在酸性或碱性溶液中均有明显的紫外吸收，如图 37-2 所示的硫喷妥的紫外吸收光谱。在盐酸（0.1mon/L）溶液中，两个紫外吸收峰分别在 287nm 波长处和 238nm 波长处；在氢氧化钠（0.1mon/L）溶液中，两个吸收峰分别红移至 304nm 处和 255nm 处。巴比妥类药物在不同 pH 溶液中的紫外吸收光谱发生的特征性变化，可用于本类药物的鉴别和含量测定。

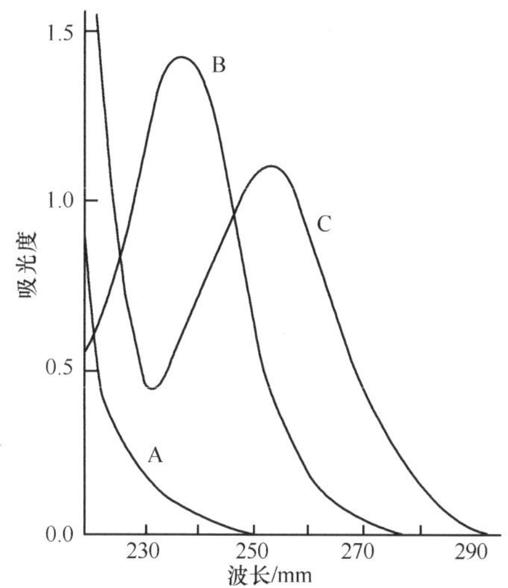

图 37-1 巴比妥类药物的紫外吸收光谱（2.5mg/100ml）

A. H_2SO_4 溶液（0.05mol/L）（木电离）；B. pH9.9 缓冲溶液（一级电离）；C. NaOH 溶液（0.1mol/L）（二级电离）

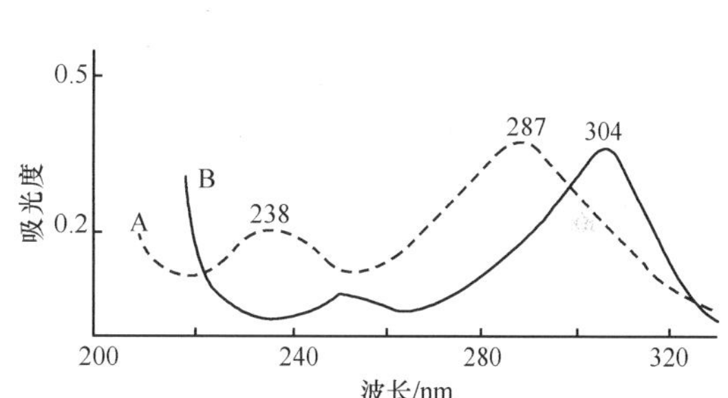

图 37-2 硫喷妥的紫外吸收光谱

A：HCl 溶液（0.1mol/L）；B：NaOH 溶液（0.1mol/L）

4. 水解性 巴比妥类药物分子结构中含有酰亚胺结构，与碱溶液共沸即水解产生氨气，可使红色的石蕊试纸变蓝。

（二）取代基的性质

1. 芳环取代基的性质

（1）与硫酸-亚硝酸钠的反应：含有芳环取代基的巴比妥类药物可与硫酸-亚硝酸钠反应，生成橙黄色产物，并随即变为橙红色。利用此反应可以区别苯巴比妥与其他不含芳环取代基的巴比妥类药物。

（2）与甲醛-硫酸的反应：含有芳环取代基的巴比妥类药物可与甲醛-硫酸反应，生成玫瑰红色产物。利用此反应可以区别苯巴比妥与其他不含芳环取代基的巴比妥类药物。

（3）硝化反应 含有芳环取代基的巴比妥类药物，与硝酸钾及硫酸共热，可发生硝化反应，生成黄色硝基化合物。

2. 不饱和取代基的性质 《中国药典》收载具有不饱和取代基的巴比妥类药物有司可巴比妥钠。因其分子中的丙烯基可与碘发生加成反应，使碘得棕黄色褪去；其分子中的丙烯基具有还原性，可在碱性溶液中将紫色的高锰酸钾还原为棕色的二氧化锰。

3. 硫元素的性质 硫喷妥钠在氢氧化钠试液中与铅反应，生成白色沉淀；加热后，转变为黑色的硫化铅沉淀。此法可用于硫喷妥钠与不含硫元素的巴比妥类药物的区别。

第二节 典型药物的分析

一、苯巴比妥

（一）鉴别

1. 与硫酸-亚硝酸钠的反应 取本品约 10mg，加硫酸 2 滴与亚硝酸钠约 5mg，混合，即显橙黄色，随即转橙红色。

2. 与甲醛-硫酸的反应 取本品约 50mg，置试管中，加甲醛试液 1 滴，加热煮沸，冷却，沿管壁缓缓加硫酸 0.5ml，使成两液层，置水浴中加热，接界面显玫瑰红色。

3. 红外光谱法 本品的红外吸收光谱应与对照的图谱一致。

（二）检查

根据合成工艺，苯巴比妥中的特殊杂质主要是合成中产生的中间体Ⅰ和中间体Ⅱ以及副反应产物。《中国药典》除了检查“干燥失重”“炽灼残渣”等一般杂质，还通过检查“酸度”“乙醇溶液的澄清度”“有关物质”及“中性或碱性物质”等对其特殊杂质加以控制。

1. 酸度 主要用于控制副产物苯基丙二酰脲。中间体Ⅱ的乙基化反应不完全时，会与尿素缩合产生苯基丙二酰脲，其酸性比苯巴比妥强，能使甲基红指示剂显红色。

检查方法 取本品 0.2g，加水 10ml，煮沸搅拌 1min，放冷，滤过，取滤液 5ml，加甲基橙指示剂 1 滴，不得显红色。

2. 乙醇溶液的澄清度 主要用于控制苯巴比妥中乙醇不溶性杂质。利用苯巴比妥酸等杂质在乙醇溶液中的溶解度比苯巴比妥小的性质进行检查。

检查方法 取本品 1.0g，加乙醇 5ml，加热回流 3min，溶液应澄清。

3. 有关物质 《中国药典》用高效液相色谱法检查。规定：记录色谱图至主成分峰保留时间的 3 倍。供试品溶液色谱图中如有杂质峰，单个杂质峰面积不得大于对照溶液主峰面积(0.5%)，各杂质峰面积的和不得大于对照溶液主峰面积的 2 倍(1.0%)。

4. 中性或碱性物质 利用杂质不溶于氢氧化钠试液但溶于乙醚，而苯巴比妥溶于氢氧化钠试液的性质，采用提取重量法检查。

检查方法 取本品 1.0g，置分液漏斗中，加氢氧化钠试液 10ml 溶解后，加 5ml 与乙醚 25ml，振荡 1min，分取醚层，用水振摇洗涤 3 次，每次 5ml，取醚液经干燥滤纸滤过，滤液置 105℃恒重的蒸发皿中，蒸干，在 105℃干燥 1h，遗留残渣不得过 3mg。

（三）含量测定

根据苯巴比妥在适当的碱性溶液中，可与银离子定量形成盐的性质。《中国药典》采用银量法测定含量，在滴定的过程中，苯巴比妥首先形成可溶性的一银盐，当被测物质完全形成一银盐后，稍过量的硝酸银与苯巴比妥形成难溶性的二银盐沉淀，使溶液变浑浊。以指示终点。

测定方法 取本品约 0.2g，精密称定，加甲醇 40ml 使溶解，再加新鲜配制的 3%的无水碳酸钠溶液 15ml，照电位滴定法，用硝酸银滴定液(0.1mol/L)滴定，即得。每 1ml 硝酸银滴定液(0.1mol/L)相当于 23.22mg 的 $C_{12}H_{12}N_2O_3$。

此法操作简便，专属性强，苯巴比妥的分解产物或其他可能存在的杂质不与硝酸银反应。本法受到温度影响大，在接近滴定终点时反应较慢，难以准确判断终点。测定中使用的无水碳酸钠溶液需临用新配，因为碳酸钠溶液长时间放置后可吸收空气中的二氧化碳，产生碳酸氢钠，使含量下降。

二、司可巴比妥钠

(一)鉴别

1. 测定熔点鉴别法 取本品1g,加水100ml溶解后,加稀醋酸5ml强力搅拌,再加水200ml,加热煮沸使溶解成澄清溶液(液面无油状物),放冷,静置待析出结晶,滤过,结晶在70℃干燥后,依法测定,熔点为97℃。

2. 与碘试液的加成反应 取本品约0.10g,加水10ml溶解后,加碘试液2ml,所显棕黄色应在5min内消失。

3. 红外光谱法 本品的红外吸收光谱应与对照的图谱一致。

4. 丙二酰脲类的鉴别试验

(1)银盐反应:取供试品约0.1g,加碳酸钠试液1ml与水10ml,振摇2min,滤过,滤液中逐滴加入硝酸银试液,即生成白色沉淀,振荡,沉淀即溶解;继续滴加过量的硝酸银试液,沉淀不再溶解。

(2)铜盐反应:取供试品约50mg,加吡啶溶液(1→10)5ml,溶解后,加铜吡啶试液1ml,即显紫色或生成紫色沉淀。

(二)检查

司可巴比妥钠的合成工艺是:以丙二酸乙酯为原料,经缩合、环合、酸化、丙烯化生成司可巴比妥,再经成盐后制得。在合成过程中,除了可能引入一般杂质外,还可能引入特殊杂质,如酰胺、酰脲等。《中国药典》通过检查"溶液的澄清度""中性或碱性物质"加以控制。

1. 溶液的澄清度 司可巴比妥钠在水中极易溶解,水溶液应澄清,否则表明含有水不溶性杂质。司可巴比妥钠在水溶液中易与二氧化碳作用析出司可巴比妥,因此溶解样品时应用新沸放冷的水,以除去二氧化碳的干扰。

检查方法 取本品1.0g,加新沸过的冷水10ml溶解后,溶液应澄清。

2. 中性或碱性物质 主要用于控制合成过程中产生的中性或碱性副产物以及司可巴比妥钠的分解产物。如酰脲、酰胺类化合物。检查方法同苯巴比妥。

(三)含量测定

根据5位取代基中含有双键的巴比妥类药物可与溴定量地发生加成反应的性质,《中国药典》采用溴量法测定司可巴比妥钠及其胶囊的含量。司可巴比妥钠在酸性条件下,与定量过量的溴发生反应,剩余的溴与碘化钾作用,析出等量的碘,再用硫代硫酸钠滴定。

测定方法 取本品约0.1g,精密称定,置250ml碘瓶中,加水10ml,振摇使溶解,精密加入溴滴定液(0.05mol/L)25ml,再加盐酸5ml,立即密塞并振摇1min,在暗处置15min后,注意微开瓶塞,加碘化钾试液10ml,立即密塞,摇匀后,用硫代硫酸钠滴定液(0.1mol/L)滴定,近终点时,加淀粉指示液,继续滴定至蓝色消失,并将滴定结果用空白试验校正,即得。每1ml溴滴定液(0.05mol/L)相当于13.01mg的$C_{12}H_{17}N_2NaO_3$。

$$\text{司可巴比妥钠} + Br_2 \longrightarrow \text{二溴加成物}$$

$$Br_2 + 2KI \longrightarrow 2KBr + I_2$$

$$I_2 + 2Na_2S_2O_3 \longrightarrow 2NaI + Na_2S_4O_6$$

本法操作简便、专属性强,针对结构中的双键特征,可不受其他巴比妥的干扰。在相同条件下做空白试验，以消除滴定过程中仪器、试剂及溴挥发等引起的误差。测定时，为了防止溴和碘的逸失，应使用碘量瓶操作并于冷暗处放置。

三、注射用硫喷妥钠

本品为为静脉麻醉药，是硫喷妥钠 100 份与无水碳酸钠 6 份混合的灭菌粉末。按平均装量计算，含硫喷妥钠($C_{11}H_{17}N_2NaO_2S$)应为标示量的 93.0%～107.0%。

(一)鉴别

1. 测定熔点鉴别法 取本品约 0.5g，加水 10ml 使硫喷妥钠溶解，加过量的稀盐酸，即生成白色沉淀；滤过，沉淀用水洗净，在 105℃干燥后，依法测定，熔点为 157～161℃。

2. 铜盐反应 取供试品约 0.1g，加吡啶溶液(1→10) 10ml 使硫喷妥钠溶解后，加铜吡啶试液 1ml，振摇，放置 1min，即生成绿色沉淀。

3. 硫元素反应 取本品约 0.2g，加氢氧化钠试液 5ml 与醋酸铅试液 2ml，生成白色沉淀；加热后，沉淀变为黑色。

4. 焰色反应 取铂丝，用盐酸湿润后，蘸取本品，在无色火焰中燃烧，火焰应显鲜黄色。

(二)检查

《中国药典》除了检查“硫酸盐”“干燥失重”等一般杂质外，还检查“碱度”“有关物质”“细菌内毒素”及“无菌”等项目。

1. 碱度 取本品 0.5g，加水 10ml 溶解后，依法测定，pH 应为 9.5～11.2。

2. 有关物质 取本品适量，加水溶解并稀释制成每 1ml 中约含硫喷妥钠 10mg 的溶液，作为供试品溶液；精密量取 lml，置 200ml 量瓶中，用水稀释至刻度，摇匀，作为对照溶液。照薄层色谱法试验，吸取上述两种溶液各 20μl，分别点于同一硅胶 GF_{254} 薄层板上，以 13.5mol/L 氨溶液-乙醇-三氯甲烷(5∶15∶80)的下层溶液为展开剂，展开，晾干，立即在紫外光灯(254mn)下检视。供试品溶液如显杂质斑点(除原点外)，与对照溶液的主斑点比较，不得更深。

(三)含量测定

巴比妥类药物在碱性溶液中可电离为具有紫外吸收特征的结构，因此，可采用紫外分光光度法测定含量。本法专属性强、灵敏度高。

测定方法 取装量差异项下的内容物，混合均匀，精密称取适量(约相当于硫喷妥钠 0.25g)，置 500ml 量瓶中，加水使溶解并稀释至刻度，摇匀，精密量取适量，用 0.4%氢氧化钠溶液定量稀释制成每 1ml 中约含 5μg 的溶液；另取硫喷妥对照品，精密称定，用 0.4%氢氧化钠溶液溶解并定量稀释制成每 1ml 中约含 5μg 的溶液。照分光光度法，在 304nm 的波长处分别测定吸光度，根据每支的平均装量计算。每 1mg 硫喷妥相当于 1.091mg 的 $C_{11}H_{17}N_2NaO_2S$。

（黄　艳）

第三十八章　芳酸及其酯类药物的分析

芳酸类药物是分子结构中含苯环及羧基的一类药物，若羧基与苯环直接相连则属于苯甲酸类或水杨酸类，若羧基通过烃基等基团与苯环相连则属于其他芳酸类。本章主要介绍苯甲酸类和水杨酸类药物的结构、性质以及阿司匹林、丙磺舒的鉴别、杂质检查和含量测定方法。

第一节　典型药物的结构与主要性质

一、苯甲酸类药物

（一）典型药物

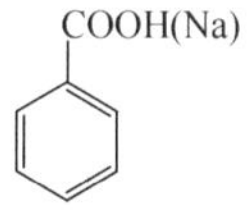

COOH(Na)

苯甲酸及其钠盐

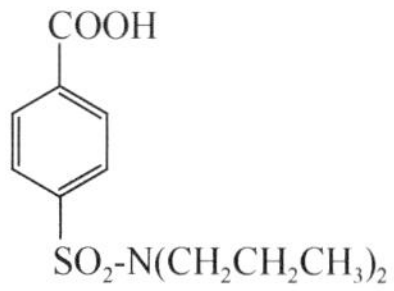

COOH

SO_2-N($CH_2CH_2CH_3$)$_2$

丙磺舒

（二）主要性质

有苯环和特征官能团，具有紫外特征吸收光谱，可用于鉴别和含量测定；苯甲酸钠易水解成苯甲酸，苯甲酸盐的中性溶液可与三氯化铁反应生成赭色沉淀，可用于鉴别；丙磺舒受热可分解生成二氧化硫；与氢氧化钠共熔融，可分解生成亚硫酸盐；丙磺舒加少量氢氧化钠试液生成钠盐溶解后，与三氯化铁试液反应生成米黄色铁盐沉淀；苯甲酸、丙磺舒具有羧基，能定量消耗强碱，可用于含量测定；苯甲酸钠显弱碱性，可用盐酸进行双相滴定测定含量。

二、水杨酸类药物

（一）典型药物

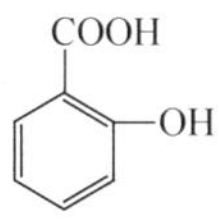

COOH

OH

水杨酸

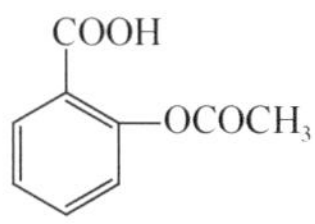

COOH

$OCOCH_3$

阿司匹林

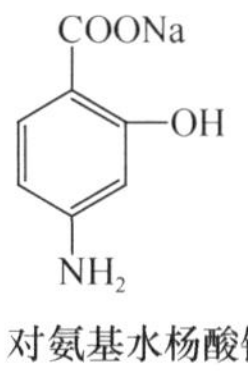

COONa

OH

NH_2

对氨基水杨酸钠

（二）主要性质

水杨酸和阿司匹林的结构中具有游离的羧基，显酸性，可与碱定量地发生中和反应；水杨酸和结构中具有酚羟基，在中性或弱酸性条件下，可与三氯化铁试液反应，生成紫色配位化合物；阿司匹林结构中有酯键，与碳酸钠试液加热水解，生成水杨酸钠与醋酸钠，放冷后加过量的稀硫酸酸化，则生成白色水杨酸沉淀，并发生醋酸的臭气；对氨基水杨酸钠的结构中具有游离芳伯氨基，可用重氮化-偶合反应鉴别，用亚硝酸钠滴定法测定含量；具有苯环和特征官能团，具有紫外特征吸收光谱，可用于鉴别和含量测定。

第二节　典型药物的分析

一、阿 司 匹 林

（一）鉴别

1. 三氯化铁反应　取本品约 0.1g，加水 10ml，煮沸，放冷，加三氯化铁试液 1 滴，即显紫堇色。

2. 水解反应　取本品约 0.5g，加碳酸钠试液 10ml，煮沸 2min 后，放冷，加过量的稀硫酸，即析出白色沉淀，并发出醋酸的臭味。

3. 红外光谱法　本品的红外吸收图谱应与对照的图谱一致。

（二）检查

在阿司匹林的合成过程中，常含有未反应完全的原料、中间体及副产物，在贮藏过程中还可能产生水解产物，因此，《中国药典》中除了检查“重金属”“炽灼残渣”“干燥失重”“易炭化物”外，还规定了“溶液的澄清度”“游离水杨酸”“有关物质”等检查项。

1. 溶液的澄清度　此类杂质包括未反应完全酚类，或水杨酸精制时温度过高发生脱羧反应生成的苯酚，以及副反应过程生成的醋酸苯酯、水杨酸苯酯、乙酰水杨酸苯酯等。

检查方法：取本品 0.50g，用加温热至约 45℃的碳酸钠试液 10ml 溶解后，溶液应澄清。

2. 游离水杨酸　阿司匹林合成过程中乙酰化不完全或贮藏过程中水解产生的水杨酸对人体有毒性，而且在空气中易被氧化成一系列红棕色甚至深棕色的醌类物质，使药品变色。《中国药典》用高效液相色谱法检查“游离水杨酸”。规定：供试品溶液色谱图中如显水杨酸色谱峰，按外标法以峰面积计算供试品中水杨酸含量，含水杨酸不得过 0.1%。一般情况下，制剂不再检查原料药项下的有关杂质，但阿司匹林在制剂生产过程中易水解生成水杨酸。故《中国药典》规定阿司匹林片、肠溶片、肠溶胶囊、泡腾片、栓剂均用此法检查游离水杨酸，其限量分别是 0.3%、1.5%、1.0%、2.0%、3.0%。

3. 有关物质　《中国药典》用高效液相色谱法检查阿司匹林中的有关物质。规定：供试品溶液色谱图中如显杂质峰，除小于灵敏度试验溶液中阿司匹林主峰面积的单个杂质峰、溶剂峰及水杨酸峰不计外，其余各杂质峰面积的和不得大于对照溶液主峰峰面积（0.5%）。

（三）含量测定

阿司匹林结构中具有游离羧基，显弱酸性，可采用强碱滴定液直接滴定，生成强碱弱酸盐，化学计量点偏碱性，故指示剂选用在碱性区变色的酚酞。反应原理如下：

$$C_6H_4(COOH)(OCOCH_3) + NaOH \longrightarrow C_6H_4(COONa)(OCOCH_3) + H_2O$$

阿司匹林的含量测定：取本品约 0.4g，精密称定，加中性乙醇（对酚酞指示液显中性）20ml 溶解后，加酚酞指示液 3 滴，用氢氧化钠滴定液（0.1mo1/L）滴定。每 1ml 氢氧化钠滴定液（0.1mo1/L）相当于 18.02mg 的 $C_9H_8O_4$。

阿司匹林在水中微溶、易溶于乙醇，所以选用乙醇作溶剂。乙醇对酚酞显酸性，可消耗氢氧化钠滴定液使测定结果偏高，所以，乙醇在使用之前需用氢氧化钠中和至对酚酞显中性。

滴定时应不断振摇，以防止局部氢氧化钠浓度过大使阿司匹林水解。温度在 0～40℃范围内，对测定结果无显著影响。本法操作简便，但缺乏专属性。

二、丙　磺　舒

（一）鉴别

1. 三氯化铁反应　取本品约 5mg，加 0.1mol/L 氢氧化钠溶液 0.2ml，用水稀释至 2ml，（pH 约 5.0～6.0），加三氯化铁液 1 滴，即生成米黄色沉淀。

2. 分解产物反应　取本品约 0.1g，加氢氧化钠 1 粒，小火加热熔融数分钟，放冷，残渣加硝酸数滴，再加盐酸溶解使成酸性，加水少许稀释，滤过，滤液显硫酸盐的鉴别反应。

3. 紫外光谱法　取本品，加含有盐酸的乙醇 [取盐酸溶液（9→1000）2ml，加乙醇制成每 100ml]制成每 1ml 中含 20μg 的溶液，照分光光度法测定，在 225nm 与 249nm 的波长处有最大吸收，在 249nm 波长处的吸光度约为 0.67。

4. 红外光谱法　本品的红外吸收图谱应与对照的图谱一致。

（二）检查

1. 酸度　取本品 2.0g，加新沸过的冷水 100ml，置水浴上加热 5min，并加振摇，放冷，滤过；取滤液 50ml，加酚酞指示液数滴，用氢氧化钠滴定液（0.1mol/L）滴定，消耗氢氧化钠滴定液（0.1mol/L）不得过 0.25ml。

2. 有关物质　丙磺舒合成的原料反应不完全、合成过程中产生中间体、副产物，因此，需检查“有关物质”。《中国药典》用高效液相色谱法检查。规定：记录色谱图至主成分峰保留时间的 5 倍。供试品溶液的色谱图中如有杂质峰，各单个杂质峰面积均不得大于对照溶液的主峰面积的 0.5 倍（0.5%），各杂质峰面积的和不得大于对照溶液的主峰面积的 2 倍（2.0%）。

（三）含量测定

《中国药典》采用高效液相色谱法测定丙磺舒原料药的含量。

色谱条件与系统适用性试验　用十八烷基硅烷键合硅胶为填充剂；以 0.05mol/L 磷酸二氢钠[含 1%冰醋酸（用磷酸调节 pH 为 3.0）]-乙腈（50：50）为流动相；流速为每分钟约 1ml，检测波长为 245 nm。理论塔板数（N）按丙磺舒计算不低于 3000。

测定法　取本品适量，精密称定，加流动相制成每 1ml 中含 60μg 的供试品溶液，精密量取 20μl 注入液相色谱仪，记录色谱图；另取丙磺舒对照品，同法测定。按外标法以峰面积计算供试品中 $C_{13}H_{19}NO_4S$ 的含量。

（黄　艳）

第三十九章 胺类药物的分析

胺类药物涉及面广，《中国药典》收载的品种也较多。本章主要介绍芳胺类和苯乙胺类药物的结构、性质以及盐酸普鲁卡因、对乙酰氨基酚、肾上腺素、重酒石酸去甲肾上腺素的鉴别、杂质检查和含量测定方法。

第一节 芳胺类药物的分析

芳胺类药物的基本结构有两类，一类为对氨基苯甲酸酯类，另一类为酰胺类。

一、基本结构与主要性质

（一）对氨基苯甲酸酯类药物

1. 基本结构 本类药物结构中都具有对氨基苯甲酸酯的母核，基本结构为

$R_1HN-C_6H_4-C(=O)-O-R_2$

2. 典型药物

$H_2N-C_6H_4-COOC_2H_5$ 苯佐卡因

$[H_2N-C_6H_4-COOCH_2CH_2N(C_2H_5)_2]\cdot HCl$ 盐酸普鲁卡因

3. 主要性质 本类药物分子结构中含酯键，易水解，水解产物为对氨基苯甲酸(PABA)，其水解速度受光线、热或碱性条件的影响；盐酸普鲁卡因脂烃胺侧链为叔胺氮原子，故具有弱碱性，能与生物碱沉淀剂发生沉淀反应，可用非水滴定法测定含量；苯佐卡因、盐酸普鲁卡因结构中具有芳伯氨基，能发生重氮化-偶合反应；有苯环和特征官能团，具有紫外特征吸收，可用于鉴别和含量测定。

（二）酰胺类

1. 基本结构 本类药物的共性是具有芳酰氨基，基本结构如下：

（苯环上 R_1、R_3、R_4 取代）$-NH-C(=O)-R_2$

2. 典型药物

$HO-C_6H_4-NHCOCH_3$ 对乙酰氨基酚

$[(H_3C)(CH_3)C_6H_3-NHCOCH_2N(C_2H_5)_2]\cdot HCl\cdot H_2O$ 盐酸利多卡因

3. 主要性质 本类药物结构中均含有芳酰氨基，在酸性溶液中易水解为芳伯氨基，并显芳伯氨基特性反应；水解反应的速度受空间位阻的影响，因此对乙酰氨基酚相对较快，盐酸利多卡因

较难水解，故其水溶液较稳定；对乙酰氨基酚水解后产生醋酸，可在硫酸介质中与乙醇反应，发出乙酸乙酯的香味；对乙酰氨基酚分子结构中具有酚羟基，直接与三氯化铁试液反应显蓝紫色；利多卡因脂烃胺侧链有叔胺氮原子，显弱碱性，可成盐，与生物碱沉淀剂反应。

二、典型药物的分析

(一)盐酸普鲁卡因

1. 鉴别

(1)重氮化-偶合反应：取本品约50mg，加稀盐酸1ml，必要时缓缓煮沸使溶解，放冷，加0.1mol/L亚硝酸钠溶液数滴，滴加碱性β-萘酚试液数滴，生成橙黄色到猩红色沉淀。

(2)水解反应：取本品约0.1g，加水2ml溶解，加10%氢氧化钠溶液1ml，即生成白色沉淀；加热，变为油状物；继续加热，发生的蒸气能使湿润的红色石蕊试纸变为蓝色；热至油状物消失后，放冷，加盐酸酸化，即析出白色沉淀。

(3)氯化物的鉴别反应：取供试品溶液，加稀硝酸使成酸性后，滴加硝酸银试液，即生成白色凝乳状沉淀；分离，沉淀加氨试液即溶解，再加稀硝酸酸化后，沉淀复生成；取供试品少量，置试管中，加等量的二氧化锰，混匀，加硫酸湿润，缓缓加热，即产生氯气。

(4)红外光谱法：本品的红外光吸收图谱应与对照的图谱一致。

2. 检查　盐酸普鲁卡因分子结构中有酯键，易发生水解，其注射液在制备过程中受灭菌温度、灭菌时间、溶液pH、贮藏时间、光线、金属离子等因素的影响，可发生水解生成对氨基苯甲酸和二乙氨基乙醇。随贮藏时间延长或温度升高，对氨基苯甲酸进一步脱羧转变为苯胺，苯胺又可被氧化为有色物质，使注射液疗效下降，疗效下降。毒性增加。因此，《中国药典》规定盐酸普鲁卡因及其注射液中均应检查水解产物对氨基苯甲酸。

原料药检查法中规定：供试品溶液色谱图中如有与对氨基苯甲酸对照品相应的杂质峰，按外标法以峰面积计算，不得过0.5%；其注射液杂质限量为1.2%。

3. 含量测定

(1)基本原理：根据盐酸普鲁卡因结构中具有游离芳伯氨基，在酸性溶液中与亚硝酸钠定量发生重氮化反应，生成重氮盐，用永停滴定法指示终点。

$$\mathrm{Ar-NHCOR+H_2O \xrightarrow[\Delta]{H^+} Ar-NH_2+RCOOH}$$

$$\mathrm{Ar-NH_2+NaNO_2+2HCl \longrightarrow Ar-N_2^+Cl^-+NaCl+2H_2O}$$

(2)测定方法：取本品约0.6g，精密称定，照永停滴定法，在15～25℃，用亚硝酸钠滴定液(0.1mol/L)滴定，每1ml亚硝酸钠滴定液(0.1mol/L)相当于27.28mg的$C_{13}H_{20}N_2O_2 \cdot HCl$。

(3)测定条件：重氮化反应的速度受多种因素的影响，亚硝酸钠滴定液及反应生成的重氮盐也不够稳定，因此在测定过程中应注意以下主要条件：

1)酸的种类及其用量：重氮化反应在强酸性条件下进行，因胺类药物的盐酸盐较其硫酸盐溶解度大，反应速度也较快，所以多采用盐酸。按重氮化反应的反应式，1mol芳伯胺需与2mol盐酸反应，但实际测定时往往加入过量的盐酸，加入过量的盐酸有利于加快重氮化反应速度、增加重氮盐的稳定性、防止生成偶氮氨基化合物。

$$\mathrm{Ar-N_2^+Cl^-+Ar-NH_2 \rightleftharpoons Ar-N{=}N-NH-Ar+HCl}$$

酸度加大，反应向左进行，故可防止偶氮氨基化合物的生成。但酸度不可过大，否则，会妨碍芳伯氨基游离，影响重氮化反应速度，也会引起亚硝酸的分解。所以，加入盐酸的量通常按芳伯胺与酸的摩尔比约为1：2.5～6。

2)加入适量溴化钾：在盐酸的酸性溶液中，重氮化反应的历程为

$$NaNO_2 + HCl \longrightarrow HNO_2 + NaCl$$
$$HNO_2 + HCl \longrightarrow NO^+Cl^- + H_2O$$
$$Ar-NH_2 \xrightarrow[\text{慢}]{NO^+Cl^-} Ar-NH-NO \xrightarrow[\text{快}]{} Ar-N{=}N-OH \xrightarrow[\text{快}]{} Ar-N_2^+Cl^-$$

由反应历程可知，整个反应的速度取决于第一步，若能使第一步反应速度加快，则整个反应也能相应加快。第一步反应的快慢与芳伯氨基的游离程度有密切关系。如芳伯氨基的碱性较弱，则在一定强度酸性溶液中成盐的比例较小，即游离芳伯氨基多，重氮化反应速度就快；如芳伯氨基的碱性较强，与酸成盐的比例大，游离芳伯氨基较少，则重氮化反应速度就慢。在测定中一般加入适量溴化钾，使重氮化反应加快。

溴化钾与盐酸作用产生氢溴酸，后者与亚硝酸作用生成 NOBr：

$$HNO_2 + HBr \longrightarrow NOBr + H_2O \tag{39-1}$$

若供试品仅有盐酸，则生成 NOCl：

$$HNO_2 + HCl \longrightarrow NOCl + H_2O \tag{39-2}$$

由于(39-1)式的平衡常数比(39-2)式的平衡常数约大 300 倍，即生成的 NOBr 量大得多，也就是在供试品中 NO^+ 的浓度大得多，故能加快重氮化反应的速度。

3) 反应温度：温度升高，重氮化反应速度加快，一般温度每升高 10℃，重氮化反应速度加快 2.5 倍，但生成的重氮盐也随温度的升高而分解。

$$Ar\text{-}N_2^+Cl^- + H_2O \longrightarrow Ar\text{-}OH + N_2\uparrow + HCl$$

另外，滴定时温度过高也会使亚硝酸分解。

$$3HNO_2 \longrightarrow HNO_3 + H_2O + 2NO\uparrow$$

所以滴定一般在低温下进行，但低温时反应速度太慢。经试验，可在室温(10～30℃)下进行，其中 15℃以下结果较准确。

4) 滴定速度：重氮化反应速度较慢，故滴定不宜过快。为了避免滴定过程中亚硝酸挥发和分解，滴定时将滴定管尖端插入液面下 2/3 处，一次性将大部分亚硝酸液滴定液在搅拌条件下迅速加入，使其尽快反应。然后将滴定管尖端提出液面，用少量水淋洗尖端，在缓慢滴定。尤其是近终点时，因尚未反应的芳伯氨基药物的浓度已降至极稀，须在最后一滴加入后，搅拌 1～5min，再确定终点是否真正达到。这样可以缩短滴定时间，也不影响滴定结果。

(4) 终点指示——永停滴定法：电极应为铂-铂电极系统。在铂-铂电极间加一低电压(约 50mV)，并串联一个微电流计，电极浸在被滴定的溶液中，用亚硝酸钠滴定液滴定，终点前，电流计的指针指向零；终点时，溶液中微量亚硝酸存在，电极发生氧化还原反应，线路中立即有电流通过，电流计指针突然偏转，并不再回复，即为滴定终点。

(二) 对乙酰氨基酚

1. 鉴别

(1) 三氯化铁反应：本品的水溶液加三氯化铁试液，即显蓝紫色。

(2) 重氮化-偶合反应：取本品约 0.1g，加稀盐酸 5ml，置水浴中加热 40min，放冷；取 0.5ml，滴加亚硝酸钠试液 5 滴，摇匀，用水 3ml 稀释后，加碱性 β—萘酚试液 2ml，振摇，即显红色。

2. 检查 对乙酰氨基酚常用的合成工艺有两种，一种是以对硝基氯苯为原料，水解生成对硝基酚，再还原生成对氨基酚，最后乙酰化生成对乙酰氨基酚；另一种是以酚为原料，经亚硝基化、还原生成对硝基酚，再还原生成对氨基酚，最后乙酰化生成对乙酰氨基酚。由于生产过程中可能引入中间体、副产物及一些其他杂质。《中国药典》在对乙酰氨基酚项下规定了“乙醇溶液的澄清度与颜色”“对氨基酚及有关物质”“对氯苯乙酰胺”等检查项。

(1) 乙醇溶液的澄清度与颜色：对乙酰氨基酚的生产过程使用铁粉作为还原剂，可能带入成品中，致使乙醇溶液产生浑浊。中间体对氨基酚的有色氧化物，在乙醇中显橙红色或棕色。

检查方法　取本品 1.0g，加乙醇 10ml 溶解后，溶液应澄清无色；如显浑浊，与 1 号浊度标准液比较，不得更深；如显色，与棕红色 2 号或橙红色 2 号标准比色液比较，不得更深。

(2) 对氨基酚及有关物质：对乙酰氨基酚合成过程中乙酰化不完全或贮藏过程中水解，均可产生对氨基酚，使药品产生色泽并对人体有毒性，应严格控制其限量；由于对乙酰氨基酚的生产工艺路线较多，不同生产工艺路线所带入的杂质也有所不同，主要包括中间体、副产物及分解产物，这些杂质统称为有关物质，《中国药典》检查此项杂质采用高效液相色谱法。规定：供试品溶液临用新制，记录色谱图至主峰保留时间的 4 倍；按外标法以峰面积计算，含对氨基酚不得过 0.005%，其他杂质相对于对照品溶液色谱图中对乙酰氨基酚峰面积计算，单个未知杂质不得过 0.1%，杂质总量不得过 0.5%。

(3) 对氯苯乙酰胺：《中国药典》采用高效液相色谱法检查。规定：供试品溶液临用新制按外标法以峰面积计算，含对氯苯乙酰胺不得过 0.005%。

3. 含量测定　对乙酰氨基酚结构中具有共轭体系，在紫外区有特征吸收，可用紫外分光光度法测定含量。

测定方法：取本品约 40mg，精密称定，置 250ml 量瓶中，加 0.4%氢氧化钠溶液 50ml 溶解后，加水稀释至刻度，摇匀，精密量取 5ml，置 100ml 量瓶中，加 0.4%氢氧化钠溶液 10ml，加水稀释至刻度，摇匀，照紫外-可见分光光度法，在 257nm 的波长处测定吸光度，按 $C_8H_9NO_2$ 的吸收系数（$E_{1cm}^{1\%}$）为 715 计算，即得。

第二节　苯乙胺类药物的分析

一、基本结构与主要性质

(一) 基本结构

本类药物的分子中含有苯乙胺的基本结构。其中肾上腺素、重酒石酸去甲肾上腺素、盐酸异丙肾上腺素、盐酸多巴胺等分子结构中苯环的 3，4 位上有 2 个相邻酚羟基，与儿茶酚胺类似，都属于儿茶酚胺类药物。基本结构如下：

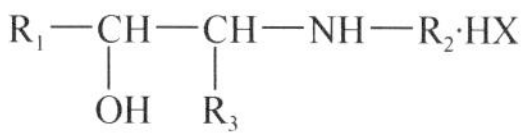

$$R_1-\underset{\displaystyle OH}{\underset{|}{CH}}-\underset{\displaystyle R_3}{\underset{|}{CH}}-NH-R_2\cdot HX$$

(二) 典型药物

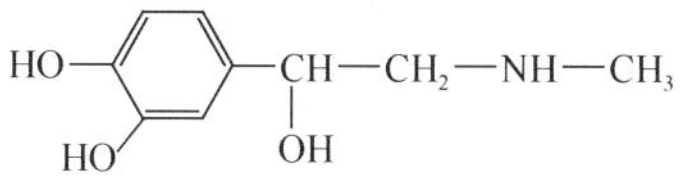

HO/HO-C₆H₃-CH(OH)-CH₂-NH-CH₃

肾上腺素

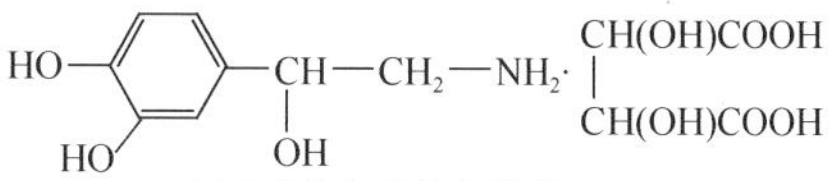

$$(HO)_2C_6H_3-\underset{\displaystyle OH}{\underset{|}{CH}}-CH_2-NH_2\cdot\begin{matrix}CH(OH)COOH\\|\\CH(OH)COOH\end{matrix}$$

重酒石酸去甲肾上腺素

$$H_2N-C_6H_2Cl_2-\underset{\displaystyle OH}{\underset{|}{CH}}-CH_2-NH-C(CH_3)_3\cdot HCl$$

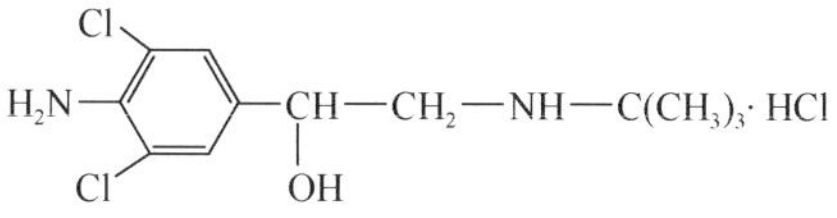

盐酸克仑特罗

(三) 主要性质

本类药物分子结构中具有烃氨基侧链，其氮为仲胺氮，故显弱碱性。游离碱难溶于水，易溶于有机溶剂，其盐可溶于水；药物分子结构中具有邻苯二酚(或苯酚)结构，可与重金属离子络合呈色，露置空气中 或遇光、热易氧化，色渐变深，在碱性溶液中更易变色，如：肾上腺素可与 Fe^{3+}离子配位显翠绿色，再加氨试液 1 滴，即变紫色，最后变成紫红色；重酒石酸去甲肾上腺素与 Fe^{3+}离子配位显翠绿色；再缓缓加碳酸氢钠试液，即显蓝色，最后变成红色；大多数药物分子结构中具有手性碳原子，具有旋光性；药物分子结构中苯环上的其他取代基，如盐酸克仑特罗的芳伯氨基，也各具有特征，均可供分析用。还可利用紫外吸收与红外吸收的性质进行定性或定量分析。

二、典型药物的分析

(一) 肾上腺素

1. 鉴别

(1) 三氯化铁反应：取本品约 2mg，加盐酸溶液 (9→1000) 2～3 滴溶解后，加水 2ml 与三氯化铁试液 1 滴，即显翠绿色；再加氨试液 1 滴，即变紫色，最后变成紫红色。

(2) 氧化反应：取本品 10mg，加盐酸溶液 (9→1000) 2ml 溶解后，加过氧化氢试液 10 滴，煮沸，即显血红色。

2. 检查 肾上腺素在生产中由其酮体氢化还原制得，若氢化不完全易引入酮体杂质。《中国药典》在肾上腺素项下规定了“溶液的澄清度与颜色”“酮体”及“有关物质”等特殊杂质的检查项目。酮体用紫外分光光度法检查，有关物质用高效液相色谱法检查。

(1) 溶液的澄清度与颜色：取比旋度项下的溶液检查，应澄清无色；如显色，与同体积的对照液 (取黄色 3 号标准比色液或橙红色 2 号标准比色液 5ml 加水 5ml) 比较，不得更深。

(2) 酮体：取本品，加盐酸溶液 (9→2000) 制成每 1ml 中含 2.0mg 的溶液，照分光光度法，在 310nm 的波长处测定，吸光度不得过 0.05。

3. 含量测定 肾上腺素结构中具有烃氨基侧链，具有弱碱性，故《中国药典》采用非水滴定法测定含量。

测定方法：取本品约 0.15g，精密称定，加冰醋酸 10ml，振摇溶解后，加结晶紫指示液 1 滴，用高氯酸滴定液 (0.1mol/L) 滴定，至溶液显蓝绿色，并将滴定的结果用空白试验校正。每 1ml 高氯酸滴定液 (0.1mol/L) 相当于 18.32mg 的 $C_9H_{13}NO$。

(二) 重酒石酸去甲肾上腺素

1. 鉴别

(1) 三氯化铁反应：取本品约 10mg，加水 1ml 溶解后，加三氯化铁试液 1 滴，振摇，即显翠绿色；再缓缓加碳酸氢钠试液，即显蓝色，最后变成红色。

(2) 氧化反应：取本品约 1mg，加酒石酸氢钾的饱和溶液 10ml 溶解后，加碘试液 1ml，放置 5min 后，加硫代硫酸钠试液 2ml，溶液为无色或仅显微红色或淡紫色 (与肾上腺素或异丙肾上腺素的区别)。

(3) 沉淀反应：取本品约 50mg，加水 1ml 溶解后，加 10%氯化钾溶液 1ml，在 10min 内应析出结晶性沉淀。

2. 检查 《中国药典》在重酒石酸去甲肾上腺素项下规定了“溶液的澄清度与颜色”“酮体”及“有关物质”等特殊杂质的检查项目。酮体用紫外分光光度法检查，有关物质用高效液相色谱法检查。

3. 含量测定 去甲肾上腺素结构中具有烃氨基侧链，具有弱碱性，故《中国药典》采用非水滴定法测定含量。以冰醋酸为溶剂，结晶紫为指示剂，用高氯酸滴定液 (0.1mol/L) 滴定至溶液显蓝绿色，并将滴定的结果用空白试验校正。

（黄　艳）

第四十章　杂环类药物的分析

杂环化合物是指碳环中夹杂有非碳原子的环状有机化合物。其中非碳元素原子称为杂原子，一般为氧、硫、氮等。杂环类药物按其所含有的杂原子种类与数目、环的元数的不同，可将杂环类药物分成许多不同的大类，如呋喃类、吡啶类、哌啶类、嘧啶类、喹啉类、托烷类、苯并噻嗪类、苯并二氮杂䓬类等。本章主要介绍吡啶类、苯并噻嗪类和苯并二氮杂䓬类药物的结构、性质以及异烟肼、尼可刹米的鉴别、杂质检查和含量测定方法。

第一节　基本结构与主要性质

一、吡　啶　类

（一）基本结构

本类药物结构中都具有吡啶的母核，基本结构如下：

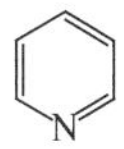

（二）典型药物

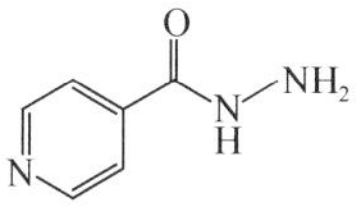

异烟肼 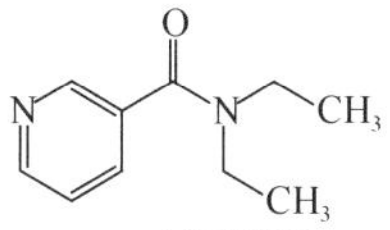　　尼可刹米 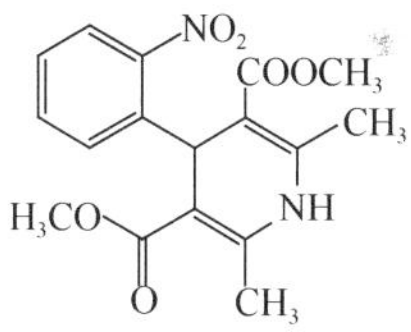　　硝苯地平

（三）主要性质

本类药物吡啶环上的氮原子为碱性氮原子，吡啶环的 pK_b 值为 8.8（水中）；尼可刹米分子中，除了吡啶环上氮原子外，吡啶环 β 位上被酰氨基取代，酰氨基遇碱水解后释放出具有碱性的二乙胺，故可以进行鉴别；异烟肼的分子结构中，吡啶环 γ 位上被酰肼取代，酰肼基具有较强的还原性，可被不同的氧化剂氧化；也可与某些含羰基的化合物发生缩合反应；本类药物分子结构中均含有吡啶环，异烟肼和尼可刹米结构中的吡啶环 α，α'位未取代，而 β 或 γ 位被羧基衍生物所取代，其吡啶环可发生开环反应；硝苯地平结构中的吡啶环 α，α'位被甲基取代，β，β'位被甲酸甲酯所取代，其吡啶环不能发生开环反应。

二、苯并噻嗪类

（一）基本结构

本类药物为苯并噻嗪（又称吩噻嗪）的衍生物，都具有硫氮杂蒽的母核，基本结构如下：

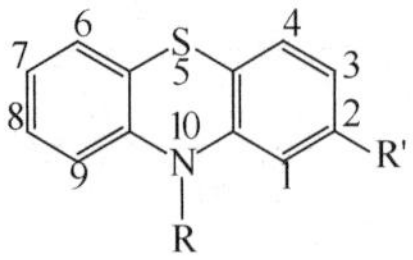

通常在母核在第 2 位碳原子上有取代基 R'，第 10 位氮原子上有取代基 R。《中国药典》收载的本类药物有盐酸氯丙嗪、盐酸异丙嗪、奋乃静、盐酸硫利达嗪等

（二）典型药物

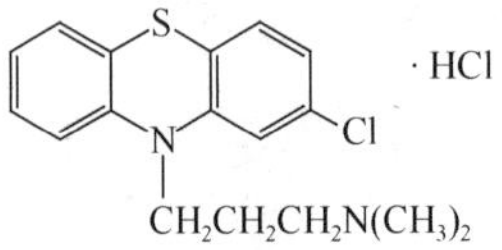

盐酸氯丙嗪

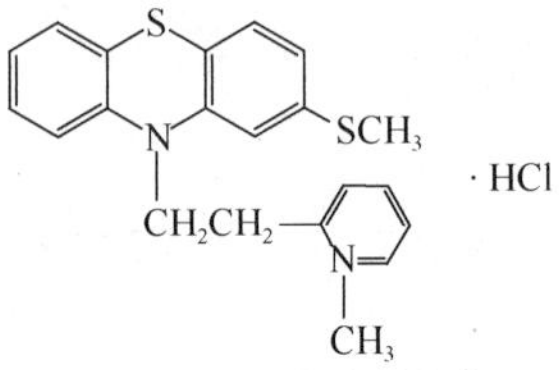

盐酸硫利达嗪

（三）主要性质

本类药物结构中含 S、N 的三环共轭的大 π 体系，在紫外区有三个较强的吸收峰，分别在 205nm 附近、254nm 附近和 300nm 附近，最强峰多在 250～265nm。R'不同会引起吸收峰发生位移，波长位移的大小与也 R 长短有关；硫氮杂蒽母核上硫原子具有还原性，易被氧化。被硝酸、硫酸、三氯化铁、过氧化氢等氧化剂氧化为砜或亚砜，氧化产物的颜色随取代基不同而不同；硫氮杂蒽母核上硫原子有两对孤对电子，易与金属离子形成配位化合物而呈色；硫氮杂蒽母核上氮原子碱性极弱；10 位侧链上常为含两个或三个碳链的二甲或二乙胺基，或为含氮杂环的衍生物，碱性较强。

三、苯并二氮杂䓬类

（一）基本结构

本类药物结构中都具有 1，4-苯并二氮杂䓬的母核，基本结构如下：

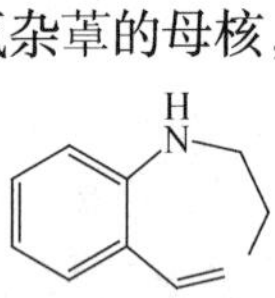

环庚三烯正离子简称䓬，为具有芳香性的七元碳环，当䓬环的 1 位和 4 位夹杂 2 个氮原子时，称为 1，4-二氮杂䓬，当其与苯环并合后就成为 1，4-苯并二氮杂䓬。目前临床上常用的苯二氮䓬类催眠药与镇静药的分子结构中都有 1，4-苯并二氮杂䓬的基本结构.

（二）典型药物

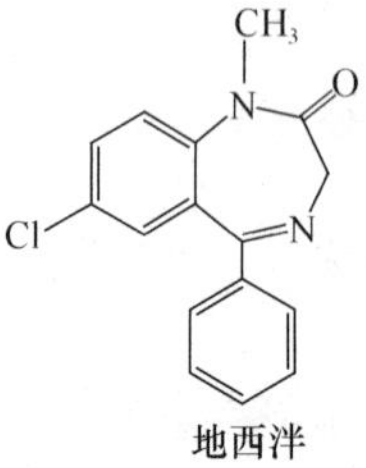

地西泮

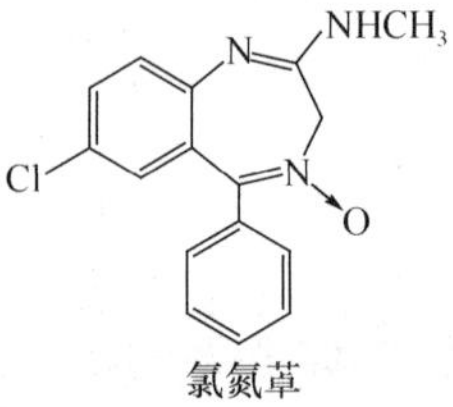

氯氮䓬

(三)主要性质

本类药物分子中有共轭体系，在紫外区有特征吸收，常利用这一特征鉴别本类药物或测定其制剂的含量；苯并二氮杂䓬母核中二氮杂䓬中的氮原子呈碱性，在强酸性溶液中可接受质子而生成盐；在酸性溶液中可与碘化铋钾作用生成橙红色沉淀；本类药物的二氮杂䓬环在强酸性溶液中能水解开环，生成芳伯胺类衍生物，能呈现芳伯胺的鉴别反应。

第二节　典型药物的分析

一、异　烟　肼

(一)鉴别

1. 银镜反应　取本品约 10mg，置试管中，加水 2ml 溶解后，加氨制硝酸银试液 1ml，即发生气泡与黑色浑浊，并在试管壁上生成银镜。

2. 高效液相色谱法　在含量测定项下记录的色谱图中，供试品溶液主峰的保留时间应与对照品溶液主峰的保留时间一致。

3. 红外光谱法　本品的红外光吸收图谱应与对照的图谱一致。

(二)检查

异烟肼在制备过程中可由于原料反应不完全或在贮藏过程中降解反应引入游离肼。肼是一种诱变剂和致癌物质，各国药典标准中均规定了游离肼的限量检查。另外，由于生产过程中可能引入中间体、副产物及一些其他杂质。《中国药典》在异烟肼项下规定了“溶液的澄清度与颜色”、“游离肼”“有关物质”等特殊杂质的检查项目。

1. 溶液的澄清度与颜色　取本品 1.0g，加水 10ml 溶解后，溶液应澄清无色；如显浑浊，与 1 号浊度标准液比较，不得更浓；如显色，与同体积的对照液(取比色用重铬酸钾液 3.0ml 与比色用硫酸铜液 0.10ml，加水稀释至 250ml)比较，不得更深。

2. 游离肼　《中国药典》用薄层色谱法检查异烟肼的游离肼。

系统适用性试验　取本品与硫酸肼各适量，加丙酮-水(1∶1)溶解并制成每 1ml 中分别含异烟肼 100mg 及硫酸肼 0.08mg 的混合对照品溶液，吸取 5μl，点于硅胶 G 薄层板上，以异丙醇-丙酮(3：2)为展开剂，展开，晾干，喷以乙醇制对二甲氨基苯甲醛试液，15min 后检视。游离肼与异烟肼的斑点应清晰分离。游离肼的 R_f值约为 0.75，异烟肼的 R_f值约为 0.56。硫酸肼检测限为 0.2μg。

测定法　取本品，加丙酮-水(1∶1)溶解并制成每 1ml 中约含 100mg 的溶液，作为供试品溶液。另取硫酸肼加丙酮-水(1∶1)制成每 1ml 中约含 0.080mg(相当于游离肼 20μg)的溶液，作为对照品溶液。吸取上述两种溶液各 5μl，分别点于同一硅胶 G 薄层板上，以异丙醇-丙酮(3∶2)为展开剂，展开，晾干，喷以乙醇制对二甲氨基苯甲醛试液，15min 后检视。在供试品溶液主斑点前方与对照品溶液主斑点相应的位置上，不得显黄色斑点。

3. 有关物质　《中国药典》用高效液相色谱法检查。规定：记录色谱图至主成分峰保留时间的 3.5 倍。供试品溶液的色谱图中如有杂质峰，单个最大杂质峰面积不得大于对照溶液主峰面积的 0.35(0.35%)，各杂质峰面积的和不得大于对照溶液主峰面积(1.0%)。

(三)含量测定

《中国药典》(2005 年版)用溴酸钾滴定法测定异烟肼的含量；《中国药典》(2015 年版)采用高

效液相色谱法测定异烟肼的含量。

1. 溴酸钾滴定法 异烟肼具有很强的还原性，在强酸性下用溴酸钾定量的发生氧化还原反应：

$$3\,\text{(4-吡啶-}CONHNH_2) + 2\,KBrO_3 \xrightarrow{HCl} 3\,\text{(4-吡啶-}COOH) + 3\,N_2\uparrow + 2\,KBr + 3\,H_2O$$

以甲基橙为指示剂，滴定到达终点后，稍过量的溴酸钾氧化甲基橙使其结构发生变化而使粉红色褪去，以示终点.

测定方法 取本品约 0.2g，精密称定，置 100ml 量瓶中，加水使溶解并稀释至刻度。摇匀；精密量取 25ml，加水 50ml、盐酸 20ml 与甲基橙指示液 1 滴，用溴酸钾滴定液（0.01667mol/L）缓缓滴定（温度保持在 18～25℃）至粉红色消失。每 1ml 溴酸钾滴定液（0.01667mol/L）相当于 3.429mg 的 $C_6H_7N_3O$。

2. 高效液相色谱法 色谱条件与系统适用性试验 用十八烷基硅烷键合硅胶为填充剂；以 0.02mol/L 磷酸氢二钠溶液（用磷酸调 pH 至 6.0）-甲醇（85：15）为流动相；检测波长为 262nm。理论板数按异烟肼峰计算不低于 4000。

测定法 取本品适量，精密称定，加水溶解并稀释制成每 1ml 中约含 0.1mg 的溶液，精密量取 10μl 注入液相色谱仪，记录色谱图；另取异烟肼对照品适量，精密称定。同法测定。按外标法以峰面积计算，即得。

二、尼可刹米

（一）鉴别

1. 水解反应 取本品 10 滴，加氢氧化钠试液 3ml，加热，即发生二乙胺的臭气，能使湿润的红色石蕊试纸变蓝色。

2. 开环反应 取本品 1 滴，加水 50ml，摇匀，分取 2ml，加溴化氰试液 2ml 与 2.5%苯胺溶液 3ml，摇匀，溶液渐显黄色。

3. 与硫酸铜的反应 取本品 2 滴，加水 1ml，摇匀，加硫酸铜试液 2 滴与硫氰酸铵试液 3 滴，即生成草绿色沉淀。

4. 红外光谱法 本品的红外光吸收图谱应与对照的图谱一致。

（二）检查

尼可刹米在生产和贮藏过程中易引入 *N*-乙基烟酰胺和结构不清的有关物质，《中国药典》在尼可刹米项下规定了 “溶液的澄清度与颜色”“有关物质”等特殊杂质的检查项目。

1. 溶液的澄清度与颜色 取本品 2.5g，加水溶解并稀释至 10ml，溶液应澄清无色；如显浑浊，与 1 号浊度标准液比较，不得更浓；如显色，与黄色 1 号标准比色液比较，不得更深。

2. 有关物质 《中国药典》用高效液相色谱法检查。规定：供试品溶液的色谱图中如有杂质峰，各杂质峰面积的和不得大于对照溶液主峰面积的 0.5 倍（0.5%）。

（三）含量测定

尼可刹米结构中具有氮原子，具有弱碱性，故《中国药典》采用非水滴定法测定含量。以冰醋酸为溶剂，结晶紫为指示剂，用高氯酸滴定液（0.1mol/L）滴定至溶液显蓝绿色，并将滴定的结果用空白试验校正。

（黄　艳）

第四十一章　生物碱类药物的分析

生物碱(alkaloid)是存在于生物体中的一类含氮有机化合物，大部分有类似碱的性质，所以称为生物碱。生物碱是生药中一类重要的活性成分，目前已分离到10 000余种，其中近100种已用于临床。按照生物碱的基本结构，已可分为60类左右。本章主要介绍苯烃胺类、托烷类、喹啉类、异喹啉类、吲哚类和黄嘌呤类药物的结构、性质以及盐酸麻黄碱、硫酸阿托品、硫酸奎宁的鉴别、杂质检查和含量测定方法。

第一节　典型药物的结构与主要性质

一、苯 烃 胺 类

(一)典型药物的结构

本类药物的氮原子在侧链中，代表药物有盐酸麻黄碱和盐酸伪麻黄碱。

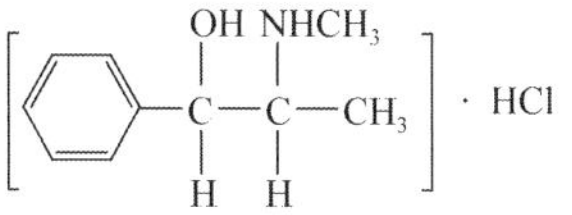

盐酸麻黄碱

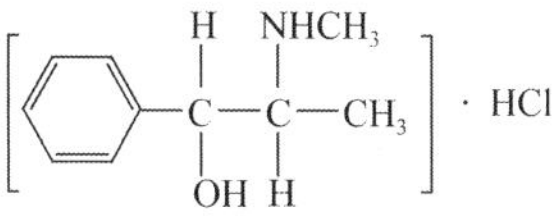

盐酸伪麻黄碱

(二)主要性质

侧链上均有氮原子，碱性较强，可与酸成盐；结构中的氨基醇在碱性的条件下与硫酸铜反应形成紫堇色配位化合物；侧链上具有不对称碳原子，因此具有旋光性；结构中均有苯环，因此在紫外光谱区有特征吸收。

二、托 烷 类

(一)典型药物的结构

本类药物大多数是莨菪烷衍生的氨基醇和有机酸缩合成酯类的生物碱，代表药物有硫酸阿托品和氢溴酸东莨菪碱。

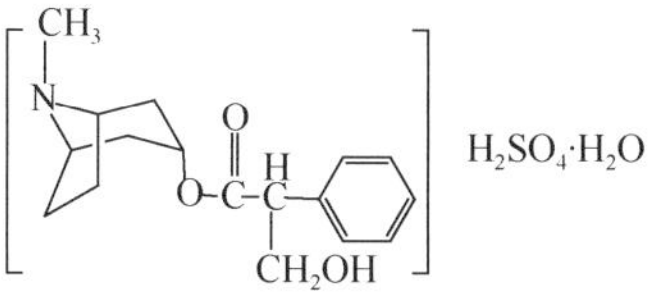

$H_2SO_4 \cdot H_2O$

硫酸阿托品

$HBr \cdot 3H_2O$

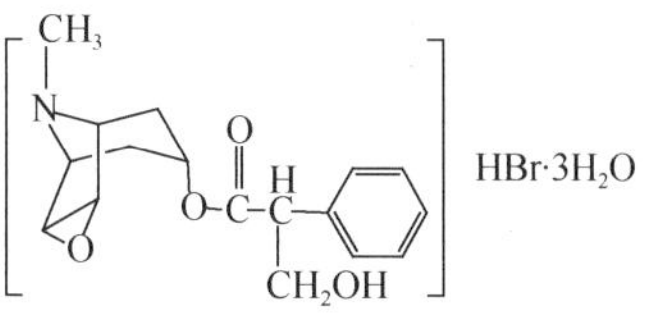

氢溴酸东莨菪碱

(二)主要性质

五元酯环上有氮原子，故碱性较强，可与酸成盐；结构中具有酯的结构，易发生水解；硫酸阿托品和氢溴酸东莨菪碱水解生成的莨菪酸与发烟硝酸共热，生成黄色三硝基(或二硝基)衍生物，冷却后，加醇制氢氧化钾或固体氢氧化钾，即显深紫色；硫酸阿托品结构中具有不对称碳原子，但为消旋体，无旋光性；氢溴酸东莨菪碱结构中也有不对称碳原子，为左旋体，比旋度−9.0°～−11.5°；结构中均有苯环，因此在紫外区有特征吸收。

三、喹　啉　类

(一) 典型药物的结构

本类药物分子结构中含有吡啶与苯环稠合而成的喹啉环，代表药物有硫酸奎宁和硫酸奎尼丁。

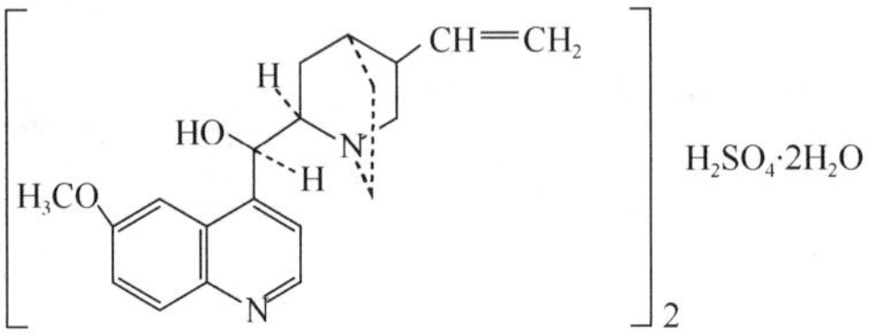

$H_2SO_4 \cdot 2H_2O$

硫酸奎宁

$H_2SO_4 \cdot 2H_2O$

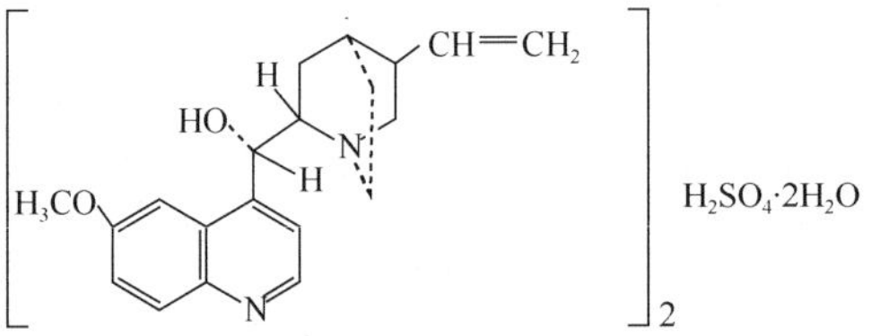

硫酸奎尼丁

(二) 主要性质

结构中均包括喹啉环和喹核碱两部分，各含一个氮原子，其中喹啉环含芳环氮，碱性较弱，不能与硫酸成盐；而喹核碱含脂环氮，碱性较强，能与硫酸成盐。奎宁的碱性大于奎尼丁；硫酸奎宁和硫酸奎尼丁均为 6 位含氧喹啉的衍生物，在水溶液中，加稀硫酸使呈酸性，滴加过量的溴水，再加入过量氨水溶液，即显翠绿色；结构中均有手性碳原子，硫酸奎宁为左旋体，硫酸奎尼丁为右旋体；结构中均有苯环，因此在紫外区有特征吸收。

四、异 喹 啉 类

(一) 典型药物的结构

本类生物碱结构类型多，以苄基异喹啉衍生物盐酸吗啡和磷酸可待因为例。

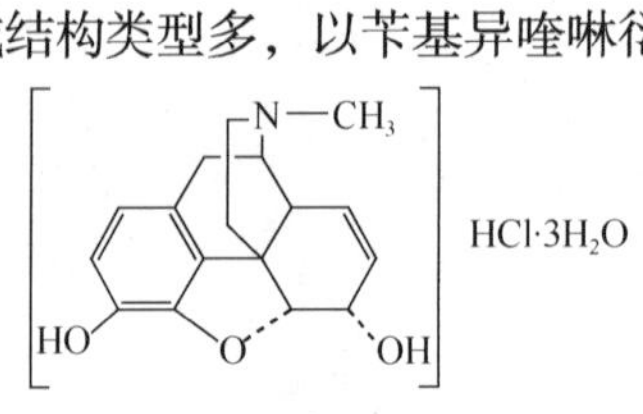

$HCl \cdot 3H_2O$

盐酸吗啡

$H_3PO_4 \cdot \frac{3}{2}H_2O$

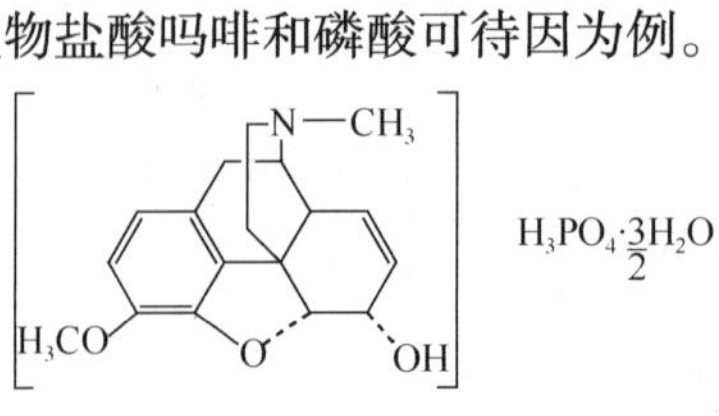

磷酸可待因

(二)主要性质

吗啡分子中含酚羟基和叔胺基，属两性化合物，但碱性略强；可待因分子中仅有叔胺基，无酚羟基，故碱性比吗啡强；吗啡分子中含酚羟基，与甲醛-硫酸的反应可形成具有醌式结构的有色物质；吗啡分子中含酚羟基，具有弱还原性，易还原铁氰化钾为亚铁氰化钾，亚铁氰化钾再与试液中的三氯化铁反应生成普鲁士蓝，而磷酸可待因无此反应。

五、吲　哚　类

(一)典型药物的结构

本类生物碱大多数结构较复杂，代表药物有硝酸士的宁和利血平。

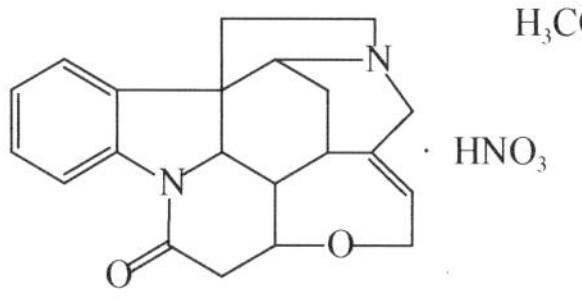

· HNO_3

硝酸士的宁

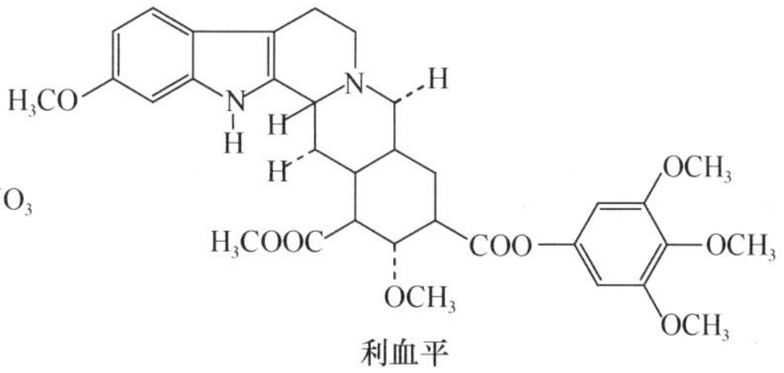

H_3CO　N　H　H　H　H_3COOC　OCH_3　COO　OCH_3　OCH_3　OCH_3

利血平

(二)主要性质

结构中均有两个碱性氮原子，结构中的吲哚氮由于与芳环共轭，几乎无碱性，士的宁脂环氮碱性较强，因此仅与一分子硝酸成盐；而利血平结构中的脂环氮由于受空间位阻的影响，碱性极弱，不能与酸结合成稳定的盐；利血平含有酯的结构，在一定条件下易发生水解。

六、黄嘌呤类

(一)典型药物的结构

代表药物有咖啡因和茶碱，均为咪唑和吡啶骈合而成的二环化合物。

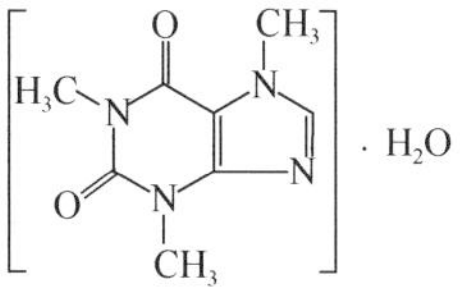

H_3C　O　CH_3　N　N　N　O　N　CH_3　· H_2O

咖啡因

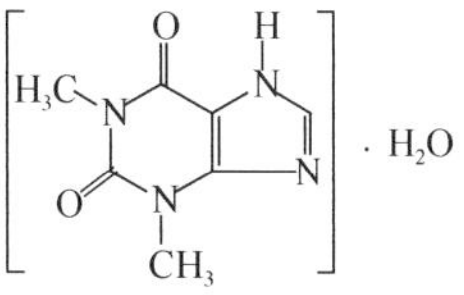

H_3C　O　H　N　N　N　O　N　CH_3　· H_2O

茶碱

(二)主要性质

虽然分子结构中含有四个氮原子，但是两个氮原子与邻位羰基形成 p-π 共轭，几乎不显碱性；咖啡因不易与酸成盐；茶碱结构中具有活泼氢原子，故显酸性；咖啡因、茶碱等黄嘌呤类生物碱中加入盐酸和氯酸钾后，置于水浴上使共热蒸干，残渣遇氨气呈紫色，再加入氢氧化钠试液紫色即消失。

第二节　典型药物的分析

一、盐酸麻黄碱

(一) 鉴别

1. 双缩脲反应　取本品约 10mg，加水 1ml 溶解后，加硫酸铜试液 2 滴与 20%氢氧化钠溶液 1ml，即显蓝紫色；加乙醚 1ml，振摇后，放置，乙醚层即显紫红色，水层变成蓝色。

2. 红外光谱法　本品的红外吸收图谱应与对照的图谱一致。

3. 氯化物的反应　盐酸麻黄碱为盐酸盐，其水溶液应显氯化物的鉴别反应。

(二) 检查

《中国药典》盐酸麻黄碱检查的项目除了有“硫酸盐”“重金属”“炽灼残渣”“干燥失重”外，还规定了“溶液的澄清度”“酸碱度”“有关物质”的检查项。

1. 溶液的澄清度　利用盐酸麻黄碱在水中易溶，而杂质不溶的原理，检查水中的不溶物。

检查方法　取本品 1.0g，加水 20ml 溶解后，溶液应澄清。

2. 酸碱度　取本品 1.0g，加水 20ml 溶解后，加甲基红指示液 1 滴；如显黄色，加硫酸滴定液(0.01mol/L) 0.10ml，应变为红色，如显淡红色，加氢氧化钠滴定液(0.02mol/L) 0.10ml 应变为黄色。

3. 有关物质　《中国药典》用高效液相色谱法检查。规定：记录色谱图至主成分峰保留时间的 2 倍。供试品溶液的色谱图中如有杂质峰，各杂质峰面积的和不得大于对照溶液的主峰面积的 0.5 倍(0.5%)。

(三) 含量测定

盐酸麻黄碱分子结构中含有弱碱性氮原子，故《中国药典》采用非水滴定法测定含量。由于盐酸麻黄碱为盐酸盐，滴定过程中置换出的盐酸酸性较强，可导致滴定结果偏低，因此滴定前需要加入醋酸汞的冰醋酸溶液，使之与氢卤酸反应，生成难解离的卤化汞，从而消除氢卤酸对滴定的干扰。

测定方法　取本品约 0.15g，精密称定，加冰醋酸 10ml，加热溶解后，加醋酸汞试液 4ml 与结晶紫指示液 1 滴，用高氯酸滴定液(0.1mol/L)滴定至溶液显翠绿色，并将滴定的结果用空白试验校正。每 1ml 高氯酸滴定液(0.1mol/L)相当于 20.17mg 的 $C_{10}H_{15}NO·HCl$。

二、硫酸阿托品

(一) 鉴别

1. Vitaili 反应　托烷生物碱类的专属鉴别反应。

取本品约 10mg，加发烟硝酸 5 滴。置水浴上蒸干，得黄色残渣，放冷，加乙醇 2～3 滴湿润，加固体氢氧化钾一小粒，显深紫色。

2. 红外光谱法　本品的红外吸收光谱应与对照的图谱一致。

3. 硫酸盐的反应　硫酸阿托品为硫酸盐，其水溶液应显硫酸盐的鉴别反应。

（二）检查

《中国药典》硫酸阿托品检查的项目除了有“炽灼残渣”“干燥失重”外，还规定了“酸度”“莨菪碱”“有关物质”的检查项。

1. 酸度　取本品 0.5g，加水 10ml 溶解后，加甲基红指示液 1 滴，如显红色，加氢氧化钠滴定液（0.02mol/L）0.15ml，应变为黄色。

2. 莨菪碱　取本品，按干燥品计算，加水制成每 1ml 中含 50mg 的溶液，依法测定，旋光度不得过−0.40°。

3. 有关物质　《中国药典》用高效液相色谱法检查。规定：记录色谱图至主成分峰保留时间的 2 倍。供试品溶液色谱图中如显杂质峰（除溶剂峰外），各杂质峰面积之和不得大于对照溶液主峰面积（1.0%）。

（三）含量测定

硫酸阿托品分子结构中含有弱碱性氮原子，故《中国药典》采用非水滴定法测定含量。由于生物碱的硫酸盐在冰醋酸介质中只能被滴定至生物碱的硫酸氢盐，因此 1mol 的硫酸阿托品消耗 1mol 的高氯酸，反应时如下：

$$(BH^+)_2 \cdot SO_4^{2-} + HClO_4 \longrightarrow (BH^+) \cdot HSO_4^- + (BH^+) \cdot ClO_4^-$$

测定方法 取本品约 0.5g，精密称定，加冰醋酸与醋酐各 10ml 溶解后，加结晶紫指示液 1～2 滴，用高氯酸滴定液（0.1mol/L）滴定至溶液显纯蓝色，并将滴定的结果用空白试验校正。每 1ml 高氯酸滴定液（0.1mol/L）相当于 67.68mg 的 $(C_{17}H_{23}NO_3)_2 \cdot H_2SO_4$。

三、硫 酸 奎 宁

（一）鉴别

1. 产生荧光的反应　取本品约 20mg，加水 20ml 溶解后，取溶液 10ml，加稀硫酸使成酸性，即显蓝色荧光。

2. 绿奎宁反应　取本品约 20mg，加水 20ml 溶解后，取溶液 5ml，加溴试液 3 滴与氨试液 1ml，即显翠绿色。

3. 硫酸盐的鉴别　取本品约 20mg，加水 20ml 溶解后，取溶液 5ml，加盐酸使成酸性后，加氯化钡试液 1ml，即发生白色沉淀。

4. 红外光谱法　本品的红外吸收图谱应与对照的图谱一致。

（二）检查

《中国药典》硫酸奎宁检查的项目除了有“炽灼残渣”“干燥失重”外，还规定了“酸度”“三氯甲烷-乙醇中不溶物”“其他金鸡纳碱”的检查项。

1. 酸度　取本品 0.2g，加水 20ml 溶解后，依法测定，pH 应为 5.7～6.6。

2. 三氯甲烷-乙醇中不溶物　利用硫酸奎宁在三氯甲烷-乙醇中易溶中易溶，而杂质不溶的原理，控制制备过程中产生的三氯甲烷-乙醇中的不溶物或无机盐。

检查方法　取本品 2g，加三氯甲烷-无水乙醇（2∶1）的混合液 15ml，在 50℃加热 10min 后，用称定重量的垂熔坩埚滤过，滤渣用上述混合液分 5 次洗涤，每次 10ml，在 105 ℃干燥至恒重，遗留残渣不得过 2mg。

3. 其他金鸡纳碱　主要控制生产过程中产生的其他生物碱。《中国药典》采用薄层色谱法的供试品自身对照法检查。

检查方法　取本品，加稀乙醇制成每 1ml 含 10mg 的溶液，作为供试品溶液；精密量取适量，加稀乙醇稀释制成每 1ml 中含 50μg 的溶液，作为对照溶液。照薄层色谱法试验，吸取上述两种溶液各 5μl，分别点于同一硅胶G薄层板上，以三氯甲烷-丙酮-二乙胺（5∶4∶1.25）为展开剂，展开后，微热使展开剂挥散，喷以碘铂酸钾试液使显色。供试品溶液如显杂质斑点，与对照溶液的主斑点比较，不得更深。

（三）含量测定

硫酸奎宁分子结构中喹啉环和喹核碱含有弱碱性氮原子，故《中国药典》采用非水滴定法测定含量。由于 1mol 奎宁中含 2mol 氮原子，1mol 硫酸奎宁中含 2mol 奎宁，即 1mol 硫酸奎宁中含 4 mol 氮原子。在冰醋酸中，喹啉环和喹核碱的氮原子的碱性均增强，可与强酸成盐，1mol 氮原子与硫酸成盐，其余 3mol 氮原子能消耗 3mol 高氯酸。因此，硫酸奎宁与高氯酸反应摩尔比为 1∶3。反应式为

$$(C_{20}H_{24}N_2O_2 \cdot H^+)_2SO_4^{2-} + 3HClO_4 \longrightarrow (C_{20}H_{24}N_2O_2 \cdot 2H^+) \cdot 2ClO_4^- + (C_{20}H_{24}N_2O_2 \cdot 2H^+) \cdot ClO_4^- \cdot HSO_4^-$$

测定方法　取本品约 0.2g，精密称定，加冰醋酸 10ml 溶解后，加醋酐 5ml 与结晶紫指示液 1～2 滴，用高氯酸滴定液（0.1mol/L）滴定至溶液显蓝绿色，并将滴定的结果用空白试验校正。每 1ml 高氯酸滴定液（0.1mol/L）相当于 24.90mg 的 $(C_{20}H_{24}N_2O_2)_2 \cdot H_2SO_4$。

（黄　艳）

第四十二章　维生素类药物的分析

维生素是维持人体正常代谢功能所必需的一类活性物质，体内不能自行合成，必须从体外摄取。维生素在体内的含量很少，但不可或缺。各种维生素的化学结构、性质及生理作用均不同。《中国药典》(2015 年版)收载的维生素原料及制剂共 30 多个，本章主要介绍维生素 A、维生素 B_1、维生素 C、维生素 E 的结构、性质及其质量控制方法。

第一节　维生素 A 的分析

维生素 A 为抗干眼病维生素，亦称美容维生素，它并不是单一的化合物，而是一系列视黄醇的衍生物，其中包括维生素 A_1(视黄醇)、维生素 A_2(去氢维生素 A)、维生素 A_3(去水维生素 A)，维生素 A_1 的活性高，所以通常所说的维生素 A 指的是维生素 A_1。在自然界中的主要来源于鱼肝油，在鱼肝油中维生素 A 多以各种酯类的混合物存在，其中主要是醋酸酯和棕榈酸酯。《中国药典》中收载的维生素 A 是人工合成的每 1g 含 270 万单位以上的维生素 A 醋酸酯结晶加精制植物油制成的油溶液。含维生素 A 应为标示量的 97.0%～103.0%。

一、结构与性质

(一) 结构

维生素 A 的结构为具有一个共轭多烯侧链的环己烯，具有许多立体异构体。天然维生素 A 主要是全反式维生素 A。

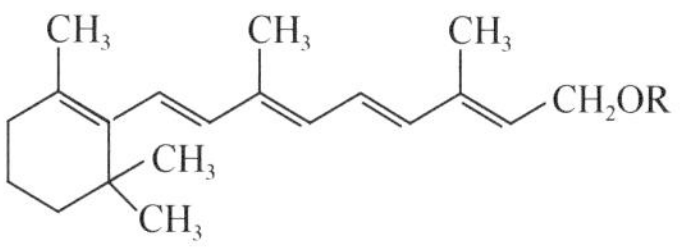

R: —H　　维生素 A 醇

—$COCH_3$　维生素 A 醋酸酯

(二) 主要性质

1. 性状　维生素 A 为淡黄色油溶液，或结晶与油的混合物(加热至 60℃应为澄明溶液)；无败油臭；在空气中易氧化，遇光易变质。

2. 溶解性　维生素 A 与三氯甲烷、乙醚、环己烷或石油醚能任意混合，在乙醇中微溶，在水中不溶。

3. 三氯化锑反应　维生素 A 在三氯甲烷中能与三氯化锑试剂作用产生蓝色，渐变成紫红色。

4. 具有紫外特征吸收　维生素 A 结构中具有共轭多烯侧链结构，在 325～328nm 的范围内有最大吸收。

5. 易氧化变质　维生素 A 结构中中有多个不饱和键，性质不稳定，易被空气中的氧和氧化剂氧化，易被紫外光裂解，特别是在加热和金属离子存在情况下，更容易氧化变质生成无生物活性的物质。

二、鉴　　别

三氯化锑反应　取本品 1 滴，加三氯甲烷 10ml 振摇使溶解；取出 2 滴，加三氯甲烷 2ml 与 25%三氯化锑的三氯甲烷溶液 0.5ml，即显蓝色，渐变成紫红色。

三、检　　查

1. 酸值　常用以表示其缓慢氧化后的酸败程度。指中和脂肪、脂肪油或其他类似物质 1g 中含有的游离脂肪酸所需氢氧化钾的重量(mg)，测定时可采用氢氧化钠滴定液(0.1mol/L)进行滴定。

检查方法　取乙醇与乙醚各 15ml，置锥形瓶中，加酚酞指示液 5 滴，滴加氢氧化钠滴定液(0.1mol/L)至微显粉红色，再加本品 2.0g，振摇使完全溶解，用氢氧化钠滴定液(0.1mol/L)滴定，酸值不得过 2.0。

2. 过氧化值　指每 1000g 供试品中含有的其氧化能力与一定量的氧相当的过氧化物量。表示油脂和脂肪酸等被氧化程度的一种指标。供试品被氧化后生成过氧化物、醛、酮等。氧化能力较强，能将碘化钾氧化成游离碘。可用硫代硫酸钠来滴定，用淀粉指示液指示终点。

检查方法　取本品 1.0g，加冰醋酸-三氯甲烷(6∶4)30ml，振摇使溶解，加碘化钾的饱和溶液 1ml，振摇 1min，加水 100ml 与淀粉指示液 1ml，用硫代硫酸钠滴定液(0.01mol/L)滴定至紫蓝色消失，并将滴定的结果用空白试验校正。消耗硫代硫酸钠滴定液(0.01mol/L)不得过 1.5ml。

四、含 量 测 定

维生素 A 结构中有轭多烯侧链的共轭体系，因此，在紫外区有吸收，《中国药典》用紫外-可见分光光度法维生素 A 及其制剂中维生素 A 的含量，以单位表示，每单位相当于全反式维生素 A 醋酸酯 0.344μg 或全反式维生素 A 醇 0.300μg。

由于维生素 A 制剂中含有稀释用油和维生素 A 原料药中混有其他杂质，采用紫外-可见分光光度法测得的吸光度不是维生素 A 独有的吸收。在以下规定的条件下，非维生素 A 物质的无关吸收所引入的误差可以用校正公式校正，以便得到正确结果。

校正公式采用三点法，除其中一点是在吸收峰波长处测得外，其他两点分别在吸收峰两侧的波长处测定，因此仪器波长应准确，故在测定前，应对仪器波长进行校正。

第一法(直接测定法，适用于纯度高的维生素 A 醋酸酯)

取供试品适量，精密称定，加环己烷溶解并定量稀释制成每 1ml 中含 9～15 单位的溶液，然后在 300、316、328、340、360nm 五个波长处测吸光度，确定最大吸收波长，计算各波长的吸光度与 328nm 波长下的吸光度比值。

如果吸收峰波长在 326～329nm，且所测得各波长吸光度比值不超过表 42-1 中规定的±0.02，以实测的吸光度计算含量。

表 42-1　药典规定的测定波长及吸光度比值

波长/nm	吸光度比值	波长/nm	吸光度比值
300	0.555	340	0.811
316	0.907	360	0.299
328	1.000		

如果吸收峰波长在 326～329nm，但所测得的各波长吸光度比值超过表 42-1 中规定值的±0.02，应按下式求出校正后的吸光度。

$$A_{328(校正)}=3.52(2A_{328}-A_{316}-A_{340})$$

如果$\dfrac{A_{328(校正)}-A_{328}}{A_{328}}\times 100\%$不超过±3.0%，则不用校正吸光度，仍以未经校正的吸光度计算含量。

如果$\dfrac{A_{328(校正)}-A_{328}}{A_{328}}\times 100\%$在–15%至–3%，则以校正吸光度计算含量。

如果$\dfrac{A_{328(校正)}-A_{328}}{A_{328}}\times 100\%$小于–15%或大于+3%，或者吸收峰波长不 326～329nm，则供试品须按下述第二法测定。

第二法（皂化法，适用于维生素 A 醇）

取一定量的供试品，加氢氧化钾乙醇溶液煮沸回流后用乙醇提取、洗涤、滤过、浓缩和干燥等处理，用异丙醇溶解残渣并稀释制成每 1ml 中含 9～15 单位的溶液，然后在 300、310、325、334nm 四个波长处测吸光度，确定最大吸收波长。最大波长应在 323～327nm，且 300nm 波长处的吸光度与 325nm 波长处的吸光度的比值应不超过 0.73，按下式计算校正吸光度。

$$A_{325(校正)}=6.815A_{325}-2.555A_{310}-4.260A_{334}$$

如果$\dfrac{A_{325(校正)}}{A_{325}}\times 100\%$在 97%～103%，则仍以未经校正的吸光度计算含量。

如果吸收峰的波长不在 323～327nm，或 300nm 波长处的吸光度与 325nm 波长处的吸光度的比值超过 0.73，则取皂化液用色谱法纯化后再测定。

第二节　维生素 B_1 的分析

维生素 B_1 广泛存在于米糠、酵母中，还来源于人工合成。主要用于治疗脚气病、多发性神经炎和胃肠道疾病。

一、结构与性质

（一）结构

维生素 B_1 是由氨基嘧啶环和噻唑环通过亚甲基连接而成的季铵类化合物，噻唑环上季铵及嘧啶环上氨基，是两个碱性基团。

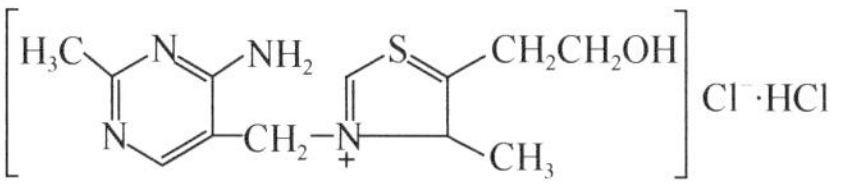

H_3C, N, NH_2, S, CH_2CH_2OH, N, CH_2, N^+, CH_3, $Cl^-\cdot HCl$

维生素B_1

（二）主要性质

1. 性状　维生素 B_1 为白色结晶或结晶性粉末；有微弱的特臭，味苦；干燥品在空气中迅即吸收约 4%的水分。

2. 溶解性　维生素 B_1 在水中溶解，乙醇中微溶，乙醚中不溶；水溶液显酸性。

3. 硫色素反应　噻唑环在碱性介质中可开环，再与嘧啶环上的氨基环合，经铁氰化钾等氧化剂氧化成具有荧光的硫色素，溶于正丁醇中显蓝色荧光。

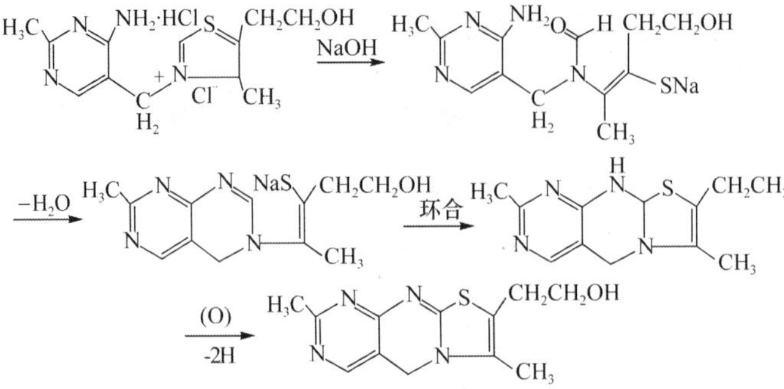

4. 紫外特征吸收 有共轭体系，所以 246nm 处有最大吸收。

5. 与生物碱沉淀试剂反应 分子中有两个杂环，具有生物碱的性质，能与生物碱沉淀试剂反应生成沉淀。

二、鉴　别

1. 硫色素反应 取本品约 5mg，加氢氧化钠试液 2.5ml 溶解后，加铁氰化钾试液 0.5ml 与正丁醇 5ml，强力振摇 2 分钟，放置使分层，上面的醇层显强烈的蓝色荧光；加酸使成酸性，荧光即消失；再加碱使成碱性，荧光又显出。

2. 氯化物的反应 维生素 B_1 为盐酸盐，其水溶液应显氯化物的鉴别反应。

三、检　查

《中国药典》维生素 B_1 检查的项目除了有“溶液的澄清度与颜色”“硫酸盐”“干燥失重”“炽灼残渣”“铁盐”“重金属”外。还规定了“硝酸盐”“有关物质”“总氯量”的检查项。

1. 硝酸盐 硝酸盐是维生素 B_1 合成过程中引入的杂质。

检查方法 取本品 1.0g，加水溶解使成 100ml，取 1.0ml，加水 4.0ml 与 10%氯化钠溶液 0.5ml，摇匀，精密加入稀靛胭脂试液 1ml，摇匀，沿管壁缓缓加硫酸 5.0ml，立即缓缓振摇 1min，放置 10mim，与标准硝酸钾溶液(精密称取在 105 ℃干燥至恒重的硝酸钾 81.5mg，置 50ml 量瓶中，加水溶解并稀释至刻度，摇匀，精密量取 5ml，置 100ml 量瓶中，加水稀释至刻度，摇匀。每 1ml 相当于 50μg 的 NO_3)0.50ml 用同一方法制成的对照液比较，不得更浅(0.25%)。

2. 有关物质 在维生素 B_1 的合成过程中，经常会引入未反应完全的原料、中间体及副产物等有关物质，《中国药典》用高效液相色谱法供试品自身对照法检查。规定：记录色谱图至主峰保留时间的 3 倍。供试品溶液色谱图中如有杂质峰，各杂质峰面积的和不得大于对照溶液主峰面积的 0.5 倍(0.5 %)。

3. 总氯量 维生素 B_1 为盐酸盐，理论总氯量为 21.02%。《中国药典》用银量法测定。取本品约 0.2g，精密称定，加水 20ml 溶解后，加稀醋酸 2ml 与溴酚蓝指示液 8～10 滴，用硝酸银滴定液(0.1mol/L)滴定至显蓝紫色。每 1ml 硝酸银滴定液(0.1mol/L)相当于 3.54mg 的氯(Cl)。按干燥品计算，含总氯量应为 20.6%～21.2%。

四、含量测定

维生素 B_1 分子中含有两个碱性基团，在冰醋酸中碱性增强。《中国药典》用非水滴定法测定其含量。

测定方法 取本品约 0.12g，精密称定，加冰醋酸 20ml 微热使溶解，放冷，加醋酐 30ml，照电位滴定法，用高氯酸滴定液(0.1mol/L)滴定，并将滴定的结果用空白试验校正。每 1ml 高氯酸滴定液(0.1mol/L)相当于 16.86mg 的 $C_{12}H_{17}ClN_4OS \cdot HCl$。

第三节　维生素 C 的分析

维生素 C 又叫 *L*-抗坏血酸，是一种水溶性维生素，有四种光学异构体，其中以 L-构型右旋体的生物活性最强。

一、结构与性质

(一)结构

维生素 C 分子结构与糖类比较相似，具有烯二醇的结构，具有内酯环，有两个手性碳原子(C4，C5)，有 C=C-C=O 的共轭体系。

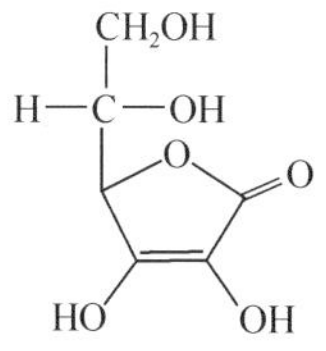

维生素C

(二)主要性质

1. 性状　本品为白色结晶或结晶性粉末；无臭，味酸；久置色渐变微黄；水溶液显酸性反应。

2. 溶解性　在水中易溶，在乙醇中略溶，在三氯甲烷或乙醚中不溶。

3. 酸性　有烯二醇的结构，具有酸性，一般表现为一元酸。

4. 还原性　有烯二醇的结构，具有较强的还原性，易被氧化为去氢抗坏血酸；在碱性溶液或强酸溶液中能进一步水解为二酮基古洛糖酸。

5. 水解性　在弱减中生成盐，在强碱溶液中易发生水解。

6. 旋光性　有两个手性碳原子，故有四种光学异构体。

7. 紫外吸收　有共轭体系，因此在紫外区有特征吸收。

二、鉴　　别

1. 银镜反应　取本品 0.2g，加水 10ml 溶解后，取溶液 5ml，加硝酸银试液 0.5ml，即生成银的黑色沉淀。

2. 与二氯靛酚的反应　取本品 0.2g，加水 10ml 溶解后，取溶液 5ml，加二氯靛酚钠试液 1 ～ 2 滴，试液的颜色即消失。

二氯靛酚是一种染料，其氧化型在酸性介质中显玫瑰红色，在碱性介质中为蓝色，与维生素 C 作用生成还原型的无色的酚亚胺。

3. 红外光谱法　本品的红外吸收图谱应与对照的图谱一致。

三、检　　查

《中国药典》维生素 C 检查的项目除了有“溶液的澄清度与颜色”“炽灼残渣”“重金属”“铁”“铜”外。还规定了“草酸”的检查项。

利用草酸与氯化钙反应生成草酸钙的白色沉淀，检查维生素 C 中的草酸。

检查方法　取本品 0.25g，加水 4.5ml，振摇使维生素 C 溶解，加氢氧化钠试液 0.5ml，加稀醋酸 1ml，加氯化钙试液 0.5ml，摇匀，放置 1h，作为供试品溶液；另精密称取草酸 75mg，置 500ml 量瓶中，加水稀释至刻度，摇匀，精密量取 5ml，加稀醋酸 1ml，加氯化钙试液 0.5ml，摇匀，放置 1h，作为对照品溶液。供试品溶液产生的浑浊不得浓于对照品溶液（0.3%）。

四、含 量 测 定

维生素 C 具有还原性，在酸性条件下，可被碘定量氧化。用淀粉指示液指示终点，根据消耗碘滴定液的体积，可计算出维生素 C 的含量。《中国药典》用碘量法测定维生素 C 的含量。

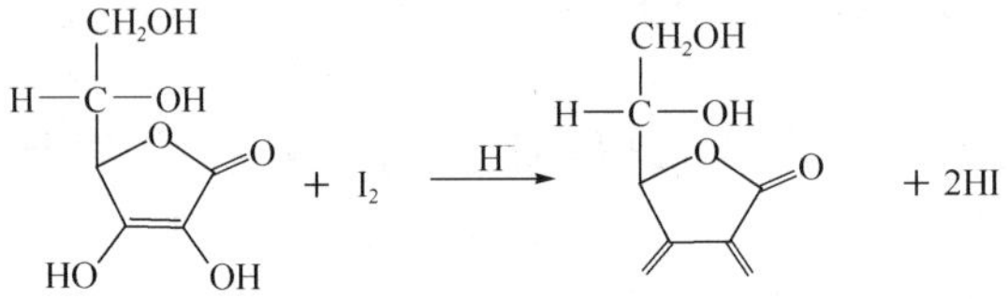

CH₂OH　H—C—OH　O　O　HO　OH　+ I_2　$\xrightarrow{H^+}$　CH₂OH　H—C—OH　O　O　+ 2HI

测定方法　取本品约 0.2g，精密称定，加新沸过的冷水 100ml 与稀醋酸 10ml 使溶解，加淀粉指示液 1ml，立即用碘滴定液（0.05mol/L）滴定，至溶液显蓝色并在 30s 内不褪。每 1ml 碘滴定液（0.05mol/L）相当于 8.806mg 的 $C_6H_8O_6$。

在酸性条件下，维生素 C 受空气中的氧氧化速度慢；实验中加新沸的水目的是减少水中溶解的氧；测定注射液时，要加入少量丙酮，以消除抗氧剂对测定的影响。

第四节　维生素 E 的分析

维生素 E 为 α-生育酚及其各种酯类，《中国药典》收载的维生素 E 包括天然型和合成型两种，天然型维生素 E 为右旋的 α-生育酚醋酸酯，合成型维生素 E 为消旋的 α-生育酚醋酸酯。

一、结构与性质

（一）结构

维生素 E 为苯并二氢吡喃醇衍生物，苯环上有一个被乙酰化的酚羟基。有多种异构体，其中 α-异构体的生理活性最强。

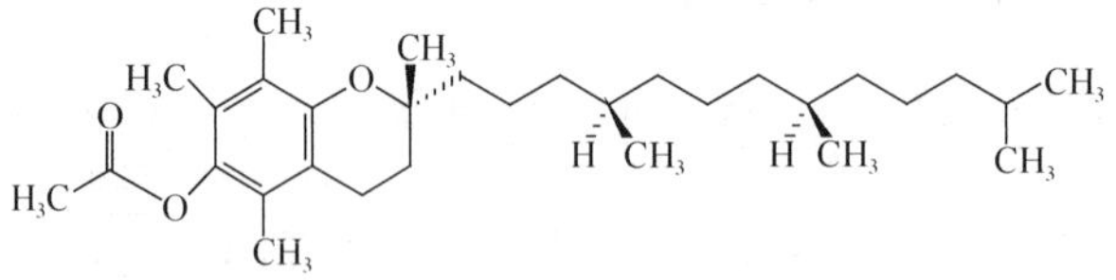

天然型维生素E

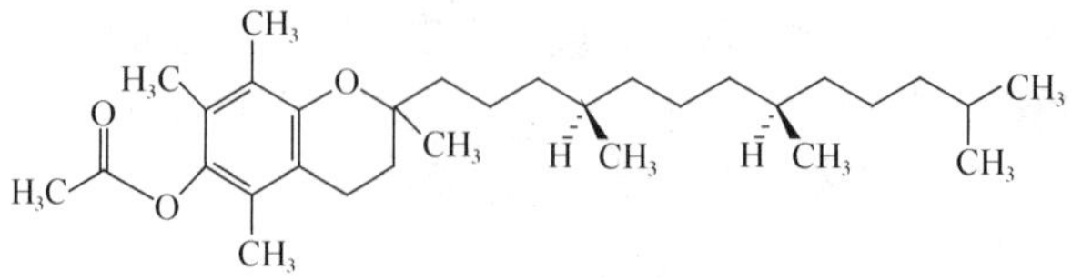

合成型维生素E

（二）主要性质

1. 性状　维生素 E 为微黄色或黄色透明的黏稠液体；几乎无臭；遇光色渐变深。

2. 溶解性 在无水乙醇、丙酮、乙醚、石油醚中溶解；在水中不溶。

3. 水解性 维生素 E 苯环上有乙酰化的酚羟基，在酸性或碱性溶液中可水解生成游离的生育酚。

4. 氧化反应 维生素 E 对热稳定，无氧的条件下加热 200℃也不破坏，但对氧极不稳定，易被空气中的氧所氧化。

5. 紫外吸收特性 维生素 E 结构中苯环，故有紫外吸收。

二、鉴 别

1. 与硝酸反应 取本品约 30mg，加无水乙醇 10ml 溶解后，加硝酸 2ml，摇匀，在 75℃加热约 15min，溶液显橙红色。

2. 与三氯化铁反应 取本品约 10mg，加乙醇制氢氧化钾试液 2ml，煮沸 5min，放冷，加水 4ml 与乙醚 10ml，振摇，静置使分层；取乙醚液 2ml，加 2，2'-联吡啶的乙醇溶液（0.5→100）数滴与三氯化铁的乙醇溶液（0.2→100）数滴，应显血红色。

3. 气相色谱法 在含量测定项下记录的色谱图中，供试品溶液主峰的保留时间应与对照品溶液主峰的保留时间一致。

三、检 查

《中国药典》维生素 E 检查的项目除了有“酸度”“残留溶剂”外。还规定了“生育酚”“有关物质”的检查项。

1. 生育酚 天然型维生素 E 在贮藏过程中水解都能产生生育酚。《中国药典》利用生育酚的还原性，可被硫酸铈定量氧化，以二苯胺为指示剂，在一定条件下以消耗硫酸铈滴定液的体积来控制游离生育酚的限量。滴定终点溶液由亮黄色转变为灰紫色。

检查方法 取本品 0.10g，加无水乙醇 5ml 溶解后，加二苯胺试液 1 滴，用硫酸铈滴定液（0.01mol/L）滴定，消耗硫酸铈滴定液（0.01mol/L）不得过 1.0ml。

2. 有关物质 维生素 E 在合成过程中可能引入原料、中间体、副产物及一些其他杂质，《中国药典》采用气相色谱法检查。规定：记录色谱图至主成分峰保留时间的 2 倍，供试品溶液的色谱图中如有杂质峰（α 生育酚对维生素 E 峰的相对保留时间约为 0.87），α 生育酚不得大于对照溶液主峰面积的 1.0 倍（1.0%），其他单个最大杂质不得大于对照溶液主峰面积的 1.5 倍（1.5%），各杂质峰面积的和不得大于对照溶液主峰面积的 2.5 倍（2.5%）。

四、含 量 测 定

《中国药典》用气相色谱法测定维生素 E 的含量，按内标加校正因子的方法计算。

色谱条件与系统适用性试验 以硅酮（OV-17）为固定相，涂布浓度为 2%；柱温为 265℃。理论板数按维生素 E 峰计算应不低 500，维生素 E 峰与内标物质峰的分离度应大于 2。

校正因子测定 取正三十二烷适量，加正己烷溶解并稀释成每 1ml 中含 1.0mg 的溶液，摇匀，作为内标溶液。另取维生素 E 对照品约 20mg，精密称定，置棕色具塞锥形瓶中，精密加入内标溶液 10ml，密塞，振摇使溶解；取 1～3μl 注入气相色谱仪，计算校正因子。

测定法 取本品约 20mg，精密称定，置棕色具塞锥形瓶中，精密加入内标溶液 10ml，密塞，振摇使溶解；取 1～3μl 注入气相色谱仪，测定，计算，即得。

（黄 艳）

第四十三章　甾体激素类药物的分析

甾体激素类药物是一种具有甾体结构的激素类药物，在对机体发育、生殖、免疫调节、皮肤疾病治疗等方面有明确的作用。本章主要介绍甾体激素类药物的结构、性质以及氢化可的松、醋酸地塞米松、黄体酮的鉴别、杂质检查和含量测定方法。

第一节　基本结构与分类

天然和人工合成的甾体激素，均具有环戊烷骈多氢菲母核，基本结构如下：

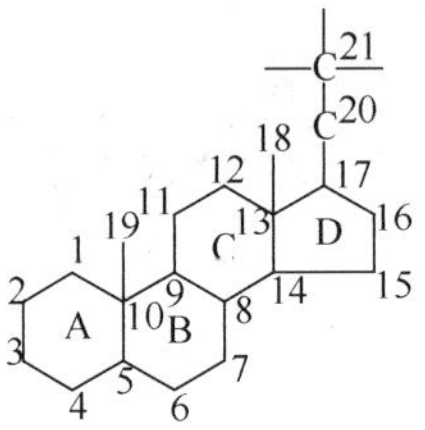

甾体激素的结构特点：A 环，多为脂环，且 C_4/C_5 间有双键，并与 C_3 酮基共轭，称为 α，β-不饱和酮，标记为 Δ^4-3-酮；少数为苯环，C_3 有羟基；C_{10}、C_{13}，多数为角甲基，少数 C_{10} 无角甲基；C_{17} 可能有羟基、酮基、甲酮基、α-醇酮基、甲基、乙炔基等；人工合成的甾体激素，有些在 C_6 或 C_9 上引入卤素，有些具有 C_1/C_2 双键等；有些取代基是 α 型(用虚线表示)，有些是 β 型(用实线表示)。

甾体激素类药物按药理作用可分为肾上腺皮质激素和性激素两大类，性激素又可分为雄性激素及蛋白同化激素、孕激素和雌激素等。

一、典型药物结构特点

(一)肾上腺皮质激素

临床上使用的肾上腺皮质激素(简称皮质激素)有的是天然的，有的是结构改造而成的，典型药物有氢化可的松、醋酸地塞米松等。

这类药物的结构特点：母核有 21 个碳原子；A 环有 Δ^4-3-酮基或 $\Delta^{1,4}$-3-酮基；B 环有的药物 6α 或 9α 位上有卤素；C 环有的药物 11 位上有羰基或羟基；D 环 17 位上有 α- 醇酮基侧链，并且多数还具 α-羟基。

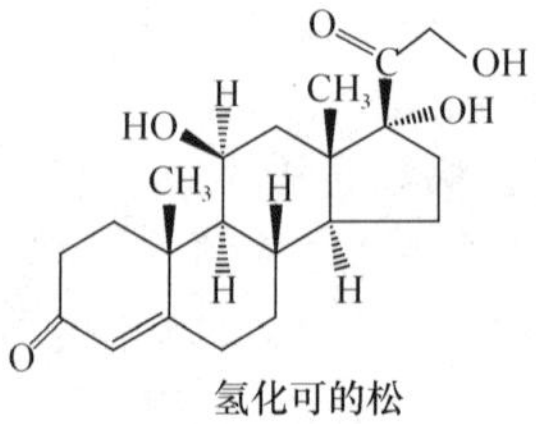

氢化可的松 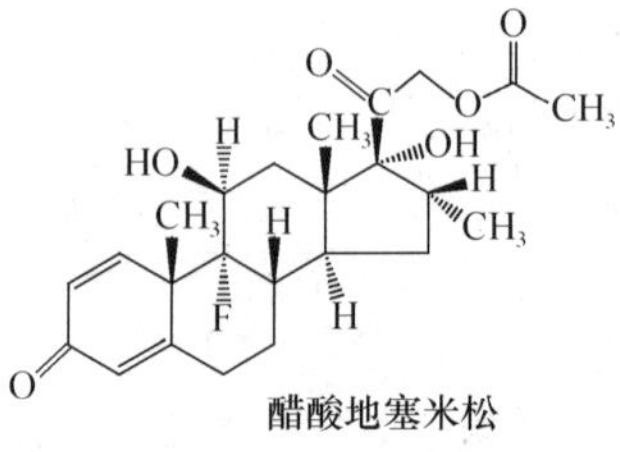　　醋酸地塞米松

(二)雄性激素及蛋白同化激素

天然的雄性激素主要有睾酮，临床上使用的雄性激素是经结构改造而成的，典型药物有甲睾酮、苯酸睾酮等。

雄性激素一般同时具有蛋白同化激素的作用。对雄性激进行结构改造，雄性激素作用减弱，而蛋白同化激素作用仍然保留或增强，便成为蛋白同化激素药物。典型药物有苯丙酸诺龙等。

这类药物的结构特点：雄性激素母核有 19 个碳原子，蛋白同化激素 10 位上一般无角甲基，母核只有 18 个碳原子；A 环有 Δ^4-3-酮基；D 环 17 位上无侧链，多为羟基或酯。

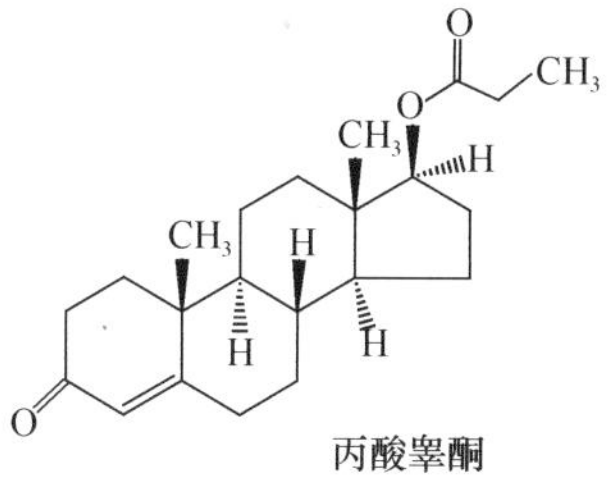

丙酸睾酮 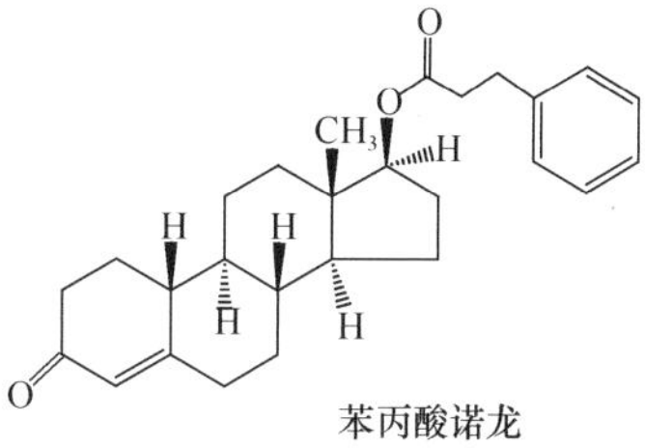　　苯丙酸诺龙

(三) 孕激素

临床上使用的孕激素有的是天然的，有的是合成的。天然的孕激素有黄体酮，其口服后可被迅速破坏而失活。醋酸甲羟孕酮是经结构改造而来的，具有长效的特点。

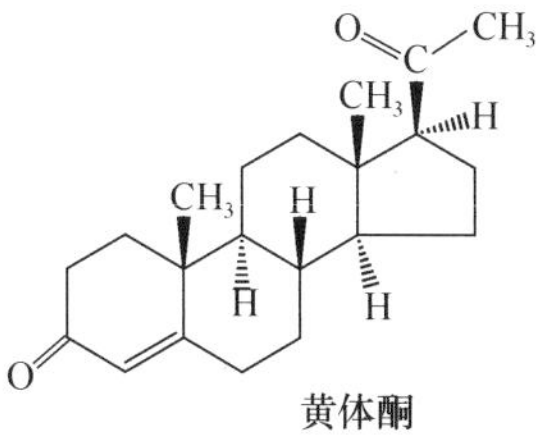

黄体酮 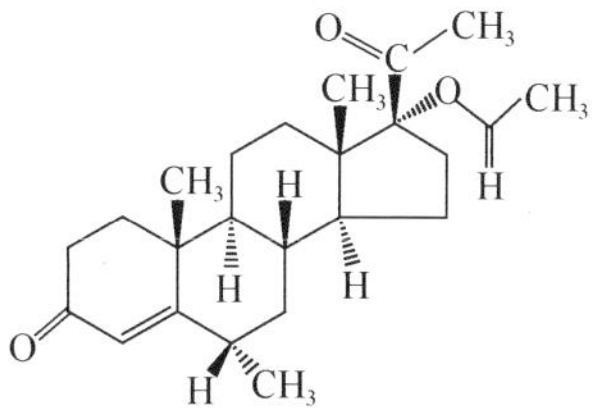　　醋酸甲羟孕酮

这类药物的结构特点：母核有 21 个碳原子；A 环有 Δ^4-3-酮基；D 环 17 位上有甲酮基，有的药物 17 位上有羟基或酯。

(四) 雌性激素

天然的雌激素主要有雌二醇，临床上使用的雌激素有的是结构改造而成的，典型药物有炔雌醇、戊酸雌二醇等。

这类药物的结构特点：母核有 18 个碳原子；A 环为苯环，3 位上有酚羟基，10 位上无角甲基；D 环 17 位上有羟基或酯，有的药物还有乙炔基。

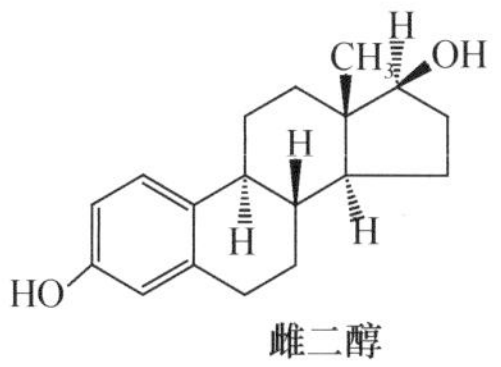

雌二醇 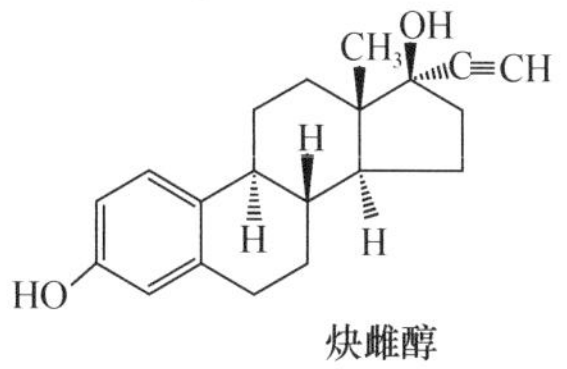　　炔雌醇

除此以外，《中国药典》收载口服避孕药物：炔诺酮、炔诺孕酮、炔孕酮等，具有上述结构的特点，多数在 A 环上具有 Δ^4-3-酮，与黄体酮和睾酮一致；有的在 17 位上具有羟基、乙炔基或甲酮基；有的在 10 位上无角甲基，与雌激素相同

二、特征官能团的性质

(一) 母核

有些甾体激素类药物能与硫酸、磷酸、高氯酸、盐酸发生呈色反应，其中与硫酸的呈色反应

应用最广。与硫酸的呈色反应是其结构中母核的呈色反应，由于能形成不同的颜色或荧光而相互能区别开来，反应灵敏，但专属性不强。

（二）Δ^4-3-酮基

Δ^4-3-酮基是皮质激素、雄性激素和孕激素均具有的基团，为共轭体系，在紫外区 240nm 附近有特征吸收。

（三）C_{17}-α-醇酮基

皮质激素类药物结构中 17 位的 α-醇酮基有还原性，能与碱性酒石酸铜试液、氨制硝酸银试液以及四氮唑盐发生呈色反应。

（四）卤素

甾体激素类药物结构中如含有卤素原子，可通过氧瓶燃烧法或回流水解法将有机结合的卤原子转化为无机卤素离子后，用适当的方法进行鉴别。

（五）羰基

甾体激素类药物结构中的羰基能与一些羰基试剂（如 2，4-二硝基苯肼、硫酸苯肼、异烟肼）缩合呈色，形成黄色的腙。

（六）甲酮基

孕激素分子结构中含有甲酮基能与亚硝基铁氰化钠、间二硝基酚或芳香醛反应呈色。

（七）酚羟基

雌激素 3 位上有酚羟基，可与重氮苯磺酸反应生成黄色偶氮染料。

（八）乙炔基

含有炔基的甾体类药物，遇硝酸银，即生成炔银的白色沉淀。

第二节　典型药物的分析

一、氢化可的松

（一）鉴别

1. 与硫酸苯肼的缩合反应　取本品约 0.1mg，加乙醇 1ml 溶解后，加新制的硫酸苯肼试液 8ml，在 70℃加热 15min，即显黄色。

2. 与硫酸的反应　取本品约 2mg，加硫酸 2ml 使溶解，放置 5min，显棕黄色至红色，并显绿色荧光；将此溶液倾入 10ml 水中，即变成黄色至橙黄色，并微带绿色荧光，同时生成少量絮状沉淀。

3. 高效液相色谱法　在含量测定项下记录的色谱图中，供试品溶液主峰的保留时间应与对照品溶液主峰的保留时间一致。

4. 红外光谱法　本品的红外吸收光谱应与对照的图谱一致。

（二）检查

氢化可的松合成的原料、合成过程中产生的中间体、副产物具有甾体的母核结构，因此，需检查“有关物质”。《中国药典》用高效液相色谱法检查。规定：记录色谱图至主峰保留时间的3倍。供试品溶液色谱图中如有与对照溶液中泼尼松龙相应的色谱峰，按外标法以峰面积计算，含量不得过0.5%，其他单个杂质峰面积不得大于对照溶液中氢化可的松峰面积的0.5倍(0.5%)，各杂质峰面积的和不得大于对照溶液中氢化可的松峰面积的1.5倍(1.5%)(供试品溶液中任何小于对照溶液氢化可的松峰面积0.01倍的色谱峰可忽略不计)。

（三）含量测定

由于药物中存在具有甾体结构的杂质，因此，《中国药典》用高效液相色谱法测定氢化可的松的含量。

色谱条件与系统适用性试验　用十八烷基硅烷键合硅胶为填充剂；乙腈-水(28∶72)为流动相，检测波长为245nm。量取有关物质项下的对照溶液20μl注入液相色谱仪，出峰顺序为泼尼松龙峰、氢化可的松峰，泼尼松龙峰与氢化可的松峰的分离度应符合要求。

测定法　取本品适量，精密称定，用甲醇溶解并稀释制成每1ml中约含0.1mg的溶液，精密量取20μl注入液相色谱仪，记录色谱图；另取氢化可的松对照品适量，精密称定，同法测定。按外标法以峰面积计算，即得。

二、醋酸地塞米松

（一）鉴别

1. 与碱性酒石酸铜反应　取本品约10mg，加甲醇1ml，微温溶解后，加热的碱性酒石酸铜试液1ml，即生成红色沉淀。

2. 生成酯的反应　取本品50mg，加乙醇制氢氧化钾试液2ml，置水浴中加热5min，放冷，加硫酸溶液(1→2)2ml，缓缓煮沸1min，即发生醋酸乙酯的香气。

3. 高效液相色谱法　在含量测定项下记录的色谱图中，供试品溶液主峰的保留时间应与对照品溶液主峰的保留时间一致。

4. 红外光谱法　本品的红外吸收光谱应与对照的图谱一致。

5. 氟化物的反应　取本品约7mg，用氧瓶燃烧法进行有机破坏，以水20ml和0.01mol/L氢氧化钠溶液6.5ml为吸收液，俟燃烧完毕后，振摇使吸收。取吸收液2ml，加茜素氟蓝0.5ml，再加12%醋酸钠的稀醋酸溶液0.2ml，用水稀释至4ml，加硝酸亚铈试液0.5l，即显蓝紫色，同时做空白对照试验。

（二）检查

《中国药典》在醋酸地塞米松检查项下规定了“有关物质”“干燥失重”“炽灼残渣”“硒”等项目。

1. 有关物质　醋酸地塞米松合成的原料、合成过程中产生的中间体、副产物具有甾体的母核结构，因此，需检查“有关物质”。《中国药典》用高效液相色谱法检查。规定：记录色谱图至主成分峰保留时间的2倍。供试品溶液的色谱图中如有与对照溶液中地塞米松相应的色谱峰，按外标法以峰面积计算，含量不得过0.5%；其他单个杂质峰面积不得大于对照溶液中醋酸地塞米松峰面积的0.5倍(0.5%)，各杂质峰面积(与地塞米松相应的杂质峰面积乘以1.13)的和不得大于对照溶液中醋酸地塞米松的峰面积(1.0%)(供试品溶液中任何小于对照溶液醋酸地塞米松峰面积0.01倍的色谱峰可忽略不计)。

2. 硒 醋酸地塞米松在生产的过程中用二氧化硒来脱氢，药物中可能引入微量的硒。硒对人体有毒，因此，需严格控制限量。《中国药典》附录中收载“硒检查法”，原理是有机药物经氧瓶燃烧法的破坏，使硒转化为 Se^{6+}并被还原成 Se^{4+}，在 pH 2.0 的条件下，与 2，3-二氨基萘试液，生成 4，5-苯并苯硒二唑，用环己烷提取后，在 378nm 的波长处测定吸光度，用对照品比较法测定硒的含量，限量为 0.005%。

(三) 含量测定

由于药物中存在具有甾体结构的杂质，因此，《中国药典》用高效液相色谱法外标法测定醋酸地塞米松的含量。

色谱条件与系统适用性试验 用十八烷基硅烷键合硅胶为填充剂；以乙腈-水（40：60）为流动相，检测波长为 240nm。量取有关物质项下的对照溶液 20μl 注入液相色谱仪，出峰顺序为地塞米松峰、醋酸地塞米松峰，地塞米松峰与醋酸地塞米松峰的分离度应大于 20.0。

三、黄 体 酮

(一) 鉴别

1. 与亚硝基铁氰化钠反应 取本品约 5mg，置小试管中，加甲醇 0.2ml 溶解后，加亚硝基铁氰化钠的细粉约 3mg、碳酸钠及醋酸铵各约 50mg，摇匀，放置 10～30min，应显蓝紫色。

2. 与异烟肼反应 取本品约 0.5mg，置小试管中，加异烟肼约 1mg 与甲醇 1ml 溶解后，加稀盐酸 1 滴，即显黄色。

3. 高效液相色谱法 在含量测定项下记录的色谱图中，供试品溶液主峰的保留时间应与对照品溶液主峰的保留时间一致。

4. 红外光谱法 本品的红外吸收光谱应与对照的图谱一致。

(二) 检查

《中国药典》在黄体酮检查项下规定了“有关物质”“干燥失重”等项目。“有关物质”用高效液相色谱法检查。规定：供试品溶液色谱图记录至主成分峰保留时间的 2 倍。供试品溶液色谱图中如有杂质峰，单一杂质峰面积不得大于对照溶液主峰面积的 0.5 倍（0.5%），各杂质峰面积的和不得大于对照溶液主峰面积（1.0%）（供试品溶液中任何小于对照溶液主峰面积 0.05 倍的色谱峰可忽略不计）。

(三) 含量测定

《中国药典》用高效液相色谱法外标法测定黄体酮的含量。

色谱条件与系统适用性试验 用辛烷基硅烷键合硅胶为填充剂；以甲醇-乙腈-水（25∶35∶40）为流动相；检测波长为 241nm。取本品 25mg，置 25ml 量瓶中，加 0.1mol/L 氢氧化钠甲醇溶液 10ml 使溶解，置 60℃水浴中保温 4h，冷却，用 1mol/L 盐酸溶液调节至中性，用甲醇稀释至刻度，摇匀，取 10μl 注入液相色谱仪，调节流速使黄体酮峰的保留时间约为 12min，黄体酮峰与相对保留时间约为 1.1 的降解产物峰的分离度应大于 4.0。

测定法 取本品，精密称定，加甲醇溶解并定量稀释制成每 1ml 中约含 0.2mg 的溶液，作为供试品溶液，精密量取 10μl 注入液相色谱仪，记录色谱图；另取黄体酮对照品，同法测定。按外标法以峰面积计算，即得。

（黄 艳）

第四十四章　抗生素类药物的分析

抗生素是由微生物(包括细菌、真菌、放线菌属)或高等动植物在生活过程中所产生的具有抗病原体或其他活性的一类次级代谢产物，能干扰其他生活细胞发育功能的化学物质。现临床常用的抗生素有微生物培养液中提取物以及用化学方法合成或半合成的化合物。本章主要介绍 β-内酰胺类、氨基糖苷类、四环素类抗生素的结构、性质以及阿莫西林、硫酸链霉素、盐酸四环素的鉴别、杂质检查和含量测定方法。

第一节　抗生素类药物质量分析的特点

一、抗生素类药物的特点

抗生素是指在低微浓度下即可对某些生物的生命活动有特异抑制作用的化学物质的总称。是某些微生物的代谢产物。主要由于微生物发酵、经化学纯化、精制和化学修饰等过程，最后制成适当制剂。与化学合成药物相比，其结构组成更复杂。

1. 纯度低　目前临床应用的抗生素主要是靠生物合成-发酵培养制得，由于发酵工艺比较复杂，不易控制，因此受异物污染的可能性比较大。故抗生素类药物中存在三多：即同系物多、异构体多、降解产物多。

2. 活性组分易发生变异　微生物菌株的变化、发酵条件的改变都可以导致产品质量发生变化。

3. 稳定性差　分子中含有活泼基团，使性质不稳定，容易降解，如青霉素、头孢菌素结构中的 β-内酰胺环。

二、抗生素类药物的质量控制方法

抗生素类药物通过鉴别、检查、含量(效价)测定来判断抗生素质量的优劣。常用的方法有理化方法和生物学的方法。

鉴别试验常用理化方法或生物学方法证明是何种抗生素，其中包括官能团的显色反应，红外光谱法和紫外光谱法，薄层色谱法和高效液相色谱法，生物学法。

检查项下，除一般杂质的检查项目外，还规定“异常毒性”“热原”“降压物质”“无菌”等与安全性相关的检查项目，此外，有的抗生素还规定“悬浮时间与抽针试验”“聚合物”“杂质吸光度”等项目。

含量(效价)测定方法有微生物检定法和理化方法两大类：

微生物检定法是以抗生素对细菌的效应(抑制细菌生长或杀菌力)作为衡量效价的标准。优点：原理和临床使用的要求一致，更能够确定抗生素的医疗价值，方法灵敏度高，纯度要求低，适用与已知或新发现的抗生素，同一类不需分离，可一次测定总效价。但也有操作步骤多、测定时间长，误差大的缺点。

理化方法是利用其特有的化学和物理化学性质及反应而进行测定。适用于提纯的及化学结构已确定的抗生素，迅速、准确、专属性强。但是，一类抗生素的共同结构反应时，所得结果，只能代表药物总的含量，不代表生物效价。

本章主要讨论 β-内酰胺类、氨基糖苷类、四环素类抗生素的物理化学性质、鉴别反应、杂质检查、含量测定方法。

第二节　基本结构与主要性质

一、β-内酰胺类抗生素

本类抗生素包括青霉素和头孢菌素。

(一)基本结构

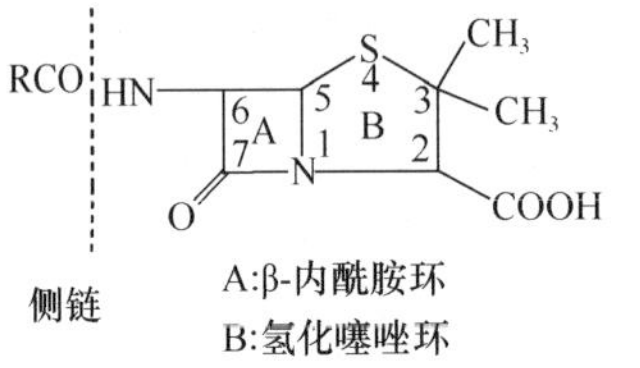

侧链　A:β-内酰胺环　B:氢化噻唑环

青霉素

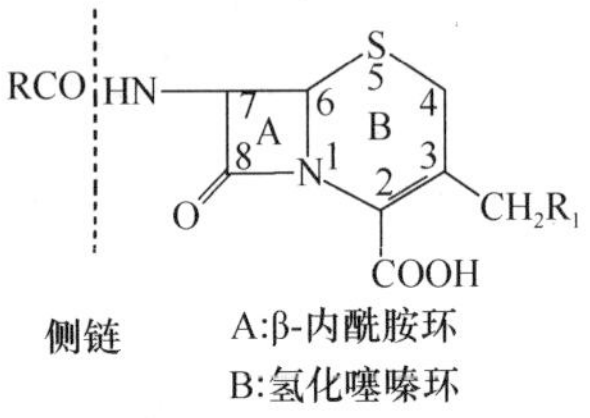

侧链　A:β-内酰胺环　B:氢化噻嗪环

头孢菌素

青霉素的结构由侧链 RCO-及母核 6-氨基青霉烷酸(6-APA)两部分结合而成，母核是由 β-内酰胺环和氢化噻唑环并合而成。取代基 R 的不同，构成不同的青霉素类药物。

头孢菌素的结构由侧链 RCO-及母核 7-氨基头孢菌烷酸(7-ACA)两部分结合而成，母核是由 β-内酰胺环和氢化噻嗪环并合而成。取代基 R 和 R_1 的不同，构成不同的头孢菌素类药物。

青霉素和头孢菌素的分子结构中都含有一个游离羧基，青霉素母核中含有 3 个手性碳原子(C_3，C_5，C_6)，头孢菌素母核中含有 2 个手性碳原子(C_6，C_7)。

青霉素类药物母核中无共轭体系，头孢菌素母核中有共轭体系 O=C-N-C=C。

(二)主要性质

青霉素和头孢菌素类药物的碱金属盐易溶于水，而有机碱盐难溶于水，易溶于甲醇等有机溶剂，其碱金属盐水溶液遇酸则析出游离体的白色沉淀；青霉素和头孢菌素分子中均含有酸性较强的游离羧基，能与无机碱或某些有机碱成盐；青霉素分子中含有三个手性碳原子，头孢菌素含有两个手性碳原子，均具旋光性，可用于定性和定量分析；青霉素分子中母核部分无紫外吸收，侧链部分具有苯环等共轭体系，则有紫外吸收特性，如青霉素钠的 R 为苄基，因而其水溶液在 264nm 波长处具有较强的紫外吸收，头孢菌素分子中母核部分有 O=C-N-C=C 结构，有紫外吸收，如头孢氨苄的水溶液在 262nm 波长处有最大吸收；β 内酰胺环是该类抗生素的结构活性中心，其性质活泼，是分子结构中最不稳定的部分，稳定性与含水量和纯度有很大的关系，干燥条件下 β 内酰胺类抗生素室温能保存 3 年以上，青霉素水溶液在 pH 6～6.8 时较稳定，在酸、碱、青霉素酶、羟胺及某些金属离子和氧化剂等作用下，β-内酰胺环易发生水解和分子重排。

二、氨基糖苷类抗生素

氨基糖苷类抗生素是以碱性环已多元醇与氨基糖缩合而成的苷。这类抗生素主要有链霉素、庆大霉素、卡那霉素、巴龙霉素、阿米卡星、奈替米星等。

(一)结构

以链霉素和庆大霉素为例。

链霉素由一分子链霉胍与一分子链霉双糖胺结合而成的碱性苷。链霉双糖胺是由链霉糖与 *N*-甲基-*L*-葡萄糖胺所组成。链霉胍与链霉双糖胺间的苷键结合较弱；链霉糖与 *N*-甲基-*L*-葡萄糖胺间的苷键结合较牢。有三个碱性中心：两个是链霉胍上的强碱性胍基；一个是葡萄糖胺上的甲氨基。

庆大霉素是由降红塘胺、脱氧链霉胺和加洛糖胺缩合而成的苷。结构中有五个碱性中心，能与无机酸或有机酸形成可溶于水的盐，多用硫酸盐。庆大霉素是 C 组分的复合物，主要组分 C_1、C_2、C_{1a}、C_{2a} 的结构见表 44-1。

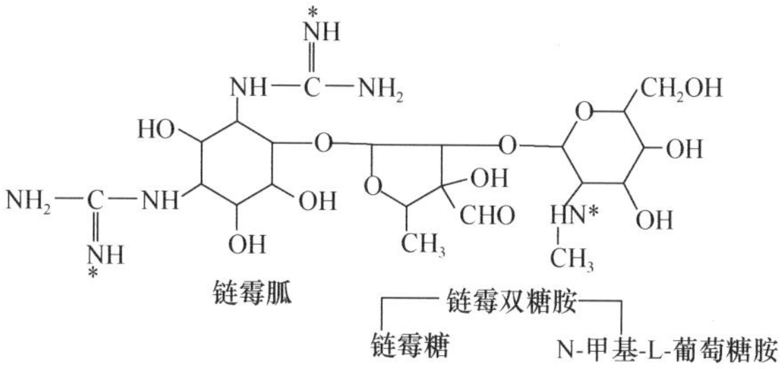

链霉胍　链霉双糖胺　链霉糖　N-甲基-L-葡萄糖胺

链霉素

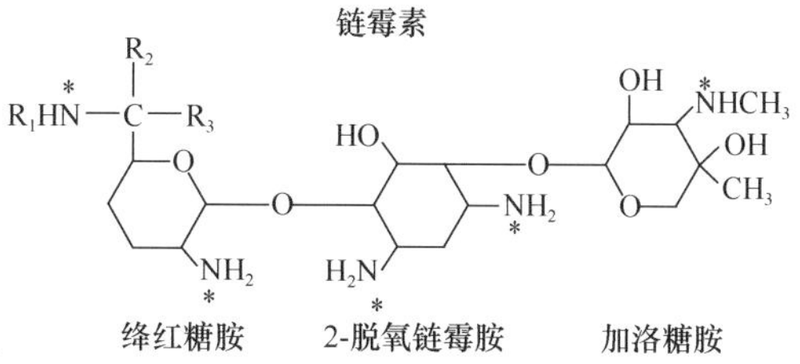

绛红糖胺　2-脱氧链霉胺　加洛糖胺

庆大霉素

表 44-1　庆大霉素 C 组分

庆大霉素	分子式	R_1	R_2	R_3
C_1	$C_{21}H_{43}N_5O_7$	CH_3	CH_3	H
C_2	$C_{20}H_{41}N_5O_7$	CH_3	H	H
C_{1a}	$C_{19}H_{39}N_5O_7$	H	H	H
C_{2a}	$C_{20}H_{41}N_5O_7$	H	H	CH_3

(二)主要性质

分子结构中含有多个羟基和碱性基团，能与无机酸或有机酸成盐，临床上用的是硫酸盐；本类抗生素分子结构中含有氨基糖，具有旋光性；硫酸链霉素水溶液在 pH 5～7.5 最稳定，过酸或过碱易水解失效，温度升高可促进水解。在酸性条件下，链霉素水解为链霉胍和链霉双糖胺，进一步水解则生成 N-甲基葡萄糖胺；在碱性条件下，链霉素水解为链霉胍和链霉双糖胺，链霉糖发生重排生成麦芽酚。硫酸庆大霉素性质稳定，水溶液在 pH 为 2～12 时 100℃加热 30min，效价不变；链霉素在 230nm 处有紫外吸收，而庆大霉素在紫外区无吸收。

三、四环素类抗生素

四环素类抗生素结构中均有四个环，可看作四并苯的衍生物。

（一）基本结构

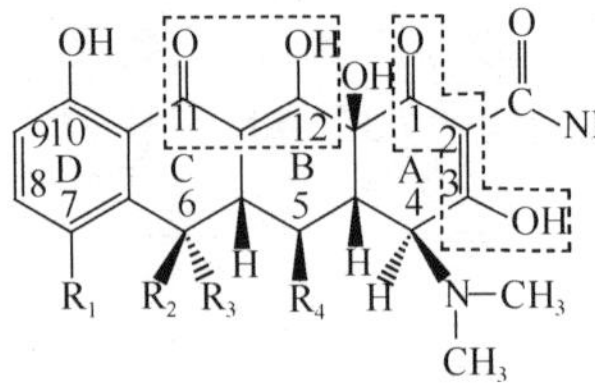

四环素类抗生素的结构特点为 C_2 位上的酰胺基—$CONH_2$；C_4 位上的二甲胺基-$N(CH_3)_2$；C_{10} 位上的酚羟基；有两个含有酮基和烯醇基的共轭双键系统；C_4、C_5（R_4 不是 H 时）、C_6（R_2、R_3 不相同时）均为手性碳原子。结构中取代基 R_1、R_2、R_3、R_4 的不同构成不同的四环素类抗生素，常见的四环素类抗生素见表 44-2。

表 44-2　常见的四环素类抗生素

药物	R_1	R_2	R_3	R_4
四环素	H	OH	CH_3	H
金霉素	Cl	OH	CH_3	H
土霉素	H	OH	CH_3	OH
多西环素	H	H	CH_3	OH

（二）主要性质

1. 酸碱性　两性化合物。分子中的酚羟基和两个含有酮基和烯醇基显弱酸性；同时分子中有二甲氨基显弱碱性。遇酸、遇碱均能生成相应的盐。临床上多用盐酸盐。

2. 旋光度　有不对称碳原子，具旋光性。

3. 紫外吸收和荧光性质　分子中有共轭系统，在紫外区有吸收。紫外光照射下产生荧光，降解产物也有荧光。

4. 与金属离子形成配位化合物　四环素类抗生素有酚羟基和烯醇基，能与许多金属离子形成不溶性的盐或有色的配位化合物。

5. 稳定性　干燥的四环素游离碱及其盐较在避光条件下较稳定；对各种氧化剂、酸、碱不稳定。酸性溶液中会发生差向异构化反应和降解反应；碱性水溶液会发生降解反应。

（1）差向异构化性质：四环素类抗生素在弱酸性（pH 2.0～6.0）溶液中，由于 A 环上手性碳原子 C_4 构型的变化，发生差向异构化，形成 4-差向四环素；金霉素容易发生差向化，形成 4-差向金霉素；而土霉素 C_5 上有羟基，与二甲胺基形成氢键，不易发生差向异构。

（2）酸性条件下降解反应：四环素在酸性（pH<2.0）的溶液中，特别是在加热的情况下易发生脱水，生成脱四环素（ATC）。金霉素在酸性的溶液中也能生成脱水金霉素。四环素类抗生素发生脱水后，共轭双键的数目增加，色泽加深，对光的吸收程度也增大。橙黄色的脱水四环素及脱水金霉素分别在 445nm 及 435nm 处有最大吸收。

（3）碱性条件下降解反应：四环素类抗生素在碱性溶液中，由于 OH^- 的作用，C_6 上的羟基形成氧负离子，向 C_{11} 发生分子内亲核攻击，C 环破裂，生成无活性具有内酯结构的异四环素类抗生素，在紫外光照射下，具强烈荧光。

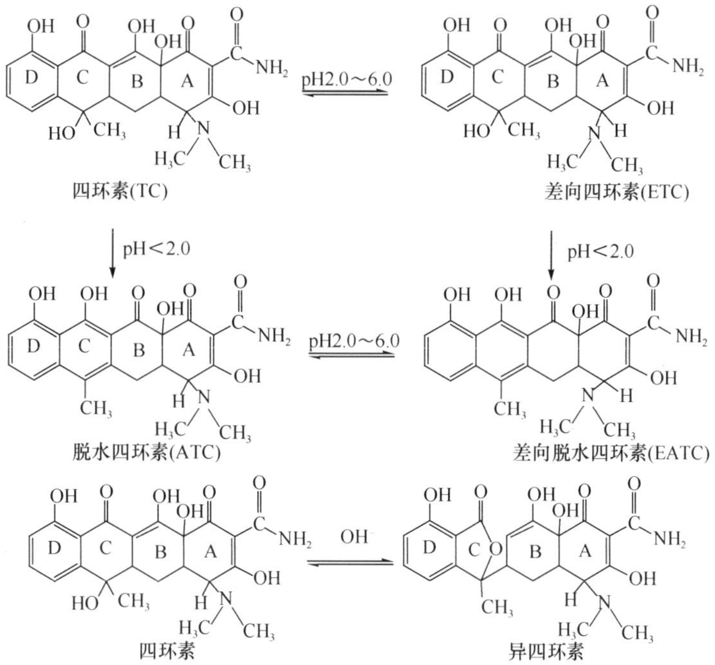

四环素(TC)　$\underset{}{\overset{pH2.0\sim6.0}{\rightleftharpoons}}$　差向四环素(ETC)

pH＜2.0 ↓　　　　pH＜2.0 ↓

脱水四环素(ATC)　$\overset{pH2.0\sim6.0}{\rightleftharpoons}$　差向脱水四环素(EATC)

四环素　$\overset{OH^-}{\rightleftharpoons}$　异四环素

第三节　典型药物的分析

一、阿 莫 西 林

(一)鉴别

1. 薄层色谱法　取本品与阿莫西林对照品各约 0.125g，分别用 4.6%碳酸氢钠溶液溶解并稀释制成每 1ml 中约含阿莫西林 10mg 的溶液，作为供试品溶液与对照品溶液；另取阿莫西林对照品和头孢唑啉对照品各适量，用 4.6%碳酸氢钠溶液溶解并稀释制成每 1ml 中约含阿莫西林 10mg 和头孢唑啉 5ng 的溶液作为系统溶液。照薄层色谱法试验，吸取上述 3 种溶液各 2μl，分别点于同一硅胶 GF_{254} 薄层板上，以乙酸乙酯-丙酮-冰醋酸-水(5∶2∶2∶1)为展开剂，展开，晾干，置于紫外灯 254nm 下检视。系统溶液应显示两个清晰分离的斑点，供试品溶液所显主斑点的颜色和位置应与对照品溶液主斑点的颜色和位置相同。

2. 红外光谱法　本品的红外吸收光谱应与对照的图谱一致。

(二)检查

阿莫西林的特殊杂质主要有高分子聚合物和有关物质，《中国药典》在阿莫西林检查项下规定了“有关物质”“阿莫西林聚合物”等项目。

1. 有关物质　《中国药典》用高效液相色谱法检查阿莫西林的有关物质。规定：供试品溶液色谱图中如有杂质峰，单个杂质峰面积不得大于对照溶液主峰面积的 3 倍(3.0%)，供试品溶液色谱图中任何小于对照溶液主峰面积 0.05 倍的峰可忽略不计。

2. 阿莫西林聚合物　《中国药典》用分子排阻色谱法检查阿莫西林聚合物。规定：含阿莫西林聚合物以阿莫西林计，不得过 0.15%(阿莫西林：青霉素=1∶10)。

(三)含量测定

《中国药典》用高效液相色谱法测定阿莫西林的含量。

色谱条件与系统适用性试验 用十八烷基硅烷键合硅胶为填充剂；以 0.05mol/L 磷酸二氢钾溶液(用 2mol/L 氢氧化钠溶液调节 pH 至 5.0)-乙腈(97.5∶2.5)为流动相；检测波长为 254nm。取阿莫西林系统适用性对照品 25mg，置 50ml 量瓶中，用流动相溶解并稀释至刻度，取 20μl 注入色谱仪，记录的色谱图应与标准图谱一致。

测定法　取本品约 25mg，精密称定，置 50ml 量瓶中，加流动相溶解并稀释至刻度，摇匀，精密量取 20μl 注入液相色谱仪，记录色谱图；另取阿莫西林对照品适量，同法测定。按外标法以峰面积计算，即得。

二、硫酸链霉素

(一)鉴别

1. 坂口反应　取本品约 0.5mg，加水 4ml 溶解后，加氢氧化钠试液 2.5ml 与 0.1%8-羟基喹啉的乙醇溶液 1ml，放冷至约 15℃，加次溴酸钠试液 3 滴，即显橙红色。

原理：链霉素的水解产物链霉胍，在碱性溶液中，与 8-羟基喹啉(或 α-萘酚溶液)分别与次溴酸钠试液反应，各自的产物再相互作用生成橙红色化合物。

2. 麦芽酚反应　取本品约 20mg，加水 5ml 溶解后，加氢氧化钠试液 0.3ml，置水浴上加热 5min，加硫酸铁铵溶液(取硫酸铁铵 0.1g，加 0.5mol/L 硫酸溶液 5ml 使溶解)0.5ml，即显紫红色。

原理：链霉素在碱性溶液中，链霉糖经分子重排使环扩大形成六元环，再消除 *N*-甲基葡萄糖胺和链霉胍，生成的麦芽酚与铁离子在微酸性溶液中形成紫红色配位化合物。

3. 硫酸盐的反应　硫酸链霉素为硫酸盐，其水溶液应显硫酸盐的鉴别反应。

(二)检查

硫酸链霉素中在合成过程中若提取、精制不完全，可能会残存一些活性较低的有关物质，《中国药典》用高效液相色谱法检查。

(三)含量测定

《中国药典》用微生物检定法(管碟法和浊度法)测定链霉素的含量。

精密称取本品适量，加灭菌水定量制成每 1ml 中约含 1000 单位的溶液，照抗生素微生物检定法测定。1000 链霉素单位相当于 1mg 的 $C_{21}H_{39}N_7O_{12}$。

三、盐酸四环素

(一)鉴别

1. 与三氯化铁反应　取本品约 0.5mg，加硫酸 2ml，即显深紫色，再加三氯化铁试液 1 滴，溶液变为红棕色。

2. 高效液相色谱法　在含量测定项下记录的色谱图中，供试品溶液各主峰的保留时间应与对照品溶液个主峰的保留时间一致。

3. 红外光谱法　本品的红外吸收光谱应与对照的图谱一致。

4. 氯化物的反应　盐酸四环素为盐酸盐，其水溶液应显氯化物的鉴别反应。

（二）检查

《中国药典》在盐酸四环素检查项下规定了 “有关物质”“杂质吸光度”等项目。

1. 有关物质　盐酸四环素的有关物质主要是在生和贮藏过程中形成的异构体、降解物（ETC、ATC、EATC）等。《中国药典》用高效液相色谱法检查。规定：记录色谱图至主成分峰保留时间的2.5倍，供试品溶液色谱图中如有杂质峰，土霉素、4-差向四环素、盐酸金霉素、脱水四环素和差向脱水四环素按校正后的峰面积计算（分别乘于校正因子 1.0、1.42、1.39、0.48 和 0.62），分别不得大于对照溶液主峰面积的 0.25 倍（0.5%）、1.5 倍（3.0%）、0.5 倍（1.0%）、0.25 倍（0.5%）、0.25 倍（0.5%），其他各杂质峰峰面积的和不得大于对照溶液主峰面积的 0.5 倍（1.0%）。

2. 杂质吸光度　四环素类抗生素多为黄色结晶性粉末，而异构体、降解产物颜色较深。《中国药典》中规定了一定溶剂、一定浓度、一定波长下杂质吸光度的限量，来控制有色杂质的量。

检测方法　取本品，在 20～25℃时加 0.8%氢氧化钠溶液制成每 1ml 中含 10mg 的溶液，照分光光度法，置 4cm 的吸收池中，在 530nm 的波长处测定，自加 0.8%氢氧化钠溶液起 5min 时，其吸光度不得过 0.12（供注射用）。

（三）含量测定

《中国药典》用高效液相色谱法外标法测定盐酸四环素的含量。

（黄　艳）